急症救治与护理技能

主编 曹 波 高 丽 焦美凤
周东华 高超超 张 环

U0194132

华龄出版社
HUALING PRESS

图书在版编目（CIP）数据

急症救治与护理技能/曹波等主编. -- 北京：华
龄出版社，2024.4
ISBN 978-7-5169-2673-4

Ⅰ. ①急… Ⅱ. ①曹… Ⅲ. ①急性病—急救②急性病
—护理 Ⅳ. ①R459.7②R472.2

中国国家版本馆 CIP 数据核字（2024）第 013192 号

责任编辑 林欣雨 　　　　　　　　　　**责任印制** 李末圻

书　名	急症救治与护理技能		作　者	曹波　等
出　版	华龄出版社 HUALING PRESS			
发　行				
社　址	北京市东城区安定门外大街甲 57 号		邮　编	100011
发　行	（010）58122255		传　真	（010）84049572
承　印	运河（唐山）印务有限公司			
版　次	2024 年 4 月第 1 版		印　次	2024 年 4 月第 1 次印刷
规　格	787mm×1092mm		开　本	1/16
印　张	21.5		字　数	500 千字
书　号	ISBN 978-7-5169-2673-4			
定　价	79.00 元			

本书编委会

主　编　曹　波　高　丽　焦美凤　周东华　高超超　张　环
副主编　王立香　代婷婷　李玉莉　张先欣　张　英　刘　平
　　　　　董俊英
编　委（按姓氏笔画为序）
　　　　　王立香　泰安市中心医院
　　　　　代婷婷　滨州医学院附属医院
　　　　　安　慧　中国人民解放军陆军第八十集团军医院
　　　　　刘丽娜　陆军第八十集团军医院
　　　　　刘　平　沧州市中心血站
　　　　　刘　冉　山东中医药大学附属医院
　　　　　刘丽丽　山东中医院大学附属医院
　　　　　李玉莉　莱阳市河洛卫生院
　　　　　张　环　山东第二医科大学附属医院
　　　　　张亚君　济南市第四人民医院
　　　　　张　英　山东省军区烟台第三离职干部休养所
　　　　　张先欣　山东省公共卫生临床中心
　　　　　周东华　利津县中心医院
　　　　　高超超　石家庄市新乐市医院
　　　　　高　丽　枣庄市山亭区人民医院
　　　　　曹　波　山东第二医科大学附属医院
　　　　　黄世叶　陆军第八十集团军医院
　　　　　董俊英　鹤壁市妇幼保健院
　　　　　焦美凤　高密市姜庄镇卫生院

前　言

　　急症医学是基础医学、临床医学、生物医学工程和药物学互相渗透的边缘学科，其任务是运用最新的研究成果、最先进的医用设备和技术，为急症患者提供最得力的医疗和护理。近年来，急症医学领域进展迅速，工作在临床第一线的广大医护人员急需了解和掌握有关急症医学的新理论、新观点，以便出色地完成对常见急症患者的救护工作。为此，我们在繁忙的工作之余，广泛借鉴和参考国内外文献，并结合自身工作经验，精心编撰了《急症救治与护理技能》一书奉献给读者。

　　本书共分16章，内容包括临床各系统急症的病因、发病机制、病情评估、治疗和护理技术。其内容注重实用，简明扼要，深入浅出。全书不仅融入了编者多年的临床经验和体会，还汲取了当今国内外急症医学前沿的新理论、新知识、新方法，以及诊疗的新技术和新手段。

　　由于我们水平有限，加上当代急症诊治技术日新月异，难免有疏漏和不足之处，期望同仁及广大读者给予指正。

编　者

2023 年 10 月

目　录

第一章　重症监护

第一节　监护病房的组织与管理

一、ICU 的设置

（一）ICU 模式

ICU 分为综合性 ICU 和专科性 ICU 两种类型。综合性 ICU 是医院内唯一跨学科集中人力、物力对各科危重症患者集中监测、治疗和护理的场所。综合性 ICU 不仅相对节省人力、物力，也符合 ICU 的特定目的。专科性 ICU 为各专科设置的 ICU，承担收治本科危重患者的任务。按重症监护对象所属科别分为内科 ICU、外科 ICU、神经内科 ICU、神经外科 ICU、儿科 ICU、新生儿 ICU、妇产科 ICU 等。依据重症患者主要病变部位和性质分为呼吸 ICU、冠心病 ICU、心脏病 ICU、肾病 ICU、血液病 ICU、代谢病 ICU、神经系统疾病 ICU、烧伤 ICU、中毒 ICU、创伤 ICU 等。专科性 ICU 有利于熟悉本专业的医护人员对患者做更好的观察和处理，患者转送也较方便。近年来，有些发达国家的ICU 已从综合性逐渐向专科性转化。

（二）ICU 规模

1. ICU 的位置

综合性 ICU 因患者来源于各大专科，跨科病种十分多见，ICU 的位置应与患者来源最多的科室相邻近，以缩短危重患者的转运时间。专科 ICU 则应设立在本专科病房内。另外，还应与化验室、血库、手术室、急诊室、放射科和电梯相邻近。

2. ICU 的房间布局

ICU 的房间布局有两种类型：一种是中心型的环形结构，中心监测台在中间，四周分隔成小房间，每间房的墙壁用玻璃隔开；另一种是周围型的长方形结构，房间面积比普通病房大，护士监测站在中间，对面一排是病床。ICU 内每张床的占地面积比普通病室要大，保证能容得下各种监护仪，而且便于医生、护士操作。病床应易于推动，以能使患者有多种卧床姿势的多功能病床为佳。床头应配备中心供氧、中心负压吸引、压缩空气等装置。

3. 床位要求

ICU 床位数要根据医院总的床位数或某一部分（病区）有多少患者需要监护来确

定。一般综合医院可占总床位数的 1% ~ 2% ，最多 12 张。ICU 每个单元最好设 2 ~ 4 张床，床边有多插头电源板，每张床配备一台多功能床边监护仪和一台人工呼吸机。现代化的 ICU 病床单位设计日趋向空中发展，且尽可能减少地面上物品堆集，以方便临床抢救护理工作的开展。

（三）监护设备

1. 中心监护站

中心监护站的设计原则为：在护士站能直接观察到所有病床，护士站内应有中心监测显示仪、电子计算机，病历柜内有各种监护记录本、药物储存柜、联系电话等。

2. 计算机网络监护系统

根据情况选择由 6 ~ 10 台床边监护仪组成的网络监护系统，中心监测显示仪置于护士中心监护站，床边监护仪应安装在墙壁的适当位置，既利于护士操作、观察，又保证患者不易触碰。

3. 闭路电视监控系统

中心监护站尽可能安装较大屏幕的显示器，各室内安装转式搜寻器，可同时监控多个患者动态，以利于全面观察、护理。

4. 仪器设备

除普通病室所备仪器之外，ICU 尚需备有多功能监护仪、中心监护仪、床边监护仪、闭路电视监控系统、呼吸机、除颤器、起搏器、心肺复苏机、输液泵、心电图机、床边 X 线机、血气分析仪，以保证顺利完成各种监护及抢救任务。

5. 监测和治疗条件

ICU 应具备的监测和治疗条件包括：①有专业医护人员负责危重患者的收入、转出与 24 小时连续监测和紧急处理；②有进行心肺复苏的设备和技术条件；③连续的心电监护、直流电复律和心脏电起搏等；④血流动力学监测，包括中心静脉压、动脉压、肺动脉压、肺动脉楔压（PAWP）和心排血量监测；⑤呼吸监测；⑥血气、电解质、肝功能、肾功能、心肌酶等测定的综合实验条件；⑦辅助呼吸机治疗；⑧胃肠道外高营养导管的放置和维持；⑨透析治疗条件；⑩应用输液泵进行药物滴注治疗；⑪体外反搏及主动脉内气囊反搏的设备和技术。此外，ICU 内每个床头均应设氧气、负压吸引器、压缩空气等管道装置，要有多插头电源和可移动的床头灯等设施。

二、ICU 管理

（一）ICU 组织管理

危重患者的救治成功率是衡量一个医院医疗水平的重要指标。由于 ICU 集中了全院最危重的患者，因此，从院长到每一个专业医务人员都要十分关注 ICU 的建设和发展。医疗行政的主管部门应该特别关注全院危重患者的流向，专科与 ICU 患者危重程度、数量及比例，制定相应政策，促使危重患者正常地输送到 ICU。

对 ICU 的组织管理大致可分为三个层次：

1. 战略管理

应由医院的最高领导层决定，包括 ICU 的工作性质、建设规模和经费投入。

2. 组织管理

主要目的是保证实施战略管理的有效性和高效率。结合我国的实际情况，这一层次的职能部门应该是医疗行政主管部门，如医务部、处或医政科，其具体工作是负责 ICU 与各专科的协调以及对 ICU 的保障。

3. 战术管理

由 ICU 主任和护士长实施完成，如制定 ICU 工作的阶段规划、年度计划，组织实施日常医、教、研和行政的管理工作。

衡量组织管理工作的好坏，主要有两个指标：一是预算投入与产出效益的比值，即要用较少的资源投入而获得较大的社会和经济效益。对此，要排除那种以赢利为目的的商业性活动，并以完成 ICU 的目标为前提。因此，第二个指标就是减少危重患者的死亡率和各种严重并发症的发生率。

（二）ICU 的病室管理

1. 探视管理

ICU 病室内无家属陪住。患者进入 ICU 后，家属可留下电话号码，以保障有情况随时能与家属联系。设计现代化的 ICU，其外常有一圈玻璃窗与走廊，在家属休息室有闭路电视可以观察 ICU 病区内患者情况，因而可减少因探视给 ICU 病区带来污染及对正常医护工作的干扰。

2. 感染控制

ICU 收治患者病情危重，自身抵抗力和保护能力均较差，给治疗及护理工作带来极大困难。同时，由于 ICU 患者流动性大，常会随着患者的转出而造成医院内感染流行。因此，ICU 内的感染控制是一个很重要的问题。

（1）严格管理制度，如严格控制流动人员的管理制度。

（2）严格护理操作，控制交叉感染。

3. 常规更衣制度

专科医生及进修、实习生应穿专用隔离服；接触患者应戴套袖，ICU 护士必须穿专用隔离服，所有装饰物品一律不应佩戴；探视、来访人员进入 ICU，应穿隔离服，并更换专用拖鞋或鞋套。探视时间，每个患者只允许两名探视人员进入，12 岁以下儿童一般谢绝探视。拒绝患有感冒、咽炎的探视人员进入 ICU。

4. 严格的无菌操作技术

在 ICU 内进行的操作都要严格遵循无菌操作原则，如气管切开、留置导尿管、动静脉插管、鼻饲等。ICU 内的工作人员应每半年至 1 年定期体检，防止各种交叉感染，每月做空气培养 1 次。ICU 内的病室须每日湿扫、吸尘。使用消毒剂擦地，单间 ICU 病室应使用独立空调、空气过滤装置，而不应加入医院的中央空调，防止交叉感染。

5. 合理使用抗生素及消毒剂

安全使用抗生素，慎用广谱抗生素，防止菌群失调，必须要有细菌培养及药物敏感试验指导用药。

（三）医护人员的素质要求

ICU 医护人员应具备的素质包括要有多专科疾病的医疗、护理知识，掌握人体主要生命器官病理生理改变过程，同时掌握对患者病情的总体分析与认识；掌握各种监护仪器的使用、管理，监护参数与图像的各临床意义分析；熟悉 ICU 病区特殊的危重患者监护记录方法；ICU 的护士还应掌握心肺脑复苏技术和复苏药物的使用，更重要的是要具有吃苦耐劳、勤于思考、应变力强、冷静沉着的个人素质。

（四）ICU 工作程序

1. 接收患者入 ICU

ICU 转入患者，必须经 ICU 专科医生确诊认可后方可转入。转入时，应由 ICU 医生陪同，ICU 护士要掌握患者的诊断、治疗、病情发展及转入目的，准备相应的物品。患者进入 ICU 要进行基本体检，并给予基础监护。

1）基本体检：检查患者神志、意识如何，回答问题是否正确，肢体活动是否正常，测生命体征如瞳孔对光反射、血压、脉搏、呼吸、体温；观察周围循环、皮肤色泽、有无压疮；观察呼吸状态，了解最近一次水和电解质、血糖、血气分析结果；检查静脉通路，掌握用药情况；观察各种管路是否通畅、引流液量及颜色，单位时间流出量等；了解药物过敏史、专科护理要求和患者心理状态；向患者及家属介绍主管医生、责任护士，交代病室环境和探视管理制度。

2）基础监护：即持续的胸前综合导联，心电图示波，做全导联心电图，测生命体征；吸氧，保持气道通畅；建立静脉通路；导尿并保留导管；抽血做血 K^+、Na^+、Cl^-、血糖、血肌酐（Cr）、尿素氮（BUN）检查和血液气体分析；重新检查并固定所有管道；做护理记录。

2. 医嘱处理原则

ICU 医生根据患者病情权衡各脏器功能状况，参考原专科医生意见开出医嘱，患者病情有变化时，随时更改。医嘱要由每个患者的责任护士进行处理和完成。

（五）ICU 工作制度

监护病房应有一套完整的工作制度，方能保证监护工作质量和水平，如监护病房工作制度、观察记录制度、物品管理制度、仪器使用及管理制度、交接班制度、查房制度、病历书写制度、各级人员职责及岗位责任制度、陪患者探视制度、消毒隔离制度等。

（高丽）

第二节　监护内容

一、一般监护

1. 对清醒患者，医护人员应通过观察了解患者情绪，向患者解释每次监测的目的及对患者的有利作用，以消除其紧张和恐惧的心理。应以良好的语言、严谨的工作态度、细致周到的基础护理和生活护理，取得患者和家属的信任，让患者尽快适应新环境。

2. 通过必要的病史询问和体格检查，迅速全面地了解病情，对患者存在的主要问题和重要脏器功能状态做出初步判断，明确护理诊断，制订、实施护理计划，完成护理记录，书写护理病历。

3. 根据病情决定常规的生命体征和特殊监测项目及监测频度，按时监测、准确记录。

4. 由于监护病房取消家属陪伴且危重患者需卧床或绝对卧床休息，因此，基础护理、生活护理一定要及时到位，如口腔护理、皮肤护理、雾化吸入、饮食、大小便。根据情况适当鼓励和协助翻身、拍背、做四肢活动，以防止并发症的发生。

5. 根据病情需要确定饮食方式和饮食种类，不能进食者适当选择肠外营养。

6. 准确记录出入量，保持体液平衡，每 6～8 小时记录一次，并计算 24 小时总量，并及时调整。

7. 完成各种实验室检查，包括常规血、尿常规、大便检查，血电解质，肝、肾功能，血糖等。

8. 根据病情定期进行必要的心电图检查和床边 X 线检查。

9. 根据病情随时决定给氧方式、浓度、流量；静脉通路情况、输液量、速度，危重患者最好使用静脉留置针输液及静脉三通建立多通道输液，既可避免因反复穿刺困难影响抢救，又可减轻患者的痛苦和紧张情绪，同时也减轻护理人员的工作负担。

10. 严密观察病情变化，判断分析病情变化原因，及时采取处理措施。

二、加强监护

（一）体温监测

危重患者要定时测量体温（腋温或肛温），持续监测中心温度和四肢皮肤温度并适当对比，可协助观察病情危重程度、并发症的发生和外周循环情况。

（二）心血管系统

心血管系统的监护包括心电监护及血流动力学监护。心电监护能反映心肌细胞电活动的指标，为危重患者常规的监测，对认识心律失常或传导障碍、心肌损害或心肌梗死及电解质失衡等很有帮助。

（三）呼吸系统

正常的呼吸是维持生命及机体内外环境稳定的重要生理活动之一。其功能障碍，将不同程度地影响患者的生命状况，使病情趋于恶化，导致病死率增高。为危重患者行呼吸监护是判断其呼吸功能状况、防治并发症和评估预后的必要手段。

呼吸系统监护包括呼吸形式、血气分析及呼吸功能监测。

（四）神经系统

神经系统监护包括意识状态、瞳孔大小及对光反射、对疼痛刺激的反应、其他各种反射、脑电图及颅内压监测等。应用肌肉松弛剂的患者，应监测肌张力恢复的情况。

（五）肾功能

危重患者的肾功能对维持液体平衡及循环功能都有密切的影响。要评估肾功能、液体平衡及循环功能状态，尿液是一项十分重要的监测资料，因此，危重患者需插留置导管连续观察分析尿量及尿质的变化，包括血、尿生化，Cr 和 BUN 的测定，尿比重，尿酸碱度，尿蛋白定量分析及代谢废物清除率，每小时及 24 小时尿量的监测等。

（六）水和电解质平衡与代谢

水电解质监测包括血生化，K^+、Na^+、Cl^- 测定，24 小时水和电解质出入平衡的计算，监测摄入热量、氮平衡、血糖、血浆蛋白、血清乳酸及胶体渗透压等。

（七）血液系统

以检查血红蛋白、血细胞比容、白细胞计数和分类、血小板计数等为基本监测。出凝血机制监测，包括试管法凝血时间和血栓弹力图、3P 试验、纤维蛋白原半定量和优球蛋白溶解时间等。

（八）肝功能

该项监测主要有血胆红素、白蛋白、球蛋白、血丙氨酸氨基转移酶及球蛋白的絮状试验等。

（九）胃肠系统

该项监测主要有胃液 pH 测定及大便潜血试验。

（十）细菌学监测

该项监测主要包括各种可能感染部位的细菌学检查，有指征时及时送检。

三、监测指标

不同性质的监护，需要不同的监测指标。监测指标一般分三类：生理性指标、生化指标和感染性监测指标。

（一）生理性监测指标

体温、心率、呼吸节律、心电活动、中心静脉压、动脉压、肺毛细血管楔压、心排血量及尿量等。

（二）生化监测指标

血气分析、Cr、酶等，有时也可包括血红蛋白、血细胞比容、凝血和抗凝血指标的监测。

（三）感染性监测指标

对气管插管、各类导管引流物和伤口分泌物的细菌培养以及对环境、器械的细菌培养监测。

（高丽）

第二章 心肺脑复苏

第一节 概 述

心肺脑复苏（CPCR）是心搏骤停后抢救生命最基本的医疗技术和方法。复苏是指一切挽救生命的医疗措施，心肺复苏（CPR）的目的是使患者自主循环恢复（ROSC）和自主呼吸恢复。

心肺脑复苏成功的关键是时间。心搏骤停后 20~30 秒可以出现呼吸停止，若呼吸停止先发生，则心搏可能持续至 30 分钟，大脑在心搏、呼吸停止 4~6 分钟可出现不可逆性损害或脑死亡，4 分钟内进行复苏者可能有一半概率被救活；4~6 分钟开始进行复苏者，患者可以救活的概率是 10%；超过 6 分钟开始进行复苏者存活率仅 4%；10 分钟以上开始进行复苏者，存活的可能性很小。因此，心肺复苏应力争在心搏停止后 4 分钟内进行。成功的脑复苏是心肺复苏的关键，而心肺复苏又是脑复苏的前提。

一、病因

（一）麻醉意外
全身麻醉药用量过大或麻醉加深过快，硬膜外麻醉时药物误入蛛网膜下隙，呼吸道梗阻未能及时解除等，均可使血压骤降，使心肌急性缺血、缺氧，导致心脏停搏。

（二）神经反射因素
麻醉和手术过程容易引起迷走神经反射。如牵拉腹腔、盆腔脏器，刺激肺门或支气管插管等，都可反射性激发心搏骤停。

（三）血流动力学剧烈改变
任何原因引起的血压急剧下降或升高，以及大失血等，均可引起心搏骤停。

（四）缺氧或二氧化碳蓄积
严重缺氧和二氧化碳蓄积，均可因抑制心肌的传导及收缩性，而导致心搏骤停。

（五）心脏器质性病变
缩窄性心包炎、冠心病、心肌炎等，在麻醉和运动时，均可诱发心脏停搏。

（六）意外事故
电击、溺水、窒息、药物过敏、中毒等，均可能引起心搏骤停。

二、心搏停止的类型

此时心脏虽丧失了泵血的功能，但仍有心电及机械活动，在心电图上有3种表现。

（一）心室颤动

心室颤动为最常见的类型，约占80%。此时心肌纤维呈现出极不规则、快速而紊乱的连续颤动，仅见心脏蠕动，心搏出量为零，心电图上QRS波群消失，代之以快速不规则的颤动波，可分为细颤和粗颤2种。

（二）心电静止（心室停搏、心室静止）

心电静止为死亡常见表现，心脏处于静止状态，心电图呈等电位线或偶见P波。

（三）心室自身节律（心电机械分离）

心室肌呈慢而微弱的收缩（每分钟20~30次），心电图QRS波群呈宽大畸形缓慢而矮小的室性自搏节律，无泵血功能，为死亡率极高的一种心电图表现。

心搏停止不论何种类型，其共同点是心脏失去排血功能，即有效循环停止、心音消失、血压测不到、呼吸断续或停止、意识丧失、瞳孔散大大于4mm、全身组织供血供氧中断。在临床上无法鉴别病因，患者处于临床死亡状态，初期急救处理基本相同，故统称心搏骤停。

三、病情评估

心搏骤停"三联征"：意识突然丧失、呼吸停止、大动脉搏动消失。判定标准如下：

1. 突然意识丧失，呼之不应。
2. 大动脉（颈动脉或股动脉）搏动消失。
3. 呼吸停止。
4. 双侧瞳孔散大。

心电图表现为心室颤动、无脉性室性心动过速、心室静止、无脉心电活动。

由于大动脉搏动消失在几秒钟内难以判断，"2000年国际心肺复苏指南"（简称指南）确定非专业急救人员只要发现无反应的患者没有自主呼吸就应按心搏骤停处理。切忌对怀疑心搏骤停的患者进行反复的血压测量和心音听诊，或等待心电图描记而延误抢救时机。专业医生仍应检查大动脉搏动进行判断，但必须迅速，如果10秒内不能确定有无脉搏，即应实施胸外按压。瞳孔散大虽然是心搏骤停的重要指征，但有反应滞后以及药物等因素的影响。

四、复苏的阶段和步骤

心搏停止意味着死亡的来临或"临床死亡"的开始。然而因急性原因所致的临床死亡在一定条件下是可逆的，使心跳、呼吸恢复的抢救措施称为心肺复苏。近年来，人们日益认识到，心肺复苏成功的关键不仅是自主呼吸和心跳的恢复，更重要的是中枢神经系统功能的恢复，而且只有使脑功能恢复正常方能称为完全复苏，故把逆转临床死亡的全过程统称为心肺脑复苏。

复苏是一项社会力量和医学专业相互配合共同为抢救患者的生命而必须紧张进行的工作，为使这样的工作不陷于惊慌失措或劳而无功的困境，必须强调分工明确和操作的规范化。为此，国际上通行将 CPR 分为 3 个阶段。复苏工作的 3 个阶段是初期复苏、后期复苏和复苏后治疗。

（焦美凤）

第二节 复 苏

CPR 是针对心跳、呼吸停止所采取的抢救措施，即用心脏按压形成暂时的人工循环并诱发心脏的自主搏动，用人工呼吸代替自主呼吸以及使用一定的药物及电除颤使心跳和呼吸恢复。

CPR 包括第一期基础生命支持和第二期进一步生命支持的两个时期的六个步骤。

现场心肺复苏，主要指基础生命支持，其 CPR 顺序，首先是畅通气道，然后是人工呼吸及人工胸外按压，称为"ABC"三部曲，也有人对 CPR 顺序的重新认识，即"CAB"顺序，首选是按压心脏，建立人工循环，理由是患者在心脏停搏后可有 1~2 次自发性气喘，心血管和肺内尚有氧合血液，体内因有存留的氧，立即心脏按压，可使心脑得到血供。由此，应分秒必争地进行心脏按压，恢复心脑血供，且按压时的胸廓弹性回缩，有助于肺通气。我们认为这种"CAB"顺序的前提应是患者心跳停止前没有明显的缺氧，对于大多数需 CPR 的患者，应首先保持气道通畅，人工呼吸和人工循环同时进行。

一、心肺复苏

（一）基本生命支持（BLS）

BLS 是呼吸、循环骤停时的现场急救措施，一般都缺乏复苏设备和技术条件。主要任务是迅速有效地恢复生命器官（特别是心脏和肺）的血液灌流和供氧。初期复苏的任务和步骤可归纳为 CAB：C（circulation）指建立有效的人工循环，A（airway）指保持呼吸道顺畅，B（breathing）指进行有效的人工呼吸。人工呼吸和心脏按压是初期复苏时的主要措施。

1. 判定心搏、呼吸骤停

BLS 的适应证为心搏骤停。实施前必须迅速判定：

1）检查者轻拍并大声呼叫患者，若无反应即可判断为意识丧失；观察患者胸廓有无起伏，同时以食指和中指触摸患者气管正中部位再向一侧滑移 2~3cm，颈动脉搏动触点即在此平面的胸锁乳突肌前缘的凹陷处。若意识丧失，无自主呼吸，同时颈动脉搏动消失，即可判定为心搏骤停，应立即开始抢救，并及时呼救以取得他人帮助。

2）有无头颈部外伤，对伤者应尽量避免移动，以防脊髓进一步损伤。

2. C（人工循环）

1）心前区叩击术：心前区叩击术是发现心搏骤停后应立即采取的一种紧急措施。

通过拳击心前区产生的机械震动转变为微弱电流来刺激心脏使其复跳。方法：施救者将拳握紧，用拳底肌肉部分在患者胸骨中下 1/3 交界处，离骨壁 20～30cm 高处向下猛力叩击 1～2 次，如无脉搏与心音，应立即进行胸外心脏按压术。注意点：①要求在心脏骤停 1 分钟内进行；②对缺氧而跳动着的心脏拳击易引起心室颤动，故避免应用；③对室性心动过速而循环尚未停止的患者也不宜应用。

2）胸外心脏按压术：把患者平放于木板床或平地上，急救者以一掌根置于患者胸骨中下 1/3 交界处，另一手掌交叉重叠于此掌背之上，其手指不能压于患者胸部，按压时两肘伸直，用肩背部力量垂直下压，使胸廓下压 5～6cm，突然放松，使掌根不离开胸壁，按压频率为每分钟 100～120 次，可促进心脏复跳。此外，抬高患者下肢可增加静脉回流，改善循环。必须强调不要因为听诊、心电图检查而频繁停止按压，心内注射、电击、气管插管时时间亦不应超过 10 秒。心脏按压要与人工呼吸配合进行。

此外，儿童可用一个手掌按压，婴儿仅需 2 个或 3 个手指即可进行有效按压。此外，亦可用双手围绕婴儿两侧胸背部，用两个拇指在前进行按压的改良方法。儿童越小，按压频率应加快、按压幅度减小。

心脏按压的有效表现：①每次按压时能扪及颈动脉等大动脉的搏动，可测得收缩压在 60mmHg 以上；②口唇、甲床色泽转红；③瞳孔缩小，出现睫毛反射；④呼吸逐渐恢复；⑤下颌及四肢肌张力逐渐恢复，出现吞咽反射。

胸外心脏按压术并发症：胸外心脏按压术操作不正确，效果大为降低。按压的动作要迅速有力，有一定的冲击力，每次松压时需停顿瞬间，使心室较好充盈。但按压切忌用猛力，以避免造成以下并发症：①肋骨、胸骨骨折，肋软骨脱离，造成不稳定胸壁；②肺损伤和出血、气胸、血胸、皮下气肿；③内脏损伤，如肝、脾、肾或胰损伤，后腹膜血肿；④心血管损伤，发生心包填塞、心脏起搏器或人工瓣膜损坏或脱离、心律不齐、心室颤动；⑤栓塞症（血、脂肪、骨髓或气栓子）；⑥胃内容物反流，造成吸入或窒息。

有以下情况的患者不宜采用胸外心脏按压术，如大失血患者、老年人桶状胸、胸廓畸形、心包压塞症、肝脾过大、妊娠后期、胸部穿通伤等。

3）胸内心脏按压术指征：①胸骨或脊柱畸形致纵隔移位；②胸部创伤；③左心房黏液瘤、心室壁瘤、重度二尖瓣狭窄、心脏撕裂或穿破及心外填塞；④严重肺气肿、气胸、血胸；⑤手术过程中和妊娠后期；⑥常规心外按压 20 分钟无效者。

3. A（呼吸道通畅）

开放气道以保持呼吸道通畅，是进行人工呼吸前的首要步骤。患者应平卧在平地或硬板上，头部不能高于胸部平面，松解衣领及裤带，清理口中污物、义齿及呕吐物等，然后按以下手法开放气道。

1）仰头抬颏法：此法解除舌后坠效果最佳且安全、简单易学，适用于无头、颈外伤的患者。急救者一手置于患者前额，向后加压使头后仰。另一手的食指和中指置于患者颏部的下颌角处，将颏上抬，但应避免压迫颈前部及颌下软组织，且抬高程度以下颌角、耳垂连线与地面垂直为限。

2）下颌前推法（托下颌法）：急救者将其拇指（左右手均可）放在患者颧骨上作

支点，用同一手的食指或中指放在患者耳垂下方的下颌角处着力点，将下颌向前向上托起，使下颌牙超过上颌牙，此时舌根便离开咽后壁从而解除了气道阻塞。如单手无力，也可将另一手放在对侧相同部位用双手托举。若双手托举，行口对口人工通气时，急救者可用颊部紧贴并堵塞患者鼻孔，当疑有颈椎病变时，头不应后仰，单纯托起下颌即可，此法效果确实，缺点是操作稍难，急救者腕部及手指易感疲乏。

3）对疑有头、颈部外伤者，不应抬颈，以免进一步损伤脊髓。宜用托颌法，急救者位于患者头侧，两拇指位于口角旁，其余四指托住患者下颌部位，保证头部与颈部固定，再用力将下颌向上抬起，使下齿高于上齿。

4. B（人工呼吸）

心搏骤停20～30秒，呼吸亦随之停止，在胸外心脏按压的同时，需建立人工呼吸，否则心脏复跳很困难。一旦确定呼吸停止，必须立即进行人工呼吸。

1）口对口人工呼吸：急救者将放在患者前额上的手的拇指与食指夹紧患者鼻孔，另一手翻开患者口唇，正常吸气后用双唇包绕患者的嘴唇，用力吹气，直至患者胸廓明显隆起，然后放松鼻孔，让患者胸廓复原。每次吹气应持续1秒，每分钟吹气10～12次，如此反复进行。

2）口对鼻人工呼吸：适用于口部外伤、牙关紧闭或脱臼、脱齿、口唇封闭不严以及婴幼儿等。方法是一手压额使头部后仰，一手抬颌使患者口唇紧闭。深吸气，用双唇紧贴患者鼻孔吹气。气量与吹气频率与口对口人工呼吸相同。

无论1人或2人抢救时，心脏按压30次，人工呼吸2次。人工呼吸有效的标准是：①吹气时胸部隆起；②呼气时听到气体溢出声；③吹气时可听到肺泡呼吸音。人工呼吸的主要并发症是空气进入胃部可引起胃扩张，甚至胃破裂。控制吹气量，间断压迫上腹部可以预防。

（二）进一步生命支持（ALS）

主要为在BLS基础上应用辅助设备及特殊技术，建立和维持有效的通气和血液循环，识别及治疗心律失常，建立有效的静脉通路，改善并保持心肺功能及治疗原发疾病。

1. 气管内插管

若患者未恢复自主呼吸，应尽早进行气管内插管，插入通气管后，可立即连接非同步定容呼吸机或麻醉机。每分钟通气12～15次即可。一般通气时，暂停胸外按压1～2次。

2. 环甲膜穿刺

遇有插管困难而严重窒息的患者，可以16号粗针头刺入环甲膜，接上"T"形管输氧，可立即缓解严重缺氧情况，为下一步气管插管或气管造口术赢得时间，为完全复苏奠定基础。

3. 气管造口术

气管造口术是为了保持较长期的呼吸道通畅。主要用于心肺复苏后仍然长期昏迷的患者。

4. 心肺复苏药物的应用

目前认为心脏复苏药以气管内或静脉内给药最为理想。切忌在心脏严重缺氧状态下，过早应用心脏复苏药物，通常在心脏按压 1~2 分钟，心脏仍未复跳时才考虑用药。常用的心脏复苏药物如下。

1）肾上腺素：肾上腺素是少数已被证实有效的药物之一，为心搏骤停和 CPR 期间的首选药物。可用于电击无效的心室颤动、无脉性室性心动过速、无脉性电活动、心脏停搏。其作用机制为：①激动外周血管 α 受体，提高平均动脉压，增加心脑血液灌注；②激动冠状动脉和脑血管 β 受体，增加心脑血流量；③使心肌的细颤转为粗颤，有利于电除颤。

肾上腺素的常用量为 1mg，静脉注射，若首次用量效果不佳，可每隔 3~5 分钟重复使用，直至自主循环恢复。如果采用气管内滴注，则剂量加倍，为 2~2.5mg，并用生理盐水稀释至 10mL 应用。

2）血管加压素：血管加压素可直接作用于非肾上腺素能 β_1 受体，促进外周血管收缩，提高体循环血管阻力。其优点为无 β 效应、作用不受酸中毒影响及降低复苏后心肌功能失调的危险率。缺点是在儿童可引起心脏停搏。目前推荐用于心室颤动者，单次剂量为 40 U，推荐只用一次。

3）利多卡因：利多卡因可抑制心室异位节律，提高心室颤动阈值，治疗量对心肌收缩力和动脉血压均无明显影响，为室性心动过速的首选药物，对除颤成功后再次复发心室颤动者亦有效。常规剂量为 1mg/kg，静脉注射，若无效可每 5~10 分钟以 0.5~0.75mg/kg 重复 1 次，最大剂量为 3mg/kg。

4）阿托品：阿托品可降低迷走神经兴奋性，增加窦房结的自律性，改善房室传导，用于心脏停搏、Ⅲ度房室传导阻滞或高度房室传导阻滞以及严重心动过缓。剂量为 0.5~1mg，静脉注射，每 3~5 分钟 1 次，最大总剂量为 3mg。

5）溴苄胺：有明显的提高心室颤动阈值作用，在非同步除颤前，先静脉注射溴苄胺，具有较高的转复率，并防止心室颤动复发。用法：溴苄胺 5~10mg/kg 体重，静脉注射，不必稀释。注入后，即进行电除颤。如不成功可重复，每 15~30 分钟给 10mg/kg，总量不超过 30mg/kg。

6）胺碘酮：除 α、β 受体阻滞作用外，还能影响钠、钾、钙离子通道，对房性和室性心律失常均有效。用法为 150mg 加入 5% 葡萄糖 20mL 中 10 分钟内缓慢静推，继之以 1mg/min 持续点滴，6 小时后改为 0.5mg/min 维持。

7）甲氧明：近年研究证明，甲氧明在心肺复苏中效果良好，因其属单纯兴奋 α 受体的药物，可明显提高主动脉舒张压，改善冠状动脉灌注，提高复苏成功率，故近年主张首选。用法为 10mg 静脉缓缓注入。

8）5% 碳酸氢钠：碳酸氢钠在成人进一步生命支持初期不主张应用，因为它不改善患者后果，只在除颤、心脏按压、支持通气和药物治疗后，或早已存在代谢性酸中毒、高钾血症时，才考虑应用。用法：一般可静脉注射或快速静脉滴注，首剂为 0.5~1mmol/kg（5% 碳酸氢钠 100mL =60mmol）；以后最好根据血气分析及 pH 决定用量，如无条件，可每 10 分钟重复首次剂量的 1/2，连用 2~3 次。一般总量不超过 300mL，同时保证充分通气，以免加重心脏和大脑功能损害。

9）钙剂：钙离子是心肌应激性离子，能增加心肌的张力和收缩力，并延长心脏的收缩期，但过高的钙离子浓度可使心肌持续收缩而出现"石头心"。心肌和血管平滑肌过度收缩，加重细胞缺血—再灌注损伤，诱发心肌缺血缺氧和心肌梗死。对洋地黄化的患者，更有促使洋地黄中毒的危险。目前不建议常规使用钙剂。一般适用于高钾血症、低钙血症或钙通道阻滞剂中毒引起的心搏骤停。用量为 10% 葡萄糖酸钙 0.5mL/kg（最大量 20mL），或 10% 氯化钙 0.2mL/kg（最大量 10mL）。

10）硫酸镁和氯化镁：在指南中作为Ⅱb类推荐，仅在有明确的低镁、低钾血症时使用。

11）呼吸兴奋剂：使用呼吸兴奋剂的目的在于加强或完善自主呼吸功能。常用的有二甲弗林、尼可刹米、戊四氮、洛贝林等。新近研究认为，在呼吸复苏早期，由于脑组织内氧合血液的灌注尚未完全建立，细胞仍处于缺氧状态，此时不宜使用呼吸兴奋剂，用了反可刺激细胞的新陈代谢而加重细胞损害，致其功能恢复困难，甚至导致细胞死亡，常在复苏成功 20~30 分钟，脑组织才逐渐脱离缺氧状态，60 分钟后脑组织有氧代谢恢复。因此，呼吸兴奋剂的应用（包括中枢神经兴奋剂），在复苏成功 1 小时后才考虑应用，最好的适应证为自主呼吸恢复，但有呼吸过浅、过慢、不规则等呼吸功能不全者。

12）其他用药：有指征时酌情应用升压药、强心剂、抗酸剂及抗心律失常药。

5. 心电监测、电除颤与起搏

1）心电监测：心搏骤停后，应尽快连接心电图导联，描记心电图，以明确心脏骤停的心电图表现。连续心电监测，可以了解迅速变化的心律及对复苏的反应，以利于指导抢救。

2）电除颤：一旦心电监护显示为心室颤动，应立即进行非同步电除颤。首次电击能量为 200J，一次无效，短期内（3 分钟内）可增大能量再次电击，最大能量以不超过 360J 为宜。亦可静脉注射溴苄胺 5~10mg/kg，或利多卡因 1mg/kg 后再电除颤。如为细颤波，可静脉注射肾上腺素 1mg，细颤变为粗颤后再除颤。已开胸手术或开胸心脏按压者，可胸内电除颤，其能量较胸壁放电时低，一般为 50~100J。

3）电起搏：尽管心搏骤停后用电起搏治疗尚有争议，但下列情况下可能有效：①高度或完全性房室传导阻滞；②交界性心律；③显著窦性心动过缓。电机械分离起搏无效，心室停顿的预后也差。电起搏分为静脉插管心内起搏、食管电极起搏和皮肤电极起搏。对室性快速心律失常，可行超速起搏，通过超速抑制或打断折返使异位心律终止。

二、脑复苏

因心搏骤停后往往出现全身组织，尤其是脑、心、肾的严重缺氧，加之代谢紊乱，生命脏器（心、脑、肺、肝、肾）功能严重损害，故需要积极采取有效的防治措施。

1. 缺氧性脑损害的病理生理

心跳停止后 2~3 分钟，脑血管内红细胞沉积，5~10 分钟形成血栓，10~15 分钟血浆析出毛细血管，脑血流停止 15 分钟以上，即使脑循环恢复，95% 脑组织可出现

"无血流"现象，主要由于血管周围胶质细胞、血管内皮细胞肿胀和血管内疱疹形成堵塞微循环，故有人提出立即于颈动脉内进行脑灌注（脑灌注疗法）。

脑组织在人体器官中最容易受缺血伤害，这是由于脑组织的高代谢率、高氧耗和对高血流量的需求。整个脑组织重量只占体重的 2%，但静息时，它需要的氧供却占人体总摄取量的 20%，血流量占心排出量的 15%。

正常脑血流量（CBF）为每 100g 脑组织 45～60mL/min，低于 20mL/min 即有脑功能损害，低于 8mL/min 即可导致不可逆损害，前者称为神经功能临界值，后者为脑衰竭临界值。

脑内的能量储备很少，所储备的三磷酸腺苷（ATP）和糖原，在心跳停止后 10 分钟内即耗竭，故脑血流中断 5～10 秒就发生晕厥，继而抽搐，如脑血流中断四五分钟，就有生命危险。研究认为，心搏骤停后的能量代谢障碍易于纠正，而重建循环后发生或发展的病理生理变化，即上述所谓"无血流"现象给脑组织以第二次打击，可能是脑细胞死亡的主要原因。心搏骤停和重建循环后低血压的时间越长，无血流现象越明显。此外，脑生化方面的紊乱，在缺血期间活性自由基（超氧化物自由基 C）等的形成，可损伤细胞膜，甚至导致细胞死亡，因而有主张用自由基清除剂。缺氧后导致组织损害的另一重要激活因素是细胞内钙离子增加，认为细胞质中钙离子浓度增加是引起缺血、缺氧后脑细胞死亡的因素之一。

因缺血、缺氧，脑组织内的毛细血管因超氧化物自由基的蓄积和局部酸中毒的作用而通透性增加，加之流体静力压升高，血管内液体与蛋白质进入细胞外间隙而形成脑水肿。脑水肿的防治与提高脑复苏成功率有很大关系。低温、脱水疗法的疗效已被公认。

2. 脑复苏措施

脑复苏主要针对四个方面：降低脑细胞代谢率，加强氧和能量供给，促进脑循环再流通及纠正可能引起继发性脑损害的全身和颅内病理因素。

1）调节平均动脉压（MAP）：要求立即恢复并维持正常或稍高于正常的 MAP（90～100mmHg），要防止突然发生高血压，尤其不宜超过自动调节崩溃点（MAP 为 130～150mmHg）。若血压过高，可用血管扩张剂如咪噻芬、氯丙嗪和硝普钠等。预防低血压，可用血浆或血浆代用品提高血容量，或用药物如多巴胺等调节 MAP。多数心搏骤停患者可耐受增加 10% 左右的血容量（1% 体重），有时可用胶体代用品如右旋糖酐 -40 或低分子右旋糖酐，最好根据肺动脉楔压监测进行补充血容量。

2）呼吸管理：为预防完全主动过度换气引起颅内压升高，对神志不清的患者应使用机械呼吸器。应用呼吸器过度通气，使动脉血氧分压（PaO_2）和脑微循环血氧分压明显提高，对缺氧性损伤的恢复，保证脑组织的充分供氧是非常必需的。

3）低温疗法：低温可降低脑代谢，减少脑氧耗，减慢缺氧时 ATP 的消耗率和高乳酸血症的发展，有利于保护脑细胞，减轻缺氧性脑损害。此外，低温尚可降低大脑脑脊液压力，减小脑容积，有利于改善脑水肿。

（1）降温开始时间：产生脑细胞损害和脑水肿的关键性时刻，是循环停止后的最初 10 分钟。因此降温时间越早越好，1 小时内降温效果最好，2 小时后效果较差，心脏按压的同时即可在头部用冰帽降温。

（2）目标温度：低温能减少脑组织耗氧量。一般认为：32～34℃对脑有较大的作用，降为28℃以下，脑电活动明显呈保护性抑制状态。但体温降至28℃易诱发心室颤动等严重心律失常，故宜采用头部重点降温法。

（3）降温持续时间：至少24小时，一般需2～3日，严重者可能要1周以上。为了防止复温后脑水肿反复和脑耗氧量增加而加重脑损害，降温持续至中枢神经系统皮质功能开始恢复，即以听觉恢复为指标，然后逐步停止降温，让体温自动缓慢上升，绝不能复温过快。

4）脱水疗法：可提高血浆胶体渗透压，造成血液、脑脊液、组织细胞之间渗透压差，使脑细胞内的水分进入血液而排出体外，从而脑体积缩小，颅内压降低。心肺复苏成功后，应给20%甘露醇125～250mL，快速静脉滴入，或呋塞米、依他尼酸钠40～100mg静脉注射。也可用地塞米松5～10mg静脉注射，每4～6小时1次，一般连用3～5日。

5）巴比妥酸盐疗法：巴比妥类能增加神经系统对缺氧的耐受力，可以抑制复苏后脑组织代谢率的异常增加，具有稳定脑细胞膜的作用。巴比妥类还可减轻脑水肿，改善局部血流的分布异常，缩小梗死面积。此外，巴比妥类还可防治抽搐发作，强化降温对脑组织代谢率的抑制能力，提高低温疗法的效果。一般强调在心脏复跳后30～60分钟开始应用，迟于24小时则疗效显著降低。可选用2%硫喷妥钠5mg/kg即刻静脉注射，每小时2mg/kg（维持血浓度2～4mg），以达到安静脑电图为宜，总量不超过30mg/kg；或苯妥英钠7mg/kg静脉注射，必要时重复给药。硫喷妥钠多用于昏迷患者，属于深度麻醉药，应在麻醉医生指导下进行。下列情况暂停给药：①维持正常动脉压所需血管收缩药物剂量过大时；②心电图出现致命性心律失常时；③中心静脉压及肺动脉楔压升至相当高度或出现肺水肿。

6）促进脑细胞代谢：ATP可供应脑细胞能量，恢复钠泵功能，有利于减轻脑水肿。葡萄糖为脑组织获得能量的主要来源。此外辅酶A、细胞色素C、多种维生素等与脑组织代谢有关的药物均可应用。

7）高压氧的应用：高压氧可提高脑组织的氧分压，降低氧耗及颅内压，促进脑功能的恢复。尤其对心肺复苏后脑损害严重，脑复苏比较困难，反复抽搐，持续呈昏迷状态且病情逐渐恶化者可行高压氧治疗。

8）肾上腺皮质激素：肾上腺皮质激素在心肺脑复苏过程中具有多方面的良好作用。一般来讲，单独应用肾上腺皮质激素仅适用于轻度脑损害者；多数情况下，常与脱水剂、低温疗法同时应用。其用量要大，如地塞米松每次5～10mg，静脉注射，每4～6小时1次，一般情况下应连用3～5日。

9）钙拮抗剂的应用和关于应用钙剂的问题：脑缺血后脑内Ca^{2+}的移行，关系到细胞内代谢、细胞内释放游离脂肪酸、产生氧自由基的情况以及脑微血管无复流现象，这些异常均会导致神经元的损害，钙拮抗剂可改变这些过程。脑完全缺血后血流恢复，可有10～20分钟的短暂高灌流合并血管运动麻痹而血脑屏障破坏，形成水肿，以后有6～18小时的长时间低灌流。钙拮抗剂为强的脑血管扩张剂，可降低此种缺血后的低灌流状态。

脑缺血缺氧后进行复苏，再灌流不足和神经细胞死亡部分起因于 Ca^{2+} 进入血管平滑肌和神经元。

关于心搏骤停后钙剂的应用，近年来的文献指出：①休克、缺氧或缺血时，有迅速而大量的 Ca^{2+} 内流进入细胞；②细胞质内 Ca^{2+} 升高可减低腺苷酸环化酶的活性，引起类似肾上腺素能阻滞剂的产生；③细胞质内 Ca^{2+} 增多，可使线粒体氧化磷酸化失偶联，抑制 ATP 的合成；④细胞质内 Ca^{2+} 升高导致心肌纤维过度收缩，抑制左心室充盈，减低最大收缩力。因此说明 Ca^{2+} 内流入细胞质有代谢和机械两方面毒性作用。故复苏时禁忌常规应用钙剂治疗，并必须仔细地重新评价。

10）抗自由基药物的应用：该类药物含有阻断自由基作用的超氧化物歧化酶、过氧化氢酶、谷胱甘肽过氧化物酶和自由基清除剂，如甘露醇、维生素 C、维生素 E、辅酶 Q_{10}、丹参、莨菪碱等。

3. 脑复苏转归

不同程度的脑缺血、缺氧，经复苏处理后可能有 4 种转归。

1）完全恢复。

2）恢复意识，遗有智力减退、精神异常或肢体功能障碍等。

3）去大脑皮质综合征，即患者无意识活动，但保留着呼吸和脑干功能。眼睑开闭自由，眼球无目的地转动或转向一侧，有吞咽、咳嗽、角膜和瞳孔对光反射，时有咀嚼、吮吸动作，肢体对疼痛能回避。肌张力增高，饮食靠鼻饲，大小便失禁。多数患者将停留在"植物状态"。

4）脑死亡，包括脑干在内的全部脑组织的不可逆损害。对脑死亡的诊断涉及体征、脑电图、脑循环和脑代谢等方面，主要包括：①持续深昏迷，对外部刺激全无反应；②无自主呼吸；③无自主运动，肌肉无张力；④脑干功能和脑干反射大部或全部丧失，体温调节紊乱；⑤脑电图呈等电位；⑥排除抑制脑功能的可能因素，如低温、严重代谢和内分泌紊乱、肌松药和其他药物的作用等。一般需观察 24～48 小时方能做出结论。

4. 维持血压及循环功能

心搏骤停复苏后，循环功能往往不够稳定，常出现低血压或心律失常。低血压如系血容量不足，则应补充血容量；心功能不良者应酌情使用强心药物如毛花苷 C；需用升压药物，则以选用间羟胺或多巴胺为好；如发生严重心律失常，应先纠正缺氧、酸中毒及电解质紊乱，然后再根据心律失常的性质进行治疗。

多巴胺 20～40mg 加入 5% 葡萄糖液 100mL，静脉滴注，滴速以维持合适的血压及尿量为宜（每分钟在 2～10 $\mu g/kg$），可增加心排血量；大于每分钟 10 $\mu g/kg$，则使血管收缩；大于每分钟 20 $\mu g/kg$，可降低肾及肠系膜血流。

如升压不满意，可加氢化可的松 100～200mg 或地塞米松 5～10mg，补充血容量，纠正酸血症，多数血压能上升，待血压平稳后逐渐减量。

如升压药不断增加，而血压仍不能维持，脉压小，肢体末梢发绀，颈静脉怒张，中心静脉压（CVP）升高（或肺毛细血管楔压升高，左心房压升高），心力衰竭早期可加用血管扩张药物：①硝酸甘油 20mg 加入 5% 葡萄糖液 100mL，静脉滴注，滴速为 5～

$200\mu g/min$；②硝普钠 5mg 加入 5% 葡萄糖液 100mL，静脉滴注，滴速为 5～200 μg/min。用药超过 3 日，有氰化物中毒的可能；③酚妥拉明 2～5mg 加入 5% 葡萄糖液 100mL，静脉滴注，滴速为 20～100 μg/min。

5. 纠正酸中毒及电解质紊乱

根据二氧化碳结合力、血 pH 及剩余碱等检测结果补充碳酸氢钠，一般复苏后前 2～3 日仍需每日给予 5% 碳酸氢钠 200～300mL，以保持酸碱平衡。根据血钾、钠、氯结果作相应处理。

6. 防治急性肾衰竭

如果心脏骤停时间较长或复苏后持续低血压，则易发生急性肾衰竭。原有肾脏病变的老年患者尤为多见。心肺复苏早期出现的肾衰竭多为急性肾缺血所致，其恢复时间较肾毒性者长。由于通常已使用大剂量脱水剂和利尿剂，临床可表现为尿量正常甚至增多，但血肌酐升高（非少尿型急性肾衰竭）。

防治急性肾衰竭时应注意维持有效的心脏和循环功能，避免使用对肾脏有损害的药物。若注射呋塞米后仍然无尿或少尿，则提示急性肾衰竭。此时应按急性肾衰竭处理。

7. 其他

防治继发感染。对于肠鸣音消失和机械通气伴有意识障碍患者，应该留置胃管，并尽早地经胃肠道补充营养。

三、心肺复苏中易犯的错误

1. 延误、耽搁是可能救活患者的祸首，只有争分夺秒才是救星。

2. 可能扪及颈动脉搏动，并不意味着充分的循环复苏。它可能是（封闭充水系统内）液体静力压力波的被动性传导。

3. 瞳孔的大小及反应，也可受到光线的影响。

4. 插置气管内导管前，先行 5～6 次人工通气，否则可加深缺氧性损害。

5. 复苏操作开始前，应先将口咽部呕吐物等清除，以防吸入呼吸道引起窒息。

6. 复苏过程中，常可引起胃扩张，应注意呕吐，防止呕吐物吸入呼吸道的危险。

7. 为儿童及婴儿进行复苏的常犯错误是按压力量过大，导致肋骨骨折，内脏破裂等。

8. 心脏按压过快，可妨碍心室的充盈。

四、复苏有效的指标

心肺复苏急救中应对复苏效果进行连续动态评价，可根据以下儿方面综合判断复苏有效。

1. 大动脉搏动恢复：停止胸外按压后仍可触及颈动脉、股动脉等大动脉搏动。

2. 皮肤、黏膜、面色及口唇转为红润。

3. 瞳孔由散大到缩小，对光反射恢复。

4. 神志改善，患者出现脑功能恢复迹象如眼球活动、睫毛反射甚至手脚开始抽动，肌张力恢复。

5. 自主呼吸出现：经积极复苏后自主呼吸及心搏已有良好恢复，可视为复苏成功。可延续复苏后疾病的进一步治疗。

五、终止复苏的指标

出现下列情况时，可停止 CPCR。

1. 经 30 分钟以上积极正规心肺复苏抢救后，仍无任何心电活动、自主循环不能恢复。特殊情况如淹溺、低温、电击和雷击、创伤与妊娠等则应延长复苏时间。

2. 脑死亡

诊断要点：

1）有明确病因，且为不可逆性。

2）深昏迷，对任何刺激无反应，格拉斯哥昏迷量表（GCS）评分 3 分。

3）24 小时无自主呼吸，必须靠呼吸机辅助通气。

4）脑干反射消失（如角膜反射、头眼反射等）。

5）脑生物电活动消失，脑电图呈电静息，诱发电位各波消失。

6）排除抑制脑功能的可能因素，如低温、严重代谢和内分泌紊乱、肌松剂和其他药物（如巴比妥类中毒）的作用。持续 6～24 小时观察，重复检查无变化。

六、护理要点

患者复苏成功后病情尚未稳定，需继续严密监测和护理，稍有疏忽或处理不当，即有呼吸、心跳再度停止而死亡的危险。护理中应注意以下方面。

1. 紧急抢救护理配合

协助医生进行"CAB"步骤心肺复苏，立即穿刺开放两条或两条以上静脉通路，遵医嘱给予各种药物。建立抢救特护记录，严格记录出入量、生命体征，加强医护联系。

2. 密切观察体征

如有无呼吸急促、烦躁不安、皮肤潮红、多汗和二氧化碳潴留而致酸中毒的症状，如有应及时采取防治措施。

3. 维持循环系统的稳定

复苏后心律不稳定，应予心电监护。同时注意观察脉搏、心率、血压、末梢循环（通过观察皮肤、口唇颜色，四肢温度、湿度，指、趾甲的颜色及静脉的充盈情况等）及尿量。

4. 保持呼吸道通畅，加强呼吸道管理

注意呼吸道湿化和清除呼吸道分泌物。对应用人工呼吸机患者应注意：呼吸机参数（潮气量、呼吸比及呼吸频率等）的及时调整；吸入气的湿化；观察有无导管阻塞、衔接松脱，皮下气肿，通气不足或通气过度等现象。

5. 加强基础护理

预防压疮及肺部感染和泌尿系感染，保证足够的热量，昏迷患者可给予鼻饲高热量、高蛋白饮食。定期监测水、电解质平衡。

6. 防止继发感染

注意保持室内空气新鲜，患者及室内清洁卫生；注意严格无菌操作，器械物品必须经过严格的消毒灭菌；如患者病情允许，勤拍背；若出汗，及时擦干皮肤、更换床单，防止压疮及继发感染发生；注意口腔护理。

7. 防治复苏后心脏再度停搏

心跳、呼吸恢复后，应警惕复苏后的心脏再度停搏。例如在心脏复苏中，尚未恢复窦性节律即停止按压；降温过低（27 ℃以下）引起心律失常；脱水剂停用过早；脑水肿未能控制而发生脑疝；呼吸道堵塞和通气不足；人工呼吸器使用不当或机械故障；应用抗心律失常药物或冬眠药物用量过大、速度过快而抑制心血管功能；输血补液过多、过速或血容量补充不足；肺部感染；呼吸功能衰竭等，均能使复跳的心脏再度停搏，故对心搏骤停的患者在复苏过程中，需密切观察病情，医护配合，全面分析病况，以取得心肺复苏成功。

七、预后评估

预后评估的标准：心搏骤停后 72 小时行正中神经诱发电位测试有助于判断昏迷患者的神经学预后，临床体征可参照以下 5 项来预测死亡或神经系统不良后果：

1. 24 小时后仍无皮质反射。

2. 24 小时后仍无瞳孔反射。

3. 24 小时后对疼痛刺激仍无退缩反应。

4. 24 小时后仍无运动反射。

5. 72 小时后仍无运动反射。

（焦美凤）

第三章 休 克

第一节 概 述

休克是指机体在各种致病因素作用下，有效循环血量不足，组织和血液灌注障碍而引起的临床综合征。以往将血压的降低或恢复作为诊断休克和休克复苏的主要指标，但实验和临床研究均发现，在休克早期或复苏后，由于机体代偿机制，血压可以是正常甚至稍升高，而此时内脏微循环却已处于缺血状态。仅满足于血压的维持，则有可能忽视病情的进一步发展，使休克状态不断恶化，微循环衰竭，甚至导致多器官功能障碍综合征，终致患者死亡，应特别加以注意。

一、病因和分类

引起休克的原因很多，但出现病理生理改变的过程基本一致。目前常按病理生理的变化分为5类。

（一）心源性休克

由于心脏排血功能低下导致心排血量降低，不能满足器官和组织的血液供应所致休克，称为心源性休克。常见于：

1. 心肌收缩力降低

最常发生于大面积心肌梗死、急性心肌炎、扩张型心肌病的晚期及各种心肌病的终末期等。

2. 心室射血障碍

大块肺梗死、乳头肌或腱索断裂、瓣膜穿孔、严重主动脉瓣或肺动脉瓣狭窄等。

3. 心室充盈障碍

急性心包填塞，各种快速性心律失常，严重的左、右心房室瓣狭窄，心房黏液瘤嵌顿在房室口，主动脉夹层动脉瘤。

（二）低血容量性休克

由于血容量的骤降，导致血压下降，心输出量减少，中心静脉压降低，外周阻力增高，心动过速等，常见病因：

1. 失血

如外伤、肝脾破裂、异位妊娠破裂、消化道大出血、动脉瘤破裂等。

2. 脱水

严重的呕吐、腹泻、胃肠造瘘管引流、肠梗阻、糖尿病酮症酸中毒等。

3. 血浆丢失

大面积烧伤、腹膜炎、严重创伤、炎症渗出等。

（三）感染性休克

由严重感染，特别是革兰阴性菌败血症所引起。微循环血液滞留，加上毛细血管通透性增加，液体从血管内流至组织间隙或体腔内，引起血容量锐减，造成休克。毒素直接影响细胞的线粒体，抑制细胞呼吸功能，也是造成休克的重要原因。常见病因：

1. 革兰阴性菌感染

如大肠埃希菌、绿脓杆菌、变形杆菌、痢疾杆菌等引起的败血症、腹膜炎、坏死性胆管炎等。

2. 革兰阳性球菌的感染

如金黄色葡萄球菌、脑膜炎双球菌、肺炎球菌等引起的败血症、流行性脑脊髓膜炎、中毒性肺炎等。

3. 病毒及其他致病微生物

流行性出血热、乙型脑炎等。此外，立克次体、衣原体等感染也往往并发休克。

（四）神经源性休克

由小动脉和小静脉的收缩和扩张失去平衡所致。患者的血容量虽正常，但因小动脉和小静脉过度扩张以致血管容积增大，造成血容量相对不足。因此，从静脉回到右心的血液减少，心输出量降低。可发生于高位腰麻、急性胃扩张和脊柱骨折造成的脊髓横断的患者中。脊髓横断和高位腰麻阻断了交感神经，引起阻断平面以下的小动脉、小静脉扩张。急性胃扩张能引起强烈的神经反射性抑制，导致血管扩张。

（五）过敏性休克

有过敏体质的人初次接触到变应原后，体内产生大量 IgE 型抗体，能吸附在血循环中的嗜碱性粒细胞和位于血管周围的肥大细胞上，人体处于致敏状态，与特异性抗原接触后，上述细胞可释出组胺、缓激肽和慢反应物质等，使毛细血管通透性增加，外周血管扩张，产生血容量相对不足，还能引起细支气管痉挛，加上呼吸困难，使胸内压力增高，影响回心血量和使心排血量降低。可发生于患者接受某些药物或生物制品注射后，其中以注射青霉素最易引起。休克发生很突然，在给药后 5 分钟内发生的约占 50%，半小时后出现症状的约有 10%。

二、发病机制和病理生理改变

（一）发病机制

休克发病机制研究已进行了半个多世纪，随着实验研究的开展和深入，对休克发病机制的认识也逐步加深。

20 世纪 50 年代前，人们对休克机制的研究集中在神经和体液因子对中等以上的阻力血管的作用，以及其与心排血量的关系上，认为在各种致休克因子（如创伤性失血、严重感染等）作用下，机体产生应激反应，交感神经高度兴奋，引起心血管系统过度兴奋，继而交感神经转向抑制，外周血管张力下降，血管扩张，外周阻力降低，不足以维持血压，心排血量下降，而使血压呈进行性下降，故将外周阻力看作是休克发生和发展的中心环节。在这一认识的基础上，当时采取的治疗措施主要是应用收缩血管的升压药，以增加血管张力，使心排血量与外周阻力相适应。但实践的结果是休克的死亡率未能降低，说明上述休克发病机制的认识仍有局限性。20 世纪 60 年代后，随着对微循环认识的深化，逐步提出了休克发病机制的微循环学说，并根据血流动力学和微循环变化的规律，将休克的过程分为 3 期：

1. 微循环缺血期

微循环缺血期主要机制：

（1）在低血容量、内毒素、疼痛、血压下降等因素作用下，通过不同途径导致交感—肾上腺髓质系统兴奋，使儿茶酚胺大量释放。

（2）交感神经兴奋、儿茶酚胺增多及血容量减少均可引起肾缺血，使肾素—血管紧张素—醛固酮系统活性增高，产生大量的血管紧张素Ⅲ，使血管强烈收缩。

（3）血容量减少，可反射性地使下丘脑分泌抗利尿素，引起内脏小血管收缩。

（4）增多的儿茶酚胺可刺激血小板，立即产生更多的缩血管物质血栓 A_2，引起小血管发生收缩。

（5）胰腺在缺血、缺氧时，其外泌腺细胞内的溶酶体破裂，释放出蛋白水解酶。毛细血管内静水压下降、组织间液回吸收增加，有助于恢复有效循环，并优先保证了心、脑等器官代谢和功能活动。

2. 微循环淤血期

微循环淤血期主要机制：

（1）微循环持续性缺血使组织缺氧而发生乳酸中毒。

（2）组织缺氧、内毒素可激活凝血因子Ⅻ、Ⅻ$_a$，促进凝血，同时可激活补体系统形成 C_{3b}，形成大量的激肽。激肽物质具有较强的扩张小血管和使毛细血管增高的作用。

（3）休克时，内啡肽在脑和血液中增多，对心血管系统有抑制作用。

（4）由于缺氧，组织内某些代谢产物增多对微血管有扩张作用，使多数或全部毛细血管同时开放，扩大了血管床的总容积，导致回心血量、心排血量和血压进一步下降。

3. 微循环衰竭期

微循环衰竭期主要机制：

（1）由于严重的淤血、缺氧和酸中毒使微血管高度麻痹、扩张，并使其活性物质失去反应，同时血管内皮受损、血流缓慢、血小板和红细胞易于聚集，可发生弥散性血管内凝血（DIC）。

（2）病情复杂，发展迅猛，常危及患者生命。

（二）病理生理的改变

1. 微循环的改变

当循环血量锐减时，血管内压力发生变化，被主动脉弓和颈动脉窦压力感受器所感知，通过反射延髓心跳中枢。血管舒缩中枢和交感神经兴奋，作用于心脏、小血管、肾上腺，使心跳加快，提高心排血量。肾上腺髓质和交感神经节纤维释放大量儿茶酚胺，毛细血管的血流减少，使管内压力降低，血管外液体进入管内，血量得到部分补偿，当循环血量继续减少时，长时间的、广泛的微动脉收缩和动静脉短路及直捷通道开放，使进入毛细血管的血量继续减少，乏氧代谢产生的乳酸、丙酮酸增多，直接损害调节血液通过毛细血管的前括约肌。微动脉及毛细血管前括约肌舒张，引起大量血液滞留在毛细血管网内，同时组织缺氧后，全部毛细血管同时开放，毛细血管容积大增，血液停滞在内，使回心血量大减，心排血量降低，血压下降，在毛细血管内形成微细血栓，出现DIC，消耗了各种凝血因子，且激活了纤维蛋白溶解系统，结果出现严重的出血倾向。

2. 体液代谢改变

儿茶酚胺能促进胰高血糖素的生成，抑制胰岛素的产生和其外周作用，加速肌肉和肝内糖原分解，以及刺激垂体分泌促肾上腺皮质激素，故休克时血糖升高。丙酮酸和乳酸增多，引起酸中毒，蛋白质分解代谢增加，以致血尿素、肌酐和尿酸增加，肾上腺分泌醛固酮增加，可使脑垂体后叶增加抗利尿激素的分泌，使血浆量增加，由于细胞缺氧，三磷酸腺苷减少，细胞被消化，产生自溶现象，造成组织坏死。特殊的代谢产物，如组胺、5-羟色胺、肾素—血管紧张素、醛固酮、缓激肽、前列腺素、溶酶体酶产生增加。

3. 内脏器官的继发性损害

在严重休克时，可出现多种器官损害，心、肺、肾的功能衰竭是造成休克死亡的三大原因。

（1）肺：DIC的出现造成肺部微循环血栓栓塞，缺氧使毛细血管内皮细胞和肺上皮细胞受损，继而出现肺泡内水肿、肺不张、萎陷的肺泡不能通气，而一部通气尚好的肺泡得不到血流的灌注，导致通气与灌流比例失调，使低氧血症更为严重，出现呼吸困难，呼吸衰竭。

（2）肾：休克时低血压和体内儿茶酚胺增加，使肾小球前微动脉痉挛，肾血流量减少，肾小球滤过率降低，尿量减少，肾皮质内肾小管上皮变性坏死，引起急性肾衰竭。

（3）心：当心排血量和主动脉压降低，舒张期血压也下降，可使冠状动脉灌流量减少，心肌缺氧受损。低氧血症、代谢性酸中毒及高钾血症也可损害心肌，引起心肌坏死。

（4）肝脏及胃肠：内脏血管发生痉挛，肝脏血流减少，引起肝脏缺血、缺氧、血液淤滞，肝血管窦和中央静脉内微血栓形成引起肝小叶中心坏死，导致肝衰竭。

（5）脑：持续性低血压引起脑的血液灌流不足，使毛细血管周围的胶质细胞肿胀，毛细血管的通透性升高，血浆外渗至脑细胞间隙，引起脑组织和颅内压增高。

（6）对内分泌的影响：休克早期促肾上腺皮质激素、促甲状腺激素、升压素分泌增加，晚期可发生肾上腺皮质功能不全。

（7）对血液系统的影响：休克后期，微循环的功能障碍加重，同时可释放白三烯、蛋白溶酶、血小板激活因子等，使DIC形成。

三、病情评估

（一）临床表现

根据临床过程分为 3 个阶段：

1. 休克早期（低血压代偿期）

表现为过度兴奋、烦躁不安、面色及皮肤苍白湿冷，口唇、甲床轻度发绀，脉搏快而有力，血压正常或偏高，舒张压稍升高，但脉压减少。

2. 休克中期（低血压失代偿期）

除早期表现外，神志尚清楚，表情淡漠，全身无力，反应迟钝，意识模糊，脉搏细数，收缩压降至 80mmHg 以下，脉压＜20mmHg，浅静脉萎陷，口渴，尿量减少至每小时 20mL 以下。

3. 休克晚期（器官功能衰竭期）

中期表现继续加重，呼吸急促、极度发绀、意识障碍甚至昏迷，收缩压低于 60mmHg 以下甚至测不出，无尿。皮肤黏膜大片淤斑、上消化道出血、肾脏出血表现血尿、肺出血、肾上腺出血后急性肾上腺衰竭。多脏器功能衰竭后表现为急性心功能不全、急性呼吸衰竭、急性肾衰竭、急性肝衰竭、脑功能障碍等。

（二）实验室及其他检查

1. 血常规

白细胞增高，感染性休克有核左移，白细胞内有中毒颗粒，核变性等；失血性休克时红细胞及红细胞比容显著降低，脱水者则增高。

2. 尿常规

有酸中毒时尿呈酸性。比重高为失水，比重低而固定多为肾衰竭等。

3. 血液生化

血气分析可有低氧血症及酸中毒表现；肾功能减退时有血尿素氮、肌酐升高；DIC时凝血酶原时间延长，纤维蛋白原定量减少，以及纤维蛋白原降解产物升高等。

4. 微生物学检查

疑有细菌感染时，应在使用抗生素前行血培养、痰培养等，并做药敏试验。

5. 心电图检查

对各种心脏、心包疾病及电解质紊乱和心律失常的诊断，皆有价值。

6. 放射线检查

对诊断心、肺、胸腔、心包、纵隔、急腹症等疾病有帮助。

7. 其他检查

如血流动力学、动脉压、CVP、PCWP、心排血量、心脏指数、外周血管阻力测定等。

（三）诊断

休克诊断主要依据：

1. 有引起休克的病因存在

如严重感染、创伤、烧伤、急性心肌梗死、大量失血或失水等。

2. 血压改变

收缩压<80mmHg，脉压<20mmHg，或高血压患者血压降低20%以上或原来血压降低30mmHg，应考虑休克可能。

3. 休克的临床表现

如烦躁不安或表情淡漠，意识模糊或昏迷

（四）鉴别诊断

脉细速，皮肤苍白、发绀或花斑，肢体湿冷，尿少或无尿等。

休克需与体位性低血压和昏厥进行鉴别。体位性低血压多见于老年人，血压降低与体位变化或服用某些降压药物有关。昏厥是指突然发作的短暂意识障碍，表现为皮肤苍白、肢体发冷、出冷汗，但脉搏、血压多无改变，常由悲痛、恐惧、剧痛等引起。

四、治疗要点

休克的治疗是综合性措施，应早期发现，及时给予病因根治，迅速补充血容量，改善微循环，纠正血流动力学紊乱，恢复组织和器官的缺氧状态，保护重要脏器功能。

尽管各类休克病因不同，但治疗原则及方法基本相似。主要包括：迅速扩充及补充血容量，改善心排血量，适当使用血管活性药物，纠正酸中毒，改善微循环的血液灌注，治疗脏器功能障碍。防治DIC，进行彻底的病因根治。

（一）一般处理

1. 体位

过去曾经主张休克患者应该采取垂头仰卧位（Trendelenburg位），目的在于增加脑血流量。这种体位对于某些类型的休克（如神经源性休克）可能是有益的，但对于真正的低血容量性休克，这种体位增加脑血流的效果是可疑的，而且这种体位由于膈肌运动受到限制，患者的呼吸会受影响。现在，对低血容量性休克多主张取抬高双下肢的仰卧位。

2. 温度

采取适度的保暖措施，以患者感到舒适为度。环境温度不宜太高，以免外周血管过度扩张，加重循环容量的不足，增加患者的代谢性消耗。

3. 给氧

休克，特别是感染性休克，可发生低氧血症。促成休克患者发生低氧血症的机制是通气—血流比例失调，肺泡间质水肿引起弥散功能障碍。重症休克病例更可能有急性呼吸窘迫综合征参与。低氧血症所致的无氧酵解增强，产生乳酸性酸中毒及低氧血症本身对心血管系统的影响是不稳定休克恶性循环中的一个重要环节，因此，恢复休克时组织的氧供应十分重要。

纠正休克的低氧血症应采用高浓度氧疗法。虽然从理论上讲，提高肺泡氧浓度并不增加因通气—血流比例失调而降低的血氧饱和度，但可提高通气不足肺泡的氧分压，增加氧摄入。鼻导管给氧简单易行，但它基本上只能提供低浓度氧，而且吸入的氧浓度明显受呼吸频率及呼吸深度影响。如果鼻导管给氧不能纠正严重的低氧血症，或者疑有或已发生急性呼吸窘迫综合征，即应采用呼气末正压呼吸或呼吸道持续加压的辅助呼吸。

它们不仅有助于提高动脉血氧分压，而且有助于张开膨胀不全的肺泡区，稳定肺泡内的表面活性物质，改善通气—血流比例，减少肺内的左向右分流。但应注意，正压呼吸由于提高了胸腔内压会减少静脉回流，影响心输出量，对休克患者血流动力学的恢复带来不利影响，在使用正压呼吸前更应注意补足血容量。

（二）病因治疗

对不同病因的休克需迅速处理其病因，去除原发病灶。如过敏性休克应去除过敏源；心源性休克应增强心功能，纠正心律失常；感染性休克的患者应积极治疗其感染病灶；出血性休克的患者则应以迅速恢复有效循环血量为主，尽快止血，有内脏大出血者应及早手术，以控制出血。在创伤性休克、感染性休克和低血容量性休克患者的救治中，如果遇到未去除原发病灶、休克不能纠正的情况，应在抗休克的同时及早采取相应的手术治疗。

（三）休克时的监测

休克是一种严重的临床危重症，加强临床监测为抢救提供了数字化依据，从而更准确判断生理功能紊乱的程度，有条件者应进入危重症监护病房集中监护，根据随时变化的病情进行重点治疗。监护内容包括心电监护、血流动力学监测、呼吸功能监测、肾功能监测、生化指标的监测、微循环灌注的监测。

1. 血流动力学监测

包括血压、脉压、CVP、心率、PCWP、心排血量、动脉压。

（1）动脉压测定：休克时动脉压更能真实反映血压下降的程度，对使用血管活性药物具有指导意义。有条件者应做动脉插管测压。

（2）CVP测定：CVP是指接近右心房之腔静脉内的压力，正常值为 8～10cmH$_2$O，可反映血容量、静脉紧张度及右心功能情况。如血压降低、且 CVP<5cmH$_2$O，表示血容量不足；CVP>15cmH$_2$O 则提示心功能不全、静脉血管床过度收缩或肺循环阻力增加。在治疗过程中，连续测定 CVP，可调整补液量及补液速度。但应注意，使用大量血管活性药或正压性辅助呼吸可影响 CVP。

（3）PCWP：反映左心房平均压，与左心室舒张末期压密切相关。在无肺血管疾病或二尖瓣病变时，测定 PCWP 有助于了解左心室功能，是估计血容量和监护输液速度，防止发生肺水肿的一个良好指标。

PCWP 正常值为 6～12mmHg。过低示血容量不足；>18mmHg，示输液过量、心功能不全；如 >30mmHg，将出现肺水肿。

（4）心排血量：在休克的情况下，心排血量较低，但感染性休克有时较正常值高。用带有热敏电阻的漂浮导管，通过热稀释法可测出心排血量。晚近采用冷稀释法持续监测心排血量。

（5）休克指数：休克指数＝脉率÷收缩压，其正常值是 0.5，表示血容量正常，如指数为 1，表示丢失血容量为 20%～30%。如指数 >1，表示丢失血容量为 30%～50%。估计休克指数对指导低血容量性休克和创伤性休克的急救治疗很有参考价值。

2. 呼吸功能监测

包括呼吸的频率、幅度、节律、动脉血气分析指标的动态观察，呼吸机通气者可以直接反映其他指标（详见呼吸衰竭）。

3. 肾功能监测

动态尿量监测、尿比重、血肌酐、尿素氮、血电解质、尿量是反映腹腔器官灌注量的间接指标，休克时应留置导尿管动态观察尿量情况。抗休克治疗有效时平均每小时尿量应 >20mL。每日尿量少于 400mL 称少尿，少于 50mL 称无尿。休克时出现少尿首先应判断肾前性或肾性少尿。尿比重主要是反映肾血流与肾小管功能关系的指标。

4. 生化指标的监测

血电解质、动脉血气分析、血糖、丙酮酸、乳酸在休克时明显增高，血转氨酶升高提示肝细胞功能受损严重，血氨增加预示出现肝衰竭，DIC 时应监测有关指标。

5. 微循环灌注的监测

1）体表温度与肛温：正常时二者之间差值约 0.5℃，休克时增为 1~3℃，二者差值愈大，预后愈差。

2）红细胞比容：末梢血比中心静脉血的红细胞比容高 0.03，提示有周围血管收缩，应动态观察变化幅度。

3）甲皱微循环：休克时变化为小动脉痉挛，毛细血管缺血、管袢减少、直径缩小，血管模糊不清、苍白，小静脉扩张、色暗红、淤血、渗出、流速减慢。

（四）补充血容量

在低血容量性休克时丧失的主要是血液，先抽血送查血型和做交叉配血试验。可快速输入 5%~10% 葡萄糖液、生理盐水及 5% 葡萄糖盐水。待交叉配血结果出来后再输入相应血型的血。一般输鲜血，大量快速输入库存血，应注意补充钙剂、碳酸氢钠及新鲜血浆，以避免发生并发症。输入平衡液，因每升液体含钠及氯各 154 mmol，输入体内后 1/3 保留在血管内，2/3 在间质液。因与细胞内液的晶体渗透压相等，故水不进入细胞内。大量的盐水或葡萄糖盐水可以扩充血管内液及间质液，以达到扩容的目的，但可发生高氯血症及肺水肿，林格溶液除含有钠、氯外，尚含有钙和钾，其含氯较少，但每升含乳酸钠为 28mmol，在患者已有高乳酸血症的情况下，不应大量输入，因其可使血浆胶体渗透压降低。

（五）血管活性药物的应用

血管活性药物是指血管扩张剂和收缩剂两类。如何选择应用，一般根据休克类型及微循环情况而定。对温暖型休克或表现为外周血管扩张为主者，以及部分早期休克，选用血管收缩剂，反之选用血管扩张剂。对于暂时难以弄清楚休克类型和微循环情况者，可采用血管扩张剂与收缩剂联用。

1. 血管收缩药

能迅速增加周围血管阻力和心肌收缩，借以提高血压，又可使心肌耗氧增加，甚至心排血量减少。各种器官的血管对这些药物效应不一，血液分布发生变化，心、脑等的灌流可保持，而肾、肠胃等的灌流常降低。缩血管药物的选择：

1）间羟胺：为首选药物，每次 10~20mg，肌内注射；必要时 30 分钟后重复 1 次，肌内注射。继之给予 10% 葡萄糖 500mL 加间羟胺 50~100mg 静脉点滴，每分钟 30 滴（极量每次 100mg）。

2）多巴胺：大剂量兴奋 β 受体使血管收缩及血压回升。一般剂量兴奋 β 受体，使心肌收缩力增强、心输出量增加、肾血管扩张、肾血流量增加，即使心、肾功能改善，又可回升血压。10% 葡萄糖 500mL 加多巴胺 20 ~ 40mg 静脉点滴，每分钟 20 滴，极量每分钟 0.5mg。

3）去甲肾上腺素：2 ~ 16mg 加 10% 葡萄糖 250 ~ 500mL 静脉点滴。

4）去氧肾上腺素：每次 2 ~ 10mg，肌内注射，必要时 30 分钟重复 1 次，继之 10% 葡萄糖 500mL 加去氧肾上腺素 10 ~ 50mg 静脉点滴。

5）美芬丁胺（恢压敏）：每次 15 ~ 20mg，肌内注射，必要时 30 分钟重复 1 次，继之 10% 葡萄糖 500mL 加恢压敏 50 ~ 150mg 静脉点滴。

6）血管紧张素 Ⅱ（升压素）：1 ~ 2.5mg 加 10% 葡萄糖 500mL 静脉点滴。

2. 血管扩张药

1）多巴胺：不但有血管收缩作用，也有扩血管作用，主要与剂量有关。小剂量时每分钟 2 ~ 5 μg/kg（40mg 加入 5% 葡萄糖液体 500mL 中，每分钟 20 ~ 50 滴），主要表现为扩张内脏血管，同时兴奋 $β_1$ 受体，有强心作用，特别适用于心功能不全和少尿的患者；中等剂量每分钟 5 ~ 10 μg/kg 有兴奋 α 受体和 β 受体作用，适用于休克伴有心力衰竭者。

2）多巴酚丁胺：此药是多巴胺类新药，特别适用于心源性休克。用量：每分钟 5 ~ 20 μg/kg，最大量不大于每分钟 40 μg/kg（250mg 加入 5% 葡萄糖液 250 ~ 500mL 中，每分钟 25 ~ 50 滴）。

3）抗胆碱能药：可改善微循环，主要用于感染性休克。

（1）山莨菪碱：成人每次 10 ~ 20mg，肌内注射，必要时 15 ~ 30 分钟重复 1 次至血压回升稳定后为止。对山莨菪碱中毒者（高热、皮肤潮红、心率快、抽搐）给以毛果云香碱每次 0.5 ~ 1mg 肌内注射，必要时 10 ~ 20 分钟重复 1 次，1 ~ 2 小时可以缓解。

（2）东莨菪碱：对呼吸中枢有兴奋作用，更适合有中枢性呼吸衰竭患者。每次 0.6 ~ 1.2mg，静脉注射，每 5 ~ 15 分钟 1 次。心率每分钟高于 100 次、体温超过 40℃、青光眼、前列腺肥大者，禁用抗胆碱能类药物。

4）异丙肾上腺素：1 ~ 2mg 加入 10% 葡萄糖 500mL 中静脉点滴，但原则上慎用或不用，因其易诱发心动过速及严重的心律失常，故当心率 > 120 次/分时禁用。

5）α 受体阻滞剂：酚妥拉明每分钟 0.3mg 静脉滴注，用药后立即起效，但持续时间短（30 分钟）。酚苄明比酚妥拉明起效慢，但作用时间长，按 0.5 ~ 1mg/kg 的剂量加入 5% ~ 10% 葡萄糖液 250 ~ 500mL 中 1 小时滴完。本类药物有扩血容、改善微循环作用，在补足血容量基础上，可增加心输出量，并有间接拟交感作用。但本类药物有明显而迅速的降压作用，故临床用于治疗休克应谨慎。

6）吡布特罗：吡布特罗是一种相对选择的 $β_2$ 受体兴奋剂。因为对心脏有正性肌力作用，使心输出量增加，降低心室充盈压，所以特别适用于心源性休克患者。用法：20mg，口服，每日 3 次。

3. 两种血管活性药物的联合应用

临床可以酌情联合应用两种血管活性药，取长补短。例如：先用中等剂量的多巴胺，以增加心搏出量和组织灌流，如血压仍较低，则可加用间羟胺，如收缩压上升在90mmHg以上，但肢端循环不良，尿量很少，则可加用硝普钠，维持血压低于原有水平4.5～10mmHg，仍能改善组织灌流。也可用酚妥拉明10mg、间羟胺20mg、多巴胺40mg加入100mL 5%葡萄糖液体中静脉滴注，每分钟15～30滴；或酚妥拉明10mg、去甲肾上腺素3mg合用。其优点是阻断α受体兴奋，保留β受体兴奋，既改善微循环，又有强心作用，对严重低血压、少尿患者尤为适宜，常取得满意的疗效。

应用血管活性药物应注意如下问题：

1）除非患者血压极低，一时难以迅速补充血容量，可先使用血管收缩剂暂时提高血压以保证重要脏器供血外，无论何种类型休克首先必须补充血容量，在此前提下才酌情使用血管活性药物，特别是应用血管扩张剂更应如此，否则会加剧血压下降，甚至加重休克。

2）必须在使用血管活性药物同时，进行病因治疗及其他治疗措施。

3）必须及时纠正酸中毒，因为血管活性药物在酸性环境下，不能发挥应有作用。

4）使用血管收缩剂用量不宜过大。

5）原无高血压者维持收缩压在90～100mmHg，高血压病史者收缩压维持在100～120mmHg为好，脉压维持在20～30mmHg为宜，切忌盲目加大剂量，导致血压过度升高。

6）在应用血管扩张剂的初期可能有血压下降，常降低10～20mmHg，若休克症状并无加重，可稍待观察，待微循环改善后血压多能逐渐回升，如观察半小时至1小时，血压仍偏低，患者烦躁不安，应适当加用血管收缩剂。

（六）纠正酸中毒

休克发生、发展过程中，由于一系列原因，70%以上可伴有代谢性酸中毒，而酸中毒又可通过对肾血流量、小动脉舒缩能力、凝血活性、心肌收缩及心脏应激性等的影响，加剧休克甚至引起不可逆性DIC的发生。因此，纠正酸中毒是休克治疗中极为重要的环节。纠正代谢性酸中毒主要有下列药物。

1. 5%碳酸氢钠

本药在纠酸中最为常用。具有作用缓和、疗效可靠、费用低廉等优点。常用剂量：

（1）成人首次125～250mL，静脉滴注或推注，随后视病情每4小时左右重复。

（2）首剂2～4mL/kg，静脉滴注或推注。以后根据病情或其他指标给药。

（3）根据CO_2结合力（CO_2CP）实验按下列公式补充

（正常CO_2CP－患者CO_2CP）×0.3×体重（kg）＝所需补充之5%碳酸氢钠（mL）

或（正常CO_2CP－患者CO_2CP）×0.3×体重（kg）＝所需补充之碳酸氢钠（mmol）

（4）根据动脉pH结果确定用量：如pH为7.2则给5%碳酸氢钠75mL，如pH为7.3，给5%碳酸氢钠150mL。

通常首剂常使用计算量的1/3～2/3量，以后在2～4小时依病情而再行补入。

2. 11.2%乳酸钠

研究发现，本药输注后可致血乳酸增高。而休克患者因缺氧，机体无氧酵解增生，可致乳酸增加，加之休克时肝功能受损，致乳酸代谢障碍。故休克时的代谢性酸中毒，如使用乳酸钠行纠酸治疗，有诱发或加重高乳酸血症之危险，目前已甚少使用。

3. 7.26%羟甲基氨基甲烷（THAM）

既往认为本药不含钠盐，且可直接进入细胞内而在纠酸治疗中被提倡使用。但多年的实践表明，本药局部不良反应较大，易进入脑组织而致呼吸抑制及低血压，而且可致血浆渗透压改变及高血钾症，故目前逐渐弃用。

（七）肾上腺皮质激素的应用

用肾上腺皮质激素治疗休克其作用尚有争论，但多数认为有益，主要好处是：肾上腺皮质激素对缺氧细胞有保护作用，能稳定溶酶体膜，能结合内毒素，解除脂多糖的毒性，减少对血管基膜和内皮细胞的损伤，增加血管对升压药的反应；大剂量时还可降低周围血管阻力，改善微循环及提高心排血量等。肾上腺皮质激素除有引起感染扩散和电解质紊乱的危害外，短期应用尚属安全。一般疗程不超过5日，用量为：氢化可的松200~400mg/d或地塞米松20~40mg/d或更大的剂量。为防止胃大出血常用西咪替丁（口服0.3~0.6g，每日3次，或静脉注射300mg，每6小时1次）或雷尼替丁（口服150mg，每日2次，或静脉注射20mg，每6小时1次）。

（八）强心药的应用

多数休克患者有心肌损害，其发生原因主要是冠状动脉血流减少、酸中毒及毒性代谢产物对心肌的抑制、电解质紊乱及维生素B的消耗等。心功能不全的诊断主要靠临床密切观察，如心率逐渐增快、心音低钝、出现舒张期奔马律、肺底啰音、动脉血氧分压降低、结合胸片显示肺间质水肿、CVP超过120mmH$_2$O或PCWP超过18mmHg等。治疗除上述措施外，尚可应用快速强心苷，若不伴严重心律失常，血钾又不低于4mmol，可静脉注射中等量的毛花苷丙或毒毛花苷K。

（九）防治并发症

休克最常见并发症包括休克肺、急性呼吸窘迫综合征、心肾衰竭、多器官衰竭及DIC等。

（高超超）

第二节　心源性休克

心源性休克是指由于心脏功能极度减退，导致心排血量过少所引起的一系列代谢和功能障碍的临床综合征。最常见和具有代表性的是急性心肌梗死所引起的心源性休克。

一、病因

（一）心室排血功能障碍

最常见的原因是急性心肌梗死，左心室受损面积在40%以上；急性心肌炎、心肌病亦可使心肌大面积受损；急性房室瓣装置的破坏，使心室出现严重的反流；主动脉瓣或肺动脉瓣狭窄伴心动过速，致心排血量极低；大块肺梗死使肺动脉阻力增高，加上此时反射性肺动脉痉挛，肺阻力更急剧增高，使右心室无法排血；急性心脏压塞、夹层动脉瘤可造成血流梗阻性休克。

（二）心室充盈受阻

如急性心脏压塞、张力性气胸、心房黏液瘤或球瓣样的血栓、严重的房室瓣狭窄等。

二、病理生理

（一）细胞的改变

休克发生后，由于组织灌注不足，细胞缺血、缺氧，葡萄糖由有氧代谢变为无氧酵解，ATP 产生减少，使细胞超微结构发生变化，最终细胞死亡。此外，细胞内各种生化过程利用钙的能力中断，使心肌细胞丧失收缩功能。

（二）微循环的改变

微循环直接关系到组织细胞的滋养。休克时由于各种病原的强烈刺激及低血压引起儿茶酚胺的释放，使全身小动脉及小静脉收缩，减少微循环灌注，微循环异常改变，使静脉回流减少，心排血量进一步减少。

（三）重要脏器的变化

由于血压下降，冠状动脉供血不足，心功能障碍，使心输出量进一步下降而形成恶性循环。对肺脏的影响是出现肺水肿和急性呼吸窘迫综合征。休克早期因低血压肾脏灌注不良，出现少尿或无尿，持续时间较久，则可发生急性肾衰竭。休克加重后，也可使脑缺血、缺氧加重。另外，由于休克，使胃肠道血液灌注不良而致消化道出血、急性胰腺炎和肝细胞损害。

三、病情评估

（一）临床表现

注意有无原发疾病史，对于原发疾病较重或大面积心肌梗死等，要考虑到随时有发生心源性休克的可能，并注意严密观察。也有些原发病表现不典型或不显著，但休克发生也较急剧，注意有无诱因（如剧烈疼痛、大量出汗、心动过速、血容量不足、并发感染等）和先兆症状（如因缺氧引起焦虑和烦躁不安、软弱无力、口渴、出冷汗、肢体发凉、尿量减少等）。

根据组织灌注不足和细胞损害的程度，可将休克分为 3 期：

1. Ⅰ期

低血压代偿期。此阶段临床表现不甚明显，可出现焦虑和心动过速，血压尚在正常范围。

2. Ⅱ期

低血压失代偿期。出现明显的休克临床表现：皮肤及黏膜苍白，四肢湿冷、发绀，不安、易怒，或迟钝、淡漠，脉搏细速，血压下降，收缩压在 80mmHg 以下，尿量减少等。

3. Ⅲ期

不可逆性休克——微循环衰竭与细胞膜损伤期。表现为面色青灰、发绀明显、皮肤出现花纹、嗜睡或昏迷、脉细或摸不清、血压极低、收缩压在 60mmHg 以下或测不出、尿闭、呼吸困难，并出现出血、酸中毒与生命器官功能衰竭等临床表现。

（二）实验室及其他检查

1. 血常规检查

红细胞、血红蛋白及红细胞比容有助于判断血容量不足或心功能不全，有助于判断有无血液浓缩。

2. 尿量及尿常规检查

尿量的多少与肾脏灌注有关，也可反应内脏的血液循环，每小时尿量＜30mL，表示微循环不良，组织灌注差。尿呈酸性反应，镜检有蛋白、管型及红细胞等。

3. 血气分析

定期测定动脉血的 pH、血氧饱和度、氧分压、二氧化碳分压等指标，以观察水、电解质和酸碱平衡，并了解肺的通气与换气功能。

4. 动脉血乳酸含量测定

正常＜2mmol/L，休克时增高；如持续明显升高，表示预后不良。

5. 血流动力学监测

有条件时可由静脉插入三腔漂浮导管（Swan – Ganz 导管），测定心排出量、PCWP、肺动脉舒张末期压（PAEDP）、CVP 等各项指标，以观察、判断心源性休克的程度及补液情况。

6. 心电图监测

多示有原发疾病的心电图变化。

7. 其他

肝、肾功能检查，血生化检查，胸片及眼底检查等。

（三）诊断

1. 有原发疾病。

2. 有周围循环衰竭症状如肢凉、神志淡漠、烦躁、尿少等。

3. 收缩压下降到 80mmHg 以下。如原有高血压患者，则收缩压较原来下降大于 80mmHg。

4. 排除其他原因引起的血压下降者（如心律失常、药物影响、临终前等）。

四、治疗

（一）一般处理

1. 体位

患者平卧、抬高下肢 15°～30°。若有明显呼吸困难或肺水肿，可将头、胸部抬高。

2. 吸氧

氧流量一般每分钟 2～6 L，必要时使用呼吸机辅助呼吸。

3. 监护

（1）连续监测心电图，及时发现各种心律失常。

（2）监测动脉血压：有条件时最好直接测量动脉内压、监测 CVP 或 PCWP。

（3）放置导尿管，记录每小时尿量。

（4）对严重病例，有条件时应测定心输出量、血清 pH、电解质、动脉血氧分压和二氧化碳分压等。

（二）病因治疗

某些心源性休克通过对其病因的治疗，可使休克得到缓解，甚至治愈，如严重心律失常的抗心律失常治疗，急性心脏压塞的心包穿刺放液、放血术或手术治疗等，均可使休克迅速得到纠正。

（三）镇静和止痛

忧虑、不安等使患者精神紧张，均增加患者对氧的需求，使心肌缺氧进一步加重。可选用对呼吸和循环无明显抑制的镇静剂，如羟嗪 50 ~ 100mg 静脉注射，或异丙嗪 25 ~ 50mg 肌内注射。心肌梗死患者，严重胸痛可使休克加重，可用吗啡 5 ~ 10mg 皮下注射。如疼痛未见缓解，10 分钟后可再次给予。因反复应用吗啡而发生呼吸抑制者，可用烯丙吗啡加以对抗，其剂量为 2.5 ~ 5.0mg，必要时每 2 小时重复给药 1 次。

（四）给氧

由于肺动脉短路、肺水肿等因素，致使患者缺氧。当患者出现烦躁不安、气短、定向障碍、心律失常等症状时，均为缺氧的表现。但是，部分患者动脉氧分压虽已有所降低，临床却无缺氧症状。所以，心源性休克患者均应常规给氧，按 5 ~ 6 L/min 的流量经由面罩或鼻管给予均可。

（五）补充血容量

在心源性休克的早期，血容量减少不明显，此后，由于微循环功能障碍，血液的淤积、渗出等，往往继发血容量不足。如果此时伴有休克所致的大汗淋漓，血容量减少更为显著，因此，补充血容量是必需的，但是由于心功能严重障碍，补液必须谨慎。为了更好地指导补液，测定 CVP 是非常必要的。液体的补充量，开始按每次 10mL/kg，静脉缓慢滴注，于 2 小时内滴完。在滴注过程中，保持 CVP 在 8 ~ 12cmH$_2$O。输注的液体以中分子右旋糖酐、低分子右旋糖酐或羟乙酰淀粉溶液较好，它不仅有效地补充血容量，而且还可以防止血小板、红细胞的凝集，避免血栓形成，有助于改善微循环。如果患者伴有显著的显性出汗，还应适当地补充平衡盐水，改善细胞间液循环状态，维持细胞的正常代谢。输液中应严密观察心肺情况，以防肺水肿。

（六）应用血管活性药物

当初次测量 CVP 其读数即超过 12cmH$_2$O 或在补充血容量过程中有明显升高而患者仍处于休克状态时，即需考虑选用血管活性药物。

1. 儿茶酚胺类药物

心源性休克应用该类药物的目的：恢复适当的血压；增加心排血量和调整血液的分布，以保证重要脏器的血液灌注。多巴胺以每分钟 20 ~ 200 μg，多巴酚丁胺以每分钟 2.5 ~ 10 μg/kg，去甲肾上腺素 0.5 ~ 1.0mg 加入 5% 葡萄糖 100mL 中以每分钟 5 ~ 10

μg，间羟胺 10～30mg 加入 5% 葡萄糖液中静脉滴注，使收缩压维持在 90～100mmHg。

2. 血管扩张剂

血管扩张剂应用的目的为降低心脏的前、后负荷和扩张微循环以增加循环血流量，常与儿茶酚胺类药物联用，应用时应严密观察血流动力学，以免血压下降。常用硝普钠 10mg 加入 5% 葡萄糖 500mL 中以每分钟 25 μg，妥拉唑啉 10～20mg 加入 5% 葡萄糖 100mL 中以每分钟 0.3～0.5mg，酚苄明以 0.2～1.0mg/kg 加入 5% 葡萄糖 200mL 中，硝酸甘油 10mg 加入 5% 葡萄糖 500mL 中以每分钟 10 μg 静脉滴注。

（七）纠正水、电解质紊乱及代谢性酸中毒

休克时微循环灌注不良，组织缺氧，无氧代谢增加，再加上肾小球滤过率减低，故可致代谢性酸中毒。酸中毒影响细胞内外 Na^+、K^+ 交换，导致电解质紊乱。休克晚期肾衰竭和胃肠功能紊乱又加重水、电解质及酸碱平衡紊乱。

在血气分析等监测下应用碳酸氢钠来纠正酸中毒。常用 5% 碳酸氢钠 2～4mL/kg，使血液 pH 恢复至 7.3 以上。

（八）强心剂的应用

CVP 或 PCWP 增高、室上性心动过速或心力衰竭时，可应用强心药，毛花苷 C 0.2～0.4mg 加入 50% 葡萄糖溶液 40mL 中，静脉注射，或用毒毛花苷 K0.125～0.25mg 加入 50% 葡萄糖溶液 40mL 中，静脉注射。

（九）营养心肌

可用极化液、能量合剂、1，6 二磷酸果糖（FDP）等，以增加心肌细胞的能量供应。

（十）肾上腺皮质激素的应用

目前还有不同的意见，如要使用，应早期大剂量使用。如地塞米松 10～20mg 或氢化可的松 100～200mg 加入 5%～10% 葡萄糖溶液中静脉滴注。

（十一）抗生素

并发感染者应及时应用有效抗生素。

（十二）预防肾衰竭

血压基本稳定后，在无心力衰竭的情况下，可在 10～30 分钟快速静脉滴注 20% 甘露醇或 25% 山梨醇 100～250mL，以防发生急性肾功能衰竭。如有心力衰竭，不宜用上述药物静脉滴注，可静脉注射呋塞米 40mg 或依他尼酸钠 50mg。

（十三）机械辅助循环

主动脉内气囊反搏术（IABC）宜用于心源性休克的早期，可提高冠状动脉和脑动脉的血流灌注，降低左心室后负荷，提高每搏输出量，有条件可选用。另外，还可行体外反搏术。

（十四）中医中药

可选用参麦注射液、生脉注射液、参附注射液、参附青注射液等。

（高超超）

第三节 感染性休克

感染性休克又称中毒性休克或败血症性休克，是由各种病原微生物及其代谢产物（包括内毒素、外毒素、抗原—抗体复合物等）引起，以微循环障碍为主要改变的急性循环衰竭。临床上出现面色苍白、四肢湿冷、脉搏细速、血压下降、尿量减少、神志改变等症状。

一、病因和发病机制

本病的病原微生物包括细菌、病毒、真菌、寄生虫、螺旋体，以及这些病原微生物的代谢产物，其中以革兰阴性菌为多见，也可见于革兰阳性菌。

当机体感染（如革兰阴性杆菌）后，细菌内毒素和其细胞壁的脂多糖复合物进入循环：①刺激肾上腺释放儿茶酚胺类物质；②兴奋交感神经；③增加机体对儿茶酚胺的敏感性，引起静脉收缩，继而小动脉收缩，外周血管阻力增加，心排血量下降，称"低排高阻型"即"湿冷型"休克。此时，血液淤滞在微循环，出现组织缺氧、酸中毒等代谢障碍及引起 DIC 而促成器官的损害。革兰阳性菌产生外毒素，能使细胞蛋白溶解，形成血浆激肽，有类似组胺和 5 - 羟色胺的血管麻痹作用，出现动脉扩张，脉压、心排血量增加和周围阻力降低，称"高排低阻型"即"温暖型"休克。当革兰阳性菌血症开始出现低血压时，患者的表现常是发热和肢暖，随着病程进展，可转成"湿冷型"。

二、病情评估

（一）临床表现

感染患者有下列情况时，应警惕有发生休克的可能：①老年体弱与婴幼患者；②原患白血病、恶性肿瘤、肝硬化、糖尿病、尿毒症、烧伤等严重疾病者；③长期应用肾上腺皮质激素等免疫抑制药物发生感染者；④感染严重者；⑤并非胃肠道感染而吐泻频繁或胃肠道出血，非中枢神经系统感染而有神志改变、大量出冷汗、心率快或出现心房颤动者。

按程度大致可分为早、中、晚 3 期。

1. 休克早期（微血管痉挛期）

又称休克代偿期。患者神志尚清，或烦躁不安，精神焦虑，面色苍白，口唇和指趾端轻度发绀，湿冷，脉数。可有恶心、呕吐，心律增快，呼吸深快，血压正常（甚至稍偏高）或稍偏低，但脉压小，尿量减少。眼底检查可见动脉痉挛。

2. 休克中期（淤血缺氧期）

又称休克进展期。临床表现主要为低血压，收缩压 < 80mmHg，脉压 < 20mmHg 和酸中毒。患者神志异常，表情淡漠，烦躁不安或意识不清，皮肤湿冷，发绀、常明显发花，呼吸浅速，心音低钝，脉搏细速，按压较重即消失，表浅静脉萎陷，尿量更少，甚

或无尿。

3. 休克晚期

可出现 DIC 和重要脏器功能衰竭，前者表现为顽固性低血压和广泛出血（皮肤黏膜和内脏）。后者，如急性肾衰竭表现为尿量明显减少或无尿，尿比重固定，血尿素氮和血钾增高。急性心功能不全者，呼吸常增快，发绀，心率加快，心音低钝，可有奔马律，心律失常；亦有心率不快或相对缓脉，出现面色灰暗，肢端发绀；CVP 和 PCWP 升高，分别提示右心和左心功能不佳；心电图可示心肌损害，心内膜下心肌缺血，心律失常和传导阻滞等改变。成人呼吸窘迫综合征，表现为进行性呼吸困难和发绀，吸氧亦不能使之缓解，无节律不整；肺底可闻及细湿啰音或呼吸音减低；X 线胸片示散在小片状浸润影，逐渐扩展、融合，形成大片突变；脑功能障碍引起昏迷，一过性抽搐，肢体瘫痪及瞳孔、呼吸改变等。肝衰竭引起肝昏迷、黄疸等。

（二）实验室及其他检查

1. 血常规

可见白细胞计数增多，以中性粒细胞增多尤为明显，核左移严重，可见中毒颗粒、核变性等。细菌感染时白细胞硝基四唑氮蓝试验阳性，尤其是细菌性脑膜炎。

2. 病原学检查

可根据病情具体进行血、痰液、尿、胆汁、创面分泌物、体液等培养，必要时做厌氧菌及特殊培养，并做药敏试验。若怀疑内毒素性休克可做鲎溶解物试验。

3. 其他

根据需要选择做尿常规、肝肾功能、电解质、血气分析以及有关血流变学、微循环各项指标、凝血因子及心电图检查等。

（三）诊断

1. 有感染性疾病史。

2. 感染征象有寒战、高热、躁动不安。

3. 神志改变有表情淡漠、烦躁、昏迷。

4. 面色及皮肤苍白、大汗、肢体皮肤湿冷、毛细血管充盈时间延长。

5. 心音低钝、心率快、心律失常、脉搏细弱。

6. 血压下降，脉压缩小。

7. 尿量减少甚至无尿。

8. 呼吸呈过度通气。

9. 吐泻频繁或胃肠出血等。

10. 血白细胞计数多在 $20 \times 10^9/L$ 以上，易查见中毒颗粒。

三、治疗

感染性休克主要病因来自于感染后细菌及其致病因子产生的毒素。因此应在有效控制感染的基础上进行综合救治。

（一）一般治疗

1. 体位

最有利的体位是头和腿抬高30°或与平卧位相交替。如有心力衰竭、肺水肿则取半卧位。

2. 吸氧

一般多采用鼻导管给氧，氧流量 2～4 L/min，必要时可用面罩给氧、加压给氧，其吸入的氧浓度可更高。

3. 保暖。

4. 昏迷患者应注意吸痰，保持呼吸道通畅，保护角膜，预防压疮。

5. 降温

感染性休克伴有高热患者应及时降温。可采用冷敷、乙醇擦浴等物理降温方法；在应用物理降温效果不显著且无休克征象时可考虑应用药物降温。常用的药物有：柴胡注射液每次 2～4mL，肌内注射，每日 1～2 次；阿司匹林 0.5g 加冷水或冰水 200mL，保留灌肠。

6. 建立必要的监测项目

（1）CVP：正常值为 5～12cmH$_2$O。

（2）测 PCWP。

（3）留置导尿管测尿量：尿量 <25mL/h 常提示肾血流不足。

（4）心电监护。

（5）定期做动脉血气分析。

（6）血红细胞、血红蛋白、红细胞比容及白细胞计数分类。

（二）迅速控制感染

1. 抗感染药物应用

一般宜联合用药，据感染部位、脓液性状、涂片菌检等选择抗菌药。如金黄色葡萄球菌感染可选用氯唑西林、新青霉素Ⅱ和头孢噻吩等药物；肠道需氧菌可选用庆大霉素、卡那霉素、阿米卡星、妥布霉素；厌氧菌感染选用甲硝唑、克林霉素等。

2. 感染灶处理

一般应在抗休克好转后再处理病灶，可采取充分引流脓液、清除坏死组织或切除病变组织等措施。有绞窄性肠梗阻、重症胆管炎存在时可边抗休克边手术。

（三）扩充血容量

常用碳酸氢钠林格液、复方氯化钠溶液、生理盐水等 15～30 分钟静脉滴注 500～1000mL，然后低分子右旋糖酐 500mL 静脉滴注，30～60 分钟的扩容量一般在 750～1500mL。

（四）纠正酸中毒

感染性休克时应早期、积极补碱，开始以 5% 碳酸氢钠 150～250mL 静脉滴注，争取时间做动脉血气、二氧化碳结合力测定，并根据补碱公式计算；开始给计算总量的一半，剩余部分应在动态监测下调整剂量补给，以免矫枉过正。有高碳酸血症、肝功能严重损害时避免使用碳酸氢钠。

（五）合理应用血管活性药物

经扩容、纠酸后，血压仍不回升，休克症状未改善者宜用血管活性药物。

1. α 受体阻滞剂

1）酚妥拉明 0.1～0.5mg/kg，加入 100mL 葡萄糖溶液中静脉滴注。

2）酚苄明 0.5～1.0mg/kg，加入 200mL 葡萄糖中静脉滴注。

3）氯丙嗪 0.5～1.0mg/kg，肌内注射或加入 200mL 葡萄糖溶液中静脉滴注。适用于伴有高热、惊厥及中枢神经系统高度兴奋的休克患者。但对老年动脉硬化及有呼吸抑制者不宜用。

2. β 受体兴奋剂

常用多巴胺调整血管舒缩功能，10～20mg 加入 100mL 葡萄糖溶液中静脉滴注。具有增强心肌收缩力，增加心搏出量、肾血流量和尿量，轻度增高动脉压，并有抗心律失常的作用。

3. 抗胆碱能药物

具有解除血管、气管、支气管痉挛，兴奋呼吸中枢，抗迷走神经兴奋，提高窦性心率作用。

1）阿托品：0.03～0.05mg/kg，静脉注射，10～20 分钟 1 次。

2）山莨菪碱：0.03～0.05mg/kg，10～20 分钟 1 次。

3）东莨菪碱：0.03～0.05mg/kg，静脉注射，10～20 分钟 1 次。

（六）肾上腺皮质激素

在使用有效抗生素治疗的基础上，早期使用较大剂量的肾上腺皮质激素，缓慢静脉注射，疗程宜较短。可用地塞米松，每日 20～40mg，分次静脉注射或静脉滴注。亦可用氢化可的松，每日 0.2～0.6g 静脉滴注。

（七）维护重要脏器功能

1. 增强心肌功能

除快速给强心药外，为使输液不至加重心功能不全，可先给血管解痉剂（如酚妥拉明）与多巴胺或去甲肾上腺素使用。大剂量肾上腺皮质激素也有一定作用。同时给氧，纠正酸中毒和电解质的紊乱以及给能量合剂纠正细胞代谢失衡状态。

2. 维护呼吸功能，防治急性呼吸窘迫综合征

经鼻导管或面罩间歇加压给氧。保持呼吸道通畅，必要时及早考虑气管插管或切开行辅助呼吸（间歇正压）。

3. 肾功能的维护

在有效心搏出量和血压恢复之后，如患者仍持续少尿，可快速静脉注射 20% 甘露醇 100～200mL 或静脉注射呋塞米 40～100mg，若仍无效可按急性肾衰竭处理。

4. 脑水肿的防治

给予脑血管解痉剂（莨菪碱类、肾上腺皮质激素），并给渗透性脱水剂（甘露醇）和高能合剂以恢复钠泵功能。

5. DIC 治疗

一经确诊，应在抗休克、控制感染基础上及早给予肝素 0.5～1.0mg/kg，静脉注射

或静脉滴注，每 4 ~ 6 小时 1 次；双嘧达莫每日 150 ~ 200mg 口服；丹参注射液每日20 ~ 40mL，稀释后静脉滴注；抑肽酶 2 万 ~ 4 万 U，静脉注射，每 4 ~ 6 小时 1 次。

（焦美凤）

第四节　低血容量休克

急性失血、失液超过总血容量的 20% ~ 30%，可引起血容量的严重不足、血流动力学失衡、组织灌注不良而发生休克。

一、病因

低血容量休克是体内或血管内大量血液丢失（内出血或外出血）、失水（如呕吐、腹泻、肠梗阻、胃肠道瘘管、糖尿病酸中毒等）、失血浆（如大面积烧伤、腹膜炎、创伤及炎症）等原因使血容量突然减少所致。

二、病情评估

（一）临床表现

继发于体内、外急性大量失血或体液丢失，或有严重创伤、液体（水）严重摄入不足。

1. 患者从兴奋、烦躁不安，进而出现神志淡漠、意识模糊及昏迷等。

2. 检查肤色苍白或发绀，呼吸浅快，表浅静脉萎陷，脉搏细速，皮肤湿冷，体温下降。

3. 收缩压低于 80mmHg，或高血压者血压下降 20% 以上，脉压在 20mmHg 以下，尿量减少（每小时尿量少于 30mL）。

4. 胃肠道失液时，可出现水、电解质及酸碱平衡失调，且发展较快，原因是腹泻或呕吐之前已有大量的水及电解质渗入胃肠道内。

（二）实验室及其他检查

1. 血常规

红细胞比容的测定，如高于 45% 则血流速度减慢、血黏稠度倍增、流量成倍减少。

2. 肾功能检验

如尿量、尿常规、血尿素氮、肌酐、尿素、尿和血的渗透压及其比值等。

3. 生化检验

测定血钾、钠、钙、氯等，了解机体电解质的情况。

4. 凝血象检验

常检项目有血小板计数、纤维蛋白原含量、凝血酶原时间、优球蛋白溶解时间。

5. 血气分析

血氧分压（PaO_2）、二氧化碳分压（$PaCO_2$）、二氧化碳结合力、血 pH 等以判定休克有无伴发代谢性或呼吸性酸或碱中毒。

6. X 线检查

胸部透视或拍片以了解肺部情况。

7. 心电图检查

了解心脏的情况。

8. 肺功能检查

如通气与血流比例（V/Q 比值）等。

9. 眼底检查

观察有无小动脉痉挛、静脉迂曲扩张及视网膜出血、水肿等。

10. 甲皱微循环检查

观察微循环对判断低血容量性休克有一定价值。

三、治疗

治疗原则是补充血容量和处理原发病两方面。其他措施也不容忽视。

（一）补充血容量

其目的是：①尽快恢复血流动力学平衡；②恢复细胞外液的容量；③降低血液浓度及其高黏滞度，改善微循环的血液淤滞；④补充丢失的蛋白质，恢复血液的胶体渗透压；⑤纠正酸中毒。

失血量的估计有时很难，临床估计往往偏低，一般可根据血压和脉率的变化来估计。失血性休克的患者，虽然丧失是以血液为主，但在补充血容量时，并不全补充血液，而是以快速静脉滴注等渗盐水或平衡盐溶液。如在 45 分钟内输 1 000 ~ 2 000mL，患者的血压恢复正常，休克的症状和体征明显好转，表明失血量在 800mL 以内或出血已停止，如失血量大或继续失血，除输入等渗盐水或平衡盐溶液外，应补充新鲜血或浓缩红细胞，以提高血的携氧能力，改善组织氧供。补晶体液主要是补充功能性的细胞外液的缺失，降低血液的黏稠度，改善微循环灌注，改善肾功能。补晶体液的量大约为估计丧失量的 3 倍，其中约有 2/3 移至组织中去补充细胞外液的容量。

为了解心脏对输液的负荷情况，可测定 CVP。动脉压较低，CVP 偏高，提示补液过多或有心功能不全，继续补液必将增加心脏负担，导致右心衰竭和肺水肿。此时应注射毛花苷丙 0.2 ~ 0.4mg，加强心肌收缩或减慢输液速度。用强心苷后 CVP 可逐渐下降到正常。下降明显表明血容量仍有不足，可在监测 CVP 的同时继续补充血容量。

（二）止血

遇有不断出血，除急速补充血容量外，应尽快止血。表浅伤口的出血，四肢动脉性出血时，按解剖部位上止血带，待休克初步纠正后，再进行根本的止血措施。肝脾破裂有难以控制的出血时，可在补充血容量的同时手术止血。在休克状态下手术会增加危险，但不止血，休克不能纠正。因而要在快速输血、输液、补充血容量的同时，迅速做好术前准备，尽早手术止血，不能因血压过低，犹豫不决而失去抢救时机。

（三）呼吸循环功能的维持

严重休克、昏迷者应予气管插管正压人工呼吸，并注意保持呼吸道通畅。心泵和血管张力的维持对稳定血压至关重要。出血性休克时，血管活性药物的应用需适时、适当，在补充血容量的同时，应尽量选用兼有强心和升压作用，同时兴奋 α 和 β 受体的药物，如间羟胺、多巴胺。当血容量已补足、休克好转时，为改善微循坏和组织灌注量可应用舒血管药物，如酚妥拉明、氯丙嗪、双氢麦角碱等。出现心力衰竭时，应予强心药物，如毛花苷 C、毒毛花苷 K。快速扩容引起肺水肿、心力衰竭时，应予利尿药物，如呋塞米。

（四）纠正酸中毒

低血容量休克历时较长而严重者，同样有内脏、血管和代谢的变化，多有酸中毒。在休克比较严重时，可考虑输碱性药物，以减轻酸中毒对机体的损害。酸中毒的最后纠正，有赖于休克的根本好转。常用碱性药物为 5% 的碳酸氢钠溶液。

（焦美凤）

第五节　过敏性休克

过敏性休克是由于一般对人无害的特异性过敏原作用于过敏患者，导致以急性周围循环灌注不足为主的全身性速发变态反应。

一、病因和发病机制

过敏性休克是休克的一种较少见的类型，系人体对某些生物制品、药物、动物性和植物性致敏原发生的过敏反应。致敏原和抗体作用于致敏细胞，后者释放出 5 - 羟色胺、组胺、缓激肽等物质引起周围血管扩张，毛细血管床扩大，血浆渗出，血容量相对不足，再加上常有喉头水肿，支气管痉挛所致的呼吸困难，使胸腔内压力升高，因而回心血量减少，心排血量亦减少。

二、病情评估

（一）临床表现

有明确的过敏物质接触史，最常见的是使用过容易致敏的药物。临床上以青霉素过敏性休克最常见。

大多在接触过敏原数分钟内发病，表现为颜面苍白、不安、出冷汗、心悸、脉搏细数、血压降低等；同时或相继出现呼吸急促、气道水肿、肺部啰音以及神志不清、抽搐或肌软无力等。其过程常较其他性质的休克更为迅速，休克好转后还可存留皮肤表现，如荨麻疹、红斑、瘙痒等。

（二）实验室及其他检查

血红蛋白、红细胞计数和红细胞比容可由于血液浓缩而增高。可有嗜酸性粒细胞增多。尿量减少，可能出现蛋白尿。严重者动脉血乳酸增高。

（三）诊断

1. 有明确的用药史，如青霉素等。

2. 有上述症状及体征。

3. 过敏试验。慎用。

三、治疗

1. 立即停用或清除引起过敏反应的物质，并置患者平卧，头侧位，松解衣领及裤扣带，头后仰，抬下颌，清除口、咽、气管分泌物。

2. 立即皮下注射 0.1% 肾上腺素 0.5 ~ 1mL，如症状不缓解，可 20 ~ 30 分钟再皮下或静脉注射 1 次，直至脱离危险。

3. 立即给予地塞米松 20mg 或氢化可的松 100 ~ 200mg，加入 5% ~ 10% 葡萄糖中静脉滴注。滴速不宜过快。

4. 给氧，有咽喉会厌水肿而致上呼吸道梗阻的要给予气管插管或气管切开，有弥散性支气管痉挛的给予扩支气管药物如 β_2 受体兴奋剂或氨茶碱。

5. 异丙嗪 25 ~ 50mg 或苯海拉明 4mg，肌内注射。

6. 血压不回升者，可根据病情给予多巴胺 20mg 加入 5% ~ 10% 葡萄糖中静脉点滴，输液速度根据血压情况决定，一般每分钟 40 滴左右。也可酌情使用去甲肾上腺素、间羟胺等。

7. 针灸治疗，取人中、十宣、足三里、曲池等穴位。

8. 呼吸受抑制时，应立即行口对口人工呼吸，并肌内注射间羟胺 0.375g 或洛贝林 3 ~ 6mg，喉头水肿影响呼吸时可行气管切开。

9. 心搏骤停时应立即行胸外心脏按压或心内注射 1‰ 肾上腺素 1mL。

10. 治愈后要进行预防治疗。首先对有任何一种过敏反应者，不仅要防避已知过敏原，还要提高警觉增加过敏试验种类，以防止再次发病。

（焦美凤）

第六节　神经源性休克

神经源性休克是由于剧烈疼痛、精神紧张和过度刺激，或脑损伤、脊髓损伤、横断和水肿，或麻醉、镇静、降压类药物使用过量等因素，造成神经反射性血管扩张，有效血容量锐减。

其发病机制是交感神经系统对于维持血管张力具有重要的作用，当交感神经系统受到刺激或损伤后，可引发血管运动中枢受到干扰，导致血管张力降低，全身血管扩张，大量循环血液流入扩张的微循环，血压下降，回心血量减少，心排血量也减少，产生休克的一系列临床表现。

由于剧痛引起的休克应给予吗啡、哌替啶等止痛。由于血管扩张造成的休克，则可静脉滴注或肌内注射血管收缩剂治疗，此类药物包括间羟胺、去甲肾上腺素、去氧肾上腺素、甲氧明或麻黄素等，同时考虑输入适量的液体，以补充血容量的不足。

（焦美凤）

第七节 休克的护理

一、一般护理

（一）专人护理

应设专人护理，保持病室安静，详细记录病情变化、出入量及用药等。

（二）调节体温

休克患者应给予保暖，避免受寒，以免加重休克，当患者体温过低时，应增加室温，增加被服。室温保持在20℃左右为宜，温度太高会增加组织的代谢率，从而增加氧气的消耗量。维持患者于舒适状态，减少不必要的活动，让患者充分休息。若需补充血容量，输血前应注意将库存血复温后再输入，因快速输入低温保存的大量库存血，易使患者体温降低。感染性休克高热时，应予物理降温，如用冰帽或冰袋等；必要时采用药物降温。

（三）预防意外损伤

对于烦躁或神志不清的患者，应加床旁护栏以防坠床；必要时，四肢以约束带固定于床旁。

（四）对需手术的患者的护理

应在抗休克的同时，做好必要的术前准备，如青霉素、普鲁卡因、TAT过敏试验，备皮，配血，协助有关辅助诊断，一切护理操作均要快而准确。

二、病情观察与护理

（一）一般情况的观察

注意观察患者的神志变化，早期休克患者处于兴奋状态，烦躁而不合作，应耐心护理，并注意患者的安全，必要时加以约束。当缺氧加深，从兴奋转为抑制，出现表情淡漠，感觉迟钝时，应警惕病情恶化。如经过治疗，患者从烦躁转为安静，由昏迷转为清醒，往往是休克好转的标志。

（二）观察体温

休克时体温大多偏低，但感染性休克可有高热，应每小时测量1次，对高热者应给予物理降温，一般降为38℃以下即可，不要太低。注意药物降温不宜采用，以防出汗过多，加重休克。体温低于正常应保温，但不要在患者体表加温（如热水袋），因体表加温将使皮肤血管扩张，破坏机体的调节作用，减少生命器官的血液供应，对于抗休克不利。

（三）观察血压与脉搏

根据病情每15～30分钟测1次脉搏，注意脉搏的频率、节律与强度。脉搏过快提示血中儿茶酚胺增多；脉搏快而细，血压低，表示心脏代偿失调，趋向衰竭。相反，脉搏由快变慢，脉压由小变大，说明周围循环阻力降低，表示休克好转。

血压应每15～30分钟测量1次，加以记录。休克最早表现之一为脉压缩小，如收缩压降至90mmHg，或脉压降至30mmHg时，应引起注意。

（四）观察尿量的变化

尿量能准确反映组织灌流情况，是观察休克的重要指标。危重及昏迷患者需要留置尿管（注意经常保持通畅，预防泌尿系逆行感染），记录每小时尿量。成人尿量要求每小时30mL（小儿每小时20mL），如能达50mL则更好；倘若尿量不足30mL时，应加快输液；如过多，应减慢输液速度。倘若输液后尿量持续过少，且CVP高于正常，血压亦正常，则必须警惕发生急性肾衰竭。

（五）观察周围循环情况

观察面颊、耳垂、口唇、甲床、皮肤，如患者皮肤由苍白转为发绀，表示从休克早期进入中期。从发绀又出现皮下淤点、淤斑，则提示有DIC可能；反之，如发绀程度减轻并转为红润、肢体皮肤干燥温暖，说明微循环好转。如四肢厥冷表示休克加重，应保温。

（六）血流动力学的监测

可帮助判断病情和采取正确的治疗措施。

1. CVP

可作为调整血容量及心功能的标志，这对于指导输液的质和量以及速度，指导强心剂、利尿剂以及血管扩张剂的使用有重要意义。CVP正常值为5～12cmH_2O，CVP降低常表明血容量不足，CVP增高常见于各种原因所致的右心功能不全或血容量过多。由于CVP只能反映胸腔上下腔静脉和右心房的情况，而不能反映左心功能状态。对左心的监测现在采用PCWP测定，适用于心源性休克以及各型休克并左心衰竭者，指导输液、强心药及利尿剂的使用。方法是用一种特制导管，自右肘静脉插入，通过上腔静脉达右心，再到肺动脉，"楔入"肺动脉的分支，可以监测左心功能状态。正常值为8～12mmHg。由于设备条件的限制，目前还只限于大城市医院中使用。

2. PCWP

CVP不能直接反映肺静脉、右心房、左心室的压力，因此可测定肺动脉压和PCWP，来了解肺静脉和左心房的压力，以及反映肺循环阻力情况，根据测定压力的结果，可以更好地指导血容量的补充，防止补液过多，以免引起肺水肿，导管留在肺动脉内的时间，一般不宜超过72小时，在抢救严重的休克患者才采用此法，PCWP的正常值为6～15mmHg，增高表示肺循环阻力增加。肺水肿时，PCWP超过30mmHg。

3. 心排血量和心脏指数

休克时，心排血量一般降低，但在感染性休克时，心排血量可比正常值高，必要时，需测定，可指导治疗。心脏指数的正常值为3.2 L/（min·m^2）。

4. 动脉血气分析

PaO$_2$正常值为75～100mmHg，PaCO$_2$正常值为40mmHg，动脉血pH正常为7.35～7.45。休克时PaCO$_2$一般都较低或在正常范围。如超过45mmHg或50mmHg而通气良好，往往是严重肺功能不全征兆。

5. 动脉血乳酸盐测定

正常值为 12mg/dl。休克时间愈长，血液灌流障碍愈严重，动脉血乳酸盐浓度也愈高，乳酸浓度持续升高，表示病情严重。

6. 其他

根据休克类型及病情还需进行心电监测、电解质、肝肾功能以及有关 DIC 的各项检查，有些项目需动态才能及时了解病情，以指导治疗。

三、用药护理

（一）浓度和速度

使用血管活性药物时应从低浓度、慢速度开始，并用心电监护仪每 5～10 分钟测 1 次血压，血压平稳后每 15～30 分钟测 1 次。

（二）监测

根据血压测定值调整药物浓度和滴速，以防血压骤升或骤降引起不良后果。

（三）严防药液外渗

若发现注射部位红肿、疼痛，应立即更换滴注部位，并用 0.25% 普鲁卡因封闭穿刺处，以免发生皮下组织坏死。

（四）药物的停止使用

血压平稳后，应逐渐降低药物浓度、减慢速度后撤除，以防突然停药引起不良反应。

（五）其他

对于有心功能不全的患者，遵医嘱给予毛花苷 C 等增强心肌功能的药物，用药过程中，注意观察患者心率变化及药物的不良反应。

四、心理护理

1. 对患者做心理上的安抚

休克患者往往意识是清醒的，因此可能受到护士给予的良好心理影响。护士要选择适当的语言来安慰患者，耐心解释有关病情变化，以稳定患者情绪，减轻患者痛苦。护士在实施抢救中，说话要细声而谨慎，举止要轻巧而文雅，工作要稳重而有秩序，以影响患者心理，使其镇定并增强信心。

2. 亲切关怀患者

护士要关怀患者，询问患者有何不适，有何要求，耐心解答提问，及时解决患者的合理要求，使患者心情舒畅，更好地配合治疗与护理。

3. 做好患者亲友或陪伴人员的安慰工作

劝导患者亲友或陪伴人员不要在患者面前表现出情绪波动而干扰患者心绪的宁静，并指导他们一些简单的生活护理技术，以配合医护人员做好工作。

（高超超）

第四章　体液平衡失常

第一节　体液代谢失调

体液是人体的重要组成部分，是维持生命的基本物质。它的主要成分为水和所含的溶质，无机物类溶质有 Na^+、K^+、Ca^{2+}、Mg^{2+}、Cl^-、HCO_3^-、HPO_4^{2-}、SO_4^{2-} 等电解质；有机物类溶质有蛋白质、脂肪、糖类、激素、酶等。

人体总体液占体重的 50% ~ 70%，随年龄、性别和胖瘦而异。由于脂肪组织含水量少，所以人体脂肪含量影响总体液与体重的比例，女性所占比例低，约 50%，成年男性约占 60%，新生儿可达 70%。

机体进行正常的新陈代谢，必须要有一个稳定的内环境，在正常情况下，体液有一定的容量、分布和电解质的离子浓度，并由人体的调节功能加以控制，使细胞内和细胞外的容量、电解质浓度、渗透压等能够维持在一定的范围内，这就是水与电解质的平衡。但是，这种平衡可以受到创伤、严重感染、手术应激等因素的影响，导致机体无能力进行调节或超过了机体可以代偿的程度，便会发生水与电解质的平衡失调。

高渗性缺水

高渗性缺水又称原发性缺水或单纯性缺水。其特点是失水多于失钠，血清钠浓度升高，大于 150mmol/L。由于细胞外液高渗，刺激下丘脑口渴中枢，引起患者口渴感而饮水，使体内水分增加，以降低渗透压。同时高渗可引起抗利尿激素分泌增加，以增强肾小管对水的再吸收，尿量减少，使细胞外液的渗透压降低，恢复其容量。如继续缺水，则因循环血量显著减少，引起醛固酮分泌增加，加强对钠和水的重吸收，以维持血容量。严重缺水时，细胞外液的高渗状态使细胞内液逸至细胞外间隙，结果是细胞内液、细胞外液量都减少。最后，细胞内液缺水程度超过细胞外液缺水程度，脑细胞因缺水而导致脑功能障碍的严重后果。

一、病因和发病机制

（一）进水不足

在特殊情况下如在沙漠、坑道和海上作业时水源缺乏，可因进水不足而发生缺水。

此外，在吞咽困难、重伤者和昏迷患者不能主动饮水等情况下，也可因水摄入不足而引起缺水。

（二）失水过多

在炎热的气候下从事重体力劳动、行军或作战，大量出汗（汗是低渗性液体，约含钠70mmol/L）而又未补充足够的水分，可发生高渗性缺水。高热的患者水从肺和皮肤蒸发增多，尿崩症患者每日大量排尿，若补水不足也可发生缺水。此外，鼻饲浓缩的高蛋白饮食或接受静脉高价营养（静脉输注高渗葡萄糖、水解蛋白和氨基酸等）的患者，如入水量不足，也可引起细胞外液高渗，血液内溶质浓度过高，产生溶质性利尿而失水，这时患者尿量不少，缺水容易被忽略。

当水分不足时，每日至少仍然要排出500mL的尿量以排泄废物，仍要从皮肤和肺蒸发850mL左右的水分以散热。这样进水不足而又不断地自然排水，液体出多入少，发生失水。这一型缺水钠离子丧失较少，以水分的丧失为主。

二、病情评估

（一）病史

有摄入水量不足和水分丧失过多病史。

（二）临床表现

据症状轻重分3度。

1. 轻度

缺水量占体重2%~4%；口渴或尿少。

2. 中度

缺水量占体重4%~6%；极度口渴、汗少、尿少、尿比重升高、唇舌干燥、乏力，常有烦躁。

3. 重度

缺水量占体重7%以上；除上述症状外，出现躁狂、幻觉、谵妄，甚至昏迷。

（三）实验室及其他检查

1. 尿比重高。

2. 血清钠>150mmol/L，血液浓缩，红细胞计数、血红蛋白、红细胞压积升高。

（四）诊断要点

根据上述临床表现，结合实验室检查可诊断。应与低渗性脱水和等渗性脱水相鉴别。

三、治疗

1. 尽早去除病因，使患者不再失液。

2. 以补充水分为主，主动饮水。不能口服或失水程度严重者，应从静脉输给5%葡萄糖液，估计补液量的方法有两种。

1）根据临床表现的严重程度来测算，每丧失体重的1%，补液500mL。

2）根据血钠浓度计算：补液量（mL）=［血钠测得值（mmol/L）－血钠正常值

（mmol/L）〕×体重（kg）×4。计算所得量分 2 日补给，当日先给计算量的一半，余下的一半次日补给。

四、护理要点

（一）一般护理

1. 积极去除病因，鼓励患者多饮水。

2. 加强皮肤护理，定时擦洗、清洁皮肤，保持口、鼻、唇的清洁与湿润。

3. 输液时，注意检查输液速度与入液量。

（二）病情观察与护理

观察生命体征的变化，每日测定体重，记录 24 小时出入量，记录脉搏、血压改变以及外周血管充盈情况。注意皮肤弹性、黏膜干燥程度。

（三）健康教育

1. 饭前、饭后和就寝前注意口腔卫生，以预防感染。

2. 多摄取水分，采取高纤维饮食。

3. 建立正常的排便形态，定时如厕。

4. 鼓励患者多下床活动，避免长期卧床。

低渗性缺水

低渗性缺水又称慢性缺水或继发性缺水。水和钠同时缺失，但缺水少于缺钠，细胞外液渗透压降低。血清钠低于 135mmol/L。

一、病因和发病机制

（一）胃肠道持续丢失消化液

如反复呕吐、长期胃肠减压、肠梗阻、腹泻、肠瘘等。

（二）大面积创面的大量渗液

如大面积烧伤、广泛撕脱伤等。

（三）长期使用排钠利尿剂

如使用呋塞米、依他尼酸、氢氯噻嗪而未及时补钠。

当失钠多于失水时，细胞外液呈低渗，其水分从小便排出。如进一步发展，则细胞外液进入细胞内，导致细胞外液减少，血容量降低，醛固酮和抗利尿激素分泌增加，使肾脏减少排钠，Cl^- 和水的再吸收增加，导致少尿，以保持血容量。

二、病情评估

（一）病史

各种原因体液丧失，补充不当，只补水或钠补充不足。

（二）临床表现

根据缺钠程度分为 3 度。

1. 轻度

疲乏、头晕、厌食、手足麻木。约每千克体重缺氯化钠0.5g。

2. 中度

除上述表现外，有恶心、呕吐、站立性晕倒、血压不稳或降低、脉细速、脉压缩小、浅静脉萎缩、视物模糊、皮肤弹性降低、尿少等。约每千克体重缺氯化钠0.50~0.75g。

3. 重度

患者神志不清、木僵休克，甚至昏迷。约每千克体重缺氯化钠0.75~1.25g。

（三）实验室及其他检查

1. 血液浓缩，BUN升高。

2. 血清钠<135mmol/L（轻度），130mmol/L（中度），120mmol/L（重度）。

3. 尿少、尿钠、氯减少或阙如；比重低于1.010。

（四）诊断要点

根据上述临床表现，结合实验室检查可诊断，应与高渗性和低渗性脱水鉴别。

三、治疗

低渗性缺水主要功能代谢变化是血钠降低、血容量不足，因此补充含钠液，以恢复细胞外液容量和渗透压是治疗的基本原则。对于轻、中度病例一般给以等渗电解质即可。对于重度病例应补充高渗盐水，以迅速提高细胞外渗透压，恢复体液平衡。

四、护理要点

（一）一般护理

1. 保持环境安静，减少噪声及其他刺激源，免除患者受影响而急躁不安。

2. 注意饮食应含高热量、高蛋白成分，减少纯水量或钠的摄取，以免水分过度滞留。

3. 患者过于疲倦者，应协助进食。

（二）病情观察与护理

1. 注意在大量出汗或有显著消化液丢失情况下，应及时记录丢失量，并适当补充电解质，不应单纯补充水分，以免导致失钠多于失水的情况。

2. 长期使用利尿剂及低盐饮食的患者，应当注意定期检查血电解质，适当补充钠盐，以免造成缺钠及低渗性脱水。

3. 密切观察脉搏、血压及尿量的改变，如有疲乏、头晕及直立性眩晕时应注意患者安全，以免因晕厥、摔倒而导致意外损伤。心率增速、脉压下降、四肢厥冷常提示休克，应及早给予等渗盐水以补充血容量，恢复组织灌流。

等渗性缺水

等渗性缺水又称急性缺水或混合性缺水，水、钠等比例丢失，血清Na^+在135~

150mmol/L。

一、病因和发病机制

（一）病因

任何等渗体液大量丢失所造成的缺水，在短期内均为等渗性缺水。常见于大量呕吐、腹泻、胃肠减压之后，或出现在大量抽放胸、腹水，大面积烧伤早期，肠梗阻、肠瘘以及弥散性腹膜炎等情况下。

（二）发病机制

等渗性缺水主要是细胞外液的丢失，血容量与组织间液均减少，但细胞内液量变化不大。细胞外液容量的减少，促使醛固酮与抗利尿激素的分泌，肾脏对钠与水的吸收增加。患者尿量减少，尿钠含量低。细胞外液量明显减少时，患者软弱无力，脉搏增速，可出现体位性低血压。如体液丢失迅速而未及时纠正，可在数小时内出现血容量明显下降。

二、病情评估

（一）病史

多见于消化液的急性大量丧失，如呕吐、肠梗阻、肠瘘、弥漫性腹膜炎及大面积烧伤早期的患者。

（二）临床表现

丢失的等渗的细胞外液致血容量明显减少，临床症状发展较快，患者可有尿少、口渴、乏力、皮肤和黏膜干燥、弹性差及头晕、血压下降等高渗性脱水与低渗性脱水的混合表现。

（三）实验室及其他检查

血清钠在 136～145mmol/L。

（四）诊断要点

依据病史和临床表现常可作出诊断。应与高渗性脱水和低渗性脱水相鉴别。

三、治疗

应以等渗盐溶液补充已丧失量。缺水量的计算，可按临床脱水缺钠程度，即根据临床表现、血清钠测量结果，动态观察后不断完善修正补液计划。

四、护理要点

首先是防治原发疾病。对于等渗性脱水的患者，一般可用等渗盐水及平衡盐溶液尽快补充血容量，除了根据临床缺水、缺钠的程度补给之外，还需输入当日液体的需求量。等渗性脱水患者如单纯补充水分而不补充钠盐，则可转变为低渗性缺水。如临床出现低血压、休克，则应积极地进行抗休克治疗。其护理措施如下：

1. 对有频繁呕吐、腹泻或有消化道外瘘的患者，应及时记录体液丢失的情况，以作为液体补充的依据。

2. 随时评估有无低血容量的表现，定时测量脉搏、血压、尿量，注意有无颈静脉充盈不足及防止发生体位性低血压。

3. 经静脉途径快速输注等渗盐水或平衡盐溶液，以补充体液丢失，以避免休克、肾衰竭并发症的出现。

4. 注意液体输注的速度，在心、肾功能不全的患者中，速度需加控制，以免出现循环负荷过重或肺水肿。

低钾血症

血清钾低于 3.5mmol/L，称为低钾血症。低钾血症时，体内钾总量多数减少，但也偶有不减少。

一、病因和发病机制

引起低钾血症的常见原因有以下几种：

（一）摄入不足

一般饮食中所含的钾能满足机体的需要，所以正常进食不会因摄入不足而产生低钾血症。但长期食欲减退、进食困难（如食管狭窄）及手术后禁食等情况下，可发生钾摄入不足。此时肾脏每日仍然排出 20～40mmol 的钾，所以引起低钾血症。几日以后，肾脏排钾才逐渐减少。

（二）丧失过多

1. 大量消化液丧失

消化液中以胃液含钾最多，约为血浆的 2 倍。其他消化液的钾浓度大致与血浆的相等。严重的腹泻、呕吐及胃肠减压可使钾大量丢失。上述情况还常常伴有钾吸收减少，所以容易产生低钾血症。

2. 从尿中失钾

长时间使用利尿剂（氢氯噻嗪类、依他尼酸、呋塞米等），不仅从尿中排出大量的水和钠，而且还排出大量的钾，若不注意补充钾，常常引起低钾血症。

长时间服用肾上腺皮质激素或肾上腺皮质功能亢进的患者，因激素的保钠排钾作用，使大量钾从尿中丧失，若未适当补充也可发生低血钾。有原发性或继发性醛固酮分泌增多的病理情况，常常伴有低血钾。

3. 钾转移到细胞内

见于：①注射大量葡萄糖和胰岛素时，糖原合成增加，钾随葡萄糖进入细胞内，引起血钾降低，因此，给患者大量输入葡萄糖时，应特别注意补充钾；②家族性周期性麻痹症发作时，细胞外液的钾突然进入细胞内液而引起血钾降低，出现肢体瘫痪；③碱中毒时，细胞外液 H^+ 浓度减少，细胞内的 H^+ 出细胞以资补充，同时伴有细胞外的 K^+ 和 Na^+ 进入细胞以维持电中性。另外，碱中毒时，肾小管分泌 H^+ 减少，分泌 K^+ 即增多，因此引起低血钾。

二、病情评估

（一）病史

有钾摄入不足或钾丢失过多病史。

（二）临床表现

低钾血症的主要临床表现为心肌、骨骼肌、平滑肌收缩无力和腱反射迟钝。血钾低于 2.5mmol/L 可有软瘫、恶心、呕吐、腹胀甚至肠麻痹。患者神志淡漠，但也有表现为烦躁不安者。血钾低于 2.0mmol/L 时，出现嗜睡、神志不清。血钾越低，心肌应激性越高，可有第一心音低沉、心律不齐、低血压。

（三）实验室及其他检查

血清钾 <3.5mmol/L，严重低钾者常伴有代谢性碱中毒致 CO_2CP、血 pH、标准碳酸氢盐（SB）升高，但尿呈酸性。心电图示 T 波低平、ST 段降低、QT 间期延长及出现 U 波。

（四）诊断要点

根据上述临床表现和实验室及其他检查可诊断。

三、治疗

补充钾，如患者能口服，应分次给予，最好在餐后给予。静脉补钾时，应注意如下原则：无尿不补钾（每日尿量应在 500mL 以上），钾溶液浓度不过高（0.3% 左右），滴速不过快，补钾不过量。采用静脉滴注补钾方法是：10% 氯化钾 15～30mL 加入 5%～10% 葡萄糖液 1 000mL 中静脉滴注。一般每日补钾 40～80mmol（相当于氯化钾 3～6g），第 1 日可用 80～134mmol（相当于氯化钾 6～10g）。如因缺钾发生严重心律失常、呼吸肌麻痹危及生命时，补钾量可增大，速度可加快。补钾溶液浓度可在0.5%～1.0%，静脉滴注速度氯化钾可在每小时 1.0～1.5g，但不宜超过 1.5g。钾缺乏而合并酸中毒或不伴低氯血症者，可用31.5% 谷氨酸钾溶液 20mL 加入 5% 葡萄糖液 500mL 静脉滴注。

注意事项：①切不可将 10% 氯化钾做静脉内直接注射，以免造成血钾突然升高导致心搏骤停；②补钾过程中需密切监测 ECG 和血清钾；③钾进入细胞内较缓慢，完全纠正缺钾最少也要 4 日，故静脉滴注 1～2 日能口服者宜改为口服，或静脉和口服补钾相结合，补钾时宜保守、勿冒进，以免造成致死性高血钾症；④低钾伴有低镁和碱中毒时，常使低钾难以纠正，因此，补钾的同时应注意补镁和纠正碱中毒；⑤补钾前还需了解肾功能，肾衰竭时补钾易致高血钾；⑥对伴有低钙血症的患者，应同时静脉注射葡萄糖酸钙，以免补钾后诱发手足抽搐。

四、护理要点

护理的目标是预防有血钾过低倾向的患者发生血钾过低。评估时不仅应了解是否服用利尿药、糖皮质激素；有无呕吐、腹泻、胃肠减压以及消化液丢失量；尿量如何，血液酸碱平衡有无异常。在有禁食或大量消化液丢失以及使用利尿剂情况下，还应及时补充钾。口服氯化钾或枸橼酸钾。由于钾盐会刺激胃黏膜引起恶心、呕吐等反应，服钾盐后应嘱患者喝水，或改服缓释钾制剂。新鲜水果如橘汁、西瓜含钾量多，应鼓励摄食。如患者无法口服，则考虑静脉补充。为防止出现高血钾，必须在肾功能正常，有尿时补充。静脉滴注钾的浓度不宜超过 40mmol/L，即 1 L 液体中氯化钾含量不超出 3.0g。钾浓度较高时静脉注射部位常会有严重疼痛及刺激现象，引发静脉炎，应降低滴速或浓度。绝对禁止以高浓度含钾液静脉注射，以防导致心搏骤停。钾的毒性及引起心搏骤停的危险可从 ECG 的 T 波以及 QRS 波形改变上观察到，故在大剂量补钾时，应施行 ECG监测。补钾量一般每日氯化钾不超出 6～8g，严重缺钾时常需数日逐步纠正。

对于使用洋地黄制剂的低血钾患者，应特别注意，因为低钾情况下极易导致洋地黄中毒。

高钾血症

血清钾超过 5.5mmol/L，称为高钾血症。

一、病因和发病机制

引起高钾血症的原因常见于下列情况：
1. 严重创伤，特别是大量肌肉组织被挫伤的挤压伤以及大面积烧伤。
2. 严重缺氧、酸中毒，细胞内钾释放至细胞外。
3. 溶血或感染。大量红细胞或组织分解，K^+ 从细胞内释出，而又有肾功能障碍或脱水，K^+ 未能及时排出。
4. 休克、脱水、感染而致的急性肾功能不全。
5. 短时间内静脉输注的钾盐过多、过快，或应用大剂量某些含钾药物（如青霉素钾盐、羧苄西林）。

虽然高钾血症可以有上述的诱因，但是与肾功能不全有关，如肾功能良好，又有足够的尿量，很少发生严重的高钾血症。

二、病情评估

（一）病史
有钾输入、摄入过多病史。

（二）临床表现
主要表现为心脏传导系统紊乱，如室性期前收缩、室颤、心动过缓，甚至心搏骤停。另外高血钾也可出现四肢无力及软瘫、呼吸肌麻痹。有的患者伴有恶心、呕吐、腹痛。

（三）实验室及其他检查
血清钾 >5.5mmol/L，常伴有 CO_2CP 降低，血 pH <7.35；ECG 特征为早期 T 波高尖，QT 间期延长，随后出现 QRS 波群增宽，PR 间期延长，出现传导阻滞等。

（四）诊断要点

根据上述临床表现，结合实验室检查可诊断。

三、治疗

早期识别和积极治疗原发病，控制钾摄入。高钾血症对机体的主要威胁是心脏抑制，治疗原则是保护心脏，降低血钾。

1. 积极治疗原发病，去除高血钾原因。如纠正酸中毒、休克，有感染或组织创伤应及时使用抗生素及彻底清创等。

2. 立即停止补钾，积极改善，保护肾功能。

3. 有明显高血钾临床表现及 ECG 异常者，应紧急处理。

（1）立即用 10% 葡萄糖酸钙 10～20mL 加入 50% 葡萄糖液 20～40mL 中静脉缓慢注射，可根据情况重复应用，或有效后用 2～4g 葡萄糖酸钙加入 10% 葡萄糖液 1 000mL 中静脉滴注维持。氯化钙含钙量为葡萄糖酸钙的 4 倍，如同时存在严重低血钙者，则选用氯化钙为宜。

（2）静脉滴注 50% 葡萄糖 100mL，内加胰岛素 10 U，1 小时滴完。或在 10% 葡萄糖液 500mL 中，按 4g 葡萄糖加 1 U 的比例加入胰岛素静脉滴注，以促进钾向细胞内转移。

（3）静脉快速滴入 5% 碳酸氢钠 100～200mL，或 11.2% 乳酸钠 60～100mL，以纠正酸中毒促使钾进入细胞内，可根据病情重复应用，以不出现严重碱中毒为原则。

4. 促使钾从体内排除：①肾功能良好者，使用排钾性利尿剂如呋塞米及氢氯噻嗪；②阳离子交换树脂，可用聚磺苯乙烯 15g 每日 3 次，饭前服，并口服 25% 山梨醇 20mL 导泻，不能口服者可改用树脂 25～50g 加入温水中或 25% 山梨醇 100～200mL 中保留灌肠，每日 2～3 次。树脂在肠道吸附钾而释放出钠，每克树脂能除去 1mmol 钾。

5. 给予足够热量及高蛋白饮食，以减少蛋白质分解释放出钾离子。

6. 当用上述方法仍不能控制高血钾时，应及时给予腹透或血透，尤其适用于肾功能不全伴高血钾者。

四、护理要点

1. 首先是防止高血钾发生，积极治疗原发病，去除高血钾的病因。如纠正酸中毒、休克，有感染或组织创伤应及时使用抗生素及彻底清创等。停用一切含钾药物和食物，以免血钾浓度进一步增高。

2. 患者应卧床休息，直到症状缓解。重度高血钾极易出现严重心律失常及导致心搏骤停，应密切监测患者生命体征，记录出入量，如尿量每小时 <30mL 或每 24 小时 <500mL，应立即报告医生。

3. 对应用葡萄糖胰岛素治疗的患者，应注意防止出现低血糖或高血糖。

4. 注意患者尿量及肾脏功能，在有肾衰竭，需经口服或灌肠使用离子交换树脂时，应向患者做适当的解释。需行腹透或血透者应解释这些措施的重要性，消除患者不安心情，以期患者配合。术前应做好皮肤及器械准备，操作应严格遵循无菌原则，术后需注意观察有无感染征象或出血倾向，及时汇报主管医生。

（高丽）

第二节 酸碱平衡失调

人体的酸碱平衡是通过复杂的生理调节来完成的，使血浆 pH 维持在 7.35～7.45。如果某些致病因素使体内酸和碱发生过多或不足，超过了机体的生理调节能力，此时即出现酸碱平衡失调。

当任何一种酸碱失调发生之后，机体都会通过代偿机制以减轻酸碱紊乱，尽量使体液的 pH 恢复至正常范围。

根据 Henderson – Hasselbalch 方程，正常动脉血的 pH 为：

$$pH = pKa + lg \frac{\left[HCO_3^- \right]}{\alpha \times PaCO_2} = 6.1 + lg \frac{24}{0.03 \times 40} = 7.40$$

式中 pKa 是常数，相当于溶质 50% 离解时的 pH；α 是 CO_2 溶解系数。从上述公式可见，pH、HCO_3^-、$PaCO_2$ 是反映机体酸碱平衡的三大基本要素。其中 HCO_3^- 反映代谢性因素，HCO_3^- 原发性减少或增加，可引起代谢性酸中毒或代谢性碱中毒；$PaCO_2$ 反映呼吸性因素，$PaCO_2$ 原发性增加或减少，则引起呼吸性酸中毒或呼吸性碱中毒。

一、正常动脉血气分析项目及意义

（一）pH

正常值 7.35～7.45，平均 7.4，表示血液中氢离子浓度的指标，直接反应酸碱度。

（二）PaO_2

正常值 75～100mmHg，是血液中物理溶解氧分子所产生的压力。

（三）$PaCO_2$

正常值 35～45mmHg，是血液中物理溶解 CO_2 分子所产生的压力。

（四）实际 HCO_3（AB）

正常值 22～27mmol/L，是指用与空气隔绝的全血标本测得血浆中 HCO_3^- 的实际含量。

（五）SB

SB 是全血在标准条件下（即血红蛋白的氧饱和度为 100%，温度为 37℃，$PaCO_2$ 为 40mmHg）测得的血浆中 HCO_3^- 的含量，不受呼吸性成分影响，是代谢性成分的指标，正常值和 AB 的正常值相同。

（六）缓冲碱（BB）

正常值为 45～52mmol/L，是血液中所含缓冲碱的总和。全血 BB 不受呼吸性成分的影响，属于血液代谢性成分的指标。

（七）剩余碱（BE）

BE 可由测得的缓冲碱减去缓冲碱的正常值得出，也可以在标准条件下用酸或碱滴定全血至 pH 为 7.4 时所需碱或酸的量（用 mmol/L 表示）。正常值范围为 $-3 \sim +3mmol/L$。BE 不受血液中呼吸性成分的影响，是代谢性成分的指标。

（八）CO_2CP

正常值 $23 \sim 31mmol/L$。测定血浆中 HCO_3^- 中的 CO_2 含量，间接了解血中 HCO_3^- 的增减情况。

二、代谢性酸中毒

代谢性酸中毒是体内 HCO_3^- 减少引起的酸碱平衡紊乱。临床上最常见。

（一）病因和发病机制

引起代谢性酸中毒常见原因有以下几个方面：

1. 有机酸产生过多

多由以下情况引起。

1）乳酸酸中毒：见于肺部疾患、休克、心搏呼吸骤停等，这些疾患都引起缺氧，使葡萄糖有氧氧化不全，无氧酵解增强而使乳酸生成增加。

2）酮症酸中毒：发生于糖的氧化障碍，脂肪大量消耗的情况。例如，糖尿病患者因胰岛素相对不足，使葡萄糖氧化不全，脂肪酸代谢到乙酰辅酶 A 处进入三羧酸循环发生障碍，转而产生酮体增多，超过了外周组织氧化的能力而在血中积聚。此外，长时间饥饿时，体内糖的消耗殆尽，转而大量分解脂肪；持续高热时，进食少而能量消耗过多，也会大量动用脂肪，产生过多的酮体，引起酸中毒。

2. 肾排酸减少

多见于急性和慢性肾功能不全，由于 GFR 降低，硫酸、磷酸等不能经肾脏排出而在血中潴留。同时，肾小管因有病变以致上皮细胞分泌 H^+ 和 NH_3 的能力减退，使 $NaHCO_3$ 重吸收减少。

在肾小管性酸中毒的病例，其远曲小管分泌 H^+ 或近曲小管对 $NaHCO_3$ 的重吸收障碍，使血浆 $NaHCO_3$ 减少而尿中 $NaHCO_3$ 排出增多，可发生代谢性酸中毒。

3. $NaHCO_3$ 丧失过多

肠液、胆汁和胰液等消化液内含有多量 $NaHCO_3$ 而呈碱性，正常本应重吸收入血，但若因腹泻、肠瘘、引流等原因而使碱性消化液大量丧失，体内 $NaHCO_3$ 减少，则发生代谢性酸中毒。

4. 酸摄入过多

服用酸性药物水杨酸、稀盐酸和氯化铵等过多也可引起酸中毒。

（二）病情评估

1. 病史

有引起代谢性酸中毒的原因存在。

2. 临床表现

有原发病表现，呼吸深快，呼吸有酮味。面潮红，心率加快，周围血管扩张，血压偏低。中枢神经系统改变会有疲乏、嗜睡、昏迷等症状。对称性肌张力减退，腱反射减弱。

3. 实验室及其他检查

血 pH <7.35，CO_2CP 下降，SB 下降。尿液呈酸性。

4. 诊断要点

根据上述临床表现，结合实验室检查可诊断。

（三）治疗

1. 积极病因治疗

这是治疗的根本问题。注意纠正同时伴随或酸中毒纠正后引起的水、电解质平衡失调。

2. 适当补液以纠正脱水

轻度代谢性酸中毒往往可随之纠正。

3. 重度代谢性酸中毒需补充碱性液

一般认为血 HCO_3^- >18mmol/L 者只需治疗病因，不必补充碱性药。而血浆 HCO_3^- < 10mmol/L 时，应快速补给碱性液。临床上常用碱性药为碳酸氢钠，等渗液的 $NaHCO_3$ 浓度为 1.25%，在急需纠正酸中毒时采用 5% $NaHCO_3$ 溶液。

（四）护理要点

首先要懂得重点在于治疗原发疾病及增加机体的代偿功能。酸中毒患者常因呕吐、腹泻而造成严重脱水，应注意恢复血容量。需要仔细记录 24 小时出入液量及患者体重改变，输注等渗盐水或平衡盐溶液纠正水、电解质紊乱。重症酸中毒常需静脉输注 5% 碳酸氢钠液或乳酸钠溶液，以纠正碱基丢失。必须注意，在使用碱性药物纠正酸中毒后，血中钙离子浓度降低，可出现手足搐搦，应经静脉给予葡萄糖酸钙治疗。钙剂不能与碳酸钠液混合给予，混合后可形成钙盐沉积。

护理上应注意观察呼吸频率与深度的变化。注意神志状况改变，保护患者避免发生潜在损伤。酸中毒常合并有高血钾，可引起心律失常。对此情况应密切监测。在纠正酸中毒过程中，还应注意可能出现的医源性碱中毒情况。

三、代谢性碱中毒

因体内酸丢失或潴留，致血浆中 HCO_3^- 升高而 H^+ 降低，血 pH 升高，称为代谢性碱中毒。

（一）病因和发病机制

引起代谢性碱中毒的原因有以下几方面：

1. 丧失胃酸过多

剧烈呕吐或胃液引流致 H^+ 和 Cl^- 丧失，多见于幽门梗阻或高位肠梗阻的患者。

2. 失氯失钾过多

长期使用利尿剂，如呋塞米、依他尼酸、氢氯噻嗪等，在促进 Na^+、K^+ 排泄的同时，伴 Cl^- 的丢失，Cl^- 的丢失导致 HCO_3^- 增加。

3. 低钾血症

见于各种原因引起的低钾血症，细胞内钾不足时，H^+ 进入细胞内，造成细胞内酸中毒和细胞外碱中毒。肾小管细胞中 K^+ 含量减少，$Na^+ - H^+$ 交换增多，$NaHCO_3$ 回吸收增多而引起碱中毒。H^+ 在尿中增多，故尿呈酸性。

4. 碱性药物的摄入或输入过多

溃疡病长期口服可溶性碱性药物或治疗代谢性酸中毒时补碱过多，长期输血带入过多碱性抗凝剂等，如超过肾脏的调节能力，则产生碱中毒。

5. 肾上腺皮质激素过多

如原发性醛固酮增多症、Cushing 综合征等，使肾小管重吸收 Na^+ 增加，H^+、K^+、Cl^- 则排出增多，导致代谢性碱中毒。

（二）病情评估

1. 病史

根据病史中各种病因，如含有盐酸的胃液丢失过多，摄入碱性药物过量，继发于各种原因引起的钾缺少和低钾血症等。

2. 临床表现

呼吸浅慢，严重者呼吸暂停；神经肌肉应激性增强，出现腱反射亢进及手足搐搦。此外，尚有头痛、失眠、嗜睡、谵妄、惊厥、心律失常等。如为低血钾所致，则兼有低钾的临床表现。

3. 实验室及其他检查

血气分析示：血 pH > 7.45，SB、AB、BB 均升高，BE 呈正值增大，$PaCO_2$ 不成比例增高（一般 60mmHg）。CO_2CP > 29mmol/L，血清钾、氯常降低，血钠正常或升高。低钾性代碱，尿呈酸性，尿氯常 > 20mmol/L。低氯者尿氯 < 10mmol/L。ECG 常示低钾、低钙的表现，典型改变为 ST 段压低，T 波平坦、增宽或倒置，QT 间期延长。

4. 诊断要点

根据病史、临床表现，结合实验室检查可诊断。

（三）治疗

着重于原发疾病的积极治疗。对丧失胃液所致的代谢性碱中毒，可输注含有 Cl^- 的等渗盐水或葡萄糖盐水，不但能恢复细胞外液量，而且可纠正低氯性碱中毒，使 pH 恢复正常。同时补给 KCl，能加速纠正碱中毒。对重症患者（血浆 HCO_3^- 45 ~ 50mmol/L、pH > 7.65），可应用盐酸的稀释溶液迅速排除过多的 HCO_3^-。

（四）护理要点

了解治疗原则，积极配合医生治疗原发病，减少碱剂摄入，控制呕吐或胃肠减压导致的体液丢失。纠正代谢性碱中毒，对轻症者在补充等渗盐水与氯化钾后多可矫正；等渗盐水中含较多的 Cl^-，故可纠正低氯性碱中毒。重症患者可以给予 NH_4Cl，但对肝肾功能不全者忌用。紧急情况下可使用 0.1 mol/L 的盐酸溶液经中心静脉滴入，但必须注意滴速，以免造成溶血等不良反应。治疗过程中应当注意血钾水平，在碱中毒纠正后可出现血钙水平改变，有手足搐搦时，可给予钙剂纠正。

应注意患者的呼吸状况，监测患者血液、尿液中的电解质情况。测量患者体重。根据情况决定输液速度并记录出入液量以评估患者对治疗的反应。向患者解释控制服用碱性药物的意义。采取积极措施，避免发生潜在损伤。

四、呼吸性酸中毒

呼吸性酸中毒是由于肺泡通气功能不足致使体内产生的 CO_2 不能充分排出或 CO_2 吸入过多而引起的高碳酸血症。

（一）病因和发病机制

引起呼吸性酸中毒的原因有以下几方面：

1. 呼吸中枢抑制

如麻醉过深、颅脑损伤、药物或乙醇中毒等。

2. 肺支气管疾病

以肺气肿最常见，术后肺不张及肺炎也可引起，此外，还可见于肺水肿、肺纤维化、慢性支气管病变等。

3. 呼吸道梗阻

如大咯血、溺水、白喉、气管异物、昏迷患者呕吐物吸入等引起窒息。

4. 其他

胸部损伤，呼吸肌麻痹及胸膜、胸腔病变等。

（二）病情评估

1. 病史

有引起呼吸性酸中毒的病因存在。

2. 临床表现

急性呼吸性酸中毒患者以呼吸困难和缺氧为主。表现为气促、烦躁不安、发绀、呼吸节律改变，严重者呼吸骤停，血压下降，心律失常和心衰，甚至出现室颤、心脏停搏。慢性呼吸性酸中毒者常感倦怠、乏力、头痛，随后兴奋、失眠、躁动、面部肌束和手指震颤。当 $PaCO_2 > 75mmHg$ 时，可出现 CO_2 麻醉即肺性脑病。

3. 实验室及特殊检查

血气分析：血 pH < 7.35，$PaCO_2 > 48mmHg$，SB 及 AB 升高，AB > SB。CO_2CP 一般升高（代谢性碱中毒除外），血清钾升高，血清氯降低。尿 pH 下降。眼底检查：肺性脑病时眼底血管扩张，可有视盘水肿。

4. 诊断要点

根据上述临床表现，结合实验室检查可诊断。

（三）治疗

尽快治疗原发病和改善患者的通气功能，去除呼吸道及其他妨碍气体交换的因素，恢复呼吸道畅通并及时给氧。如气管插管、气管切开、用呼吸机进行人工呼吸等。如因使用呼吸机不当而发生酸中毒，则应调整呼吸机的频率、压力或容量。

（四）护理要点

解除呼吸道梗阻，恢复与维持有效通气是治疗护理的关键。紧急时需通知医生，并做气管切开准备，或行辅助呼吸。对有肺不张的患者，应鼓励多做深呼吸，改善换气。其他改善呼吸状况的治疗，如使用抗生素控制呼吸道感染、体位引流、雾化吸入、支气管扩张剂等，应根据患者原发病的情况采用。呼吸性酸中毒时通过改善通气、换气功能，促使 CO_2 排出，高浓氧吸入治疗可抑制呼吸中枢，使用时应小心。

呼吸性酸中毒通过改善呼吸功能即可矫正酸中毒，通常情况下不使用碳酸氢钠等碱剂。呼吸性酸中毒可同时存在其他电解质紊乱，应加以监测。

对有气急、胸闷、呼吸困难而烦躁、焦虑的患者，应给予精神安慰，并及时给予吸氧等。在改善了通气状况后，焦虑、烦躁常明显改善。呼吸困难的患者应给予软枕、靠垫或摇高床头。尽量使患者处于较为舒适的体位。有慢性呼吸道疾病的患者，常有排痰困难。应协助其更换体位、拍背，指导患者做好体位排痰。重症患者如有定向障碍、昏迷时，应有专人护理，定时翻身，预防压疮及坠床等意外发生。在慢性呼吸衰竭引起的呼吸性酸中毒患者，如果使用呼吸器不当，动脉血 CO_2 下降过速，可出现手足抽搐等碱中毒的改变，应予以注意。

五、呼吸性碱中毒

呼吸性碱中毒主要是由于肺的换气过度增加，体内失去过多 CO_2，H_2CO_3 减少，而致 pH 上升所致，又称低碳酸血症。

（一）病因和发病机制

引起呼吸性碱中毒的原因有以下几方面：

1. 呼吸系统疾病

如肺炎、支气管哮喘、肺栓塞、早期间质性肺病、肺淤血、气胸等肺部疾病可通过反射机制引起通气过度。

2. 过度通气综合征

如癔症、神经质及过度兴奋患者可出现过度通气综合征，表现深而大的呼吸，使 CO_2 呼出过多。

3. 中枢神经系统病变

颅脑损伤、脑血管疾病、脑炎、脑膜炎等病变也可出现过度通气。

4. 药物中毒

水杨酸等药物中毒时可刺激呼吸中枢，发生过度通气。

5. 使用人工呼吸机不当

使用人工呼吸机或手术麻醉进行辅助呼吸时，呼吸过频，潮气量过大且持续时间长。

6. 其他

如休克、高热、昏迷（败血症、肝昏迷等）、高温作业、高山缺氧、妊娠、肝硬化腹水等。

（二）病情评估

1. 病史

任何原因引起肺换气过度，CO_2 排出过多，血中 H_2CO_3 减少而 HCO_3^- 相对增加，导致 pH 升高，均可引起呼吸性碱中毒。

2. 临床表现

眩晕、手足麻木或针刺感、肌肉震颤、肌张力增高、手足抽搐、心跳加快或心律失常等。

3. 实验室及其他检查

血气分析示：pH > 7.45，$PaCO_2$ < 35mmHg，AB 和 SB 降低，AB < SB。COS_2CP < 22mmol/L（代谢性酸中毒除外），血清钾、氯降低，尿 pH > 6。ECG 示：ST 段压低，T 波倒置，QT 间期延长（这些变化和心肌缺血，细胞内低钾有关）。EEG 异常（脑组织缺氧所致）。

4. 诊断要点

根据病史、临床表现，结合实验室检查可诊断。

（三）治疗

1. 积极治疗原发病，轻症及癔症者可随着原发病的改善而纠正。

2. 重症呼吸性碱中毒可用纸袋罩于患者口鼻行重复呼吸，使其吸回呼出的 CO_2，或吸入含 5% CO_2 的氧气（注意避免发生 CO_2 急剧升高造成高碳酸血症）。危重患者可先用药物减慢呼吸，然后行气管插管进行辅助呼吸，以降低呼吸频率和减少潮气量。

3. 抽搐者可用 10% 葡萄糖酸钙 10 ~ 20mL 稀释后静脉注射。

4. 可试用乙酰唑胺，以增加尿中 HCO_3^- 排出。

（四）护理要点

积极去除病因，注意监测生命体征，观察呼吸频率、深度及神经肌肉兴奋的症状和体征。病室应安静，减少对患者的刺激。注意保持水、电解质及酸碱平衡。

（周东华）

第五章 危重病患者的营养

第一节 营养概述

营养指人体为了维持正常的生理、生化、免疫功能及生长发育、代谢、修补等生命活动而摄取和利用食物养料的生物学过程。营养，原意是谋求养身，它是指人类从外界摄取需要的养料以维持生长发育等生命活动的作用。

营养学即是研究食物对生物的作用的科学。营养学在其发展的过程中，不仅包括食物进入机体内的变化，如参与生化反应和结合到组织细胞中；还包括指导人们如何选择食物以保障机体的正常生长、发育与繁殖。所以营养学除了有其生物学意义外，还有其社会经济意义。

营养素是维持正常生命活动所必需摄入生物体的食物成分。现代营养学对于营养素的研究，主要是针对人类和禽畜的营养素需要。营养素分蛋白质、脂质、碳水化合物、维生素、矿物质、水、膳食纤维7大类。

合理营养指全面而平衡的营养，或是说全面地提供达到膳食营养素参考摄入量的平衡膳食。由于各种食物中所含营养素种类和数量有较大差异，因此，只有合理地搭配各种食物，机体才能获得所需的营养素。

合理营养有以下基本要求：

（1）热能和营养素的摄入量要满足要求。摄入量长期过低会产生营养缺乏病；过高，则会发生营养过剩性疾病。

（2）机体通过进食达到各种营养素的摄入量比例要适当。这包括三大产热营养素的比例、热能摄入量与代谢上密切相关的硫胺素（VB1）、核黄素（VB2）和尼克酸（Vpp）、烟酸或VB3、抗癞皮病维生素的比例、必需氨基酸的比例、饱和与不饱和脂肪酸的比例、各种维生素的比例等。

（3）减少烹调和加工中的营养素损失。通过提高加工、贮藏的技术水平，提高营养素的保存率，从而提高食物的营养价值。

（4）建立合理的饮食制度。有规律的进食可以提高食欲、增加吸收，对身体健康有利。

（5）摄入的食物对人体无害。即要求食物不能有腐败变质；受农药和有害化学物质的污染极低；加入的食品添加剂应符合规定的要求等。

一、热能

热能不是营养素，而是一切生物体包括人类维持生命和一切活动所必需的能量。这种能量只能来自蛋白质、脂肪和碳水化合物三大生热营养等，这些产热物质是人们每日膳食的主要部分。它们进入机体后，通过生物氧化，将其内在的化学潜能变成热能并释放出来。供人类食用的植物性食物中热能从太阳中得来，而动物性食物中的热能则又从植物中取得，二者均为人类所利用。

食物中的营养素在人体内不能被完全消化利用，一般在体内的供热量可按每克蛋白质 16.8kJ（4kcal）、脂肪 37.8kJ（9kcal）、碳水化合物 16.8kJ（4kcal）计算，这个数值称为热能系数。

人类从食物中所取得的热能，用于生命活动的各种过程，其中包括内脏器官的化学和物理学活动、肌肉活动、体温维持及生长发育等。不同性别、年龄、职业、劳动强度的人其热能需要量各不相同。各国的饮食习惯不同，热能来源不同，西方国家人民习惯以动物性食物为主，其热能主要来自蛋白质和脂肪，这种膳食结构既不经济又会因为摄入过多的动物脂肪而不利于健康。我国人民长期以来以粮食为主，动物性食物为辅，三大生热营养素占总热能的比例为：蛋白质 10%～15%、脂肪 20%～25%、碳水化物 60%～70%，这是典型的东方人膳食，既经济实惠又有利于健康。

二、蛋白质

蛋白质是荷兰科学家格利特·马尔德在 1838 年发现的。他观察到有生命的东西离开了蛋白质就不能生存。蛋白质是生物体内一种极重要的高分子有机物，占人体干重的 54%。蛋白质主要由氨基酸组成，因氨基酸的组合排列不同而组成各种类型的蛋白质。人体中估计有 10 万种以上的蛋白质。生命是物质运动的高级形式，这种运动方式是通过蛋白质来实现的，所以蛋白质有极其重要的生物学意义。人体的生长、发育、运动、遗传、繁殖等一切生命活动都离不开蛋白质。人体内的一些生理活性物质如胺类、神经递质、多肽类激素、抗体、酶、核蛋白以及细胞膜上、血液中起"载体"作用的蛋白都离不开蛋白质，它对调节生理功能，维持新陈代谢起着极其重要的作用。人体运动系统中肌肉的成分以及肌肉在收缩、作功、完成动作过程中的代谢无不与蛋白质有关，离开了蛋白质，体育锻炼就无从谈起。

在生物学中，蛋白质被解释为是由氨基酸借肽键联接起来形成的多肽，然后由多肽连接起来形成的物质。通俗易懂些说，它就是构成人体组织器官的支架和主要物质。蛋白质缺乏：成年人可肌肉消瘦、肌体免疫力下降、贫血，严重者将产生水肿。未成年人可生长发育停滞、贫血、智力发育差，视觉差。蛋白质过量：蛋白质在体内不能贮存，多了肌体无法吸收，过量摄入蛋白质，将会因代谢障碍产生蛋白质中毒甚至于死亡。

蛋白质是组成人体一切细胞、组织的重要成分。蛋白质在体内转化为脂肪，血液的酸性提高。机体所有重要的组成部分都需要有蛋白质的参与。蛋白质是生命的物质基础，是有机大分子，是构成细胞的基本有机物，是生命活动的主要承担者。没有蛋白质就没有生命。氨基酸是蛋白质的基本组成单位。它是与生命及与各种形式的生命活动紧密联系在一起的物质。机体中的每一个细胞和所有重要组成部分都有蛋白质参与。蛋白质占人体重量的 16%～20%，即一个 60kg 重的成年人其体内约有蛋白质 9.6～12kg。人体内蛋白质的种类很多，性质、功能各异，但都是由 20 多种氨基酸按不同比例组合而成的，并在体内不断进行代谢与更新。

食入的蛋白质在体内经过消化被水解成氨基酸被吸收后，合成人体所需蛋白质，同时新的蛋白质又在不断代谢与分解，时刻处于动态平衡中。因此，食物蛋白质的质和量、各种氨基酸的比例，关系到人体蛋白质合成的量，尤其是青少年的生长发育、孕产妇的优生优育、老年人的健康长寿，都与膳食中蛋白质的量有着密切的关系。蛋白质又分为完全蛋白质和不完全蛋白质。缺乏必需氨基酸或者含量很少的蛋白质称不完全蛋白质，如谷、麦类、玉米所含的蛋白质和动物皮骨中的明胶等。

蛋白质在胃液消化酶的作用下，初步水解，在小肠中完成整个消化吸收过程。氨基酸的吸收通过小肠黏膜细胞，是由主动运转系统进行，分别转运中性、酸性和碱性氨基酸。在肠内被消化吸收的蛋白质，不仅来自于食物，也有肠黏膜细胞脱落和消化液的分泌等，每日有 70g 左右蛋白质进入消化系统，其中大部分被消化和重吸收。未被吸收的蛋白质由粪便排出体外。

肾脏要排泄进食的蛋白质，当分解蛋白质时会产生大量的氮素这样会增加肾脏的负担。蛋白质，尤其是动物性蛋白摄入过多，对人体同样有害。首先过多的动物蛋白质的摄入，就必然摄入较多的动物脂肪和胆固醇。其次蛋白质过多本身也会产生有害影响。正常情况下，所以必须将过多的蛋白质脱氨分解，氮则由尿排出体外，这加重了代谢负担。而且，这一过程需要大量水分，从而加重了肾脏的负荷，若肾功能本来不好，则危害就更大。过多的动物蛋白摄入，也造成含硫氨基酸摄入过多，这样可加速骨骼中钙质的丢失，易产生骨质疏松。

蛋白质缺乏在成人和儿童中都有发生，但处于生长阶段的儿童更为敏感。蛋白质的缺乏常见症状是代谢率下降，对疾病抵抗力减退，易患病，远期效果是器官的损害，常见的是儿童的生长发育迟缓、营养不良、体质量下降、淡漠、易激怒、贫血以及干瘦病或水肿，并因为易感染而继发疾病。蛋白质的缺乏，往往又与能量的缺乏共同存在即蛋白质 - 热能营养不良，分为两种，一种指热能摄入基本满足而蛋白质严重不足的营养性疾病，称加西卡病。另一种即为" 消瘦"，指蛋白质和热能摄入均严重不足的营养性疾病。

三、碳水化合物

是由碳、氢和氧三种元素组成，自然界存在最多、具有广谱化学结构和生物功能的有机化合物。可用通式 $C_x(H_2O)_y$ 来表示。由于它所含的氢氧的比例为 2:1，和水一样，故称为碳水化合物。它可以为人体提供热能。食物中的碳水化合物分成两类：人可以吸收利用的有效碳水化合物和人不能消化的无效碳水化合物。糖类化合物是一切生物体维持生命活动所需能量的主要来源。它不仅是营养物质，而且有些还具有特殊的生理活性。

一般说来，对碳水化合物没有特定的饮食要求。主要是应该从碳水化合物中获得合理比例的热量摄入。另外，每日应至少摄入 50 ~ 100g 可消化的碳水化合物以预防碳水化合物缺乏症。

碳水化合物的主要食物来源有：糖类，谷物（如水稻、小麦、玉米、大麦、燕麦、高粱等），水果（如甘蔗、甜瓜、西瓜、香蕉、葡萄等），干果类，干豆类，根茎蔬菜类（如胡萝卜、番薯等）等。碳水化合物只有经过消化分解成葡萄糖、果糖和半乳糖才能被吸收，而果糖和半乳糖又经肝脏转换变成葡萄糖。血中的葡萄糖简称为血糖，少部分血糖直接被组织细胞利用与氧气反应生成二氧化碳和水，放出热量供身体需要，大部分血糖则存在人体细胞中，如果细胞中储存的葡萄糖已饱和，当膳食中碳水化合物摄入过多时，就会转化成脂肪贮存于身体内。有研究显示，某些碳水化合物含量丰富的食物会使人体血糖和胰岛素激增，从而引起肥胖，甚至导致糖尿病和心脏病，原因是这些碳水化合物食物的血糖负载很高。医学界的 5 个临床试验表明，低碳水化合物饮食和低脂饮食一样能有效促进快速减肥，并能预防糖尿病和心脏病等疾病。

碳水化合物的作用如下：

1. 供给能量

每克葡萄糖产热 16kJ（4kcal），人体摄入的碳水化合物在体内经消化变成葡萄糖或其他单糖参加机体代谢。每个人膳食中碳水化合物的比例没有规定具体数量，我国营养专家认为碳水化合物产热量占总热量的 60% ~ 65% 为宜。平时摄入的碳水化合物主要是多糖，在米、面等主食中含量较高，摄入碳水化合物的同时，能获得蛋白质、脂类、维生素、矿物质、膳食纤维等其他营养物质。而摄入单糖或双糖如蔗糖，除能补充热量外，不能补充其它营养素。

同时应多食用复合碳水化合物淀粉、不消化的抗性淀粉、非淀粉多糖和低聚糖等碳水化合物；限制纯能量食物如糖的摄入量，提倡摄入营养素、能量密度高的食物，以保障人体能量和营养素的需要及改善胃肠道环境和预防龋齿的需要。

2. 构成细胞和组织

每个细胞都有碳水化合物，其含量为 2% ~ 10%，主要以糖脂、糖蛋白和蛋白多糖的形式存在，分布在细胞膜、细胞器膜、细胞浆以及细胞间质中。

3. 节省蛋白质

食物中碳水化合物不足，机体不得不动用蛋白质来满足机体活动所需的能量，这将影响机体用蛋白质进行合成新的蛋白质和组织更新。因此，完全不吃主食，只吃肉类是不适宜的，因肉类中含碳水化合物很少，这样机体组织将用蛋白质产热，对机体没有好处。所以减肥患者或糖尿病患者最少摄入的碳水化合物不要低于 150g 主食。

4. 维持脑细胞的正常功能

葡萄糖是维持大脑正常功能的必需营养素，当血糖浓度下降时，脑组织可因缺乏能源而使脑细胞功能受损，造成功能障碍，并出现头晕、心悸、出冷汗、甚至昏迷。

5. 抗酮体的生成

当人体缺乏糖类时，可分解脂类供能，同时产生酮体。酮体导致高酮酸血症。

6. 解毒

糖类代谢可产生葡萄糖醛酸，葡萄糖醛酸与体内毒素（如药物、胆红素）结合进而解毒。

7. 加强肠道功能

与膳食纤维有关。如防治便秘、预防结肠和直肠癌、防治痔疮等。

8. 其他

碳水化合物中的糖蛋白和蛋白多糖有润滑作用。另外它可控制细脑膜的通透性。并且是一些合成生物大分子物质的前体，如嘌呤、嘧啶、胆固醇等。

营养专家普遍认为，人们每日摄入的 50%～60% 的热量应来自碳水化合物。由于碳水化合物的不同，所以更多的证据表明你应慎重选择饮食。

对于简单碳水化合物，饮用牛奶和果汁，食用适量的水果是十分重要的。但食用糖和其他甜味剂会提供大量体内不需要的热量对健康有害。

对于复杂碳水化合物，应避免仅仅食用低纤维碳水化合物，淀粉（如土豆）和精加工的谷物（如白米饭、通心粉和白面包）。这些食品中的碳水化合物会被身体迅速转化为单糖。

相反，应尽量多食用含大量纤维的碳水化合物。特别是豆类和全麦类食品会对人体健康有益。按照这些专家推荐的水果和蔬菜的食用量，可以对碳水化合物进行完整，健康的摄入。

四、脂肪

广义上脂肪又称脂类，包括中性脂肪（即含有脂肪酸的甘油三酯，如动、植物油）和类脂（包括磷脂、胆固醇和脂蛋白等）。其主要的生理作用有：提供热能；隔热保温和支持保护作用；类脂是多种组织和细胞的组成部分，尤其是脑组织含磷脂最多，是生长发育不可缺少的；膳食中的脂肪能改善食物的感官性状，使食欲增加；促进脂溶性物质和脂溶性维生素的吸收。由于婴幼儿正处于快速生长阶段，如过多的脂肪摄入和累积会同时增加脂肪细胞的体积和数目，很易导致儿童肥胖，乃至成人期的肥胖病。

通常脂肪酸分为饱和脂肪酸（不含双键）、不饱和脂肪酸（含有双键）和多不饱和脂肪酸（含有二个或二个以上的双键）。多不饱和脂肪酸中有些是必需脂肪酸，人体不能合成，如亚油酸。当必需脂肪酸缺乏时会出现脱屑样皮疹、生长迟缓和肝脏、肾脏、神经等多种损害。推荐膳食中亚油酸的含量不少于摄入总热能的 1%，以 1%～3% 为宜，且 $n-6$ 与 $n-3$ 多不饱和脂肪酸的摄入比值为（4～6）:1。

五、维生素

维生素并不供给热量，而是维持正常生长和调节生理功能所必须的物质。参与调节代谢过程，与酶系统有密切关系，是构成许多辅酶的成分。维生素 A、维生素 B_1、维生素 B_2、维生素 C、维生素 D 对婴幼儿尤为重要，若有缺乏，不但影响发育，而且还可致某种特殊的疾患。

1. 维生素 A（视黄醇）

维生素 A 是脂溶性维生素，在食物中常和脂类混在一起。能耐热，一般短时间的烹调对食物中的维生素 A 破坏极少，但在空气中易被氧化而失去生理作用。紫外线也能破坏维生素 A。

维生素 A 只存在于动物食品。如动物肝脏、蛋黄、乳类中，但有色蔬菜如菠菜、苜蓿、豌豆苗以及胡萝卜、红心甜薯、一些水果等含有类胡萝卜素物质，它们被吸收后，在小肠黏膜和肝脏内转化变成维生素 A。这些本来不具有维生素活性，在体内能转变成维生素的物质称为维生素元。所以，胡萝卜素就是一种维生素 A 元。

维生素 A 和胡萝卜都在肠道内与脂肪一起吸收，如果脂肪吸收障碍（如胆汁缺乏或长期腹泻）则它的吸收就大为减少。

生理功能、缺乏病和维生素 A 中毒：①维持上皮细胞组织的健康（如呼吸道、消化道、泌尿道以及性腺和其他腺体的上皮细胞组织）。缺乏时上皮组织萎缩，进而角化形成，皮肤干燥、脱屑、毛囊角化。眼可致干眼病，表现为比多式斑、角膜干燥、溃疡，甚至穿孔失明。②参与眼球内视紫质的合成或再生，维持正常视觉，防治夜盲症。缺乏时暗适应能力下降，发生夜盲。③增加对传染病的抵抗力。缺乏时抵抗力降低。④促进生长发育。尤其是胎儿和婴幼儿更为重要。⑤具有防止多种类型上皮肿瘤发生和发展的作用。缺乏时可增加对化学致癌物的易感性。

必须指出，维生素 A 缺乏病特别是干眼病引起的失明过去并不少见。据世界卫生组织报道，当前在第三世界一些比较落后的国家，它同蛋白质-能量营养不良一样，仍然是严重的营养性疾病之一，也是引起失明的重要原因。

维生素 A 摄入过多，可引起中毒，严重的甚至导致死亡。

2. 维生素 D

维生素 D 也是脂溶性维生素，种类很多，其中最主要的有两种，即维生素 D_2 和维生素 D_2。维生素 D_2 是由植物油和酵母中含有的麦角固醇转变而来的。维生素 D_2 是人和动物皮肤内的 7-脱氢胆固醇经日光紫外线照射后形成的。

一般膳食条件下，成人只要经常接触日光，是不会发生维生素 D 缺乏病的。只有生长发育的婴幼儿以及孕妇、乳母生理需要量增加时，才需要另外补充维生素 D。

生理功能和缺乏病：维生素 D（包括 D_2 和维生素 D_2）在体内必须转变为活性的代谢物后才能发挥作用。它的主要生理功能是促进钙在肠道的吸收，有利于钙、磷沉着，促进骨组织钙化。维生素 D 缺乏时，肠道吸收钙、磷能力降低，使血清中碱性磷酸酶活性增高，钙、磷下降。在此情况下，钙和磷不能在骨骼间质中沉积，将骨样组织转化为骨质，使儿童发生佝偻病，成人患骨软化病。

供给标准：膳食中维生素 D 的来源主要是动物肝脏、鱼肝油和蛋类。由于维生素 D 的主要天然来源不是食物，所以目前尚无肯定的供给标准。一般两岁以下的婴幼儿摄入每日 $10\mu g$ 就可以满足其生长的需要，孕妇、乳母也可适当补充。对于北方冬天户外活动少的幼儿，因日照不足，常易引起维生素 D 缺乏，因此除补充维生素 D 以外，还应经常给予他们照射一定剂量的紫外线。

机体摄入维生素 D 过多也会引起中毒，可出现厌食、恶心、呕吐、腹泻、多尿及烦渴等症状。并引起血清钙、磷含量增高。肾小管及其他软组织钙化和肾功能减退。所以在补充维生素 D 制剂时应注意不能滥用。

3. 维生素 B_1（硫胺素）

它在酸性溶液中很稳定。能耐热，一般烹调不易被破坏，但在碱性溶液中极不稳定，加温后大部分或全部破坏。所以在烹调食物时应尽量少放碱。此外，维生素 B_1 还很易溶于水中，在淘米或蒸煮时，米中硫胺素溶于米泔水中损失。

食物中维生素 B_1 的来源比较丰富。谷类、豆类、酵母、瘦肉、动物内脏含量较多。谷类的维生素绝大部分在表皮和胚芽里。粮食在加工时，表皮和胚芽有一部分就被磨掉了，加工越精白的米、面，维生素 B_1 的损失就越多。

生理功能和缺乏病：维生素 B_1 的主要生理功能是参与酶的组成，是脱羧辅酶的重要成分。它与丙酮酸的脱羧及氧化有关，是机体充分利用糖类所必需的维生素。缺乏时丙酮酸不能进入三羧酸循环氧化，使组织中聚集丙酮酸、乳酸而中毒，从而影响到机体的整个代谢过程。神经组织和心肌因缺乏维生素 B_1 而影响能量供给，以致引起代谢和功能紊乱，临床上称为脚气病。患者最先感觉疲乏、下肢无力、肌肉酸痛、头痛、失眠、烦躁、食欲减退，以后逐渐出现对称性周围神经炎。严重缺乏者，尤其是婴幼儿，可出现"脚气病性心脏病"，有心悸、气急、胸闷、心动过速及水肿，如不及时治疗，短期内水肿迅速增加，心脏扩大，引起急性心力衰竭甚至死亡。脚气病是维生素 B_1 缺乏的典型症状，有较多见的是维生素 B_1 不足或缺乏的轻度症状，应该及早发现，注意防治。

供给量及标准：维生素 B_1 的需要量是随着能量的供给量而改变。根据机体的个体差异、膳食成分和机体贮存维生素 B_1 的能力等因素对需要量的影响，一般每 4200kJ 能量需要 0.5mg。我国的供给标准，儿童为 $0.7 \sim 1.4$mg/d。

4. 维生素 B_2（核黄素）

维生素 B_2 又称核黄素。它在酸性和中性溶液中比较稳定，能耐热。但能被碱和日光紫外线照射所破坏。维生素 B_2 的含量以动物性食品较高，如肝、肾、乳类、蛋类以及酵母等。植物性食品中豆类较多，谷类和一般蔬菜较少。我国人民核黄素的摄入量是比较低的。

生理功能和缺乏病：维生素 B_2 是构成黄素酶的辅基成分，参与生物氧化酶体系。是维持机体健康，促进机体发育不可缺少的物质。缺乏维生素 B_2，就会影响生物氧化，引起物质代谢紊乱。表现为口角湿白、溃疡、唇炎、舌炎、角膜血管翳、角膜炎、视觉不清、白内障、脂溢性皮炎、阴囊炎等症状。

供给量及标准：由于维生素 B_2 是很多氧化还原酶的组成部分，并与能量代谢有关，故同维生素 B_1 一样，也按 4200KJ 能量所需的维生素 B_2 表示。一般每供给 4200KJ 能量需 0.5mg。供给量与维生素 B_1 相同。

5. 维生素 PP（尼克酸和尼克酰胺）

维生素 PP 是由两种物质组成，即尼克酸（又称烟酸）和尼克酰胺（又称烟酰胺），它是各种维生素中性质最稳定的一种维生素，溶于水和酒精，能耐热和酸、碱，也不易被氧化破坏。

维生素 PP 广泛存在于谷类、花生、酵母、肉类和动物内脏中。蛋白质中的色胺酸能在体内合成尼克酸，尼克酸在体内转化为尼克酰胺。

生理功能和缺乏病：维生素 PP 在体内构成脱氢酶的辅酶成分，是组织中重要的递氢体，参与机体氧化还原过程。此外能促进消化功能，维持皮肤和神经的健康。

维生素 PP 在自然界分布较广，一般不易缺乏，只有在以玉米为主食的地区和某些山区，因玉米中色胺酸含量低，又缺乏维生素 PP 的其他来源，易引起维生素 PP 缺乏而发生赖皮病。此病早期表现为食欲不振、消化不良、记忆力减退。以后在两手、两颊及其他裸露部位出现对称性皮炎，有色素沉着，呈蝴蝶样分布。同时伴有口、舌等消化道炎症以及胃肠功能和神经系统进一步紊乱。

预防赖皮病的措施除了采用多种杂粮搭配食用，以补充玉米中含色胺酸的不足外，另外要对玉米进行合理的加工，使玉米上所含的结合型尼克酸转变为可被人体利用的游离型尼克酸。方法是在玉米面中加入 0.6% 的碳酸氢钠（小苏打）即可。

供给量标准：维生素 PP 的供给量也同维生素 B_1 一样，随能量的供给量而改变，以每 4200kJ 能量供给的毫克数计算，儿童和青少年是 6mg。10 ~ 13 岁的儿童应供给 14mg。

6. 维生素 C（抗坏血酸）

维生素 C 具有酸性，因为它能防治坏血病，故又称抗坏血酸。这种维生素在酸性溶液中比较稳定，易溶于水，遇热和碱性均能破坏，与某些金属，特别是铜接触破坏更快。由于这些特性，所以容易在烹调过程中损失。

维生素 C 广泛存在于新鲜蔬菜、水果中，尤其是绿色蔬菜以及番茄、酸性水果如橘子、酸枣、山楂等含量丰富。谷类和干豆类不含有维生素 C，但豆类在发芽时豆芽中就含有了。有些蔬菜（如黄瓜、白菜）含有较多的抗坏血酸氧化酶，能加速维生素 C 的氧化破坏，所以蔬菜贮存过程中，往往要损失一些维生素 C。

生理功能和缺乏病：主要生理功能是：①维生素 C 是一种活性很强的还原性物质，参与机体重要的生理氧化还原过程，因此是机体新陈代谢不可缺少的物质。②参与细胞间质的生成，维持牙齿、骨骼、血管、肌肉的正常功能和促进伤口愈合。③能增加机体抗体形成，提高白细胞的吞噬作用，增强对疾病的抵抗力。④具有解毒作用。大剂量维生素 C 能缓解重金属毒物、砷化物、苯以及细菌毒素的毒性，并能阻断致癌物亚硝胺的形成。

此外，维生素 C 能促进肠道内铁的吸收，在临床上治疗贫血时常为辅助药物。

维生素 C 缺乏的典型症状坏血病，主要病变是出血和骨骼变化，其症状是缓慢地逐渐出现的。维生素 C 缺乏数月后，患者感到全身乏力，食欲差，容易出血，小儿可有生长迟缓，烦躁和消化不良，以后逐渐出现齿龈萎缩、浮肿、出血，由于血管壁的脆性增加，全身可有出血点。皮下和骨膜下出血是坏血病的重要特征。此外，可引起骨骼脆弱、坏死，常易发生骨折。

供给量标准：由于维生素 C 在烹调和加工过程中被破坏，同时摄入量略高将更有益于健康和增进对疾病的抵抗力，因此供给量标准应比需要量高些。成人每日 70 ~ 75mg，孕妇、乳母、儿童和成熟期的青年，供给量应高于一般成年人。

7. 维生素 B_6（吡哆醇）

维生素 B_6 为水溶性，对光和碱敏感，对热稳定。主要存在于谷类及其外皮、豆类、肉类、蛋黄及酵母中，肠道细菌可以合成。

生理功能和缺乏症状：维生素 B_6 是构成转氨酶和氨基酸脱羧酶的辅酶成分，参与蛋白质和脂肪的代谢过程。缺乏时可引起皮炎、婴儿贫血等症状。临床上常用以治疗婴儿惊厥、妊娠呕吐和赖皮病。

供给量标准：孕妇可出现维生素 B_6 缺乏症。其需要量与蛋白质摄入量密切相关，成人每日摄入蛋白质 100g，需维生素 B_6 1.75～2.0mg，孕妇及乳母需要量稍高。

8. 维生素 B_{12}（钴胺素）

维生素 B_{12} 分子中含有金属钴，能耐热，在中性或弱酸性溶液中较稳定，遇碱和日光可破坏。

主要来源为肉类和动物的肝、肾，肠道细菌可以合成。

生理功能和缺乏症状：主要功能是促进血液红细胞的发育与成熟。缺乏时可引起有核巨细胞贫血、脊髓变性及消化道黏膜炎症。

供给量标准：一般为 2.0mg/d。

9. 叶酸

在体内的主要生理功能是促进红细胞的生成，缺乏时红细胞的发育和成熟会受到影响，引起巨幼红细胞性贫血；还与胎儿的神经管的发育有关，孕妇叶酸缺乏时可致胎儿神经管的发育畸形。WHO 提出孕妇的每日摄入量达 $400\mu g$ 即可预防这种畸形的发生。近年研究发现叶酸缺乏可引起高同型半胱氨酸血症，被认为是心血管疾病的危险因素，可影响胚胎早期心血管的发育。

供给量标准：成人每日 $400\mu g$，孕妇为每日 $800\mu g$。

10. 泛酸（遍多酸）

泛酸在酸性或碱性溶液中加热易破坏。在动植物食品中均含有，肠道细菌也能合成。

生理功能和缺乏症状：泛酸是辅酶 A 的组成成分，参与糖类、脂肪和蛋白质代谢。由于来源丰富人类不易患缺乏症。

11. 维生素 E（生育酚）

维生素 E 是脂溶性维生素，能耐热、耐酸、耐碱，但极易被氧化，受日光紫外线照射易破坏。存在于植物油、谷类、蛋类、新鲜蔬菜中，以植物油中含量最多。

生理功能和缺乏症状：主要生理功能有：①与动物的胚胎发育和正常生殖功能有关。②可延长细胞寿命，与婴儿贫血有关。③有抗氧化作用。在人类未发现有缺乏症，临床上用以防治习惯性流产等。

12. 维生素 K

维生素 K 是脂溶性维生素，能耐酸、耐热，易被碱和日光破坏。主要存在于新鲜绿叶蔬菜、动物肝、蛋类，人体肠道菌能合成。

生理功能和缺乏症：为肝脏形成凝血酶所必需，并与肝中其他凝血因子的合成有关。缺乏时使凝血过程障碍，使凝血时间延长，容易出血。

每日供给量为 1～1.5mg。

六、矿物质

矿物质是一组无机元素，在体内的作用是能量制造、身体建造及修复等过程的控制物质。人体矿物质一般被分成两类：①常量矿物质，包括钙、镁、钠、钾、磷、硫、氯、氟。②微量矿物质，包括铁、铜、碘、锰、钴、锌、钼、铬。它们是人体所必需的营养素。无机盐主要靠食物和水供给，一般都能满足机体需要，若膳食调配不当，机体代谢不平衡，生理需要量增加或生活在特殊环境下都会有缺乏的可能，我国人民膳食中较易缺乏的是钙、铁和碘。

1. 钙

（1）体内钙的分布：钙是除碳氢氧氮外含量最丰富的元素，体内总钙量为 1~2kg。体内钙有两种存在形式。一是构成骨骼的钙，占体内总钙量的 99%。另一种是存在于软组织、细胞外液和血液的离子状态钙，统称"混溶钙池"。这两种钙保持动态的平衡，骨中的钙从破骨细胞中释放入钙池，钙池中钙沉积于成骨细胞，形成新骨。

（2）生理功能：钙不但是骨骼和牙齿的主要组成成分，也是细胞的基本组成成分，并且是维持一切细胞功能的主要物质。钙与维持毛细血管的通透性和体内的酸碱平衡有关；能降低神经肌肉的兴奋性，参与肌肉的收缩和维持心跳规律；机体的许多酶，如重要的三磷酸腺苷酶等需要钙来激活；钙还参与血液凝固过程和抑制毒物（如铅）的吸收。

（3）钙缺乏症：钙是人体最易缺乏的无机盐。钙缺乏可使儿童骨骼和牙齿生长发育障碍、体格矮小，牙齿不坚固、钙化不全。血钙过低，可使神经兴奋性亢进，手足因屈肌兴奋性亢进而痉挛、抽搐，严重者发生突发性喉痉挛，多见于喂养不当婴儿。

（4）供给量与食物来源：一般成人每日供给 800mg，少年儿童为满足生长发育需要，每日供给量为 600~1200mg。钙供给量过高，对于儿童和青少年的生长发育没有好处。孕妇、乳母每日需要供给 1500mg 和 2000mg 才能满足其生理需要。

钙主要在酸度较大的小肠上段被吸收，影响吸收的因素很多，主要有：①食物中的蛋白质、氨基酸和维生素 D 都能促进钙盐的溶解，有利于钙的吸收。②食物中磷酸盐含量过多时，能在肠道中与钙结合成不溶性磷酸钙，影响钙的吸收，所以膳食中钙与磷的供给量要有适当的比例，一般成人膳食中钙与磷的比例以 1:（1.5~2）为宜，儿童最好能达到 1:1。③食物中植酸、草酸的含量过高，可与钙形成不溶性的植酸钙、草酸钙，使钙的吸收率降低。

一般膳食中的钙受上述因素的影响，只有 40%~50% 被吸收。因此，在选食物时，要考虑影响钙吸收的因素，少用含草酸多的蔬菜和菠菜、芹菜、茭白等。注意选用含钙丰富的食物，如虾类、虾皮、肉骨汤等以及含钙量高、含草酸少的蔬菜和豆类。人乳每 100mL 含钙 34mg，牛乳每 100mL 含钙 120mg。乳及乳制品不但含有丰富的钙，而且由于与酪蛋白形成存在，所以容易吸收，是婴幼儿钙的最好来源。

2. 铁

（1）存在形式及生理功能：人体内铁总量为 3~5g。铁的存在有两种形式，与蛋白质结合构成生理活性物质的铁叫功能铁，可构成血红蛋白、肌红蛋白、含铁酶类。与蛋白质结合贮存备用的铁叫储存铁，组成铁蛋白和含铁血黄素。

铁的生理功能很重要，主要参与机体内部氧和二氧化碳的输送和组织呼吸。

（2）缺乏症：膳食中长期缺乏铁或铁的吸收受到限制，可引起缺铁性贫血。常见于儿童、孕妇、青春期及育龄期女性、老人。

（3）供给量及食物来源：铁广泛存在于动、植物食物中。膳食中动物肝、肾、蛋黄，以及豆类和一些蔬菜含铁比较丰富。各种食物中铁在人体内的吸收率不同，有差别可由 $1\% \sim 30\%$ 不等。铁的吸收也受许多因素的影响，一般无机铁比有机化合物中的铁容易吸收；二价铁比三价铁容易吸收；胃酸及食物中的一些还原物质如抗坏血酸，可使食物中的三价铁还原成二价铁，有利于铁的吸收；食物中的植酸盐和磷酸盐可与铁结合，形成不溶性的植酸铁或磷酸铁而阻碍铁的吸收。

铁的供给量成人为 12mg。小儿生长期间以及孕妇、乳母在特殊的生理期内需铁量较高，每日为 15mg。这种供给标准在混合膳食时，完全可以满足需要。

乳类含铁量较少，尤其是牛乳，含铁极低。因此，如以牛乳喂养为主的婴儿，要补充含铁丰富的食物。

3. 镁

（1）体内分布与生理功能：成人（体重 70kg）体内约含镁 $20 \sim 28g$，其中 55% 以上以磷酸盐的形式存在于骨组织，有 27% 存在于肌肉。

镁是细胞内液的重要阳离子，能激活体内多种酶，维持核酸结构的稳定性，抑制神经的兴奋性，参与体内蛋白质的合成、肌肉收缩和体温调节作用。

（2）缺乏症：镁普遍存在于食物中，一般膳食中不会缺乏。实际生活中，长期胃肠外营养而镁供给不足、烧伤、急慢性肾衰竭、儿童长期腹泻营养不良时，可发生镁缺乏，出现神经反射亢进或减退、肌肉震颤、手足抽搐、心动过速、心律不齐、情绪不安、容易激动等症状。

（3）供给量与食物来源：成人每日膳食中供给 $100 \sim 140mg$，孕妇、乳母、少年适当增加。

镁在谷类、豆类食物中丰富，而动物食品中含镁不多。

4. 锌

（1）体内分布与生理功能：成人体内含锌 $2 \sim 3g$。全身组织含锌以眼色素层及前列腺最高，骨骼与头发次之。

锌是含锌金属酶的成分，参与核酸和蛋白质的代谢，能维持机体正常的生长发育，维持正常味觉功能及食欲，维护维生素 A 正常代谢及暗适应能力，促进正常性发育。

（2）缺乏症：可造成儿童生长迟缓、少年性不发育、迟发性低味觉、创口愈合迟缓等症状。

（3）供给量和食物来源：成人锌丢失，每日约 2mg。食物锌的吸收，受食中植酸、膳食纤维、草酸的影响，一般为 $10\% \sim 20\%$。我国锌供给量标准为成人 20mg，儿童 $10 \sim 15mg$。

动物食品中含锌丰富，最多的是牡蛎。谷类含锌较少，蔬菜更少，而且受植物食品中植酸、草酸的影响。

5. 铜

（1）体内分布与生理功能：成人（男性）体内有铜 100～150mg，肝、肾、心、脑含量较高，脾、肌肉、骨骼含量中等，垂体、甲状腺、胸腺含量最低。

铜是各种含铜金属酶和各种含铜蛋白质的成分，能催化血红蛋白的合成。

（2）缺乏症：由于铜广泛存在于食物中，一般不会发生铜缺乏。在特殊情况下，早产儿消化功能紊乱，食物中铜缺乏，表现有：顽固的铁幼粒红细胞贫血，中性粒细胞减少，骨质稀少，皮肤和头发无色素，肌张力减退，精神反应迟缓。

（3）供给量和食物来源：我国未制订供给量标准。建议婴儿供给量 80μg/kg，儿童 40μg/kg，普通膳食每日可供给铜 2～3mg，足够人体需要。

一般食物均含铜，其中含量较丰富的有肝、肾、甲壳类、硬果类、葡萄干和干豆等。奶类含铜很少。

6. 碘

（1）代谢及生理功能：成人体内碘含量 20～50mg，其中 20% 存在于甲状腺中。甲状腺通过碘的浓集、碘离子氧化为碘原子、酪氨酸的碘化、碘化酪氨酸的偶合等步骤，形成两种含碘的具有生理活性的激素，即甲状腺素及三碘甲状腺原氨酸。这两种物质同甲状腺球蛋白贮存于甲状腺，需要时分解，释放入血液中，再与蛋白质结合运至组织细胞。甲状腺激素的释放由脑下垂体前叶分泌的促甲状腺激素加以调节。

碘的生理功能是参与甲状腺素的形成，而甲状腺素所具有的生理作用亦即碘的作用。

甲状腺素的生理作用十分重要，基本作用是促进机体的新陈代谢和生长发育。

（2）缺乏病及预防：碘缺乏病即地方性甲状腺肿。以儿童、妇女多见，患者有甲状腺肿大、结节，呼吸困难，性功能低下，儿童生长发育迟缓。缺碘严重者可形成地方性汀病，使儿童出现"呆、小、聋、哑"等症状。

地方性甲状腺的预防治疗措施主要是供给碘，较好的方法是供给碘盐，盐与碘的比例要视不同地区缺碘情况而定。同时也可用服碘油丸、碘化油注射的方法预防治疗。

（3）供给量与食物来源：我国碘的供给量标准是成人每日 150μg，孕妇增加 25μg，乳母增加 50μg。儿童 70～120μg，婴儿 40～50μg。

含碘丰富的食物为海产品，尤以海带最为丰富。一般食物和饮水碘含量随当地土壤、水的碘含量高低而不同。

7. 氟

（1）生理功能与缺乏病：体内氟与钙的磷酸盐有亲和力，主要集中于牙齿和骨骼。氟的主要生理功能是增强牙釉质和骨骼的结构与坚固性。防止龋齿和骨质疏松症。

水中含氟量低，则该地区儿童龋齿患病率增加，成人骨质疏松症发病率高。

（2）氟过量：饮水中氟含量过高，则会造成儿童慢性地方性牙氟中毒，即斑釉。患者牙釉质破坏，牙齿表面出现灰色、黑褐色斑点。若饮水中氟含量更高，则多数出现斑釉症。过量的氟还可引起骨骼、肾脏的病变。

（3）供给量：人摄入的氟主要通过饮水。食物中也含有少量的氟，每日摄入约 1mg 左右，加上饮水中的氟 1mg 左右，每人每日摄入氟量为 2～3mg，可满足需要。过量则引起氟中毒。

8. 硒

（1）体内分布及代谢：膳食硒被吸收以后以不同的数量储存在除脂肪组织以外的所有组织，肝脏、肾脏、心脏和脾脏浓度最高，在人血液中硒浓度约为 $0.22\mu g/mL$。膳食中硒的吸收依赖于硒化合物的溶解度和与膳食中硫的比率，因硒的化学与生理属性与硫相近。硒由尿排出，主要以三甲基硒形式排出，亦可以二甲基硒化物形式由呼吸排出。

（2）生理功能：硒是人体必需的微量元素。硒在人体各组织中均有存在，其主要生理功能是构成谷胱甘肽过氧化物酶，此酶催化还原型谷胱苷肽氧化为氧化型谷胱甘肽，防止过氧化氢和过氧化脂质对细胞膜的损害。

（3）硒缺乏病：缺硒是产生克山病的重要发病因素。蛋白质-热能营养不良儿童，体内含硒低，两者同时发生。

（4）供给量与食物来源：动物食品肝、肾、海产品是硒的良好来源；谷类含硒量随当地土壤含量不同而差异很大，低者造成硒缺乏，高者导致硒中毒。

硒每日供给量以 $20 \sim 50\mu g$ 为宜，一般营养较好或尚好地区，不发生硒缺乏。

9. 铬

（1）体内分布及生理作用：成人体内含铬总量仅为 $5 \sim 10mg$，在组织中浓度极低，但在核蛋白中含量较高。铬可激活胰岛素，是维持正常葡萄糖代谢所必需的物质。

（2）缺乏症：铬缺乏可使糖耐量受到损害，导致糖尿及高血糖症。也是引起动脉粥样硬化的原因之一。

（3）供给量及食物来源：食物中含铬总量多少不能用来评定铬在营养中的作用大小，因为食物中只有可被乙醇提取的铬才具有生物学活性。食物中以啤酒酵母、黑胡椒、肝、牛肉、面包、薯类和啤酒中的铬活性最高，而脱脂奶、鳕鱼、面粉和鸡胸脯肉中的铬活性最低，水果、蔬菜、蛋黄中的铬无此活性。

由于人体每日由尿排出铬 $5\mu g$ 左右，膳食中铬的平均利用率为 $10\% \sim 25\%$，故每日供给量能达到 $20 \sim 50\mu g$，即能满足生理需要。

七、水

水的需要量决定于机体的新陈代谢率和热量的需要。婴儿新陈代谢旺盛，热量需要较多，但因肾脏浓缩功能尚未完善，因此所需的水分相对较多。此外，小儿的活动量、外界气温和食物性质也影响水的需要量；活动量大的小儿散热较多；多食蛋白质和矿物质时，排泄这些物质及其代谢产物需水量增多，这就需要增加水的供应量。年龄越小，每千克体重所需的水分越多。通常情况下，婴幼儿每日需水量为 $100 \sim 155mL/kg$，$4 \sim 6$ 岁的儿童则需 $90 \sim 110mL/kg$，$7 \sim 12$ 岁为 $70 \sim 85mL/kg$，13 岁以上为 $50 \sim 60mL/kg$。假如婴幼儿每日摄入水量少于 $60mL/kg$，即可出现脱水症状。反之，若过多地供给水分，超出心肾功能的代偿能力时，则也会引起水中毒，导致水肿、水和电解质紊乱、抽搐和循环衰竭。

八、膳食纤维

膳食纤维主要来自植物的细胞壁，人类肠道不能消化膳食纤维，故常以原形排出。

膳食纤维是一种多糖，它既不能被胃肠道消化吸收，也不能产生能量。因此，曾一度被认为是一种"无营养物质"而长期得不到足够的重视。

然而，随着营养学和相关科学的深入发展，人们逐渐发现了膳食纤维具有相当重要的生理作用。以致于在膳食构成越来越精细的今天，膳食纤维更成为学术界和普通百姓关注的物质，并被营养学界补充认定为第七类营养素，和传统的六类营养素－－蛋白质、脂肪、碳水化合物、维生素、矿物质与水并列。

1. 分类与作用

根据是否溶解于水，可将膳食纤维分为两大类。

1）可溶性膳食纤维：来源于果胶、藻胶、魔芋等。魔芋盛产于我国四川等地，主要成分为葡甘聚糖，是一种可溶性膳食纤维，能量很低，吸水性强。很多研究表明，魔芋有降血脂和降血糖的作用及良好的通便作用；可溶性纤维在胃肠道内和淀粉等碳水化合物交织在一起，并延缓后者的吸收，故可以起到降低餐后血糖的作用。

2）不可溶性膳食纤维：最佳来源是全谷类粮食，其中包括麦麸、麦片、全麦粉及糙米、燕麦全谷类食物、豆类、蔬菜和水果等。不可溶性纤维对人体的作用首先在于促进胃肠道蠕动，加快食物通过胃肠道，减少吸收，另外不可溶性纤维在大肠中吸收水分软化大便，可以起到防治便秘的作用。

3）膳食纤维：如果将上述两者结合起来，膳食纤维的作用可列出长长的一串：

（1）抗腹泻作用，如树胶和果胶等。

（2）预防某些癌症，如肠癌等。

（3）治疗便秘。

（4）解毒。

（5）预防和治疗肠道憩室病。

（6）治疗胆石症。

（7）降低血液胆固醇和甘油三酯。

（8）控制体重等。

（9）降低成年糖尿病患者的血糖。

2. 膳食纤维过少与疾病

我国人民的膳食素以谷类食物为主，并辅以蔬菜果类，所以本无膳食纤维缺乏之虞，但随着生活水平的提高，食物精细化程度越来越高，动物性食物所占比例大为增加。一些大城市居民膳食脂肪的产热比例，已由几十年前的20%～25%增加至目前的40%～45%，而膳食纤维的摄入量却明显降低，所谓"生活越来越好，纤维越来越少"。由此导致一些所谓"现代文明病"，如肥胖症、糖尿病、高脂血症等，以及一些与膳食纤维过少有关的疾病，如肠癌、便秘、肠道息肉等发病率日渐增高。但过多的摄食膳食纤维也会影响其他营养素的吸收。

1）对心血管疾病影响：流行病学研究表明，可溶性膳食纤维与心血管疾病预防密切相关。法国一个研究小组发现，膳食纤维摄入量与心脑血管病发生率呈负相关；经常摄入膳食纤维有助于降低体重，并具有降血压、载脂蛋白 B、胆固醇、甘油三酯等作用。最近一些研究发现，可溶性膳食纤维和不可溶性膳食纤维均能显著降低患心血管疾病风险，食物中每增加 10g 膳食纤维，冠心病发病率降低 14%，冠心病死亡相对危险度降低 27%。另外，有研究发现，高膳食纤维量摄取可有效预防中风。

临床干预实验也提供相关证据，一些学者通过可溶性膳食纤维与降血脂药物联用对治疗植物固醇血症患者对比实验发现，每日摄入 25g 可溶性膳食纤维是一种有效降血脂疗法；且每日增加 2g 菊粉，3.1g 低聚果糖和 3.2g 亚麻酸，就能有效改善肥胖患者生化指标。

可溶性膳食纤维预防心血管疾病分子机理：近年来，随着可溶性膳食纤维对心血管疾病具有预防作用这一观点得到公认，对其分子机制探寻也逐步增多，许多研究发现，可溶性膳食纤维能影响脂质相关代谢基因表达。例如，羟甲基纤维素（HPMC）不能被人体吸收，却能帮助排泄脂肪、胆固醇及胆汁酸，并能阻止小肠胆汁酸重吸收。将 HPMC 添加到高脂饲料，实验组仓鼠体重增长速度明显减缓，同时还显著降低甘油三酯、总胆固醇和低密度脂蛋白量。

2）对糖尿病影响：调查发现，膳食纤维摄入量与糖尿病患者胰岛素抵抗呈反比。日本学者以从红藻中提取富含藻胶膳食纤维饲养糖尿病小鼠时发现，以每日 5% 红藻胶灌胃三周后能明显降低小鼠胰岛素抵抗，升高血浆中脂联素。研究还发现，在饲料中添加 5% 由加拿大葫芦巴种子提取半乳甘露聚糖喂养大鼠，实验组葡萄糖耐量明显低于对照组和低剂量组，血清中胰岛素浓度也随之明显降低。Young 等采用羟乙基纤维素（cHEC）饲喂老鼠实验时发现，cHEC 能增加胰岛素敏感度，延缓代谢综合征进展。另外，在羟甲基纤维素（HPMC）对糖尿病大鼠造成胰岛素抵抗和脂肪肝研究中发现，饲料添加 HPMC 后可降低大鼠餐后血糖.

研究发现，可溶性膳食纤维可影响许多糖代谢和脂代谢相关基因进而调节血糖。对糖尿病小鼠灌胃 HPMC 后，能降低小鼠餐后血糖，同时发现，糖尿病小鼠肝脏的固醇调节元件结合蛋白（SREBP－1C）和脂肪酸合成酶（FAS）基因表达量增高，因而推断其通过 SREBP－1C 和 FAS 调控小鼠血糖。通过在链脲霉素诱导糖尿病大鼠中添加抗性淀粉后，发现添加 20% 抗性淀粉保护组大鼠糖尿病症状明显改善。

3）对肿瘤影响：英国学者通过研究各种膳食纤维与肿瘤发生之间关系，发现膳食纤维摄入量与乳腺癌发生率呈反比。临床上通过对 80 名胃癌患者食用超微香菇多糖研究发现，应用香菇多糖与化疗结合治疗后，患者生活质量有明显提高。应用真菌多糖抗肿瘤研究发现，真菌多糖具有激活和加强乳腺癌患者体内巨噬细胞功能，增强乳腺癌患者自我免疫功能。

可溶性膳食纤维抗肿瘤分子机制：葡聚糖微颗粒可激活树突细胞相关性 C－型凝集素 －1（dectin－1）受体，增加糖化血红蛋白肿瘤坏死因子受体（GITRL）表达，同时还证实 T 细胞通过 GITRL 路径增殖，大量增殖 T 细胞具有延缓肿瘤进展作用。二甲基肼（DMH）诱导大鼠患结肠癌后，灌胃果胶及丁酸钠观察对大鼠肠道保护，结果果胶和丁酸钠组肿瘤体积明显低于对照组，结肠细胞突变发生率较低；同时还发现

Caspase1 和 Caspase3 表达量增加，B 细胞淋巴瘤 - 2（Bcl - 2）基因表达下调。研究者推测，这两种膳食纤维可能通过调节以上基因降低肿瘤发生率。

综上所述，可溶性膳食纤维具有多种生理功能，包括预防心血管疾病，糖尿病及抗肿瘤作用。可溶性膳食纤维来源广泛，无论是谷物、真菌还是蔬菜水果都含有可溶性膳食纤维。因此，充分利用可溶性膳食纤维，对提高人类健康具有非常积极作用。

膳食纤维的摄入量应该根据总食物的摄入量来确定，一般可表示为如下适宜范围：低能量膳食［7.5 × 1000kJ（1800kcal）］为 25g/d，中等能量膳食［1.0 × 10000kj（2400kcal）］为 30g/d，高能量膳食［1.2 × 10000kJ（2800kcal）］为 35g/d。

（周东华）

第二节　危重患者营养代谢变化

危重患者合理营养支持是危重病医学最重要进展之一。人体内器官和组织只有在获得充分营养条件下才能发挥正常生理作用。应激（如损伤和严重感染等）情况下，机体物质代谢将发生一系列变化，以适应其高代谢、高分解状态。此时，如果没有提供充分营养物质，人体将处于分解状态，表现体重下降、低蛋白血症、低钠血症和低磷血症。及时、合理营养支持能增强机体抵抗力，促进病情好转，改善患者预后，提高生活质量。

危重患者多呈高代谢状态，分解代谢高于合成代谢；也可以是低代谢率，但即使是低代谢率，分解代谢仍然高于合成代谢。危重患者中的绝大多数是高代谢，只有那些高度营养不良或器官功能不全的患者，机体内贮存的脂肪、蛋白质已高度消耗，难再有燃料供机体应用，分解代谢低，合成代谢更低。高代谢是由于机体对外来侵袭过度急性反应的结果。细胞因子 TNF、IL - 1、IL - 6 等引起神经内分泌改变，分解激素如儿茶酚胺、胰高血糖素、肾上腺皮质激素等大量增加，出现了肌肉蛋白质和脂肪分解，糖异生增加，但胰岛素的效应降低，出现葡萄糖耐量下降、血糖增高的现象，因而有大量氮的丢失，出现负氮平衡，脂肪廓清加速，急性时期反应物增加，代谢率可增加 20% ~ 100% 或更高。营养底物不足，细胞代谢障碍，进而加重器官功能的损害，出现器官功能不全甚至衰竭。这是危重患者出现多器官功能不全，最终发生衰竭的一个原因。

危重患者不单有代谢率增高，分解代谢增加，还有组织损害、生理功能受扰、免疫功能障碍等。为恢复正常状态均需有营养素参与调控，因此营养支持在危重患者的作用不是单纯地保持机体的肉体，而是保持机体组织、器官的结构与功能，维护细胞的代谢，参与生理功能调控与组织的修复，以促进患者康复。营养支持是危重患者的一个重要治疗措施，应贯穿在整个的监测治疗过程中。

（周东华）

第三节　营养状态的评定

所谓营养评定就是对患者营养状态进行全面的估价。通过营养评定，可判断患者是否存在营养不良及其种类和程度，估计各种营养素的需要量，比较患者营养支持前后的营养状态以了解营养支持的效果和患者代谢改变。

一、体重测定

体重变化可反映营养状态，但应排除脱水或水肿等影响因素。标准体重与性别、身高及体型有关，可查表获得或用公式推算：

身高 > 165cm 者，标准体重（kg）=（身高 - 100）×0.9

身高 < 165cm 者，男性标准体重（kg）=（身高 - 105）×0.9

女性标准体重（kg）=（身高 - 100）×0.9

如果没有水肿或脱水的影响，患者体重较标准低 15% 提示有营养不良。

二、三头肌皮皱厚度

是测定体脂贮备的指标。测量方法：患者坐位，臂自然下垂；也可平卧，臂在胸前交叉。用特制夹子以一定的夹力（$10g/mm^2$）捏住肩峰与尺骨鹰嘴连线中点处的上臂伸侧皮肤，测定其厚度。

三、上臂中部肌周长

可反映全身肌肉及脂肪的状况。可通过公式推算，即上臂中部肌周长（cm）= 上臂中部周长（cm）- 0.314 × 三头肌皮皱厚度（mm）。上臂中部周长按上述姿势测量上臂中点的周长。

四、肌酐/身高指数

从肾排出的肌酐量和体内肌肉量直接相关，本指数可判定体内肌肉量。

$$肌酐/身高指数 = \frac{24 \text{ 小时实际排出的尿肌酐量 mmol}}{\text{标准的 } 24 \text{ 小时尿肌酐排出量 mmol}} \times 100$$

五、内脏蛋白测定

包括血清蛋白、转铁蛋白浓度测定。是营养评定的重要指标。营养不良时该测定值均有不同程度下降。清蛋白的半衰期较长（20 日），转铁蛋白及前清蛋白的半寿期均较短，分别为 8 日及 2 日，后者常能反映短期内的营养状态变化（表 5 - 1）。

表 5 – 1　内脏蛋白正常值及营养不良指标

项　　目	正常值	营养不良		
		轻	中	重
清蛋白（g/L）	>35	28 ~ 34	21 ~ 27	<21
转铁蛋白（g/L）	2.5 ~ 2.0	1.8 ~ 2.0	1.6 ~ 1.8	<1.6

六、淋巴细胞计数

周围血淋巴细胞计数可反映机体免疫状态。计数 <1500 则提示免疫功能不良。

七、氮平衡

蛋白质是生命的基础。因为体内任何蛋白质都执行一定的功能，不存在贮备的蛋白质。所以，机体在丢失蛋白质的同时也丧失了其相应功能。通过氮平衡测定蛋白质分解和合成状态，虽然不够精确，但至今仍被视为营养治疗中观察营养摄入是否足够和了解分解代谢的演变的最好方法。它的变化基本上与营养状态呈平行关系。

测定 24 小时尿中尿素氮，可基本反映体内蛋白质分解量。此外，经皮肤、呼吸、粪便也丢失少量的氮。摄入氮量可按 6.25g 蛋白质 =1g 氮来进行计算：

氮平衡 =24 小时摄入氮量 – 24 小时总氮丧失量

　　　　=蛋白质摄入量/6.25 – ［24 小时尿中尿素氮（g）+3g］

上述公式中，数值 3g 代表从呼吸、皮肤等丧失的非尿素氮的氮量。另外，患者每排粪便一次，应在公式的丧失量中加 1g 氮，以代表从粪便中丧失的氮量。

（周东华）

第四节　危重患者营养支持方法

营养支持是危重患者的一项重要治疗措施，然而，应重视应用营养支持的时间、量与方法，否则，将产生并发症，加重患者的代谢紊乱与感染，使病情更加危重、复杂。在危重患者应用营养支持时，一般应注意下列几点。

1. 在危重患者住院后，应用营养支持前应进行营养状态的评估，还应了解这次病前有关营养状态的病史，如有无肝病、心力衰竭、肾衰竭、肿瘤等，并及早给予营养支持。

2. 给予的营养量应进行计算，最好能以间接能量测定仪测定能量的需要量。如无此设备，常规给予的能量是 105 ~ 125kJ/（kg·d）。葡萄糖量以 4mg/（kg·min）为度，但血糖应在12.3mmol/L 以下。营养过少或过多都将加重机体的代谢紊乱。

3. 肠内营养应是首选，可用鼻胃管，或在腹部手术患者术时预行空肠置管造口。在胃无张力或血容量不稳定、内脏血流减少的患者，应限制肠内营养量以防胃滞留或误吸。

4. 当胃肠道功能紊乱，或进食量不足时，应及早应用肠外营养，以保证患者能获得能量、蛋白质与水、电解质的补充。当胃肠功能恢复后，再由肠外营养过渡到肠内营养。

5. 危重患者的代谢紊乱情况常因人、因病而异，且有器官功能障碍，因此，应用营养支持时应仔细监测，及时调整输入营养的质与量，避免发生更多的代谢紊乱及器官功能障碍。

一、肠内营养

肠内营养（enteral nutrition，EN）系指经口或喂养管提供营养物质至胃肠内的方法。随着对胃肠道结构和功能研究的深入，逐步认识到胃肠道在免疫防御中的重要地位，故目前已不再将胃肠道看作单纯的消化吸收器官，而是将其视作免疫器官之一。因此，与胃肠外营养（parenteral nutrition，PN）支持相比，EN 支持的优越性除在营养素的吸收、利用更符合生理、给药方便、费用低廉外，更有助于维持肠黏膜结构和屏障功能完整性。故在决定提供患者营养治疗方式时，首选 EN 已成为众多临床医师的共识。

1. 营养制剂分类

胃肠内营养所含的各种营养素齐全，能基本满足患者的生理需要。根据蛋白质消化与否可分为：

（1）多聚体膳：一般由牛奶、豆浆、鸡蛋和蔗糖配制而成的液体。可持续滴入或间断注入，其内还可加入食盐和水，每日总量可达 2000～3000mL。也可将天然食物捣碎后制成匀浆。

（2）要素膳：是以氨基酸混合物或蛋白质水解物为氮源，以不需消化或很易消化的糖类为能源，混以矿物质、维生素及少量提供必需脂肪酸的脂肪的完全膳食。亦有以脂肪提供热量 20%～30% 的高脂肪要素膳。

（3）特殊用途要素膳：如不能耐受蛋白的婴儿可用 Nutramigen、Pregestimil，用于对双糖不能耐受或胃肠道疾病的婴幼儿，尚有专为肝功能、肾功能衰竭与糖尿病等应用的特殊要素膳。

（4）协调膳：仅提供一种或几种微量营养物或常量营养物，为含营养成分不完全的营养膳，适用于能耐受某些营养物的患者。

2. 肠内营养的适应证

肠道不仅是人体消化、吸收的重要器官，而且具有免疫、营养代谢调理功能，对维持人体结构和功能完整起着重要作用。近年来，肠内营养在临床营养治疗实施中所占的比例也越来越高。目前，大家一致认为，只要患者胃肠道功能完整或具有部分胃肠道功能，能源物质供给的最佳途径是胃肠道。

肠内营养的可行性主要取决于小肠是否具有能吸收所提供的各种营养素功能以及肠道是否能耐受肠内营养制剂。所以，当患者因原发疾病或因治疗的需要而不能或不愿经口摄食，或摄食量不足以满足需要时，均可考虑肠内营养治疗。临床实践中，具体有以下几种情况适合肠内营养。

（1）意识障碍、昏迷患者和某些神经系统疾病：如脑外伤、脑血管疾病、脑肿瘤、脑炎等所致的昏迷患者，老年痴呆不能经口进食或精神失常，严重抑郁症、神经性畏食者等。

（2）吞咽困难和失去咀嚼能力的患者：如咽下困难、口咽部外伤及手术后、重症肌无力者等。

（3）上消化道梗阻或手术患者：如食管炎症、化学性损伤等造成咀嚼困难、吞咽困难、食管狭窄梗阻、食管癌、幽门梗阻、吻合口水肿狭窄、胃瘫等。

（4）高代谢状态患者：如严重创伤、大面积烧伤、严重感染等所致机体高代谢、负氮平衡者，此时经口摄食不足。

（5）消化道瘘患者：如食管瘘、胃瘘、肠瘘、胆瘘、胰瘘等。一般适用于低流量瘘或瘘的后期，所提供的营养素不致从瘘口流出的患者。肠内营养对低位小肠、结肠瘘及空肠喂养的胃十二指肠瘘最有效。

（6）术前准备和术后营养不良患者：营养不良患者的围手术期营养治疗，可增加机体抵抗力，减少手术并发症发生率，促进伤口愈合。特别是营养不良而需肠道手术者，术前肠道准备期间进行肠内营养治疗可避免因禁食所致的营养摄入不足。

（7）炎性肠道疾病：如溃疡性结肠炎、克罗恩病（Crohn 病）等患者。当病情严重或疾病急性期间，应采用肠外营养治疗，让肠道得以休息。待病情逐渐缓解，小肠功能适当恢复且能耐受肠内营养制剂时，可逐渐提供并增加肠内营养治疗用量。

（8）短肠综合征：短肠综合征的肠道代偿阶段，应根据胃肠道功能恢复情况，逐渐由肠外营养过渡至肠内营养，并逐渐增加肠内营养的用量直至满足机体的营养素需要量时，才停止使用肠外营养治疗。及时的肠内营养有利于残留肠道结构及功能的代偿。

（9）胰腺疾病：急性胰腺炎病情稳定，肠道功能恢复后适当应用空肠喂养，可有效地维持机体营养状况并减少胰腺外分泌。慢性胰腺功能不全者，常伴有不同程度的腹泻，适当应用肠内营养有助于改善患者的营养状况及健康的恢复。

（10）慢性营养不良患者：慢性消耗性疾病，恶性肿瘤放疗、化疗患者及免疫缺陷性疾病者等，常因营养素的摄入和利用不足而发生营养不良，适当应用肠内营养有助于改善症状、增强机体免疫力，从而使治疗得以成功。

（11）脏器功能不全患者：如肝、肾、肺功能不全或多脏器功能衰竭者。

（12）某些特殊患者：各种脏器移植者，如肝移植、肾移植、小肠移植、骨髓移植等者。此外，重症糖尿病者、急性放射性疾病者等。

（13）家庭肠内营养治疗者：适用于需要长期肠内营养治疗而又不必住院治疗的患者。

（14）肠外营养的补充或过渡：由于长期肠外营养会导致肠道结构及功能损害，因而临床上常采用逐渐减少肠外营养用量，同时逐步增加肠内营养，最终过渡到经口进食。

总之，临床上多种情况下可以采用肠内营养治疗，但由于各类患者的病情、器官功能与营养状况不同，故应根据具体病情调整肠内营养的量和内容。

3. 肠内营养治疗禁忌证

（1）完全性机械性肠梗阻、胃肠道出血、严重腹腔感染。

（2）严重应激状态早期、休克状态、持续麻痹性肠梗阻。

（3）短肠综合征早期，宜采用肠外营养治疗4~6周，以后再逐渐过渡至肠内营养。

（4）高流量空肠瘘，缺乏足够的小肠吸收面积，肠内慢速滴注会增加渗出量、严重吸收不良者不能贸然进行管饲，以免加重病情。

（5）持续严重呕吐、顽固性腹泻患者，严重小肠、结肠炎者。

（6）胃肠道功能障碍或某些要求肠道休息的情况。

（7）急性胰腺炎患者的急性期不宜过早进行肠内营养。

（8）3个月内婴儿、糖尿病及糖代谢异常者、氨基酸代谢异常者，不宜应用要素膳。

4. 输入途径

胃肠内营养的输入途径主要靠管饲。置管的方法很多，最简单的是鼻-胃管。可用内径为3mm的硅胶管经鼻或在手术时插入胃、十二指肠或空肠上段，也可从瘘口向近侧或远侧插入。

5. 肠内营养的投给方式

（1）一次性投给：将配好的液体饮食用注射器缓慢注入胃内，每次约200mL，每日6~8次。因易引起腹胀、腹痛、腹泻、恶心与呕吐，多数患者难以耐受此种方式，仅部分患者经过几天的适应可逐渐耐受。这种投给方式仅适用于鼻饲法注入匀浆饮食。对于肠插管造口患者不应采用一次性投给，因其可导致肠管扩张使患者感到明显不适。

（2）间歇重力滴注：将液体饮食经输液管及莫非滴管与EN喂养管相连缓慢滴注，每次250~500mL，速率为10mL/min，每日滴注4~6次。此投给方式适用于鼻饲法，输注要素饮食和混合奶。如患者胃肠道正常或病情不严重时，多数可以耐受。这种方式较为常用，其优点是有更多的活动时间，并类似正常膳食的间隔时间。

（3）连续输注：与间歇重力滴注装置相同，通过重力滴注或输注泵连续12~24h输注。除输注匀浆饮食者，目前多主张用此种投给方式，特别是用于危重患者及空肠造口患者。如果胃内连续输注，注入的体积、浓度与速率必须从低值逐渐调节至患者能耐受的程度，速率和浓度不可同时增加。如系小肠内连续输注，饮食的浓度不宜过高，速率由40~60mL/h开始，以后增至80mL/h，待3~5日后可达100~125mL/h。再逐渐增加浓度，直至达到能耐受并满足营养素需要的浓度、速率及体积，通常需要7~10日。

6. 肠内营养管理

患者处于头高位，放入营养管（或胃、空肠造瘘管），用泵或重力滴注。开始每小时40~60mL，以后每24小时增加10mL/h，开始每4小时抽吸胃液1次，若超过300mL则降低注入量，监测血糖化酶、电解质和氮的平衡，若有腹胀或腹泻，说明注入过快或浓度过大，需适当调整。

（1）正确估算患者的营养需要量，选择合适的肠内营养设备、喂养途径及投给方式。

（2）对老人、儿童和体弱患者，滴注时要注意胃肠道是否通畅，是否有胃潴留，以免引起食物反流，导致吸入性肺炎。

（3）胃内喂养应采取坐位、半坐位或床头抬高30°的仰卧位以防反流，输注结束后应维持此体位30分钟。

（4）每次管饲结束后，均需用温开水冲洗管道，同时用手指轻揉管壁，以便彻底清洗保持管道通畅。

（5）准确记录出入水量，观测皮肤弹性、口渴情况、脉搏、血压等症状及体征，维持机体水、电解质及酸碱平衡。

（6）营养液的温度要适宜，过冷或过热均会引起患者不适，以接近体温为宜(37~38℃)。

（7）营养液浓度应从低浓度逐渐增至所需浓度，防止腹胀、腹泻等消化道症状出现。

（8）注意营养液的输注速度，滴入营养液速度应逐渐增加，使消化道有一段时间的适应过程。

（9）配制营养液时要保证卫生，输注前应检查营养液是否变质。配好的营养液应放在4℃冰箱中保存，保存期不超过24小时。

7. 营养支持方法的选择

（1）胃肠内营养与胃肠外营养之间应优先选择胃肠内营养。

（2）胃肠外营养应优先选择外周静脉输注。

（3）胃肠营养不足时，可用胃肠外营养加强。

（4）需要的营养量较高或期望在较短的时间内改善营养状况时，可用胃肠内营养。

8. 肠内营养的并发症

（1）与插管有关的并发症：长期经鼻插管可引起口、咽、鼻腔黏膜糜烂，压迫十二指肠或空肠导致穿孔，尤其多见于婴儿。因鼻饲管较细，在意识不清患者易误入气管。经胃或肠插管可能引起导管周围瘘或感染，长期插管可引起原因不明的低热。

（2）误吸：这是较常见与较严重的并发症，多见于胃内营养，常由于胃潴留，经食管反流而误吸。胃营养时，注入营养膳后数小时内宜头高位，当胃潴留液超过150mL时不宜胃内营养，十二指肠或空肠内营养可避免其发生。

（3）腹泻和便秘：腹泻的原因及防治：①脂肪吸收不良，可采用供脂肪要素膳；②高渗溶液，肠腔内渗透负荷过重，改用等渗或稀释高渗溶液；③滴速太快，减慢速度或改用连续滴注；④乳糖不耐症，改用无乳糖膳；⑤抗生素治疗，服用乳酸菌制剂；⑥溶液被细菌或真菌污染，导致细菌性或真菌性肠炎，注意无菌配制及运送，悬挂时间不超过8小时；⑦低白蛋白血症，输入血浆或白蛋白。

便秘的原因为水分摄入不足及膳食纤维不足。应补充足够水分、补加膳食纤维每日2~5g。

（4）肠道功能紊乱：包括肠痉挛、腹胀、恶心和呕吐。系由于输入速度太快、膳食浓度高、量大或气味不佳、溶液温度和胃排空延缓引起。应根据患者具体情况，减慢输入速度或降低浓度，加入调味剂等。

（5）水、电解质平衡失调：脱水、高钠、高氮、高磷和氮质血症的原因主要是水的供给不足，高钠高钾、高磷膳食而肾排泄功能不全引起。高渗营养液引起腹泻后会加重脱水、高血钠，严重者可发热、昏迷，甚至死亡。多数患者的高血钠症系缺水而非过多引起，防治方法为供给无溶质水，加强患者的监护，观察血电解质变化及尿素氮水平，严格记录患者出入量。肾功能不全者要改用低钾、低磷膳食。高血钾症时要行血透析。

（6）血糖紊乱包括高血糖症和低血糖症：高血糖症是因患者应激状态、用高糖膳及糖尿病所致。防治方法为监测尿糖与酮体，给予胰岛素，减慢灌注速度改用高脂肪膳，增加水分。

9. 肠内营养治疗的监测和护理

施行肠内营养时，进行周密地监测与护理十分重要，这样可及时发现或避免并发症的发生，并观察营养治疗是否达到预期的目的。

1）喂养管位置的监测：置入喂养管后，由于患者活动、胃肠蠕动、长期喂养及喂养管固定不牢固等原因，喂养管的位置可能有所改变或脱出等，因此应注意监测。喂养开始前，必须确定导管的位置。胃内喂养管可通过吸出胃内容物而证实；十二指肠或空肠内置管可借助 X 线透视、拍片而确定。对喂养管前端有金属头或导管本身不透 X 线者，可直接于 X 线下确定导管的位置。对一般导管可通过向管腔内插入金属导丝或注入造影剂来观察确定。导管内抽吸物 pH 测定对确定导管位置亦有价值，如为碱性说明导管在十二指肠内，如为酸性说明在胃内。对长时间置胃管的患者，应注意经常观察喂养管在体外的标志，以了解其是否有移位，亦可通过 X 线进行观察。对导管位置不当者，应重新调整位置，然后再继续行肠内营养。

2）胃肠道耐受性的监测：进行肠内营养时，由于膳食的高渗、注入速度过快及应用含有乳糖或被细菌污染的膳食等原因，患者可出现对肠内营养不能耐受的表现。此种情况在开始肠内营养时或中途更换膳食种类时最易出现，故应注意监测。胃内喂养时，患者不能耐受的表现主要为上腹胀痛、饱胀感、恶心，严重者可出现呕吐、腹泻，因此应注意观察有无这些现象出现。空肠内喂养时，患者不能耐受的表现为腹胀、腹痛、恶心，严重者可以呕吐、腹泻、肠鸣音亢进。

3）代谢方面的监测：肠内营养对机体代谢方面的干扰较小，出现代谢性并发症的机会较少，但亦需要周密的监测。

（1）每日应记录患者的液体进出量。

（2）营养开始阶段，应每日查尿糖及酮体，以后可改为每周 2 次。

（3）定期测定血清胆红素、丙氨酸转氨酶（谷丙转氨酶）、天冬氨酸转氨酶（谷草转氨酶）、碱性磷酸酶等。一般开始时每 3 日测 1 次，以后可每周测 1 次。

（4）定期查血糖、尿素、肌酐、钠、钾、钙、镁、磷、碳酸氢盐，开始阶段每 2 日 1 次，以后每周 1 次。

（5）定期进行全血细胞计数及凝血酶原时间测定，初期每周 2 次，稳定后每周 1 次。

（6）每日留 24 小时尿，测尿素氮或尿总氮，必要时行尿钾、钠、钙、镁、磷测定，病情稳定后可每周留尿 1~2 次测以上指标。

4）营养方面的监测：营养方面监测的目的是确定肠内营养治疗的效果，以便及时调整营养素的补充量。

（1）行肠内营养治疗前，应对患者进行全面的营养状况评定，根据患者的营养情况确定其营养素的补给量。

（2）体重、三头肌皮皱厚度、上臂中点周径、上臂中点肌肉周径、淋巴细胞总数等应每周测定1次，对长期应用肠内营养者可2~3周测1次。

（3）测定内脏蛋白，如清蛋白、转铁蛋白、前清蛋白等。一般开始营养时应每周测1次，以后可根据情况每1~2周测定1次。

（4）氮平衡在最初开始行肠内营养阶段，应每日测定，患者稳定后可每周测1~2次。

（5）对长期行肠内营养者，可根据患者情况对容易出现缺乏的营养素，如锌、铜、铁、维生素 B_{12}、叶酸等进行不定期测定。

5）肠内营养的护理：肠内营养是一种安全有效的营养治疗方法，越来越多的患者接受肠内营养治疗。在实施肠内营养过程中，应重视做好各个环节的护理工作，避免因护理不当所造成的不良反应及并发症。

（1）心理护理：许多患者对肠内营养有畏惧心理，尤其是经鼻插管的不适感，使患者不易接受，甚至产生抵触情绪。另外，有的患者对肠内营养的效果持怀疑态度。这些不正常的心理因素对安全、有效地施行肠内营养十分不利。因此，做好肠内营养患者的心理护理十分重要。一般可从以下几方面入手。

①行肠内营养前，应提前告知患者，使其有一定的心理适应准备时间。

②向患者讲明拟采用的置管途径、应用的营养膳食种类、灌注方法及可能出现的并发症，回答和详细解释患者提出的有关问题。

③向患者介绍肠内营养的优点及对治疗原发病的益处，必要时介绍治疗成功的典型病例，以增强患者的信心。

④在应用过程中及时处理出现的问题，提高患者的安全感。

⑤对长期应用者，可向其介绍具体应用方法，使患者能掌握一定的应用技术，以便参与到实施过程中，如条件允许可让其自我施行。

（2）喂养管的护理：这对于安全有效地完成肠内营养的治疗甚为重要。喂养管护理的主要目的是预防和及时发现导管性并发症，预防喂养管的移位、脱出、保持导管通畅。为此，应做好以下几方面的工作。

①妥善固定导管，这是防止导管移位、脱出的最重要措施。

②置胃管时，注意观察导管穿出鼻孔或皮肤处的标记变化。换药时应注意缝线有无松动、皮肤有无感染及渗液等情况。

③连续输注营养液时，应每4~6小时用无菌水冲洗喂养管1次，以防止营养物沉积于管腔内堵塞导管，应用高浓度营养液时更应如此。每日输注完毕后，亦应用无菌水冲洗导管。

④应用细的喂养管时，禁止经该导管输注颗粒性或粉末状药物，以防止导管堵塞。

⑤喂养管堵塞时，应先查明原因，排除了导管本身的因素后，可先用热水加压冲洗

导管，有利于排除堵塞。如此法失败，可用细的导丝插入导管内，疏通管腔大都能成功。

（3）营养液配制

①配制营养液应按照医嘱的要求严格按配制程序进行。

②在配制过程中应注意无菌操作。一般每日仅配制1日的用量，分装于250mL或500mL的容器中，在0~4℃下放置备用。亦可将1日的用量分4~6次随配随用。

③分装营养液的容器上应标明患者的姓名、床号、膳食名称、营养液浓度、配制日期及时间。

（4）营养液输注护理

①输注导管和膳食容器应每日更换1次。

②输注速度的控制，对于连续输注的患者，开始行肠内营养时，速度一般为25~50mL/h，以后每12~24小时增加25mL，最大速度为125~150mL/h，严格控制输注速度十分重要。一般可采用重力法输注，必要时应选用输液泵来控制速度。输注时应观察患者有无腹痛、恶心、呕吐、腹胀等症状。如患者不能耐受，宜及时减慢输注速度或停止输液。

③营养液温度控制，输入体内的营养液的温度应保持在37℃左右，过凉易引起胃肠道并发症。对此可采用两种方法使过凉的营养液复温，一种采用电热加温器，另一种简易的方法是暖水瓶加温法。

④胃内输注时，患者应取头高30°~45°卧位，以减少误吸发生率。

二、胃肠外营养

完全胃肠外营养（total parenteral nutrition，TPN）指患者所需全部热量与氮量完全由胃肠外供给，胃肠道功能是否有效，是选择肠内或肠外营养的主要依据。

1. 适应证

（1）不能从胃肠道正常进食，如高位肠瘘、食管胃肠先天性畸形，短肠综合征，癌肿患者在手术前后、放疗和化疗期间胃肠反应过重时也可应用。

（2）严重烧伤和严重感染。

（3）消化道需要休息和消化不良，如溃疡性结肠炎、局限性回肠炎、长期腹泻等。

（4）特殊病情，如坏死性胰腺炎、急性肾功能衰竭、肝功能衰竭等。

2. 禁忌证

（1）胃肠道功能正常，能获得足量营养者。

（2）估计需肠外营养治疗少于5日者肠外营养治疗通常需持续7~10日以上才能发挥其营养治疗的作用，更短时间的肠外营养治疗无明显益处。因此，临床上当估计患者需肠外营养治疗少于5日时，一般不需采用肠外营养。

（3）需急症手术者，术前不宜强求肠外营养。

（4）临终或不可逆昏迷患者：对于一些临终或不可逆昏迷患者，目前认为一般无需进行肠外营养治疗。既不能改变患者的预后，也无法改善患者的生活质量。应避免造成医药资源的不必要浪费。

3. 肠外营养制剂

（1）葡萄糖：葡萄糖是肠外营养的主要能源物质，具有利用率高、价格低廉、易得等优点，对于有糖尿病或糖耐量较差的患者，可以给予果糖或山梨醇。

葡萄糖输入的浓度为 20%～25%，但在急性肾功能不全患者，可用 40%～50% 的浓度输入。葡萄糖的用量一般应从每日 200～300g 开始，以后每日增加 50～100g，一般每日剂量为 600g，于 24 小时内恒速输入。当有创伤、手术后休克、感染时，葡萄糖的利用率减少；当有隐性尿糖、合并胰腺疾病时，葡萄糖的利用率也降低。因而开始输入葡萄糖剂量不易过高，应逐渐增加至需要剂量。高渗性葡萄糖的剂量速度调节不当，可发生高渗性利尿、非酮性高渗性昏迷、反应性低血糖。严重创伤、复杂手术后、严重感染、肝功能不全、老年人，易发生非酮性高渗性昏迷，应特别注意。

应用高渗性葡萄糖时，一般需用胰岛素，胰岛素的用量开始为 6～8g 葡萄糖加一个单位胰岛素。其后因内源性胰岛素分泌增加，可逐渐减少胰岛素的用量，并注意不能突然中断葡萄糖的补给，以防止发生低血糖症。

（2）脂肪乳剂：脂肪乳剂除了提供热卡外，另一个问题是能预防必需脂肪酸缺乏症。亚油酸有 18 个碳原子和两个不饱和键的脂肪酸。这些脂肪酸只能从食物得到，所以称为必需脂肪酸。亚油酸是细胞膜的重要成分。亚油酸可以延长到 20 个碳原子和 4 个双键，为花生四烯酸，即前列腺素的前驱。有人认为每周给 500mL 脂肪乳剂一次，可以预防必需脂肪酸缺乏。这个剂量可以抑制异常脂肪酸生成。另一研究说明，长期 TPN 支持的患者每日用 500mL 10% 脂肪乳剂时，仍不能使红细胞磷脂中的必需脂肪酸完全正常。所以，每日 500mL 脂肪乳剂可能是最低的需要量。脂肪乳剂安全无毒，但需注意使用方法。单独输注时速度要慢，先以 1mL/min 开始，500mL 的输注需用 5～6h。输注太快可致胸闷、心悸或发热等反应。脂肪乳剂可按其脂肪酸碳链长度分为长链三酰甘油（LCT）及中链三酰甘油（MCT）两种。LCT 内包含人体的必需脂肪酸（EFA）——亚油酸、亚麻酸及花生四烯酸，临床上应用很普遍。MCT 的主要脂肪酸是辛酸及癸酸。MCT 在体内代谢比 LCT 快，代谢过程不依赖卡尼汀，且极少沉积在器官、组织内。但 MCT 内不含 EFA，且大量输入后可致毒性反应。临床上对于特殊患者（例如肝功能不良）常选用兼含 LCT 及 MCT 的脂肪乳剂（两者重量比为 1:1）。

（3）复方氨基酸溶液：是由人工合成的结晶左旋氨基酸配置的复方溶液。这种溶液纯度高、不含肽类、含氨低，可被充分用于蛋白质合成，不良反应少，是 TPN 的最佳供氮物质。复方氨基酸的配制模式按临床不同需要而定，可分为支持用的平衡氨基酸液及适用于创伤、肝衰竭、肾衰竭患者的特殊氨基酸液。平衡氨基酸液是按人乳、鸡蛋清内的氨基酸组成模式配制而成。在溶液中所含的氨基酸除含有必需氨基酸（占 40%～50%）外，还有非必需氨基酸（占 50%～60%）。较多地提供非必需氨基酸有利于机体合成蛋白质，谷氨酰胺还具有促进氮平衡的作用。

用于急性肾衰竭的营养液，其氨基酸系含有 8 种必需氨基酸和精氨酸、组氨酸组成的溶液；肝衰竭的氨基酸溶液含较高浓度支链氨基酸。支链氨基酸可与芳香族氨基酸竞争通过血-脑脊液屏障，具有治疗肝性脑病的作用。

（4）电解质：肠外营养时需补充的电解质主要是钾、钠、氯、钙、镁和磷 6 种。

相应的溶液有 10% 氯化钾、10% 氯化钠、10% 葡萄糖酸钙、25% 硫酸镁和 13.6% 磷酸二氢钾。

（5）维生素及微量元素：较长期使用 TPN 的患者，可能有维生素及微量元素缺乏。但其缺乏症的表现往往没有特异性，不易被察觉。临床上则以预防性使用为原则。用于 TPN 的维生素和微量元素均分别制成复合液，每支含量恰为正常人的日推荐量。维生素制剂含水溶性和脂溶性维生素共 12 种。常用的微量元素复合液有锌、铜、锰、铬 4 种元素。

（6）生长激素：基因重组的人生长激素具有明显的促合成代谢作用。对于特殊患者（高分解代谢状态、肠瘘等）同时应用生长激素能增强肠外营养的效果。但应严重掌握指征及疗程。

（7）全营养混合液：将脂肪乳剂、氨基酸、碳水化合物、电解质、微量元素及维生素混合于一个口袋中，称为全营养混合液（total nutrient admixture，TNA）。这种配置技术又称"AIO"（all in one），是"TIO"（three in one）的发展。这种 TNA 营养液既可经中心静脉又可经周围静脉输注，是目前医院内和家庭中进行 TPN 治疗的一种非常成功的方法。全营养混合液是在无菌环境下配制，使用过程中无须排气及更换输液瓶。全封闭的输注系统大大减少了污染的机会。全营养混合液的配制过程要符合规定的程序，由专人负责，以保证混合液中的指肪乳剂的理化性质仍保持在正常状态。以 60kg 体重为例，全营养混合液中的基本组成见表 5-2。

表 5-2　全营养混合液的基本组成

	mL	kJ（kcal）	N（g）
全量配方			
25% 葡萄糖	1000	4180（1000）	
20% 脂肪乳剂	250	2090（500）	
10% 葡萄糖	500	836（200）	
5% 糖盐水	500	418（100）	
复方氨基酸	$\frac{1000}{3250}$	$\overline{7524（1800）}$	$\frac{9.4}{9.4}$
部分量配方			
25% 葡萄糖	500	2090（500）	
20% 脂肪乳剂	250	2090（500）	
5% 糖盐水	1000	836（200）	
复方氨基酸	$\frac{500}{2250}$	$\overline{5016（1200）}$	$\frac{4.7}{4.7}$

注：复方氨基酸溶液的产品很多，其含氮量各不相同。

在基本溶液中，根据病情及血生化检查，酌情添加各种电解质溶液。由于机体无水溶性维生素的贮备，因此肠外营养液中均应补充复方水溶性维生素注射液。短期禁食患者不会产生脂溶性维生素或微量元素缺乏，因此只需在禁食时间超过 2~3 周者才予以补充。溶液中可加正规胰岛素适量 [胰岛素：葡萄糖 = 1U：（8~10）g]。

3. 输入途径

1）周围静脉：因周围静脉血流缓慢，如长时期或高浓度溶液输入易损伤静脉内膜，导致静脉炎，所以主要用于以中浓度（10%）葡萄糖组成 TPN 输入。但也不能长期输注，一般少于 2 周。

2）中心静脉插管：常经锁骨下静脉和颈内静脉置管。因深静脉直径大、血液流速快，输入的液体能被快速稀释而不易损伤静脉内膜，故可输入以高浓度（25%～50%）葡萄糖作为主要能源的 TPN，可 24 小时连续滴注，并可较长期使用。

（1）锁骨下静脉穿刺置管法：穿刺技术要求高，穿刺时并发症发生率较高，进入上腔静脉路径长，但穿刺成功后易固定，维持时间长，患者活动不受限制，护理比较方便。

准备用物：①深静脉穿刺套管一套（内有特制穿刺针、空针、导丝、扩张器、留置管）；②穿刺包一个（内有 2～3 块纱布、无菌巾一块、剪刀、持针器、针、线、镊子）；③1% 利多卡因 5mL；④肝素稀释液 1 瓶，1mg/mL 浓度；⑤无菌手套；⑥碘酒、乙醇、棉签或棉球、镊子。

穿刺步骤：①患者取去枕平卧位，头偏向对侧，肩背部垫一小枕，有利于两肩后展。②颈、胸、肩部，常规消毒皮肤。③打开无菌穿刺包，铺无菌巾，戴手套。④抽取 1% 利多卡因 5mL 作局部浸润麻醉。⑤取出深静脉穿刺套管，抽取肝素稀释液，注入留置管使其充盈。⑥选穿刺点：经锁骨上途径为胸锁乳突肌锁骨头外侧缘与锁骨形成的夹角平分线上 1cm 处，方向指向胸锁关节下缘。经锁骨下途径为锁骨中点下缘下方约 1cm，再偏内侧 1cm 处，方向指向胸锁乳突肌胸骨头与锁骨形成的夹角平分线上 1cm 处。⑦针刺入约 3～4cm 后抽回血，见回血置入导丝，退出穿刺针，用扩张器再扩张皮肤及皮下组织后退出，最后置入中心静脉留置管，深为 12～15cm，局部进行固定，外表覆盖纱布封闭或用一次性贴膜封闭。

穿刺中注意点：①做好患者心理护理，以取得患者的合作；②物品准备齐全，避免穿刺过程中来回取物；③穿刺方法一定要准确，防止盲目乱穿出现并发症；④整个操作过程必须无菌，防止污染发生感染；⑤穿刺置管入上腔静脉后，必须关闭调节夹，防止空气进入形成气栓等。

（2）颈内静脉穿刺插管法：令患者平卧位，头部稍偏向对侧，取头低脚高位（15°～20°）。术者站在患者头顶侧方。穿刺点消毒，局麻，穿刺点选择在胸锁骨头肌前缘大约颈外静脉横过处，此点相当于甲状软骨下缘平面。进针方向与患者身体纵轴平行。针体空间位置应与水平面呈 30°角，并使针尖朝向胸锁关节部位。进针时，术者用左手触摸颈动脉，在颈动脉外侧进针。注射器回血后进行插管，方法同前。

颈内静脉插管法与锁骨下静脉相比，有人认为本法并发症较少，但有效的固定和维护颈内静脉导管较困难。患者活动时容易损伤导管，感染的机会也可能较锁骨下静脉为大。

国外目前许多单位已采用穿刺射管法，即用一种特制的注射器，在穿刺后将硅胶导管射入静脉腔内。此法并发症较少。

（3）治疗中护理：①保持导管输液通畅：要将插入深静脉的导管妥善固定，不得随意推进或拔出，严防打折、扭曲受压，防止脱出，不应由此管抽血、输血等，以免阻塞管腔。②防止感染：感染是深静脉插管一种严重并发症。感染多因导管逆行感染或由输入液体不洁引起，故应严格无菌操作。加强预防措施为：a. 插管处皮肤用无菌纱布包扎固定，每日更换一次；b. 接头处用乙醇消毒，每日2次；c. 液体应现配现用；d. 严格无菌技术。③输液速度均匀：以糖为标准，每小时每千克体重输入不应超过0.5～1.2g。过快可引起高渗性非糖性昏迷，过慢则高营养的优越性不能发挥。故应根据每日的总液体量，计算每分钟的滴数，保持均匀稳定的滴速。④预防代谢性并发症发生：a. 观察患者的神志改变，有无水、钠潴留或脱水，有无低钾、低钙的表现，有无发热。准确记录24小时出入液量。b. 应力求均匀输入营养液，以防高血糖的发生；对需限制入水量者宜用输液泵，便于调节速度。当需要停止含高渗葡萄糖的营养液时，应缓慢减速或由外周静脉输入等渗葡萄糖营养液作为过渡，以防止发生延迟性低血糖。c. 测定氮平衡、血糖及电解质浓度，为TPN的配方提供依据。定期了解肝肾功能、作血气分析。⑤指导患者进行家庭胃肠外营养：随着TPN应用的日趋成熟，对于一些需长期胃肠外营养，病情允许的患者（如短肠综合征、肠道炎性疾病等），可以不必住院而在家庭内进行胃肠外营养。对这些患者应首先评估其自理能力，以便采取不同的护理系统满足其治疗性护理需要。帮助患者及家属理解TPN的程序，辅导和训练他们掌握最基本的无菌技术，自行完成营养液配制和导管护理等。

4. 肠外营养并发症的防治

1）导管性并发症：随着经周围静脉营养支持的开展，以及腔静脉置管技术的规范化和日趋熟练，过去被认为是可怕的腔静脉置管并发症，如气胸、神经血管损伤、导管栓子、静脉栓塞、空气栓塞等现象已很少发生。而由导管引起的感染或败血症仍是当前肠外营养治疗过程中值得重视的并发症，患者常因此而中断肠外营养支持，严重者可危及生命。导管性败血症有其特有的临床表现：①突发寒战、高热；②拔管前畏寒与发热呈持续性间歇发作；③导管拔除后8～12小时发热渐退；④导管尖与周围静脉血的细菌培养相一致。临床诊断一经确立，应立即拔除静脉导管并给予相应处理。确立导管感染前应除外其他原因引起的寒战、高热，高度怀疑有导管感染时亦应及时拔除导管，观察等待有时可使感染加重，导致严重后果。一般情况下导管拔除后12小时左右症状逐步缓解，症状持续3～5日以上则病情危重。

2）代谢性并发症

（1）糖代谢紊乱：血糖浓度的维持取决于输入人体内葡萄糖量、人体的耐受量及排泄量。一般正常情况下葡萄糖摄取量约0.5g/（kg·h），在一些病理情况下，对葡萄糖的耐受力明显下降，出现高血糖或低血糖。①高糖高渗性非酮性昏迷，主要是短时间内输入大量高浓度葡萄糖，而内生胰岛素一时不能相应增加，不能调节血糖水平所致。②低血糖症是在全胃肠外营养支持中，胰岛素在一个较高水平，停输糖液后6～12小时内血胰岛素浓度迅速下降。当胰岛素尚未明显下降，而糖分骤减时，会出现低血糖。可发生在停输糖15～30分钟后。

（2）必需脂肪酸缺乏症：在应用葡萄糖氨基酸系统营养液的患者，如未补充脂肪乳剂，可出现必需脂肪酸缺乏症。

（3）其他代谢方面的并发症有：①血浆氨基酸不平衡；②高氨血症；③酸碱平衡失调；④电解质紊乱（低钾、低磷、低镁）；⑤维生素、微量元素缺乏症等。

5. 全胃肠外营养的监测

（1）全身情况：有无脱水、水肿，有无发热、黄疸等。

（2）血清电解质、血糖及血气分析：开始时每日测定，3 日后视稳定情况每周测 1~2 次。

（3）肝肾功能测定：每 1~2 周 1 次。

（4）营养指标：包括体重、淋巴细胞计数、血清蛋白、转铁蛋白、前清蛋白测定，每 1~2 周一次。有条件时测氮平衡。

三、特殊营养物质在危重患者中的应用

有些营养物质在危重病高代谢状态下能调节代谢失衡，改善脏器功能和具有免疫调节的特殊作用，这里是指新的能源物质。在应激状态下，机体对葡萄糖和脂肪乳的耐受性降低，一般每日只能耐受葡萄糖 200~400g、脂肪 40~60g。为满足机体对能源的需要，一些新的能源物质逐渐应用于临床。主要有以下几种。

1. 中链脂肪酸

在应激状态下机体对长链脂肪酸的耐受力下降时，中链脂肪酸可作为很好的能量来源。中链脂肪酸具有氧化快，廓清率高、胆红素生成率低以及很好的节氮效应，更适合用于肝功能障碍和严重的创伤与感染患者。单独使用不能提供必需脂肪酸，目前临床应用的是中、长链脂肪酸的混合物（MCT/LCT）。

2. 支链氨基酸

虽然氨基酸通常不是作为能量来源，但它却是骨骼肌的主要能源，特别是在应激状态下，一般认为它能促进蛋白质合成，减少蛋白质分解，并作为糖原异生的基质，支链氨基酸能很好地改善氨的平衡，因不在肝脏内代谢，能保护肝脏功能，对治疗肝性脑病有效。

3. 谷氨酰胺

谷氨酰胺是体内最丰富的游离氨基酸，是细胞生长的重要营养物，最近发现它也是机体的重要营养物质。谷氨酰胺能为蛋白质和核酸合成提供氮源，如对胃肠道、胰腺、肺泡等组织细胞和白细胞的迅速生长提供合成蛋白质和核酸所需的氮源。

4. 短链脂肪酸

这种脂肪酸是由结肠内的食物纤维、糖通过发酵而产生的，很快被结肠细胞刷状缘所吸收，对结肠细胞代谢有重要作用。少量被吸收入血循环，是小肠的能源物质。

四、药用营养物质

这类物质除作为营养物质以外，还利用其药理作用达到治疗目的，主要是控制应激状况下的高代谢反应和提高机体的免疫功能。

1. 清蛋白和维生素 E、维生素 C

在严重的应激和创伤时，机体的氧化反应失去控制，产生大量的氧自由基，加重组

织细胞和器官功能的损害。清蛋白、维生素 E、维生素 C 和胡萝卜素等物质能降低这种严重氧化应激反应。

2. 精氨酸

能促进生长激素、催乳激素、胰岛素和胰高血糖素的分泌；是一氧化氮（NO）和亚硝基的主要来源。NO 是血管扩张、肝蛋白合成及线粒体内电子转运的主要介质。精氨酸能刺激多种免疫功能，不会降低蛋白质分解的作用，能提高腹腔感染及烧伤后动物的存活率。一般主张对应激患者应尽早口服或静脉给予 15～30g/d。长期大剂量使用可能有毒性反应，应予注意。

（周东华）

第六章 急性重要脏器功能衰竭

第一节 急性心力衰竭

心力衰竭是由多种原因引起的心脏泵功能不全综合征。从广义而言，心力衰竭所指的是在适当的静脉回心血量的情况下，心排血量不能满足机体代谢的需求。通常有两种情况：一是机体代谢虽正常，但心排血量下降，从而产生一系列供不应求的情况，此称为低排血量衰竭；二是机体代谢亢进或机体对氧供的需求增加，虽然心排血量正常甚或高于正常，但仍不能满足需要，如甲状腺功能亢进或严重贫血等，此称为高排血量衰竭。下面就急性心力衰竭的几个基本问题进行阐述。

一、病因和发病机制

任何突发的心脏解剖或功能的异常，无论是心脏有无基础病变，均可使心排出量急剧而显著地下降，肺静脉压升高，发生急性左心衰竭。常见的病因有：①由于急性大面积心肌梗死及急性弥漫性心肌炎，导致急性心肌收缩力减弱；②急性瓣膜反流（急性心肌梗死或感染性心内膜炎等原因引起瓣膜穿孔、乳头肌断裂或功能不全、腱索断裂等）或输液过多过快所致急性容量负荷过重；③高度二尖瓣狭窄或主动脉狭窄、左室流出道梗阻、高血压危象等导致狭窄负荷过重，排血受阻；④缓慢（<35次/分）或快速性（>180次/分）心律失常及大量心包渗液或积血所致急性心脏压塞，心室舒张受限。

在上述各种病因和诱因的作用下，心肌收缩力突然明显减低或心脏负荷突然明显增加，致使心排血量急骤降低，心室充盈压显著升高，此与慢性心力衰竭不同，各种代偿机制的作用均不明显。

正常人肺毛细血管平均压为4~7mmHg，毛细血管胶体渗透压为25~30mmHg，由于二者差异很大，故血管内液体不渗入到肺组织间隙，急性左心衰竭时，左室舒张末期压（LVDEP）迅速升高，使左心房、肺静脉压和肺毛细血管压力相继升高，当肺毛细血管内静水压超过胶体渗透压时（即>25mmHg时），血清即渗入肺组织间隙，若渗入液体迅速增多，则又可进一步通过肺泡上皮浸入肺泡或进入终末小支气管后再到达肺泡，引起肺水肿。

肺泡内液体与气体混合形成泡沫，后者表面张力很大，可阻碍通气和肺毛细血管自肺泡内摄取氧，引起缺氧，同时肺水肿可减低肺顺应性，引起换气不足和肺内动静脉分流，导致动脉血氧饱和度减低。缺氧又很快使组织产生过多的乳酸，致代谢性酸中毒，从而使心功能不全进一步加重，最后可引起休克或严重的心律失常，重者可导致死亡。

在上述过程中，肺淋巴管引流，肺泡表面活性物质、血浆白蛋白浓度和毛细血管通透性等因素的改变，均可影响肺水肿产生的速度。

二、病情评估

（一）病史

常见于原有心脏器质性疾病，如急性心肌梗死、高血压性心脏病、重度二尖瓣狭窄、急进性肾小球肾炎等。常有过度体力活动、肺部感染、妊娠、分娩、心动过速、过量过快输液等诱因。

（二）临床表现

根据心排出量下降的急剧程度，持续时间的长短以及机体发挥代偿功能的状况，可有晕厥、休克、急性肺水肿、心脏骤停等表现。

1. 晕厥

指心排血量减少致脑部缺血而发生的短暂性意识丧失。若持续数秒钟以上时可有四肢抽搐、呼吸暂停、发绀等表现，称为阿—斯综合征。

2. 休克

由于心排血功能低下导致心排血量不足而引起的休克，称为心源性休克。临床上除休克表现外，多伴有心功能不全，体循环静脉淤血，如静脉压升高、颈静脉怒张等表现。

3. 急性肺水肿

突然发作、高度气急、呼吸浅速、端坐呼吸、咳嗽、咯白色或粉红色泡沫样痰，面色灰白、口唇及肢端青紫、大汗、烦躁不安、心悸、乏力等。体征为双肺广泛水泡音或（和）哮鸣音，心率增快，心尖区奔马律及收缩期杂音，心界向左下扩大，可有心律失常和交替脉。

4. 心脏骤停

为严重心功能不全的表现，见心脏骤停和心肺复苏。

（三）实验室及其他检查

1. X线检查

可见肺门有蝴蝶形大片阴影并向周围扩展，心界扩大，心尖冲动减弱等。

2. 心电图

窦性心动过速或各种心律失常，心肌损害，左房、左室肥大等。

三、治疗

急性左心衰竭严重威胁患者生命，一旦确诊应立即予以治疗。缓解缺氧、高度呼吸困难和纠正心力衰竭是急性左心衰治疗的关键。

（一）减少静脉回流

立即使患者取坐位，两腿下垂，或四肢结扎血带。方法：用软的橡胶止血带或气囊袖带（血压计袖带），扎束于四肢躯干部（肩及腹股沟以下），袖带内压力大约充气至舒张压以下 10mmHg 为度（或用触诊法，止血带远端动脉搏动仍存在，而静脉充盈怒张），使四肢静脉回流受阻，而保持动脉供血畅通。每 15～20 分钟按一定顺序（顺钟向或逆钟向）将一肢止血带放松，即每个肢体加压 45 分钟，放松 15 分钟，以免局部组织的血流过分淤滞，引起不良后果。

（二）高流量氧气吸入

高流量氧气吸入（10～20mL/min 纯氧或鼻管吸入 6～8mL/min 的流量）是治疗急性肺水肿的有效措施。面罩吸氧可将 30%～40% 酒精放入湿化瓶内，以使泡沫的表面张力降低而破裂，以利肺泡通气改善。一次使用时间不宜超过 20 分钟。鼻导管吸氧，酒精浓度为 70%～80%，若患者不能耐受，可选用 20%～30% 的酒精，以后逐渐增加浓度，或开始用低流量吸氧，待患者适应后再逐渐提高氧流量，此法适用于清醒患者，如以 95% 酒精 5mL 置鸭嘴喷雾管中，用氧雾化吸入，或用 20%～40% 酒精，经超声雾化吸入，疗效比上述两种方法更为可靠。

（三）吗啡

吗啡 5～10mg 静脉缓注不仅可以使患者镇静，减少躁动所带来的额外的心脏负担，同时也具有小血管舒张的功能而减轻心脏的负荷。必要时每间隔 15 分钟重复 1 次，共 2～3 次。老年患者可酌减剂量或改为肌内注射。

（四）快速利尿

呋塞米 20～40mg 静脉滴注，于 2 分钟内推完，10 分钟内起效，可持续 3～4 小时，4 小时后可重复 1 次。除利尿作用外，本药还有静脉扩张作用，有利于肺水肿缓解。

（五）血管扩张剂

以硝普钠、硝酸甘油或酚妥拉明静脉滴注。

1. 硝普钠

一般起始剂量 20μg/min，根据血压每 5 分钟调整用量，收缩压维持在 100mmHg 左右，原有高血压患者收缩压降低幅度不得超过 80mmHg，否则会引起心、脑、肾等重要器官灌流不足。维持量多为 50～100μg/min，但应根据个体情况而定。

2. 硝酸甘油

起始剂量 10μg/min，根据血压每 10 分钟调整 1 次，每次增加 5～10μg/min，以血压达上述水平为度。维持量多为 50～100μg/min，但该药个体差异大，故应根据具体情况而定。

3. 酚妥拉明

为 α 受体阻断剂，静脉滴注以 0.1mg/min 开始，每 5～10 分钟调整 1 次，维持量一般为 1.5～2.0mg/min，监测血压同硝普钠。

（六）氨茶碱

0.25g 加入 50% 葡萄糖液 20～40mL 中缓慢静脉滴注，以减轻呼吸困难。

（七）强心药

如发病 2 周内未用过洋地黄或洋地黄毒苷，1 周内未用过地高辛，可予速效洋地黄制剂，以加强心肌收缩力和减慢心率，此对伴有房性快速性心律失常的急性肺水肿特别有效，但对重度二尖瓣狭窄而伴有窦性心律的急性肺水肿忌用。如发病两周内曾用过洋地黄，则强心药的应用需根据病情，小剂量追加，用法同慢性心力衰竭。

（八）糖皮质激素

地塞米松 10～20mg 加入 5% 葡萄糖溶液 500mL，静脉滴注。皮质激素可扩张外周血管，增加心排血量，解除支气管痉挛，改善通气，促进利尿，降低毛细血管通透性，减少渗出。对急性肺水肿和改善全身情况有一定价值。

（九）氯丙嗪

国外报告氯丙嗪治疗急性左心衰竭有迅速改善临床症状的作用，国内亦有人用小剂量氯丙嗪治疗急性左心衰竭。用法：5～10mg 肌内注射，仅有左心衰竭者用 5mg，伴有急性肺水肿者用 10mg，肌内注射后 5～10 分钟见效，15～30 分钟疗效显著，作用持续4～6 小时。氯丙嗪扩张静脉作用大于扩张动脉，因此更适合以前负荷增高为主的急性左心衰竭；其镇静作用能很好地解除患者焦虑。

（十）静脉穿刺放血

可用于上述治疗无效的肺水肿患者，尤其是大量快速输液或输血所致的肺水肿，放血 300～500mL，有一定效果。

（十一）确定并治疗诱因

急性肺水肿常可找到诱因，如急性心肌梗死、快速心律失常及输液过多过快等。由高血压危象引起者应迅速降压，可用硝普钠。如器质性心脏病伴快速性心律失常对抗心律失常药物无效，而非洋地黄引起，应迅速电击复律。

（十二）急性右心衰竭的治疗

1. 病因治疗

右心衰竭是由多种病因如急性心包填塞、肺栓塞等引起的心功能不全综合征，因此，其治疗的关键首先是快速认识并纠正病因和稳定血流动力学状况。

2. 控制右心衰竭

治疗的基本措施是：①维持正常的心脏负荷，特别是前负荷；②增强心肌收缩力，使心排血量增加；③维持心肌供氧和耗氧的平衡；④由于一氧化氮（NO）能选择性的降低肺血管阻力，近年来已被广泛用于治疗右心功能衰竭；⑤上述治疗效果不佳时，有条件的情况下可考虑肺动脉内球囊反搏或右心辅助治疗。

3. 注意事项

（1）只要没有明显的体液负荷过量的表现，一般应维持合理的补液速度。

（2 颈静脉压并不能很好地表示左室充盈压，颈静脉压升高并不排除体液量的缺乏。

（3）没有右心室壁的特征性 ECG 改变并不能排除右心室心肌梗死。

（4）肺动脉漂浮导管对右心室心梗诊断很有帮助，表现为右房压及右室压 > 肺动脉楔压。

（5）利尿剂和血管扩张剂对右心室心梗患者无益而有害。

（6）在负荷量充足的情况下，多巴胺 4～5 μg/（kg·min）通常可维持血压平稳，如需要可增加至 15 μg/（kg·min），或与肾上腺素联合使用。

四、护理要点

（一）一般护理

1. 良好的休息能减轻心脏负荷，对急性心衰患者应限制体力活动，严重者必须卧床休息，尽可能解除患者的思想顾虑和恐惧感，保证患者有充足的睡眠时间，必要时医师给予安定等镇静剂。

饮食问题非常重要，进食后消化道血流量增加，也增加了心脏负荷，急性心衰患者宜少吃多餐，食物应为易消化无刺激，富含维生素。低盐饮食对减轻水钠潴留很重要，但应用排钠利尿剂时，钠盐限制不必过于严格，避免发生低钠血症。

2. 避免过分激动和疲劳；做好生活护理，防治呼吸道感染；控制输液速度及输液量，防止静脉输液过多过快。

3. 给予心理支持，医护人员应保持镇定自若，态度热情，操作认真熟练，尽可能消除患者恐惧感。各项治疗措施前加以说明，尽量解除患者痛苦。

（二）病情观察与护理

1. 观察体温、脉搏、呼吸、血压的变化。注意心力衰竭的早期表现，夜间阵发性呼吸困难是左心衰竭的早期症状，应予警惕。当患者出现血压下降、脉率增快时，应警惕心源性休克的发生，并及时报告医生处理。

2. 观察神志变化，由于心排血量减少，脑供血不足缺氧及二氧化碳增高，可导致头晕、烦躁、迟钝、嗜睡、晕厥等症状，及时观察以利于医生综合判断及治疗。

3. 观察心率和心律，注意心率快慢、节律规则与否、心音强弱等。有条件时最好做心电监护并及时记录，以利及时处理。出现以下情况应及时报告医生：①心率＜40次/分或＞130次/分；②心律不规则；③心率突然加倍或减半；④患者有心悸或心前区痛的病史而突然心率加快。

4. 注意判断治疗有效的指标，如自觉气急、心悸等症状改善，情绪安定，发绀减轻，尿量增加，水肿消退，心率减慢，原有的期前收缩减少或消失，血压稳定。

5. 注意观察药物治疗的效果及不良反应，如使用洋地黄类药物时，应注意观察患者心率、心律的变化，观察药物的毒性反应，并协助医生处理药物的毒副反应。此外，迅速建立良好的静脉通道，以保证药物的顺利应用，严格控制静脉输液速度。做好各种记录，发现异常及时报告医生，配合处理。备好一切抢救药品、器械。洋地黄制剂毒性反应的处理：

（1）立即停用洋地黄类药物，轻度毒性反应如胃肠道神经系统和视觉症状，Ⅰ度房室传导阻滞，窦性心动过缓及偶发室性早搏等心律失常表现；停药后可自行缓解。中毒症状消失的时间；地高辛为24小时内，洋地黄毒苷需7～10日。

（2）酌情补钾，钾盐对治疗由洋地黄毒性反应引起的各种房性快速心律失常和室性早搏有效，肾功能衰竭和高血钾患者忌用。

（3）苯妥英钠：是治疗洋地黄中毒引起的各种期前收缩和快速心律失常最安全有效的常用药物，但有抑制呼吸和引起短暂低血压等不良反应，应注意观察。

（三）健康教育

1. 向患者及家属介绍急性心力衰竭的诱因，积极治疗原有心脏疾病。急性肺水肿发作过后，如原发病因得以去除，患者可完全恢复；若原发病因继续存在，患者可有一段稳定时间，待有诱因时又可再发心功能不全症状。

2. 嘱患者在静脉输液前主动告诉护士自己有心脏病史，便于护士在输液时控制输液量及速度。

（高超超）

第二节　急性呼吸衰竭

急性呼吸功能衰竭是指原来呼吸系统健康，肺功能正常，因某种突发原因，例如呼吸道阻塞性病变、肺组织病变、肺血管疾病、胸廓胸膜病变、神经中枢及神经肌肉疾病等，在短时间内引起严重气体交换障碍，产生缺 O_2 或合并 CO_2 潴留。因病变发展迅速，机体未能有很好的代偿，如不及时抢救，会危及患者生命。临床上常见的病因包括有各种原因引起。

一、病因

（一）呼吸器官疾病

临床最常见，通常所说呼吸衰竭多指此种，又可分为：

1. 胸廓和胸膜病变

如胸廓畸形、脊柱侧弯后突、胸部外伤及多发性肋骨骨折、气胸、血气胸、大量胸腔积液、广泛胸膜增厚、膈及纵隔疾病、肥胖低通气综合征。

2. 气道疾病

包括急性窒息，喉头水肿，气管异位，肿瘤，痰、血块阻塞，弥漫性支气管痉挛和水肿。

3. 肺部疾病

如慢性支气管炎致阻塞性气肿、肺水肿、肺萎陷不张、广泛肺炎、尘肺、重症肺结核、弥漫性肺纤维化、急性理化因素引起的肺损伤、肺动脉栓塞和成人呼吸窘迫综合征等。

（二）中枢神经和神经肌肉疾病

脑血管意外、颅脑感染、脑外伤可损害呼吸中枢导致中枢性呼吸衰竭；肌营养不良、重症肌无力、格林—巴利综合征、脊髓灰质炎等可引起呼吸肌无力而发生呼吸衰竭。

（三）中毒

药物中毒可抑制呼吸中枢及发生休克、肺水肿致呼吸衰竭；氰化物（如苦杏仁）、亚硝酸盐等中毒可致细胞水平气体交换障碍，一氧化碳中毒可致氧合血红蛋白减少，从而引起严重缺氧，即内呼吸性呼吸衰竭。

二、病情评估

（一）病史

急性呼吸衰竭是由于使空气进入肺内的各种力量和克服胸壁、肺膨胀或气道阻力所需力量之间的不平衡所引起。它的原发疾病可能有以下几种情况，应详细询问。

1. 神经中枢及传导系统的病变

如脑炎、脑外伤、电击、各种原因中毒、麻醉药物和其他呼吸抑制药物。

2. 脊髓病变

如脊髓灰质炎、多发性神经根炎等。

3. 神经肌肉接头处的冲动障碍

如膈肌麻痹。

4. 神经肌肉疾病

如重症肌无力、药物性神经肌肉阻滞、肌肉松弛剂的延长作用。

5. 胸廓病变

如外伤、手术创伤、胸廓畸形、大量胸腔积液、气胸等。

6. 严重的肺疾患

继发于静脉血栓性静脉炎的急性肺栓塞、严重支气管哮喘或哮喘持续状态、原发性或继发性细菌性肺炎。

（二）临床表现

急性呼吸衰竭主要表现为缺氧，部分有二氧化碳潴留，对机体威胁程度前者比后者重要。临床表现与缺氧发生速度、持续时间和严重程度等密切相关，而心、脑、肺对缺氧极为敏感。临床上缺氧和二氧化碳潴留的表现许多是相似的，两者常同时存在。

1. 缺氧

（1）中枢神经系统：大脑耗氧量较大，为 30mL/（min·kg），停止供氧达 6 分钟即可发生脑组织不可逆损伤。缺氧表现：轻度表现为烦躁；中度表现为谵妄；重度表现为昏迷。

（2）心血管系统：缺氧可诱发各类心律失常。

（3）呼吸系统：缺氧使 PaO_2 下降，通过刺激外周化学感受器（主动脉体、颈动脉体）和对呼吸中枢的直接作用，使呼吸加深加快来加强代偿。在脑部疾患、心力衰竭、尿毒症、代谢性酸中毒等，患者呼吸加强加快和减慢减弱来交替周期出现即出现潮式呼吸（陈—施呼吸）以及间歇停顿（比奥，Biot）呼吸。

（4）血液系统：慢性缺氧可刺激造血，而急性缺氧常无此代偿，反可造成凝血机制障碍、造血系衰竭、DIC。

（5）消化系统：呼吸衰竭引起缺氧以及脑反射性的微血管痉挛，加重胃肠道组织缺血、缺氧，常发生应激性溃疡出血及肝细胞功能损害。

（6）肾脏：缺氧使肾血管收缩，血流量减少，易发生肾功能不全，致尿素氮、肌酐增高，代谢性酸中毒等。

（7）细胞代谢及电解质：可导致代谢性酸中毒、高钾血症和细胞内酸中毒。

2. 二氧化碳潴留

（1）中枢神经系统：急性二氧化碳潴留可使脑血管扩张，血流量增加，颅内压升高，因而出现头痛、扑翼样震颤、嗜睡、昏迷等表现。

（2）酸碱失衡和电解质紊乱：血中二氧化碳潴留产生呼吸性酸中毒，导致细胞外液 H^+ 与细胞内 K^+ 互换，使血清 K^+ 升高，细胞内 H^+、Na^+ 增加。过量补充碱性药物和应用呼吸兴奋剂或机械辅助呼吸以及激素、利尿剂，可引起血 K^+ 和 Cl^- 减低，此时易发生呼吸性酸中毒＋代谢性酸中毒。

（3）心血管系统：当缺氧合并二氧化碳潴留时，可出现肺动脉收缩，肺高压，右室肥厚、扩大，心率快，心衰，血压上升，脉洪大，外周血管扩张，皮肤潮红、温暖、出汗等。

（4）呼吸系统：吸入 <15% 二氧化碳时，二氧化碳每升高 1mmHg，则每分通气量可升高 2 L。中枢对二氧化碳刺激常呈抑制状态，而呼吸兴奋性主要靠缺氧维持。

（三）实验室及其他检查

1. 血气分析

呼吸衰竭诊断很大程度上依靠血气分析的结果。一般来说，成年人，位于海平面水平，在静息状态，呼吸空气时，若 PaO_2 <60mmHg，$PaCO_2$ 正常或低于正常时即为低氧血症型或Ⅰ型呼吸衰竭；若 PaO_2 <60mmHg，$PaCO_2$ 大于或等于 50mmHg 时即为高碳酸血症或Ⅱ型呼吸衰竭。

2. 胸部 X 线片

是明确呼吸衰竭的发生原因和病变范围、程度的重要的辅助检查。根据胸部 X 线能了解心脏及气管的状态、骨折、气胸或血胸的存在，以及有无肺炎、肺水肿、肺实变、肺不张等改变。但需指出的是，胸部 X 线片所见与临床上呼吸功能衰竭或血气分析，在时期上不同步或不一致。

3. 其他检查

胸部 CT 较普通 X 线摄片更为灵敏。能够捕捉相当微细的病理改变，在诊断非肿瘤性肺病变中有重要作用，同时也是急性呼吸衰竭的诊断方法之一。纤维支气管内镜既可对气道灼伤、支气管阻塞或肺不张以及气管内出血等进行诊断，也可兼做治疗手段。

（四）诊断

急性呼吸衰竭的临床表现明显且典型，临床诊断并不困难。由于急性呼吸衰竭发病急骤，病情进展迅速，因此早期诊断特别重要。急性呼吸衰竭早期诊断的关键首先在于提高警惕，对于可能出现呼吸功能不全的高危患者应有密切的临床观察。其次应充分利用现有的监护手段，尤其是 SpO_2 监测和血气分析技术，监测 SpO_2 和动脉血气的变化规律。一般而言，若鼻导管吸氧 3 L/min 时，SpO_2 <95%，就已经出现低氧血症，应查动脉血气以明确诊断。呼吸衰竭的诊断标准如下：

1. 急性呼吸衰竭

（1）有急性呼吸衰竭的基础病史。

（2）有缺氧和（或）CO_2 潴留的临床表现。

（3）动脉血气分析，在海平面水平、静息状态下且呼吸空气时，若 PaO_2 <

60mmHg，$PaCO_2$ 正常或低于正常时即为低氧血症型或 Ⅰ 型呼吸衰竭；若 PaO_2 < 60mmHg，$PaCO_2$ 大于或等于50mmHg 时即为高碳酸血症型或 Ⅱ 型呼吸衰竭。

2. 慢性呼吸衰竭急性发作

（1）有慢性呼吸系统疾病的基础病史。

（2）有缺氧和二氧化碳潴留的临床表现。

（3）动脉血气分析同急性呼吸衰竭。

三、治疗

急性呼吸衰竭的治疗以改善通气、纠正缺氧、防止重要脏器功能的损害为主。

（一）改善通气

急性呼吸衰竭大多突然发生，故应及时采取抢救措施，防止和缓解严重缺氧、二氧化碳潴留和酸中毒，注意保护心、脑、肾等重要系统和脏器的功能。纠正缺氧的主要方法是改善通气，迅速清理口腔分泌物，保持呼吸道通畅，并立即开始人工呼吸，可行口对口人工呼吸、胸外按压人工呼吸、经面罩或气管插管接简易人工呼吸器，必要时做气管插管行机械通气，如发生心脏骤停，还应采取有效的体外心脏按压等有关心肺复苏的抢救措施。

（二）高浓度氧疗

对 Ⅰ 型呼吸衰竭，如急性肺水肿、ARDS、重症肺炎等应给予高浓度氧疗，以便尽早将 PaO_2 提高到大于或等于60mmHg，减轻缺氧对各脏器的损伤。可短期采用 FiO_2 0.5 ~0.6 或更高的氧浓度，待血氧升至安全水平后，即将 FiO_2 降至0.4 或更低，以防止氧中毒。这类患者呼吸中枢兴奋性主要由 $PaCO_2$ 调节，PaO_2 迅速提高不致引起呼吸抑制。

低浓度氧疗可用鼻塞或鼻导管法，双鼻孔细塞给氧患者感觉较舒适，不影响进食和说话。高浓度氧疗则以通气面罩法或经机械通气给氧为宜。

持久吸高浓度氧对肺有肯定的毒性作用，可造成肺间质水肿，肺泡膜增厚，肺出血，肺不张及透明膜形成，支气管黏液—纤毛清除功能也受抑制。正常人吸55% 氧可耐受数日至数周；吸大于60% 氧 1 ~2 日便可见肺损伤；吸纯氧 6 ~30 小时就可出现症状，48 ~72 小时症状明显加重，表现为胸骨后疼痛和压迫感、恶心呕吐、感觉异常、疲乏和呼吸困难等。

PaO_2 升高并不完全代表组织氧合改善，后者还取决于心排血量、血红蛋白量及氧解离曲线等。因此改善心功能、纠正贫血和氧解离曲线偏移（如碱中毒）亦很重要。

（三）机械通气

对于严重的呼吸衰竭的患者；机械通气是抢救患者生命的重要措施，机械通气的目的：①维持合适的通气量；②改善肺的氧合功能；③减轻呼吸做功；④维护心血管功能的稳定。

凡是出现下列情况者，应尽早建立人工气道、进行机械通气：①意识障碍，呼吸不规则；②气道分泌物多、排痰障碍的患者；③呕吐误吸可能性大的患者，如延髓性麻痹或腹胀呕吐者；④全身状况较差，极度疲乏者；⑤严重低氧血症或（和）二氧化碳潴留达危及生命的程度。

呼吸机撤离是呼吸支持疗法中的一个重要环节。尽早撤机是公认的原则，但撤机的最佳时机应当根据导致呼吸衰竭的原因是否得到控制，心肺功能和呼吸肌力是否恢复，以及有无水、电解质、酸碱失衡等做出客观正确的判断。撤机过程是个有计划、需密切观察的过程，一旦出现需要重新连机的征象则应及时恢复。一般来说，机械通气时间越长，撤机中遇到的困难可能会越多。具体撤机标准为：

通气机撤离的指征为：患者清醒，精神及营养状态好，分钟通气量小于 10 L/min，潮气量大于或等于 10mL/kg，呼吸频率小于或等于 20 次/分，$FiO_2 \geq 0.4$ 时 $PaO_2 \geq 60mmHg$，$PaCO_2 < 50mmHg$ 等。但必须结合患者的基础病情和临床表现，选择恰当撤离时机。撤离方法可通过 SIMV 模式过渡，逐步减少辅助通气次数，训练自主呼吸。也可采用间断停机法，通过 T 管呼吸。先于日间停机 15～30 分钟，逐步增加停机次数和延长时间，进而夜间亦间断脱机以致最后撤离。应用机械通气越久，撤离时困难可能越多。

机械通气的注意事项：机械通气中任何一个细小的环节都关系到整个治疗的失败。故细致的观察、周密的安排、及时地调整是治疗成功的保证。

1. 漏气

存在漏气时，不能保证足够的通气量。检查机器各连接处密闭情况和气管插管气囊充气程度，常可发现有无漏气，气囊充气至送气时口腔内无气流声为止。

2. 自主呼吸与呼吸机协调的观察与处理

呼吸机的主要作用是维持有效通气量，自主呼吸消失或微弱的患者，采用控制呼吸多无困难，呼吸急促，躁动不安或呼吸节律不规则之危重患者，常出现自主呼吸困难与呼吸机协调甚至对抗，导致通气量不足，加重缺氧及二氧化碳潴留。自发呼吸与呼吸机不协调时应及时查找原因。常见原因有：①痰液阻塞或连接管道漏气；②频繁咳嗽、咳痰、疼痛或恶心呕吐；③神志不清、烦躁不安；④呼吸机参数调整不当，通气量不足。如无上述原因，为使二者协调，一方面说明治疗意义争取患者合作，另一方面对躁动不合作者，可用简易呼吸机作适应性诱导或使用镇静剂和肌肉松弛剂。

3. 通气量大小的观察与调整

机械呼吸主要目的在于维持有效通气量，因此，治疗时及时观察调整通气量是决定治疗效果的关键。

1）通气量大小合适时的表现

（1）呼吸平稳，与呼吸机协调合拍；血压、脉搏趋于平稳；神志清楚者表现为安静，不清楚者逐步转为清醒。

（2）胸腹部随呼吸起伏，两肺呼吸音适中。

（3）血气分析：急性呼吸衰竭者逐渐恢复正常水平；慢性呼吸衰竭者逐渐达到急性发作前之水平。

（4）现代呼吸机可检测呼出潮气量及通气量，并合理调整通气量提供可靠依据。

2）通气量过大、过小应及时寻找原因并予以相应处理。

（1）通气量不足常见原因：①通气量选择过小；②没有随病情变化及时调整通气量；③呼吸机管路漏气；④呼吸道阻塞。

（2）通气量过大原因：①通气量选择过大；②气道阻塞时或病情需要较大通气量，缓解后未能及时减少通气量。

4. 保持呼吸道通畅

呼吸机的工作原理是借人工或机械装置产生通气。呼吸道通畅才能实现通气效果。注意呼吸道湿化，有效地排除痰液。吸痰前可用 5mL 生理盐水先稀释痰液再抽，同时配合翻身拍背、体位引流。采用滴入法湿化时，吸痰与湿化最好同时进行。

5. 给氧

单纯肺外原因所致呼吸衰竭（通气障碍）者，氧浓度一般用 30%~40%。应根据肺部疾病和给氧后面色、脉搏的改变决定给氧浓度。一般氧浓度不应超过 60%，目前认为长期吸入 40%~50% 氧不致发生氧中毒。

6. 临床效应观察

在呼吸机应用过程中，随时了解通气情况很重要，胸部望诊和听诊可对通气量做出大致估计，如胸部稍有起伏和听到适度呼吸音为适合，患者神态安详，面色良好，也为通气适当地表现，明显的呼吸起伏常是过度通气的征象。此外，还要注意观察体温、脉搏、呼吸、血压、神志、心肺情况、原发病病情及变化，值班人员要及时填写机械呼吸治疗记录单。血气分析更能明确通气效果，应每日 1~2 次，吸氧中 PaO_2 在 60mmHg 以上，$PaCO_2$ 随治疗时间延长逐渐下降最后达到正常水平。

机械通气可有以下并发症：

（1）通气不足：主要因预置通气量过低、气源压力不足、气路漏气或气管导管机械故障所致。如不及时纠正，呼酸和低氧血症就不能改善。因此对机械通气患者要有专人监护，尤其对神志不清、呼吸肌麻痹、自主呼吸微弱的患者和用机最初数日。机械通气后 0.5 小时及 6 小时应查血气，根据其结果调整通气量。以后依病情及血气变化随时调整。

（2）通气过度：对慢性代偿性呼吸衰竭，如通气量过大，$PaCO_2$ 下降过快，而原有代偿性增高的 HCO_3^- 来不及经肾调节，就可造成医源性碱中毒，使氧解离曲线左移，不利于组织摄取氧。$PaCO_2$ 快速降低还可引起脑血管收缩和脑缺氧。纠正方法为减低通气量，补充氯化钾以促 HCO_3^- 排出。

（3）低血压：因胸腔内压增高，影响回心血量和心室顺应性，心排血量降低所致。多出现于血容量不足时，此时应积极补充血容量，适当降低吸气峰压和 PEEP，或缩短吸气时间，必要时可加用少量升压药，使血压保持在 90/60mmHg 以上。血压偏低甚至休克，并非机械通气的绝对禁忌。对多数患者，改善通气和缺氧后，心血管功能好转，配合扩容等治疗，血压可望恢复。

（4）气压伤：潮气量或吸气压过大可造成气压伤，如气胸、肺间质气肿、纵隔气肿或气栓等。

（5）继发感染：继发感染是机械呼吸常见而严重的并发症，常因此而导致抢救的失败。其原因主要是无菌操作不够，呼吸机消毒不严，气管切开创口未能及时消毒换药，气道湿化排痰不利，未能有效使用全身及局部抗生素等。因此，在加强全身抗生素使用同时还应注意昏迷患者的护理；气管切开的护理；眼、口腔的护理；呼吸机的定时消毒；病室及床边用具的定时消毒；尽量减少陪伴及探视人员等。

（6）气胸及纵隔气肿：原有肺大泡、肺囊肿或心内注射药物的患者，进气压力过大时可以发生气胸及纵隔气肿。应及时行闭式引流术并减少进气量。

（7）胃肠道并发症：胃肠道充气、膨胀及胃扩张等较易发生，影响消化吸收功能，产生原因不明。可能与吞咽反射及反射性抑制胃肠蠕动有关，一般几日内可自行缓解。

（四）高压氧治疗

在急性呼吸衰竭中应用机会较少，而在一氧化碳中毒应用较多，在肺部厌氧菌感染引起的低氧血症偶有应用。

（五）膜肺

以膜式氧合器在体外进行气体交换，替代严重损害的肺，为组织提供氧。但由于操作较复杂，花费较大，目前尚不能广泛开展。

（六）监测血气

以此指导临床呼吸机的各种参数调整和酸碱紊乱的处理。

（七）肾上腺皮质激素

在急性呼吸衰竭中应用较广泛，能有效防止诱发 ARDS 的补体激活、中止白细胞裂解、防止氧自由基的产生和释放、避免毛细血管损伤导致渗漏等裨益，但在复杂创伤、严重感染时需同时采取有效抗感染措施，防止二重感染。故激素剂量要适当，使用时间宜短。

（八）控制感染

严重感染、败血症、感染性休克以及急性呼吸道感染等往往是引起呼吸功能衰竭的主要原因。不仅如此，在急性呼吸衰竭病程中，常因气管切开、机体抵抗力下降等原因而并发肺部感染，甚至全身感染。因此，控制感染是急性呼吸衰竭治疗的一个重要方面。

存在感染时需合理地选用抗生素。无感染临床症候的危重患者，为预防感染，可适当选用抗生素。原则上抗生素选择应根据病原菌的性质，患者的血、尿、大便、痰、分泌物、脑脊液等标本的细菌培养结果，以及对抗生素药物敏感试验结果，来加以选择。但在临床上，因病情不允许，一般是根据肺部感染菌的特点，选用抗生素。对严重感染、混合感染及中枢神经系统感染，均应联合应用抗生素，并兼顾患者全身状况及肝、肾功能状态，以增加疗效及减少不良反应。对应用多种作用强、剂量足、疗程够而效果不明显的病例，应考虑抗生素选择是否合理、细菌是否耐药、有无产生菌群失调或二重感染如霉菌感染、机体是否严重衰弱、反应差等因素，从而影响抗菌效果。此外，抗生素除采用静脉、肌肉途径给药外，还可局部给药如雾化吸入和经气管内滴入，以提高疗效。

（九）一般支持疗法

电解质紊乱和酸碱平衡失调的存在，可以进一步加重呼吸系统及至其他系统器官的功能障碍，并可干扰呼吸衰竭的治疗效果，因此应及时加以纠正。急性呼吸衰竭，较慢性呼吸衰竭更易合并代谢性酸中毒，应积极纠正。对重症患者常需转入 ICU，集中人力物力积极抢救。危重患者应监测血压、心率，记录液体出入量。采取各种对症治疗，预防和治疗肺动脉高压、肺源性心脏病、肺性脑病、肾功能不全和消化道功能障碍等。特别要注意防治多器官功能障碍综合征（MODS）。

四、护理要点

（一）一般护理

1. 给患者安排安静的病房，嘱患者绝对卧床休息。

2. 协助患者保持最佳舒适体位，身体尽量坐直，以利呼吸。

3. 遵医嘱给氧，给氧的过程中观察氧疗效果，若呼吸困难缓解，心率下降、发绀减轻表示给氧有效。若呼吸过缓或意识障碍加重，提示二氧化碳潴留加重，应立即通知医生，并准备呼吸兴奋剂和辅助呼吸器。

4. 保持呼吸道通畅，防止舌根后坠，有假牙应将假牙取出。

5. 有计划地安排各种护理和治疗的操作时间。保证患者的充足休息时间，以增强机体的抗病能力。

6. 安排专人陪护患者，减轻患者的焦虑与不安。

7. 对神志清醒的患者进行简单的解释。必要时经气管插管吸痰。

8. 对一般治疗无效的患者，准备做气管插管、气管切开或辅助呼吸。备好各种抢救物品，如气管插管、气管切开包、人工呼吸器、吸痰器、呼吸兴奋剂、强心剂、氧气等。

（二）病情观察与护理

1. 加强病情观察

注意观察患者神志和唇、趾、指发绀等变化。注意观察患者咳嗽是否有力，痰液咳出的难易、痰量及其颜色、气味和黏稠度等皆有助于病情的判断。积极寻找病因及诱因，尤其是感染病原体（细菌、病毒、真菌及支原体等）。给氧过程中应观察效果，如呼吸困难缓解、心率下降、发绀减轻，表示给氧有效；如呼吸过缓或意识障碍加重，提示二氧化碳潴留加重，应通知医师并准备呼吸兴奋剂和辅助呼吸器。

2. 加强呼吸循环功能监测

呼吸功能监测包括：呼吸频率、潮气量，有条件可作床旁肺功能测定（如肺活量、第一秒钟用力呼气量、最大吸气压力），定时测定动脉血气，还可行脉搏血氧饱和度监测；呼出气二氧化碳浓度的监测是判断有无二氧化碳潴留及其程度的良好方法。对机械通气患者应不断记录吸入氧浓度、通气模式、潮气量、机械通气频率设定、实际通气频率、最大吸气压、吸气停顿压、呼气末压及平均气道压等参数。患者的循环指标（心率、血压、床旁心电图、中心静脉压心排血量）的监测也是必不可少的。

3. 应用药物观察

应用呼吸兴奋剂时应观察其药效和药物反应，如患者出现颜面潮红、面部肌肉颤动、烦躁不安等，应减慢滴速或停用，同时通知医师。

（张先欣）

第三节　急性肾功能衰竭

急性肾功能衰竭简称急性肾衰（ARF），是双肾功能短时间内急剧损坏而出现的临床综合征。其主要临床表现为少尿，水、电解质、酸碱平衡失调及尿毒症综合征的表现。ARF 是临床各科经常面临的严重病症。

一、病因及发病机制

（一）病因

广义的 ARF 分为肾前性、肾后性、肾性。

1. 肾前性 ARF

由于全身有效血容量下降，肾血流量下降导致肾脏缺血。但肾脏本身尚未发生器质性损坏，见于脱水、电解质紊乱、心功能不全、各种原因所致休克。

2. 肾后性 ARF

各种原因的急性尿路梗阻使肾间质压力增高，肾脏肿胀，反射性肾血管收缩使肾缺血，滤过停止或减少。见于双侧尿路结石、肿瘤压迫、前列腺疾患、手术意外使输尿管误扎等。

3. 肾性 ARF

（1）肾脏长时间缺血、缺氧导致急性肾小管坏死（ATN）。

（2）在原发或继发肾脏疾病基础上发生 ARF。如肾小球疾病（急进性肾炎、狼疮性肾炎等）、肾血管性疾病（肾动脉闭塞、坏死性或过敏性血管炎等）。

（3）某些重金属、抗生素及其他肾毒性物质直接作用于肾小管细胞或引起急性间质性肾炎，导致 ARF。

败血症是引起 ARF 的主要因素之一，约有 50% 的败血症患者可发生 ARF。ATN 是 ARF 最常见的类型，占 ARF 患者总数的 75%～80%，所以通常把 ATN 当作 ARF 的同义词看待。ATN 是本节重点讨论的内容。

（二）发病机制

急性肾小管坏死的发病机制尚未完全阐明，目前认为主要有以下几种学说：

1. 肾小管阻塞学说

急性肾缺血、肾中毒可直接损害肾小管上皮细胞，坏死的上皮细胞及血红蛋白或肌红蛋白等可阻塞肾小管，阻塞部近端小管腔内压升高，继之肾球囊内压增高，当压力与胶体渗透压之和等于肾小球毛细血管内压时，导致肾小球滤过停止，引起少尿、无尿。如肾小管基膜完整，数日或数周后基膜上可再生出上皮细胞，使小管功能恢复。

2. 反漏学说

肾小管上皮损伤后坏死脱落，管壁破坏失去了完整性，管腔与肾间质相通，小管腔中原尿反流扩散至肾间质，引起肾间质水肿，压迫肾单位，加重肾缺血，使肾小球滤过更降低。

3. 肾血流动力学改变

急性肾衰时，由于神经体液调节因素，肾内血流重新分布，肾皮质部血流量降至正常的50%以下，导致肾小球滤过率明显下降，出现少尿、无尿。引起这种改变的机制为：①有学者认为与肾内肾素－血管紧张素系统活性增高有关。由于入球小动脉收缩，肾灌注不足，肾小球滤过减少；②肾缺血时，毛细血管内皮细胞肿胀，管腔狭窄，血管阻力增加，肾小球滤过降低；③由于出球小动脉舒张，肾毛细血管内静水压降低，肾小球滤过减少。如果做肾动脉造影可显示自弓形动脉以下的分支均不显影，表示供应肾皮质肾小球的动脉收缩，这与肾素—血管紧张素系统激活有关，同时也与肾内前列环素减少、血栓烷 A_2 增高有关。

4. 弥散性血管内凝血

多见于创伤、休克、败血症、出血热、产后出血等原因引起的急性肾小管坏死。由于肾血管收缩、肾缺血、毛细血管内皮损伤，易发生血栓形成，同时凝血过程激活、纤溶过程障碍，至纤维蛋白及血小板沉积，聚集在肾小球毛细血管壁阻碍肾血流，加重肾缺血，严重者可发生肾皮质坏死。

病理损害部位和程度随病因和疾病严重程度不同而异。一般肉眼检查见肾肿大、苍白、重量增加；切面皮质苍白，髓质呈暗红色。光镜检查见肾小管上皮细胞变性、脱落，管腔内充满坏死细胞、管型和渗出物。肾毒性物质引起者，肾小管病变主要分布在近曲小管，上皮细胞的变性、坏死多累及细胞本身，分布均匀，肾小管基底膜完整。一般病期一周左右，坏死的肾小管上皮细胞开始再生，并很快重新覆盖于基底膜上，肾小管的形态逐渐恢复正常。肾缺血所致者，小叶间动脉末梢部分最早受累且程度严重，故皮质区小管，特别是小管髓袢升段和远端小管的病变最为明显，上皮细胞呈灶性坏死，且随缺血程度加重，病变发展累及肾小管各段和集合管，故病变分布甚不均匀。上皮细胞坏死、脱落和脂肪变性，受损严重部位的小管基底膜也可发生断裂、溃破，以致管腔内容物进入间质，引起间质水肿、充血和炎性细胞浸润。若病变累及邻近小静脉，可引起血栓形成或间质出血，出现血尿。肾小管上皮细胞基底膜损害严重者，细胞往往不能再生，该部位为结缔组织增生所代替，故缺血型损害恢复时间较长。

二、病情评估

（一）病史

对病情的判断有非常重要的意义。致病因素有：

1. 肾前性急性肾功能衰竭原因

（1）血容量不足：出血；皮肤丢失（烧伤、大汗），胃肠道丢失（呕吐、腹泻），肾脏丢失（多尿、利尿、糖尿病），液体在第3间隙潴留（腹膜炎、胸膜炎）等。

（2）心排血量减少：充血性心力衰竭、心律失常、低流量综合征、肺动脉高压、败血症、过敏性休克等。

2. 肾实质性急性肾功能衰竭原因

由于各种原因所致的肾实质病变均可发生急性肾功能衰竭。可以急性，也可在肾脏疾病中突然恶化。多见于急性肾小管坏死和急性肾皮质坏死、急性肾小球肾炎和细小血管炎、急性肾大血管疾病、急性间质性肾炎等。

（1）肾小管病变：急性肾小管坏死（占40%）。常由肾脏缺血、中毒、肾小管堵塞（血红蛋白、肌红蛋白引起）。

（2）肾小球疾病：占25%～26%，见于各种类型急性肾炎、包括狼疮性肾炎、紫癜性肾炎等。

（3）肾间质疾病：约占90%，由药物过敏引起急性间质性肾炎多由磺胺类、新型青霉素、氨苄青霉素、止痛药、非激素类抗炎药等引起。

（4）肾血管疾病：约占25%。诸如坏死性和过敏性血管炎、恶性高血压，肾动脉闭塞、肾静脉血栓形成、妊娠子痫、DIC等。

（5）其他：移植肾的肾排斥，或慢性肾炎急性发作等。

3. 肾后性急性肾功能衰竭原因

尿路单侧或双侧梗阻（结石、肿物、血凝块），单侧或双侧肾静脉堵塞（血栓形成、肿物、医源性）等。

（二）临床表现

突然少尿（或逐渐减少），进入本病时期，临床经过可分为少尿期、多尿期和恢复期。

1. 少尿前期或反应期

病因因素影响肾后的24小时之内的短暂阶段，也是肾功能改变的阶段，肾无多（或少有）器质性改变。此期临床表现多不太明显或为病因因素所造成的主要表现所掩盖，因此过去多不特别提出，但在预防发病上有重要意义。

2. 少尿或无尿期

发病24小时后开始，轻者3～5日，重者12～14日，更长者可达3周，3周以上仍不恢复者后果较严重。这一期主要表现为：

（1）尿的变化：主要表现为少尿，尿量甚少者，说明肾病变严重。一般轻症者，24小时尿量为200～400mL，有的更少。重症者，24小时尿量不超过50mL。在尿量减少的同时，尿质也有变化，排出氯化物高而尿素氮、肌酐低，有蛋白尿，在显微镜下可见到红细胞、白细胞及管型。

（2）进行性氮质血症：由于肾功能减退，肾小球滤过率降低引起少尿，代谢产物不能由肾排出，而在体内蓄积，比较重要的尿素氮、肌酐等。这些物质的蓄积，可使细胞膜上的酶失去作用而影响细胞的代谢，很多系统可因之而出现异常。其升高速度与体内蛋白分解状态有关。在无并发症且治疗正确的病例，每日血尿素氮上升较慢，为3.6～7.1mmol/L。但在高分解状态时，如广泛组织创伤、败血症等，每日血尿素氮可升高10.1～17.9mmol/L。促进蛋白分解亢进的因素尚有热量供给不足、肌肉坏死、血肿、胃肠道出血、感染，应用肾上腺皮质激素等。

3. 水、电解质平衡紊乱及酸中毒

1）水过多：见于水分控制不严格，摄入量或补液量过多。随少尿期延长，易发生水过多，表现为稀释性低钠血症、软组织水肿、体重增加、高血压、心力衰竭和脑水肿等。未透析病例体液潴留是主要的死因之一。

2）代谢性酸中毒：因肾小管排泄酸性代谢产物功能障碍及其产氨泌 H^+ 的功能丧失，故于少尿期 3～4 日发生代谢性酸中毒表现：库氏或潮式呼吸、昏迷、血压降低、心律失常等。

3）电解质紊乱

（1）高钾血症：肾衰时若伴有肌肉、软组织破坏，严重创伤、大血肿、重大手术、热量不足、感染、发热、溶血、酸中毒、软组织缺氧等，则血钾升高甚速，由于少尿，钾不能排出，故血钾升高。有时一日可升高 0.7mmol/L 以上，常为少尿期死亡原因之一。

高钾血症的表现是：肌无力，烦躁不安，神志恍惚，感觉异常，口唇及四肢麻木，心跳缓慢，心律失常，心搏骤停而突然死亡。心电图中出现电轴"左倾"，T 波高尖，Q－T 间期延长，S－T 段下移，P－R 间期延长等。若伴有低钙、低钠、酸中毒，则症状更为显著。

（2）低钠血症：血钠常降低至 130mmol/L 以下。除了呕吐、腹泻、大面积灼伤等丢钠产生真正的低钠之外，常由于以下因素引起纳的重新分布而致低钠血症：①钠进入细胞内；②钠与有机酸根结合；③饮食减少及肾小管功能不全，重吸收减少；④水分潴留致使钠稀释。因此，血钠虽低，但体内总钠量不少，只是钠的重新分布所致。

（3）高磷、低钙血症：正常情况下，60%～80% 的磷由肾脏排泄，急性肾衰时磷不能从肾脏排出，同时组织破坏亦产生过多的磷，血清无机磷升高。高血磷本身并不产生症状，但可影响血清中钙离子浓度。由于过多的磷转向肠道排泄，与钙结合成不溶解的磷酸钙，影响了钙的吸收，出现低钙血症。但在酸中毒时钙的游离度增加，故不发生临床症状。当酸中毒纠正时，血游离钙减低引起手足抽搐。低血钙还可加重高血钾对心脏的毒性作用。

（4）高镁血症：急性肾衰时，血镁与血钾常平行升高，当血镁升高至 3mmol/L 时即可产生症状，其症状及心电图改变与高钾血症相似。所以临床上遇有高钾血症症状而血钾并不高时，应考虑高镁血症。

（5）低氯血症：急性肾衰时，钠和氯以相同的比例丢失，所以低氯血症常伴有低钠血症。若患者有呕吐或持续胃管抽吸，造成大量胃液丢失，则氯与氢的丢失较多，可出现低氯血性碱中毒。

4. 心血管系统的表现：较为常见，严重者常常导致死亡。

（1）血压增高：出现早，而且持续时间长。其发生与水、钠潴留有关，但也有肾素、血管紧张素、醛固酮系的影响，容易发生心力衰竭。血压一般在 140～180/90～108mmHg，有时可更高，甚至可出现高血压脑病。

（2）肺充血及肺水肿：是心力衰竭的原因也是其后果，主要是少尿使水在体内潴留而引起，但高血压、心律失常和酸中毒均为影响因素。

（3）心律失常：多由高血钾引起，也可能是血流动力学改变所致和病毒感染及洋地黄的应用。若出现此症状则说明心脏功能受累颇重，预后不佳。临床上多见于窦房结暂停、窦性静止、窦室传导阻滞，不同程度房室传导阻滞和束支传导阻滞，室性心动过速、心室颤动等。如因病毒感染或洋地黄应用可出现室性早搏。

（4）心力衰竭：常见而又严重的原因是①肺水肿，心脏负荷加大；②高血钾造成心脏传导阻滞；③贫血、心肌营养不良；④血压持续性增高，增加心脏负担而逐渐出现心力衰竭。

相应的症状还有厌食、恶心、呕吐、腹胀等，少数可有胃肠道出血。此外尚有头痛、嗜睡、肌肉抽搐、惊厥等神经系统并发症。并发感染，以呼吸道、泌尿道和伤口感染为多见，发生率为30%～70%，也是ARF的主要死亡原因。

5. 多尿期

尿量从少尿逐渐增多，是肾功能开始恢复的标志。每日尿量可达5 000mL，主要为体内积聚的代谢产物在通过肾单位时产生渗透性利尿作用。少数患者可出现脱水、血压下降及各种感染并发症。此期多持续1～3周。

6. 恢复期

患者感觉良好，尿量接近正常，尿素氮和肌酐基本恢复正常。肾小管功能（特别是浓缩功能）需半年以上才能恢复正常。

近年来非少尿型急性肾小管坏死有增多的趋势，即每日尿量可在500mL以上，病情较轻，预后也较好。

（三）实验室及其他检查

1. 血液检查

少尿期可出现①轻、中度贫血；②血浆肌酐每日升高44.2～88.4μmol/L，多在353.6～884 μmol/L或更高；血尿素氮每日升高3.6～10.7mmol/L，多在21.4～35.7mmol/L；③血清钾浓度升高，部分可正常或偏低；④血pH常低于7.35，碱储负值增大；⑤血清钠浓度可正常或偏低；⑥血清钙可降低，血磷升高；⑦血氯低、血镁高。

2. 尿液检查

①尿量改变，少尿期尿量在400mL/d以下，非少尿型可正常或增多；②尿常规检查：外观多混浊，尿色深，尿蛋白多＋～＋＋，部分可为＋＋＋～＋＋＋＋，以中小分子蛋白质为主。尿沉渣检查可见肾小管上皮细胞、上皮细胞管型，颗粒管型及少许红、白细胞；③尿比重低而固定，多在1.015以下；④尿渗透浓度低于350mmol/L，尿与血渗透浓度之比低于1.1；⑤尿钠含量增高，多在40～60mmol/L；⑥尿尿素与血尿素之比降低，常低于10；⑦尿肌酐与血肌酐之比降低，常低于10；⑧肾衰指数＞2；⑨滤过钠排泄分数（FeNa），FeNa＞1为急性肾小管坏死致肾衰；FeNa＜1为肾前性少尿性肾衰。

3. 影像学检查

包括B超、肾区腹部平片、CT、尿路造影、放射性核素扫描等，应结合患者具体情况，权衡检查本身对病情影响后选择进行。B超可观察到肾脏的大小、肾脏结石，同时提示有无肾盂积水。但如果检查肾大小正常，有轻度肾盂积水，也可能仅反映为输尿管或肾盂蠕动无力。反流性肾病或者尿崩症尿量过多伴失水而致的肾前性肾衰竭，有时也能观察到肾盂积水，必须予以注意。腹部平片也可观察到肾脏大小，同时能发现阳性结石。CT对判断结石、肾盂积水、有无梗阻及梗阻原因，特别是对确定有无后腹膜病变引起急性肾衰竭等有帮助。有时常需配合膀胱镜、逆行肾盂造影或静脉肾盂造影等检查结果来判断。

4. 肾穿刺

使用于可以完全排除肾前、肾后性引起的急性肾衰竭，而肾内病变不能明确者，特别是各型急进性肾炎、血管炎、溶血尿毒症综合征以及急性间质性肾炎等。

（四）诊断和鉴别诊断

根据原发病因，急骤进行性氮质血症（即短期内血肌酐每日上升 50%）伴少尿，结合相应临床表现和实验室检查，一般不难作出诊断。

1. 诊断标准

（1）肌酐清除率在 1~2 日内从正常范围急剧降低到每分钟 $10mL/1.73m^2$ 左右。

（2）血清肌酐和尿素氮，每日增高 44 $\mu mol/L$ 和 3.6mmol/L 或以上，连续 4~5 日以上。

（3）尿肌酐/血清肌酐比值 <20。

（4）尿比重和渗透压低于 1.015 和 350mmol/（kg·H_2O）。

（5）尿钠 >40mmol/L。

（6）滤过钠排泄分数 >2%。

（7）B 型超声显像，双肾体积不缩小。

判定：具备第（1）、（2）、（6）、（7）项即可确诊。兼有第（3）、（4）、（5）项作为辅助诊断。

2. 鉴别诊断

（1）肾前性少尿：该病有血容量不足或心力衰竭病史，补充血容量后尿量增加，氮质血症较轻，尿比重 >1.020，尿渗透浓度 >550mmol/kg，尿钠浓度 <15mmol/L，尿、血肌酐和尿素氮之比分别在 40:1 和 20:1 以上，据此易于鉴别。

（2）肾后性尿路梗阻：有泌尿系结石、肿瘤或外伤史，尿量突然减少，或间歇性无尿，尿常规多无异常，经 B 超和 X 线检查可找到原发病灶而明确诊断。

（3）急性肾间质病变：有引起急性肾间质性肾炎的依据，如药物过敏等，易于鉴别。

三、治疗

（一）病因治疗

急性肾衰病因多，发病机制复杂，病死率高达 50%。及时恰当地治疗导致急性肾衰的基础病，纠正内环境的平衡，能有效降低急性肾衰的发病率及病死率。因此，治疗急性肾衰的首要措施就是要及时治疗原发病，迅速去除导致肾功能恶化的可逆因素，例如排除血容量不足等肾前性因素和尿道梗阻等肾后因素，尽力促进排尿；创伤引起者要彻底清创；脱水、失钠与低血容量性休克者要有效纠正血容量与电解质紊乱；败血症休克除使用大剂量有效抗菌药物、纠正血容量外，可考虑使用大剂量皮质激素以解除内毒素血症；避免应用肾毒性抗生素及联合应用对肾小管损伤有协同作用的药物。

（二）初发期的治疗

1. 一般治疗

初发期如能及时正确处理，肾衰竭往往可以逆转，即使不能完全逆转，亦可使少尿型肾衰竭转变为非少尿型。可输注 ATP、辅酶 A 及细胞色素 C 等高能物质，许多作者还报道应用 ATP - MgCl$_2$ 混合液的疗效较单用 ATP 为优。卡托普利治疗早期 ARF，既能阻断管球反馈，又能抑制血管紧张素 II 的生成，使缓激肽浓度增高而增加肾血流量。维拉帕米、普萘洛尔可分别通过阻止钙内流及减少肾素分泌，增加肾血流量和肾小球滤过率。

2. 扩充血容量

扩容治疗对肾毒性急性肾衰前期，可促进毒素排泄，但扩容治疗限于急性肾衰前期，宜测定中心静脉压做监护。若中心静脉压和血压均降低，说明有效血容量不足，患者处于肾前性氮质血症或为急性肾衰前期，可于 60 分钟内输液 500~1 000mL，补液后尿量每小时增至 30mL 以上或超过补液前 2 小时尿量，则应继续补液。若中心静脉压增加 5cmH$_2$O 或达到 10cmH$_2$O，应减慢或停止补液。并注意观察患者神志、心率、血压、尿量等变化。

3. 利尿剂的应用

目前用以防治急性肾衰的利尿剂仍是甘露醇和呋塞米。

（1）甘露醇：甘露醇是一种渗透性脱水剂，借其高渗作用能迅速将细胞内液水分移至细胞外，增加血容量。它易从肾小球滤过，几乎不被肾小管吸收而发挥利尿效果。上述机制能维持肾小管内的静水压，其高渗作用使肾间质液体被吸入，防止了肾间质水肿。肾小管内因有大量水分通过，故减少了管型阻塞。甘露醇尚可使红细胞变形和缩小，降低血流的黏度，减少血管阻力和增加肾血流量。若患者 CVP 正常或补足血容量后 CVP 恢复正常而尿量仍每小时 <17mL，为应用甘露醇的适应证。一般用 20% 甘露醇 100~200mL 在短时间内快速静脉滴注，输后尿量达每小时 30mL 或超过前 2 小时的尿量，则可每 4~8 小时重复 1 次。若第 1 次无效，也可重复 1 次，如仍无效则停用，以免诱发急性左心衰竭。对于 CVP 高或心功能不全者，应慎用或不用，可选用呋塞米。

（2）呋塞米：能增加肾皮质血流，减少髓质充血，抑制肾组织对糖的酵解，增加肾小球滤过率，抑制袢段升支对钠的重吸收，使钠、水、钾的排出增加。ATN 初发期使用大剂量呋塞米能阻止肾衰发生，即使急性肾衰已经确立，也可使部分少尿型急性肾衰转变为非少尿型急性肾衰。首剂用量 200~500mg，缓慢静脉滴注，观察 2 小时如无尿量增加，立即加倍重复应用。呋塞米每次静脉滴注超过 200mg 时，最好稀释使用以减轻或避免消化道的不良反应。药物的不良反应少，少数人可出现过敏反应、恶心、呕吐、视物模糊、直立性低血压、低血糖、眩晕，个别出现血白细胞、血小板减少，抑制尿酸排出，并可引起暂时性神经性耳聋。注药速度每小时不超过 250mg 可减少其毒性。目前认为，呋塞米对功能性肾衰和器质性肾衰的早期是很有效的利尿剂。

4. 血管扩张剂

近年来不少血管扩张剂试用于急性肾衰，尚有一些药物仍处于动物实验阶段。血管扩张剂是否终止急性肾衰的发生和发展，目前无肯定结论。在急性肾衰早期应用可能有效，当发生肾小管坏死和肾小管回漏时则无效，故主张早期应用。

（1）多巴胺：多主张与呋塞米联合应用。动物实验证明二者有协同保护作用，使肾血管明显扩张。Graziani 等（1984）报告对大量甘露醇和呋塞米无效的 24 例少尿性急性肾衰，用多巴胺每分钟 3 $\mu g/kg$ 加速每小时 10～15mg/kg 静脉滴注，19 例经 6～24 小时尿量从每小时（11±7）mL 增加到每小时（85±15）mL。许多学者认为二药合用治疗急性肾衰早期是非常有效的方法。常用量：多巴胺 10～20mg 和呋塞米 500mg 加入 100～200mL 液体中 1 小时内静脉滴注，每日 2～4 次。

（2）α受体阻滞剂：此类药物可解除肾微循环痉挛，改善心功能，预防肾小管坏死，改善肾功能，尤适于伴有高血压及左心衰竭的患者。文献报道以大剂量酚妥拉明（每日40～80mg）为主治疗出血热急性肾衰患者 40 例，治愈率95%，与单用呋塞米比各项指标有非常显著差异。酚妥拉明也可与多巴胺、呋塞米合用以增加疗效。使用时应密切观察血压变化。也可选用酚苄明口服，每日 10～20mg。

（3）卡托普利：治疗早期急性肾衰，既能阻断管球反馈，又能抑制血管紧张素 II 的生成，使缓激肽浓度增高而增加肾血流量。

（4）前列腺素：前列腺素中前列环素具有较强的血管扩张作用。晚近有人报告用前列环素治疗急性肾衰可使急性肾缺血改善，肾小球滤过率增加，制止了急性肾衰的发生，推荐用量为每分钟 8 ng/kg 静脉滴注。

此外，文献报道山莨菪碱（10～20mg）、罂粟碱（90mg）、普鲁卡因（1g）等血管扩张剂治疗急性肾衰具有一定疗效。

（三）少尿期的治疗

重点在于维持水、电解质平衡，控制感染，控制氮质血症，治疗原发病。

1. 饮食和营养疗法

供热量每日 >1 045 kJ 可使内源性蛋白质分解降低，有利于肾组织修复、再生。碳水化合物量不应少于每日 100g，同时给予胰岛素。限制蛋白质入量每日 <0.6g/kg，供应的蛋白质至少要有 1/3～1/2 为高效生物效价的优质蛋白。氨基酸溶液已广泛用于急性肾衰治疗。氨基酸即可增加营养，又能促使病变的修复，必需氨基酸还能促进体内尿素氮重新被利用以合成蛋白质。饮食中限钠及钾入量。

2. 以量出为入为原则

严格控制入水量，防止体液过多所致的肺水肿并发症。每日液体入量应为前 1 日液体出量（包括尿、大便、呕吐、引流及伤口渗出）加 300～500mL 为宜。体温增加 1℃ 每日酌增 1.2mL/kg。以下指标可判断补液量是否适当：

（1）如每日体重减少 0.3～0.5kg，血钠为 140～150mmol/L，中心静脉压正常，表示补液适当。

（2）如体重不减或增加，血钠 <140mmol/L，中心静脉压升高，则表示补液过多，易发生急性肺水肿或脑水肿。

（3）如体重下降每日 >1kg，血钠 >145mmol/L，中心静脉压低于正常，提示脱水，补液不足。

3. 保持电解质平衡

主要电解质紊乱是高血钾、低血钠、低血钙、高镁血症。

（1）高钾血症：含钾高的食物、药物和库血均应列为严格控制的项目。积极控制感染，纠正酸中毒，彻底扩创，可减少钾离子的释出。当出现高钾血症时，可用下列液体静脉滴注：10% 葡萄糖酸钙 20mL，5% 碳酸氢钠 200mL，10% 葡萄糖液 500mL 加胰岛素 12 U。疗效可维持 4~6 小时，必要时可重复应用。严重高血钾应做透析治疗。

（2）低钠血症　绝大部分为稀释性，故一般仅需控制水分摄入即可。如出现定向力障碍、抽搐、昏迷等水中毒症状，则需予高渗盐水滴注或透析治疗。如出现高钠血症，应适当放宽水分的摄入。

（3）代谢性酸中毒　对非高分解代谢型肾小管坏死，在少尿期，补充足够热量，减少体内组织分解，一般代谢性酸中毒并不严重。但高分解代谢型往往酸中毒发生早，程度严重。如血浆 HCO_3^- 低于 15mmol/L，可根据情况选用 5% 碳酸氢钠治疗，剂量可自 100mL 开始，以后酌情加量。对于顽固性酸中毒患者，宜立即进行透析治疗。酸中毒纠正后，常有血中游离钙浓度降低，可致手足抽搐，可予 10% 葡萄糖酸钙 10~20mL 稀释后静脉滴注。

（4）低钙血症、高磷血症　对于无症状性低钙血症，不需要处理，如出现症状性低钙血症，可临时予静脉补钙。中重度高磷血症可给予氢氧化铝凝胶 30mL，每日 3 次口服。

4. 心力衰竭的治疗

最主要原因是水钠潴留，致心脏前负荷增加。由于此时肾脏对利尿剂的反应很差，同时心脏泵功能损害不严重，故洋地黄制剂疗效常不佳，合并的电解质紊乱和肾脏排泄减少，则使洋地黄剂量调整困难，易于中毒，应用时应谨慎。内科保守治疗以扩血管为主，尤以扩张静脉、减轻前负荷的药物为佳。透析疗法在短时间内可通过超滤清除大量体液，疗效确实，应尽早施行。

5. 贫血和出血的处理

急性肾衰竭的贫血往往较慢性肾衰竭为轻，血红蛋白一般在 80~100g/L，可不予特殊处理。中、重度贫血应注意引起肾衰竭原发病的诊断和肾衰竭合并出血的可能，治疗以输血为主。急性肾衰竭时消化道大量出血的治疗原则和一般消化道大量出血的处理原则相似，但通过肾脏排泄的抑制胃酸分泌药（如西咪替丁、雷尼替丁等）在较长期应用时，需减量使用。

6. 感染的预防和治疗

开展早期预防性透析疗法以来，在少尿期死于急性肺水肿和高血钾症者显著减少。少尿期主要原因是感染，常见为血液、肺部、尿路、胆管等感染。应用抗生素时，由肾脏排泄的抗生素在体内的半衰期将延长数倍至数十倍，极易对肾脏引起毒性反应。因此，需根据细菌培养和药物敏感试验，合理选用对肾脏无毒性的抗菌药物治疗，如第二或第三代头孢菌素、各种青霉素制剂、大环内酯类、氟喹诺酮类等。原则上氨基糖苷类、某些第一代头孢菌素及肾功能减退易蓄积而对其他脏器造成毒性的抗生素，应慎用或不用。但近年来，耐甲氧西林金黄色葡萄球菌、肠球菌、假单胞菌属、不动杆菌属等耐药菌的医院内感染渐增多，故有时也需权衡利弊，选用万古霉素等抗生素，但需密切观察临床表现。有条件时，应监测血药浓度。许多药物可被透析清除，透析后应及时补充，以便维持有效血药浓度。

7. 血液透析或腹膜透析治疗

透析指征为：①急性肺水肿，高钾血症，血钾在 6.5mmol/L 以上；②高分解代谢状态；③无高分解代谢状态，但无尿在 2 日或少尿 4 日以上；④二氧化碳结合力在 13mmol/L 以下；⑤血尿素氮 21.4～28.6mmol/L 或血肌酐 44.2mmol/L 以上；⑥少尿 2 日以上并伴有体液过多，如眼结膜水肿、胸腔积液、心奔马律、中心静脉压高于正常、持续呕吐、烦躁或嗜睡、心电图疑有高钾图形等任何一种情况。

近年来采用持续性动静脉血滤疗法（CAVH）对血流动力学影响小，脱水效果好，适用于有严重水肿所致高血压、心力衰竭、肺水肿或脑水肿者，还可补充静脉高营养。不需血管造瘘，准备时间短，操作简便，但需严密监测。血液灌流术配合血液透析是抢救急性药物或毒物中毒所致急性肾功能衰竭的有效措施。

8. 简易疗法

包括吸附法、导泄法及鼻胃管持续吸引。对降低血尿素氮、肌酐等体内蓄积的毒性物质有一定作用，可试用。尤其适用于不能开始透析疗法的医疗单位。

（1）吸附法：氧化淀粉每日 20～40g，可使尿素氮、血钾下降，氢氧化铝每日 20～30g，分 3～4 次服用。其他还有聚丙烯醛、聚乙酰基吡咯酮等。

（2）导泄法：选用其中之一：20% 甘露醇 25g，1 小时服完，每日 1～2 次。50% 硫酸钠 40mL，大黄 30g，芒硝 15g，每日 1 次。复方口服透析液，每升中含成分为：甘露醇 32.4g，钠 60mmol，钾 4mmol，氯 46mmol，碳酸氢钠 70mmol。生大黄、桂枝、槐花各 3g，水煎灌肠。生大黄 15～30g，附子 9g，牡蛎 60g，水煎 150～200mL 作保留灌肠，每日 1 次，3～7 日为 1 个疗程，5 日后无效改用透析。大黄 30g，黄芪 30g，红花 20g，丹参 20g。水煎，每次 100mL，加 4% 碳酸氢钠 20mL 加温至 38℃，做结肠灌洗，每日 6 次，用至病情好转为止。

（3）鼻胃管持续吸引：此疗法作用减轻急性肾衰少尿期的高血容量症；经鼻胃管吸出的液体主要是唾液和胃液，除水分外还含有许多电解质，其中钾、氯、钠是急性肾衰的关键离子；吸出的消化液中含有一定量的尿素氮和肌酐，对改善急性肾衰病情有益。

（四）多尿期治疗

治疗重点仍为维持水、电解质和酸碱平衡，控制氮质血症，治疗原发病和防治各种并发症。部分急性肾小管坏死病例多尿期持续较长，每日尿量多在 4 L 以上，补充液体量应逐渐减少（比出量少 500～1 000mL），并尽可能经胃肠道补充，以缩短多尿期。

（五）恢复期治疗

一般无须特殊处理，定期随访肾功能，避免使用对肾脏有损害的药物。

（六）中医中药

急性肾衰近年来采用中西医结合治疗，取得了较好疗效。中医学认为，急性肾衰以热毒、水毒和瘀毒内结为主。在少尿期配合以清热利湿、活血化瘀、通腑泄热，或通腑泻热兼养阴利尿，间有温阳泄浊、攻补兼施，可缩短少尿期，避免透析治疗。多尿期及恢复期，也可辅以健脾补肾或益气养阴法，选用肾气丸、地黄丸、八珍丸或十全大补丸等，对早日恢复肾小管功能、改善临床症状和恢复体力有一定帮助。

四、护理要点

（一）一般护理

1. 休息

一旦急性肾功能衰竭的诊断确立后，应对患者进行临床监护。患者应卧床休息以减轻肾脏的负担，降低代谢率，减少蛋白质分解代谢，从而减轻氮质血症。

2. 保证营养与热量的摄入

急性肾衰少尿期营养很重要，应尽可能供给足够的热量。补充营养的方法有：

（1）口服法：能口服的患者，尽量鼓励口服。

（2）管饲法：恶心呕吐，无法进食而胃肠功能正常可采用鼻饲。胃管尽量选用小号、软管。可间歇性灌注，也可用泵持续滴入要素饮食。注入液的量与浓度宜逐步增加，直至满足需要。

（3）静脉营养：不能口服、鼻饲者必须行静脉营养。可经中心静脉导管或动静脉外瘘管（透析用）输入高渗葡萄糖、脂肪乳剂及氨基酸等。定时测血糖，根据需要加入胰岛素。

3. 预防感染

（1）清洁病室环境，每日早晚通风 1 小时。

（2）病床环境每日紫外线消毒 1 次。

（3）患者每日早晚 1 次口腔护理和会阴部冲洗。每次所用创口换药，所有静脉导管拔除后应做血培养。每日 2 次用呋喃西林做膀胱冲洗。每 2 周更换 1 次尿管。

（4）由于患者病情较重，长期卧床应帮助患者翻身、擦背、按摩，减少皮肤受压时间，保持床单的平整、无渣、无皱折，不拖拉患者，避免发生压疮和皮肤感染。

（5）年老体弱患者注意保持呼吸道通畅，避免发生上呼吸道感染及肺炎。

（二）病情观察与护理

1. 做好生命体征的观察，定时测量体温、呼吸、脉搏、血压并记录，密切观察神志，注意有无嗜睡、感觉迟钝、呼吸深而大、昏迷等酸中毒表现。注意有无高血压脑病及心力衰竭征象。发现异常，及时报告医生。

2. 急性肾衰临床最显著的特征是尿的变化。凡是有引起急性肾衰的病因存在，即应密切观察尿量及尿比重的变化，必要时查血生化，以期尽早发现急性肾衰初期患者。

3. 水与电解质平衡的观察，严格记录 24 小时出入量，包括尿液、粪便、引流液、呕吐物、出汗等，如条件允许，每日应测体重 1 次。每日测定电解质及肌酐，密切观察补液量是否合适，可参考下列指标：①每日体重 0.2～0.5kg；②血钠保持在 130mmol/L。如血钠明显降低，则提示可能有水过多；③中心静脉压 >10cmH$_2$O、颈静脉怒张、水肿急剧加重、血压增高、脉压增宽、心搏增强等表现，提示体液过多。

4. 高血钾是急性肾衰患者常见的致死原因，应密切监测心电变化。一旦出现嗜睡、肌张力低下、心律失常、恶心呕吐等高血钾症状时，应立即建立静脉通路，备好急救药品，并根据医嘱准备透析物品。

5. 水中毒是急性肾衰的严重并发症，也是引起死亡的重要原因之一。如发现患者有血压增高，头痛、呕吐、抽搐、昏迷等脑水肿表现，或肺部听诊闻及肺底部啰音伴呼吸困难、咳血性泡沫痰等肺水肿表现时，应及时报告医生，并采取急救措施。

（三）症状护理

1. 手足抽搐

肾功能衰竭时，磷酸盐排泄障碍，形成高磷酸症，此时因主要由肠道排泄而加速钙的消耗，妨碍消化道对钙的吸收，造成低钙血症。可引起手足抽搐，应按医嘱及时补充钙剂。

2. 心律不齐及心率缓慢

患者由于肾功能衰竭而钾的排泄减少，引起钾的潴留，可发生高钾血症。同时，由于患者低钙，增强了高钾对心脏的毒性。患者表现为心动过缓、心律不齐、心室颤动、心脏停搏等。护士应密切观察心率、心律及病情变化。高血钾症时应及时检查心电图，同时测定血钾。钾高于 5.5mmol/L 即为高血钾，应严格控制患者摄含钾盐和保钾利尿剂等。输血治疗时，不要输库存过久的血液。输液时不用含钾的溶液，如林格氏液等。

3. 低钠血症

常因呕吐、腹泻等丢失盐或输入过多不含钠的液体等致低钠血症，临床表现头晕倦怠、眼球下陷、神志淡漠、肌肉痉挛等。严重低钠血症可有抽搐或癫痫样发作或导致昏迷。护理人员应密切观察患者的临床表现，发现以上症状时，应及时补充钠盐。

4. 高血压

肾功能衰竭时，肾缺血及肾素产生过多而发生高血压。应每日测量并做好记录，观察高血压症状，并对症处理。如血压逐渐下降并恢复正常，说明病情有所好转。

5. 水中毒

必须严格控制入水量，尤其输液量和控制点滴速度。如有血压明显上升、水肿、气促、心悸或其他原因不能解释的左心衰竭症候，常提示有水中毒发生，应及时处理。

（四）心理护理

1. 向患者介绍急性肾功能衰竭的病因、治疗方法，说明通过治疗，大多数患者可恢复正常。并可用实例来鼓励患者，提高战胜疾病的信心。

2. 建议家属多以温暖、关切的态度接近患者，护理人员应关心体贴患者，并参与患者的活动，积极配合治疗。

（五）透析疗法的护理

1. 血液透析的护理

1）透析前的准备及护理

（1）做好透析前的卫生宣教及心理护理，向患者说明血液透析的目的和过程，使患者充分了解血液透析治疗的目的、意义，消除紧张和恐惧，以取得患者的密切配合。

（2）全面了解患者的病情及心、肺、脑、肝、肾等重要脏器的功能。需进行下列各项检查：EKG、胸片、肝功能、肾功能（血尿素氮、血肌酐、血/尿肌酐）、血渗透浓度、血常规、出血和凝血时间、凝血酶原时间、纤维蛋白原定量、血气分析、血 Na^+、K^+、Cl^-、Ca^{2+}、P^{3-} 等。

（3）建立血管通路：行动静脉内瘘或外瘘术，紧急情况下可直接行动—静脉或静—静脉穿刺术。

（4）根据病情及化验报告制定透析方案，选择透析器及抗凝方法，拟定透析时间、超滤量及透析液浓度。

（5）每次透析前测体重、体温、脉搏、呼吸、血压。

（6）透析室应严格执行定期清洁与消毒制度。

2）透析过程中的护理

（1）每小时测体温、脉搏、呼吸及血压各一次。

（2）密切观察透析过程中病情变化及透析过程中常易发生的不良反应，如恶心、呕吐、头痛、头晕、心悸、气短、胸闷、出冷汗、寒战、发热、意识障碍、抽搐、出血等，根据病情变化及时调整透析方案。

（3）密切观察血液透析机监护系统的各项参数：血流量、静脉压、温度、透析液流量、透析液压力（超滤压）、电导率及漏血等。如发生异常，及时查找原因，排除故障，以保证透析顺利进行。

（4）根据球结膜水肿及全身水肿情况，随时调整透析液压力（超滤压）。

（5）密切观察血液在透析器及血路管道中的流动情况，观察有无血液分层及凝血现象，如发生血液分层及凝血，应适当追加肝素用量。

（6）连接透析器及血路管道时，应严格执行无菌技术操作，避免血行感染。

（7）透析完毕，接好动静脉瘘，加敷料包扎。

3）透析后护理

（1）在透析结束时严密观察病情，定期测体重、体温、脉搏、血压、呼吸。

（2）查血肌酐、尿素氮、血 K^+、Na^+、Cl^-、血气分析。

（3）观察有无出血情况，如有出血倾向，应给予适量鱼精蛋白拮抗肝素。

（4）透析后8小时内应尽量避免各种注射、穿刺及侵入性检查，避免发生出血。

（5）准确记录液体出入量，少尿或无尿者应严格控制水的入量。

（6）避免使用肾毒性药物。

（7）饮食原则为低盐、低钾，充足的热量及维生素，适量蛋白质。血液透析患者蛋白质入量为每日每千克体重1g左右，其中优质蛋白质大于50%，热量按每日146J/kg体重。

（8）做好动静脉瘘的观察及护理。

2. 腹膜透析的护理

1）置管术前环境和物品准备：腹膜透析包内有：卵圆钳1把，持针器1把，刀柄1把，直剪刀1把，弯剪刀1把，直镊1把，牙镊1把，甲状腺拉钩1副，止血钳：大弯2把，中弯6把，小弯6把，蚊式6把，中直4把，小直4把，治疗碗1个，弯盘1个，50mL搪瓷量杯1个，手套2副，孔巾1块，腹膜透析管1根，多头腹带1条，常规皮肤消毒用品一套，生理盐水1瓶，肝素1支，输液器1副，1 000mL腹膜透析液2

~3袋，2%普鲁卡因，50mL空针1副，10mL空针1副，5mL空针1副。

2）置管术前患者的护理

（1）向患者说明透析的目的和过程，做好术前解释工作、减轻恐惧，取得患者术中配合。

（2）清洁腹部皮肤、备皮。

（3）做普鲁卡因皮试。

（4）术前排空大小便。如有便秘，应清洁灌肠。

3）术中配合

（1）患者取仰卧位。

（2）按常规协助医生消毒皮肤、戴无菌手套、铺无菌孔巾、局麻。用肝素盐水充满腹膜透析管。

（3）打开输液器连接腹膜透析液。

（4）术者在脐与耻骨联合线上1/3分层切开腹膜，用卵圆钳夹持腹膜透析管前端，徐徐进入膀胱直肠窝内。腹膜荷包缝合，然后将导管近腹腔的涤纶埋藏在腹直肌前鞘与皮下脂肪之间，将导管弯曲通过皮下隧道引出腹壁，以无菌纱布覆盖伤口。

（5）连接输液器与腹膜透析管、悬挂起腹膜透析液，即可行腹膜透析。

4）腹膜透析的护理

（1）密切观察患者的全身情况，每日测体温、脉搏、血压、呼吸。

（2）半卧位，鼓励患者咳嗽，注意保暖。

（3）按时、按量注入腹膜透析液，一般每次1 000~2 000mL，每日4~6次，每次保留于腹腔内30~60分钟，病情严重者可根据腹膜透析的不同目的，选用不同注入量、次数及保留时间。

（4）注意观察腹痛情况及透析后流出液的性质。

（5）严密观察水及电解质平衡情况。

（6）注意观察灌注速度和排出速度，及时发现和排除导管滑脱、扭曲等引起引流不畅的原因。

（7）保持腹透液温度37~38℃，温度过高可引起腹痛和无菌性腹膜炎，温度过低可使患者不适而影响效果。

（8）严格记录24小时出入量。根据患者的出入量，随时调整腹膜透析液的渗透压。

（9）严格记录透析时间。透析液入量、出量及保留时间。

（10）严格无菌技术操作，保证工作环境清洁，腹膜透析室应每日空气消毒。

（11）保持患者皮肤清洁，每日更换衣服及被服。

（12）注意做好饮食护理，透析期间依病情适当补充蛋白质或按医嘱输血浆等。

（六）健康教育

急性肾功能衰竭的预后与原发病性质，患者年龄，原有慢性疾患，肾功能损害的严重程度，早期诊断和早期透析与否，有无多脏器功能衰竭和并发症等因素有关。随着透析疗法的不断改进和早期预防性透析的广泛开展，直接死于肾功能衰竭本身的病例显著减少，而主要死于原发病和并发症，尤其是多脏器功能衰竭。

应教育急性肾衰患者积极治疗原发疾病，及时发现与治疗血容量不足，增加抵抗力，减少感染的发生，避免伤肾的食物、药物和毒物等进入体内。

（曹波）

第四节　急性肝功能衰竭

急性肝功能衰竭（AHF）是指原来无慢性肝病的患者起病后短期内进入肝性脑病，由肝细胞大量坏死和肝功能严重损害而引起的综合征。临床起病后 2 周内发生的肝衰竭称为暴发性肝衰竭，2 周至 3 个月内发生者称为亚暴发性肝衰竭。急性肝衰竭的特点是黄疸迅速加深、进行性神志改变直到昏迷，并有出血倾向、肾功能衰竭、血清酶值升高、凝血酶原时间显著延长等。本病原因复杂，预后恶劣，是临床医师经常遇到的棘手问题之一。

一、病因和发病机制

（一）病因

急性肝衰竭病因较多，常见者为病毒性肝炎及药物，病毒性肝炎和药物性肝损害占已知原因的 80% ~ 85%，其他病因如毒素、代谢性疾病、血管因素等少见，部分病因不明。

1. 病毒感染

肝炎病毒感染是急性肝衰竭最常见病因，在某些地区，高达 90%，尤其是乙型肝炎病毒（HBV），其次为 HAV 和 HCV 感染，HAV 致急性肝衰竭预后相对较好，HBV 感染合并 HDV 感染率低于 10%，但是 HBsAg 阳性的暴发性肝衰竭患者中，1/3 合并 HDV 感染，HDV 可能起到促进 HBV 发生急性肝衰竭的作用。在某些地区，戊型肝炎病毒是急性肝衰竭最常见病因，妊娠妇女戊型肝炎病毒引起急性肝衰竭病死率高达 20%，其他非嗜肝病毒如 EB 病毒、CMV、单纯疱疹病毒、埃可病毒、B19 细小病毒等，在某些情况下也会引起急性肝衰竭。

2. 药物

药物是引起 AHF 的常见原因。肝脏在药物代谢中起极其重要的作用，大多数药物在肝内经过生物转化而清除。肝脏的损害可以改变药物的代谢、生物效应及毒不良反应，而药物本身及其代谢产物对肝脏也可造成损害。

对肝有损害的药物较多，只要在出现损害时及时处理（减量或停药）一般不引起AHF。引起 AHF 最常见的药物是对乙酰氨基酚、苯妥英，吸入麻醉剂如氟烷、二氯丙烷，非类固醇抗炎药等。摄入毒蕈造成 AHF 及多个器官功能衰竭也不罕见。

3. 妊娠

AHF 与妊娠有关的是两种情况：一是病毒性肝炎引起，前已述及；二是妊娠脂肪肝，不常见。

4. 严重创伤、休克和细菌感染

严重外伤、休克和感染合并微循环障碍、低血流灌注状态时，随着时间延长常导致MSOF。动物实验证明，脓毒血症导致肝、肾的 ATP 水平减低，能量代谢障碍。这种变化以肝脏出现最早、程度最严重，ATP 水平在肝内半小时即降至正常的 17.2%，肾此时仍保持有 43.4%，而肺无明显变化。严重的 MSOF 时肝脏是关键的中心器官，虽然直接死因常为呼吸衰竭。早期支持肝脏功能的治疗有利于降低 MSOF 的病死率。

5. 其他

引起 AHF 的病因还有：肝外伤、较大面积的肝切除、缺血性肝损害及淋巴肉瘤，罕见的有急性 Wilson 病及 Budd – Chiari 症候群等。

（二）发病机制

急性肝功能衰竭的发病机制错综复杂。不同病因引起急性肝衰竭的发病机制可不一样。肝炎病毒所致者，系因病毒对肝细胞具有直接杀伤的作用。由某些药物所诱发的，则可能涉及其在体内的代谢产物，后者可能通过与肝细胞内的巨分子成分结合而使肝细胞受损。毒蕈如瓢蕈、白毒伞、粟茸蕈等含 α、β 和 γ 瓢蕈毒，主要损害肝、脑、心、肾等脏器，以肝损害最明显。肝血管突然闭塞显然是因肝的缺血、缺氧而发生急性肝功能衰竭。至于其他病因引起肝细胞损害和功能不良的原理则迄今不明。

二、病情评估

（一）病史

详细询问病史，了解患者有无病毒性肝炎、胆汁性肝硬化、酒精中毒、药物中毒、工业毒物中毒等病史。

（二）主要症状

急性肝功能衰竭的临床表现以起病急、黄疸迅速加深，在起病 2 周内出现不同程度的肝性脑病为特征。

1. 肝性脑病

肝性脑病是急性肝衰竭的特征，其发生机制并不十分确切。目前认为是多因素的，主要是基于中枢神经系统内毒性物质的积聚，尤其是氨和内源性苯二氮䓬类受体激动物质，氨基酸谱也发生一定变化。根据精神状态和神经系统体征分为 4 期：从轻微的情感改变、失眠、注意力不能集中（1 期）到嗜睡、定向力障碍和意识模糊（2 期）和昏睡；语无伦次（3 期）到昏迷（4 期）。一旦肝性脑病发展至 3~4 期和出现多器官功能衰竭病死率将大大增高，如果从黄疸出现到肝性脑病时间超过 7 日，预后极差。

此外，肝性脑病引起的精神状态异常应与脑水肿、低血糖等所引起者进行鉴别，其进一步的治疗和预后是截然不同的。

2. 脑水肿

脑水肿是急性肝衰竭最常见死亡原因之一，4 期肝性脑病患者 75% 发生脑水肿。急性肝衰竭发生愈早脑水肿愈常见，亚暴发性肝衰竭患者发生脑水肿少见，约 10% 以下。脑水肿的发病机制尚不清楚，血管源性或细胞毒性作用导致脑细胞肿胀和血脑屏障的破坏可能是其发生机制。进行性脑水肿产生颅内高压，影响大脑正常的血液灌注，导致不可逆的神经损害。临床表现包括瞳孔反射异常，心动过缓、血压增高和过度通气，后期可出现肌张力改变、肌阵挛、去大脑强直，及不可预测的呼吸窘迫和不可逆转的脑损伤，甚至脑疝和死亡。

3. 黄疸

是 AHF 的主要表现之一，出现早，常在无明显自觉症状时即被发现，而且很快加深。随着肝细胞的进行性大片坏死，患者迅速发生肝性脑病。

4. 出血

50%～80% 的 AHF 会发生出血，常见的部位为上消化道、皮下、鼻腔等，颅内出血也可发生，往往后果严重。引起出血的原因为综合性，主要有：①凝血因子合成减少；②血小板减少及功能障碍；③纤溶亢进；④DIC 等。胃肠道黏膜糜烂可加重出血。

5. 肾功能不全

AHF 时肾功能异常者为 50%～80%，其中肾功能不全占 40%，半数为功能性肾衰竭，半数为急性肾小管坏死。功能性肾衰竭多由血管紧张素水平升高及前列腺素减少，引起肾血管收缩、肾小球滤过率降低有关。肾小管坏死与休克、高胆红素血症及内毒素血症有关。AHF 因尿素氮合成降低，血尿素氮常不高，因此，唯有血清肌酐水平高低才能反映肾衰竭的严重程度。

6. 感染

急性肝衰竭时免疫功能低下、肠道菌群移位易发生感染，ICU 中创伤性检查和治疗措施，也增加了感染的危险。急性肝衰竭 80% 发生细菌感染，细菌主要为金黄色葡萄球菌、链球菌和大肠杆菌。感染部位常见于肺部，泌尿系、血液和静脉内的插管。自发性细菌性腹膜炎在起病较晚的急性肝衰竭患者中常见。临床表现中 30% 脓毒血症患者无明显高热、白细胞增高，应密切观察临床表现，同时进行血培养，部分患者在恢复过程中，病情突然出现反复，提示可能合并感染。急性肝衰竭 32% 发生真菌感染，主要为白色念珠菌病，发生真菌感染可能是由于免疫功能紊乱或长期应用抗生素的结果，肾功能衰竭也可能是其危险因素。其表现主要是发热或白细胞增高，对广谱抗生素治疗无效者应考虑。

7. 电解质及酸碱平衡紊乱

以呼吸性碱中毒和低钾血症最常见。其他电解质及酸碱平衡紊乱也可出现，因此对 FHF 者应反复检查电解质及血气分析。

8. 其他

低血压、低血糖、心肺并发症等，腹水不是主要临床表现。

（三）实验室及其他检查

1. 凝血酶原时间测定

如较正常延长 1/3 以上可助诊。

2. 胆红素测定

如迅速进行性升高，提示预后险恶。

3. 谷丙转氨酶

常明显升高。当胆红素明显升高而转氨酶迅速下降，呈"分离"现象时，提示预后不良。

4. 人血白蛋白

最初在正常范围内，如白蛋白逐渐下降，则预后不良。

5. 甲胎蛋白

在肝细胞坏死时常为阴性，肝细胞再生时转为阳性。

6. 乙型肝炎核心抗体 – IgM（抗 HBc – IgM）

由 HBV 引起的急性肝功能衰竭者检测抗 HBc – IgM 阳性。

（四）并发症

1. 脑水肿

有报道，半数死亡患者的病理解剖中有脑水肿、脑组织肿胀、脑回变平、硬脑膜绷紧、脑室扩大、脑重量增加，20% ~30% 伴脑疝。瞳孔扩大、固定和呼吸变慢及视神经盘水肿都是脑水肿的表现，肝性脑病有锥体束征及踝阵挛时已有不等程度的脑水肿。其发生机制：①血—脑屏障崩解，源起于脑微血管内皮细胞的紧密连接破裂；②脑细胞内线粒体的氧化磷酸化能力减低，导致钠泵功能衰退；③毒素和低氧引起细胞毒性使细胞的渗透压调节功能丢失；④细胞外间隙有扩大；⑤脑血管内凝血时有微血栓。当颅压增高时，脑血流量及氧耗量减少。

2. 凝血障碍和出血

（1）血小板的质与量的异常：血小板计数常小于 $80 \times 10^9/L$。死亡者的血小板数比存活者更低，分别平均为 $57 \times 10^9/L$ 与 $98 \times 10^9/L$。在暴发性肝衰竭血小板常较正常为小，凝聚时所含 ADP 浓度也低，电镜可见空泡、伪足、浆膜模糊、微管增加。无肝性脑病者血小板功能正常。血小板减少的原因有：①骨髓抑制；②脾功能亢进；③被血管内凝血所消耗。

（2）凝血因子合成障碍：纤维蛋白原，凝血酶原，其他凝血因子 V、Ⅶ、Ⅸ、Ⅹ 均在肝内合成。暴发性肝衰竭时，血浆内所有这些凝血因子均见降低，其中因子Ⅶ的半衰期仅 2 小时，比其他因子均短，它的减少发生早而显著。只有因子Ⅷ在肝外合成，在急性重型肝炎反见增高，在毒蕈引起的暴发性肝衰竭为正常。凝血酶原时间和部分凝血活酶时间延长，凝血酶时间延长反映纤维蛋白单体聚合。

（3）弥散性血管内凝血伴局部纤溶：血浆内的血浆素原和其他激活物质均低而纤维蛋白/纤维蛋白原降解产物增加，坏死融合区纤维蛋白沉积比肝窦内更多。以上提示暴发性肝衰竭有弥散性血管内凝血伴局部继发性纤溶，其发生机制：①是肝细胞坏死的直接结果；②内毒素激活凝血因子Ⅻ；③为伴发的感染所激发。输入凝血酶原复合物会加重已发生的弥散性血管内凝血。

常见的出血部位有皮肤、齿龈、鼻黏膜、球结膜、胃黏膜及腹膜后。

3. 感染

呼吸道感染占感染的首位。常由于昏迷、咳嗽反射消失、换气不足而发生肺炎。留置导尿管易致尿路感染。感染的原因常是由于：①多核白细胞的单磷酸己糖通路受抑制；②免疫功能障碍；③血清补体水平低；④补体缺乏引起调理素纤维结合蛋白缺陷。而 Kupffer 细胞功能并无明显障碍。

4. 肝肾综合征

是病死率最高的并发症。死亡直接原因，大部分是肾外综合因素，如肝性脑病、严重感染、出血、脑水肿、脑疝及电解质严重紊乱；小部分是由于氮质血症、肾功能衰竭。强烈利尿和滥用药物常是此病的促发因素。作为 AHF 的并发症，肝肾综合征很少单独存在。

5. 酸碱失衡（ABD）

在肝细胞缺氧情况下，酸性产物形成增多并积蓄，致肝细胞内 pH 降低。但 AHF 患者的细胞内酸中毒常与细胞外碱中毒并存，这是由于低氧血症、血氨升高等导致呼吸中枢兴奋，呈过度换气，常有原发性、呼吸性碱中毒，以及由于脱水剂、利尿剂和碱性药物的不适当使用，加上呕吐、摄入减少等易合并代谢性碱中毒。如果有某些其他因素如缺氧使血中丙酮酸、乳酸和磷酸根（实际上为血中未测定阴离子）升高，又可并发代谢性酸中毒而发生三重酸碱失衡（TABD）。但碱血症是 AHF 时 ABD 的主要改变。

6. 低血糖

40% 患者有严重低血糖，即 <2.2mmol/L，尤其常见于儿童。低血糖常是肝细胞坏死，细胞内糖原丢失、糖释放及糖异生发生障碍，调节糖代谢的激素如胰岛素、胰高糖素及生长激素在低血糖发生机制中均有作用，特别是胰岛素灭活有障碍使血浆内浓度增高。低血糖可加重肝性脑病及脑损伤以至于成为不可逆改变。

7. 通气障碍、低氧血症及肺水肿

低氧血症的存在不一定伴有明显的肺部并发症，它可以危害脑功能及产生混合性脑损害。低血压加重低氧血症，长时间缺氧抑制呼吸中枢，影响通气功能。肺水肿、脑水肿会进一步加剧低氧血症对脑干的抑制。

（五）诊断

急性肝衰竭诊断要点为：①起病数周内出现肝性脑病，神经系统改变；②一般无慢性肝病体征；③常规生化检查及血液学检查有肝细胞功能减退，尤其谷丙转氨酶极度升高及凝血酶原时间延长，而维生素 K 注射不能改善；④有病毒性肝炎患者接触史，或相关药物使用史。

注意，急性肝衰竭发展过程中脑病的发生时间与预后有明显关系，通常有三种类型：①超急性型肝衰竭型：是指出现黄疸 1 周发生肝性脑病尽管脑水肿发生率高，但成活率高；②急性型肝衰竭：是指出现黄疸 2~4 周发生肝性脑病，脑水肿发生率高，但成活率低，病因不尽相同，以病毒感染为主；③是指出现黄疸 5~10 周内发生肝性脑病。尽管脑水肿发生率低，但成活率低，主要因非甲非乙型肝炎所致。

三、治疗

处理原则：消除病因；保持足够热量供应，限制蛋白质摄入量，维持水、电解质和酸碱平衡；禁用镇静剂和慎用利尿剂；禁用碱性液清洁灌肠；给予支链氨基酸、左旋多巴、降氨药物静脉滴入；脑水肿时应用激素和渗透性利尿剂；DIC 时应用肝素；消化道大出血时应用西咪替丁。

（一）内科监护

AHF 应置于重症肝病监护病房，每日检查肝脏的大小、神志变化及其他生命体征。饮食以高碳水化合物、低动物蛋白、低脂肪为宜，进液量应控制在 2 000mL 左右，还应补充足量的维生素 B、C、K 等。保持室内空气流动，定期消毒。

（二）支持治疗

1. 供给足够热量

每日总热量成人应在 5 ~ 6.7 kJ 左右，临床上多给 10% ~ 20% 葡萄糖，同时配给氨基酸。

2. 血制品应用

鲜血浆及白蛋白均有扩容、改善微循环，提高胶体渗透压，防止脑水肿及腹水形成，亦有一定促肝细胞再生作用。血浆还有补充凝血因子、调理素和补体功能，每周 2 ~ 3 次应用，效果较好。

3. 支链氨基酸应用

有利于改善神志及促肝细胞再生作用。

（三）抗病毒治疗

目前主要选用干扰素和阿糖腺苷或两种药物联合应用。推荐剂量和用法：干扰素每日 3×10^6 U，肌内注射，7 ~ 10 日为 1 个疗程。阿糖腺苷每日 10mg/kg，肌内注射，共用 7 日，以后减量至每日 5mg/kg，18 ~ 21 日为 1 个疗程。

（四）胰高血糖素 – 胰岛素（G – T）疗法

有促进肝细胞再生，阻止肝细胞进一步坏死和促进修复的作用。用法：胰高血糖素 1 ~ 2mg，胰岛素 10 ~ 20 U 加入 10% 葡萄糖液 500mL 内静脉滴注，每日 1 次，疗程一般 10 ~ 14 日。

（五）调节免疫功能

调整免疫功能可防止肝细胞坏死，促进肝细胞新生，胸腺肽每日 20mg 加入 10% 葡萄糖内静脉滴注，疗程 10 ~ 60 日。对黄疸急剧加深，肝性脑病 Ⅰ ~ Ⅱ度，肝尚未明显缩小有脑水肿征象者早期使用泼尼松 10 ~ 15mg，每日 1 次或地塞米松每日 5 ~ 10mg 静脉滴注，连用 3 ~ 5 日，见效时停用，病情恶化也不要再用。采用早、小、短的方法可以避免激素诱发的出血、感染，而保留其治疗作用。

（六）前列腺素 E（PGE）

具有保护肝细胞、稳定溶酶体膜和防止肝细胞坏死的作用，并能调节 cAMP/cGMP 的比例，有利于调整机体免疫应答，还具有扩张血管、抑制血小板聚集，改善微循环作用。用法：PGE₁ 每日 50 ~ 150 μg，加入 10% 葡萄糖 250 ~ 500mL，2 ~ 3 小时缓慢静脉滴注，10 ~ 30 日为 1 个疗程。滴注中多有发热、腹痛、腹泻、呕吐等副反应，皆为一过性。发热、有炎症性病灶、妊娠、青光眼时禁用。

（七）腹水及腹水感染的治疗

应限制食盐及补液，给高蛋白饮食（有肝性脑病时例外）。早期试穿探明腹水的性质，补充新鲜血浆、白蛋白，适当使用螺内酯，3 ~ 5 日反应不佳时，可加大剂量或间歇使用氢氯噻嗪，使腹水慢慢地消退。原则上不用呋塞米，在自身腹水不能回输时不可大量放腹水。腹水感染常见，但临床表现多不典型。治疗原则是选用广谱而对肝肾无毒性的抗生素，如氨苄西林每日4～8g，分2次静脉滴注。

（八）肝性脑病的治疗

如给予左旋多巴、输入富含支链氨基酸溶液、降血氨等（详见肝性昏迷章节）。

（九）肾功能衰竭的治疗

防重于治（详见急性肾功能衰竭章节）。

（十）出血的治疗

针对性的补充凝血因子；酌情输新鲜血、血浆或白蛋白，亦可应用凝血酶原复合物或凝血酶等；口服西咪替丁对抗 H_2 受体，防止胃出血等。

（十一）改善微循环，促进肝细胞再生

1. 莨菪碱

654－2 40～80mg 加于葡萄糖液或低分子右旋糖酐 250～500mg 静脉滴入，每日1～2次。烦躁不安者静脉滴注东莨菪碱 0.6～1.2mg，每日1～2次。病情缓解后用 654－2 或莨菪浸膏片口服。该药有改善微循环、对抗乙酰胆碱、调节免疫功能等作用。

2. 小剂量肝素

每次 1mg/kg，每日2次静脉滴注，至黄疸明显消退，病情稳定后停用。疗程一般1～2周，应用过程中，要定期检测凝血酶原时间、血小板、纤维蛋白原。但也有人提出肝素用于治疗急性肝衰时不能减轻凝血因子的消耗，故不提倡作常规治疗。

3. 潘生丁

剂量每日 5～8mg/kg，给予最大量不超过每日 300mg，分次鼻饲。本药除具有抑制血小板聚集作用，尚有抑制免疫复合物形成的作用。在 DIC 后期，血小板明显降低时宜暂停用。

4. 血制品

在活跃微循环及抗凝治疗的同时，应积极提供肝细胞再生的基质，可输入白蛋白，每次用量为 10～25g，可与血浆交替输入，合并感染者，血浆用量可稍大。

5. 低分子右旋糖酐

用于治疗的前数日，可每日输入1次，每次 5～10mL/kg。

（十二）肝源性脑水肿的治疗

脑水肿是肝性脑病的一个突出表现，是重要的肝外损害，但临床上早期诊断比较困难，常被原发病症状掩盖而忽视。加之过多输液或使用谷氨酸钠及其他含钠药物，更易促进脑水肿的发生和发展，致使脑疝而死亡。是病程早期主要的死亡原因，所以必须采取适当措施，如控制液体输入在每日 1 500mL 左右；保持呼吸道通畅使其有效的氧疗（吸氧浓度 29%～33% 为宜）；抬高头部保持 10°～30° 上倾位（该体位可使颅内压降低6mmHg），改善静脉回流；高热者及时给予头戴冰帽，物理降温，减少脑耗氧量；给予甘露醇脱水防止肺水肿及心力衰竭等，按 1～2g/kg，每日 4～6 小时1次为宜。

（十三）肝源性肺水肿的治疗

肝源性肺水肿的发生是由于肝衰时对肠道分泌的肠血管活性肽（VIP），不能经肝脏灭活，则导致肺血管内肠血管活性肽含量增高，使肺小动脉扩张，血浆水分外渗后而发生肺水肿或 ARDS。治疗方法除 PEEP 供氧外，应及时给以 10% 葡萄糖 250mL 加雷及亭 10mg（或酚苄明 20mg）静脉滴注。可有效改善肺内 A－V 短路，使肺水肿得以有效治疗和预防。

（十四）电解质紊乱

病程早期常有呼吸性、代谢性碱中毒，宜补充氯化钾、精氨酸。长期服用螺内酯，尤其与氨苯蝶啶联用易发生高血钾，应注意防治。低血钾亦常见，多系稀释性，治疗原则为限制水分摄入而不是补充氯化钾。

（十五）肝移植—胎肝细胞输入

近年国外报道肝移植治疗 Wilson 病暴发性肝衰竭成功，北京、沈阳、日本等报告用人胎儿肝细胞静脉输入治疗急性重症肝炎，有一定疗效。

（十六）生物性人工肝

1974 年英国有人报道应用活性炭颗粒进行血液灌洗治疗急性肝衰获得满意疗效，除能降低血氨外活性炭能吸附许多芳香族氨基酸，但也可吸附血小板及白细胞，而并发出血。近年来用经过改进的人工肝，尤其是活性炭吸附与聚丙烯腈薄膜血液透析，半透膜把血液与透析液隔开，血液中的中小分子毒性物质借助于浓度差可以弥散至透析液中，从而达到清除血液内毒性物质的作用，对治疗急性肝衰取得一定疗效。

（十七）交换输血

目的在于净化患者循环血中有毒物质和补充一些被损害肝脏不能合成的物质。血浆蛋白包括免疫球蛋白及红细胞在受血者体内可保存较长时间，有人认为输血如同液体组织移植。所用血液的保存期不得超过 1 日。交换输血常用量 1~2 L（有人用到 5 L），每日或隔日 1 次，重复 2~5 次。有可能发生转氨酶、胆红素一过性升高，但能逐渐恢复正常。此法在我国未见大宗病例报道。

（十八）血浆置换

将患者血液通过血浆分离器分离出血浆，再用健康人新鲜血浆置换，即混入患者红细胞后再输回患者，从而达到清除血液内所有的毒素，尤其是与蛋白质结合的毒性物质，同时也补充凝血因子及人体必需的其他物质。应用表明血浆置换能明显改善肝性脑病患者的神志，但并不提高存活率。为了解决大量血浆的需求和防止其他病毒的重叠感染，有人把分离出的血浆经吸附剂灌洗后再输回患者体内。这种血浆灌流的办法避免了吸附剂与血液有形成分之间的接触，提高了血液相容性和吸附能力，并扩大了吸附范围。临床应用结果证明，它虽能改善肝功能衰竭患者的症状和体征，但并无显著的疗效。对病毒性 AHF 的应用前途是有限的。

（十九）肝脏移植

已经证实肝移植是治疗急性肝功能衰竭最有效的方法，肝移植已使急性肝衰竭患者存活率大大提高，存活率达 70%。但在肝移植之前，应明确该患者有无自发性恢复的可能性，以及考虑手术风险和长期应用免疫抑制药的问题，对有肝移植指征的患者，应及时进行。同时，也应掌握其禁忌证，尤其是不可逆的脑损伤，活动性的肝外感染存在，以及多器官功能衰竭等。

（二十）抗内毒素治疗

急性肝功能衰竭宜并发内毒素血症，内毒素可进一步加重肝损害，针对性治疗具有重要意义。从控制肠道细菌，减少内毒素产生，促进内毒素排出等几个方面治疗。

1. 控制肠道细菌

新霉素为新霉素 B 和新霉素 C 的混合物，口服吸收很少，在肠道内浓度高，减少肠道细菌产生氨。硫酸巴龙霉素和新霉素类似。甲硝唑：为合成类硝基咪唑类衍生物，针对肠道厌氧菌感染。肠道不吸收的磺胺类药物：抗菌谱广，能抑制多种革兰阳性及阴性细菌生长和繁殖。包括磺胺脒、琥珀磺胺噻唑。

2. 减少内毒素吸收

果糖：为人工合成不吸收的含酮双糖，可降低肠道的 pH，促进肠道毒物排泄，改变肠道菌群，具有抗内毒素作用。15～30mL 口服每日 1～3 次。十六角蒙脱石：为硅酸铝土类物质，主要成分是双八面体蒙脱石，具层纹状结构及非均匀性电荷分布，对消化道内病毒、细菌、毒素有较强的吸附能力，降低体内的内毒素。1～2 袋，冲服每日 1～3 次。

3. 促进内毒素排泄

硫酸镁口服很少吸收，在肠道内形成高渗状态，刺激肠道蠕动，排出有毒物质。10～20g 与 100～400mL 水同时服用，不能长期应用，容易引起电解质紊乱。其他如甘露醇合剂、大黄、番泻叶、麻油等都有一定的临床应用价值。

（二十一）高压氧

对急性肝功能衰竭有较好疗效。

四、护理要点

（一）一般护理

1. 在肝功能衰竭失代偿期，病情不稳定，出现发热、黄疸、腹水等表现，应绝对卧床休息、治疗，减少活动。并要给予心理治疗，树立其战胜疾病的信心。

2. 饮食营养是改善肝功能的基本措施之一。正确的进食和合理的营养，能促进肝细胞再生，反之则会加重病情。应给予充足的热量、高维生素且易消化的食物为宜，适当限制动物脂肪的摄入，禁酒，避免进食粗糙、坚硬或刺激性食物，不进食增加肝脏解毒负荷的食物和药物。

3. 有腹水或水肿的患者，应注意保持皮肤清洁卫生，水肿部位的皮肤防止受压和皮肤破损，可用海绵垫或棉垫垫起受压部位，并改善血液循环。皮肤瘙痒者应及时给予止痒处理，不得用手搔抓，以免感染。

4. 对大量腹水的患者，采取半卧位，使横膈下降，增加肺活量，有利于呼吸；定期测量腹围，密切观察腹水消长情况；记录液体出入量和体重；腹水患者应低盐或无盐饮食，严重者限制每日的入水量；使用利尿剂者注意监测血生化指标，避免电解质紊乱；如大量腹水引起腹内压力增高，患者不能耐受时，酌情放腹水，一次放液量以不超过 5 000mL 为宜，同时补充白蛋白。

5. 加强心理护理，帮助患者树立战胜疾病的信心，积极配合治疗。

（二）病情观察与护理

1. 急性肝功能衰竭者均应进入监护室，监测项目如体温、脉搏、呼吸、血压、神志、瞳孔、出入水量、血常规、血小板、凝血酶原时间、电解质、血气、尿素氮、胆红素、GPT、血糖、心电图、血培养、肝脏大小、眼底等。如发现患者精神欣快、行为异常、嗜睡、失眠、烦躁、幻觉、智力障碍、扑翼样震颤等或意识完全丧失，角膜、吞咽、咳嗽、压眶等各种反射，瞳孔进行性散大，血压下降以及脉搏、呼吸异常，高热和严重出血倾向时应及时通知医生，并协助抢救处理。

2. 注意观察药物的疗效及不良反应。

（1）降氨药物护理：临床常用降血氨药物为谷氨酸钠和谷氨酸钾，每次剂量4支加入葡萄糖液中静脉滴注，每日1~2次，也可选用精氨酸15~20g/d。但是对于少尿、无尿、肝—肾综合征或由组织细胞大量坏死而致高血钾者，忌用谷氨酸钾，对水肿严重、腹水及稀释性低钠血症者，应尽量少用谷氨酸钠，应用精氨酸时，不宜与碱性药物配用。

（2）胰高血糖素—胰岛素（G－I）的护理：胰高血糖素有促进蛋白分解作用，胰岛素则有促进氨基酸通过细胞膜的作用。这两种激素联合应用对肝细胞具有保护作用，又促进肝细胞再生。用量为胰高糖素1mg加胰岛素10 U，溶于10%葡萄糖250~500mL内静脉滴注，每日1~2次，用药时随时监测血糖水平，以调整胰高糖素的用量。

（3）抗生素的护理：全身性使用有效抗生素以控制肠道和腹水感染，要求执行医嘱时严格掌握用药时间，保证血内浓度。腹水感染可在腹腔内注入卡那霉素1.0g/次，口服头孢氨苄（头孢菌素Ⅳ）1.0~1.5g/d。行腹腔内注射时须严格无菌操作，防腹膜炎发生。

（4）其他：应用镇静药应观察有无过敏反应和呼吸改变；因门脉高压食管、胃底静脉破裂出血者，在出血停止后，除按常规通过胃管抽出积血及注入硫酸镁外，可用生理盐水洗肠，洗肠后用白醋50mL加1~2倍生理盐水稀释保留灌肠，每日两次，以保持肠道的酸性环境，阻止氨的吸收；备好抢救药品，如双气囊三腔管、氧气、气管切开包、止血药、降血氨药、升压药、强心药等。

（三）健康教育

1. 加强心理指导，向患者讲解有关疾病的过程、治疗及预后，鼓励患者树立治疗信心，保持乐观精神，积极配合治疗。

2. 向患者及家属讲解本病的病因及诱发因素，积极防治病毒性肝炎，避免药物性肝损害、毒蕈中毒、工业毒物、急性酒精中毒等。早期诊断，早期治疗。

3. 指导患者出院后定期门诊复诊。

（李玉莉）

第五节　多器官功能障碍综合征

多器官功能障碍综合征（MODS）是指在严重创伤（含大手术）、严重感染及大面积烧伤后，同时或序贯继发两个或两个以上的脏器或系统功能不全或衰竭的临床综合征。1992年由美国胸科医师协会和危重病医学会共同倡议将此综合征命名为多器官功能不全综合征。它突出此病并非一种独立的疾病。而是涉及多个器官的病理变化，早期是多器官功能障碍，强调此种功能障碍是可逆性的，晚期才进入衰竭。

一、病因和发病机制

MODS的确切病因和发病机制迄今未明，目前认为与以下因素有关：

（一）休克

由于大量出血、败血症、心力衰竭引起心、肺、肾和肝以及消化系统等组织灌流量减少，导致这些脏器衰竭。其机制可能与灌流量减低的组织缺氧、休克产生的毒性物质及体液因子引起组织机能不全及坏死有关。

（二）败血症

许多发生MODS者与败血症有关。由于外伤所致消化道穿孔，术后缝合不全，胆管感染，腹腔内脓肿，肠梗阻，晚期癌，肝硬化等一旦引起内毒素血症，内毒素作用于补体系统，激肽—血管舒缓素系统，凝血和纤溶系统，血小板、网状内皮系统，血液干细胞、粒细胞及巨噬细胞，破坏组织血循环，引起毒性物质及血管活性物质产生，最终导致脏器衰竭。测定血中内毒素、鲎试验非常有用。

因内毒素引起的脏器衰竭常见者有：肺水肿；肾小管坏死，高钙血症，氮质血症，无尿，酸中毒；肝的解毒及代谢功能不全，溶菌酶逸出。此外，胃肠道多见出血性病变，心脏常见因心肌梗死所致心功能不全。

（三）代谢障碍与药物

由外伤、手术等引起的代谢障碍，特别是肝脏能量代谢障碍，不仅诱发肝脏也诱发其他脏器衰竭，发展为MODS。此外，不平衡输液、抗癌剂、麻醉剂等药物也有引起脏器衰竭的作用。晚近研究发现，某些介质如花生四烯酸、前列环素（PGI_2）、血栓素 A_2（TXA_2）、氧自由基、白细胞介素 - 1、肿瘤坏死因子（TNF）等与MODS的发病也有关，但具体作用环节尚有待研究。

（四）弥散性血管内凝血

在创伤、热伤、感染中毒及缺氧等情况下，由于血管内皮细胞受损、血细胞破坏和大量组织因子释放等多原因，可以使凝血系统、激肽系统以及补体系统激活，加上休克时体内儿茶酚胺、血管紧张素、组胺、TXA_2 以及血小板活化因子等多种活性物质大量释放，使机体各个部位的组织器官处于不同程度的微循环障碍，出现血流淤滞、血细胞黏附、集聚、微循环栓塞。由此而产生的缺血、缺氧、物质代谢障碍以及有毒物质积滞可又进一步构成恶性循环。从而在临床上表现不同组合的多脏器的功能不全。

（五）休克的再灌注

近年来研究发现组织遭受缺血损伤一定时间后，由于输血、输液而得到再灌注可以加重组织损伤，这一现象已经在心、脑、肝、肾及小肠等组织器官上得到证实，此时缺血组织的毛细血管通透性随之进行性加强，导致局部渗血、出血、水肿、组织营养障碍等进一步加重。原来淤滞在局部的代谢产物和有毒物质进入血流以及产生大量自由基，从而引起更严重的全身反应，这可能是通过医疗措施造成多脏器功能不全的重要机理之一，值得引起注意。

（六）临床医疗措施不当或诊疗上的错误

医疗措施中如复杂的心肺复苏、各种手术操作（如导管置入、伤口缝合、石膏固定、内窥镜检查、复合性监测技术等）、氧中毒、引流放置部位不当或取出过早等，都是加重器官负担的不利因素，在关键时刻都会触发器官衰竭的发生。

MODS 的发病机制迄今较为复杂，目前受到重视的学说有如下几种：

1. 感染源性学说

严重感染使组织器官血流灌注和供氧发生障碍，其中胃肠道缺血缺氧现象尤为明显、发生胃肠道结构破坏和屏障功能减退；机体网状内皮系统功能障碍、免疫能力下降；长期大量应用抗生素使肠道菌群失调。结果，肠道细菌不断侵入门、体循环，进一步加重机体炎性反应及组织器官功能损害。

2. 全身炎症反应综合征学说

机体受损害后，启动机体发生一系列反应。如果反应过度，巨噬细胞被激活，释放的介质如肿瘤坏死因子、白细胞介素、花生四烯酸代谢产物等不断溢出局部至全身，激活多种炎性细胞，如组织内巨噬细胞、血细胞、淋巴细胞以及激活凝血系统、补体系统、激肽系统，通过一系列连锁反应，使炎症反应不断，形成全身炎症反应综合征（SIRS）。由于这些失控的全身炎症反应，使血管内皮细胞广泛受损，进一步促进白细胞附壁及启动凝血系统，引起组织器官损害和 DIC，最后导致 MODS。

3. 微循环障碍学说

器官功能损害是因组织器官缺血缺氧或血管内皮细胞受损所致，包括组织细胞供氧不足、缺血、再灌注损伤以及白细胞黏附于内皮细胞所引起的损害。

二、病情评估

MODS 患者多有创伤、感染、大手术等病史，且有 SIRS 的临床表现；随着不同的病情发展阶段，不同器官的临床表现亦趋恶化。尽管目前对 MODS 的诊断标准尚未完全统一，但主要的依据有：①临床的症状与体征；②依据患者的生理学和生物化学的测定参数，来作为评估器官功能障碍程度和评分的基础。MODS 不同阶段病程的临床表现，如表 6-1 所示。

表 6 - 1　MODS 不同阶段病程临床表现

	1 期	2 期	3 期	4 期
一般表现	正常或轻度不安	病态，不安	明显不安	濒死
心血管功能	需补充容量	容量依赖性高动力	休克，$CO\downarrow$ 水肿	升压药依赖性，水肿，$S_vO_2\uparrow$
呼吸功能	轻度呼吸性碱中毒	呼吸急促，低 CO_2 血症	ARDS 严重低氧血症	高 CO_2 血症，气压伤低氧血症
肾功能	尿少，对利尿药反应受限	尿量固定，轻度氮血症	氮血症，适用于透析	尿少→无尿，透析效果不稳定
胃肠道功能	腹胀	不能耐受食物	肠绞痛，应激性溃疡	腹泻，缺血性结肠炎
肝功能	正常或轻度胆液淤积	高胆红素血症，PT 延长	临床黄疸	转氨酶↑深黄疸
代谢	高糖血症提高对胰岛素需要	严重分解代谢	代谢性酸中毒高糖血症	肌肉耗损，乳酸酸中毒
CNS	朦胧	嗜睡	木僵	昏迷
血液学	呈不同表现	血小板↓白细胞↓或↑	凝血障碍	难纠正的凝血障碍

基于以上 MODS 的特点，其诊断时应注意以下几点：①当存在创伤和感染诱因时，应注重患者的整体情况，而不要仅注意受损脏器，如下肢挤压伤可能迅速引起急性肾衰竭和 ARDS；②特别强调各专科之间的合作，由于专业经验的差距，有时可能忽视多器官的受累，致使耽搁救治时间；③积极采用诊断性治疗措施，不要等待临床表现典型时再行诊断；④对可疑 MODS 病例应有预见性，监测相关指标要有选择性和合适的时间间隔；⑤MODS 早期常可能有一段病情稳定期，应积极争取其好转，否则预后不良。

三、预防

预防 MODS 发生有重要的意义，一旦出现器官功能损害虽经治疗仍可遗留某些器官功能的障碍，如 ARDS 后的呼吸功能低下，将影响到患者的生活质量。MODS 的发生不仅治疗复杂困难，耗费甚大，且有高的死亡率。故应重在预防，和早期发现，早期治疗。预防的措施有以下几种。

1. 对创伤、低血容量、休克的患者要及时、充分的复苏，提高心排血量，保持组织满意的氧合。

2. 对创伤或术后感染，应进行彻底清创、充分引流；及时清除难于恢复血液灌流和坏死组织，防止感染扩散。对骨折反复进行手法复位，有可能造成组织的出血和更广泛的损伤，促进释放细胞因子和炎性介质，而加重全身炎性反应。

3. 在不影响患者胃肠道功能的情况下，应尽早进食进饮，以保持肠道屏障的完整，并提供充分的营养支持以满足高代谢需要。

4. 临床上要尽早发现 SIRS 的征象，查明病因，采取治疗措施，防止进一步扩大炎症反应。

5. 提高机体的免疫能力。

四、治疗

（一）治疗原则

1. 病因治疗

（1）消除 MODS 的病因与诱因，是取得疗效的根本原则。如不针对病因处理，仅支持衰竭的器官系统的治疗，即使尽最大努力亦难取得成功。

（2）败血症是最常见的原因，对 MODS 患者都应确定有无本症，订出抗感染方案。治疗中必须避免引起真菌感染和对肾功能的有害影响。

（3）MODS 治疗无效时，要分析其可变的病因，因炎症器官损害的起始、持续因素将随病程演进而发生变异。

2. 阻断病理通路

包括控制感染，清除和拮抗内毒素、有关炎症介质及氧自由基等措施，从而阻止触发 MODS 的因子的生成及阻断病理恶性循环。

3. 保护脏器功能，避免或防止对其他器官的损害

包括加强营养，均衡的脏器功能支持及有效地抗休克等措施。

（二）一般处理

1. 对严重外伤、大面积烧伤、严重感染及败血症、大手术后的患者，应严密监测其 T、P、R、BP、EKG、CVP、尿量、血小板、水和电解质酸碱平衡、血气、凝血和纤溶系统指标等，及时观察病情发展。

2. 采取早期有效的抗休克措施

（1）根据 CVP 给以尽早补足平衡液和血液。

（2）尽早恢复血压、脉搏及微循环灌流与尿量。

（3）及时纠正酸中毒，补入碳酸氢钠使血 pH 正常。

3. 消除病因、规范用药、有效地控制感染。引起 MSOF 的病因较多，发病机制较复杂，应实行综合防治，祛除病因，控制感染，控制触发因子，加强营养管理，维持内环境平衡，防止并发症的发生。

4. 严防医源性损害

（1）休克时严防超负荷补液，导致肺水肿。

（2）严禁使用对生命脏器有毒害的药物。

（3）对肺部损伤的休克，严禁早期使用白蛋白和血浆。

（4）对休克患者严禁使用大量库存陈旧血液。

（5）对出血性休克，严禁补入大量葡萄糖，引起渗透性利尿，使尿量增多，易被误诊为液体量已补足，限制了补液量，使休克不易纠正。

（三）重症监护

对高危患者应在重症监护室观察和治疗，循环、呼吸、肝及肾功能、内环境稳定的监测最为重要，力争在先兆期确诊，积极治疗。为此，应尽可能采用先进的监测手段，进行多方面的监测。其中尤以循环、呼吸、肾功能及内环境稳定和监测最为重要。目前

认为可行的监测手段是插入漂浮导管，用以测定右房压（RAP）或中心静脉压（CVP）、肺动脉压（PAP）、肺楔压（PCWP）、心率及心排出量（CO）、桡动脉插管测平均动脉压（MAP）。经气管插管（机械呼吸时）测气道压力、呼吸道阻力、顺应性、吸气氧浓度（FiO_2）、呼气末二氧化碳分压（$PETCO_2$）。经留置导尿管测每小时尿量，采集动静脉血样进行血气分析；测血 Na^+、K^+、Ca^{2+}、Ma^{2+}、Cl^-、Hb、Ht、肌酐、葡萄糖、血浆渗透压及胶体渗透压（COP）以及尿渗透压、肌酐、Na^+ 等。根据测定结果进一步算出所需和各项指标。

（四）抗感染与抗感染治疗

根据感染部位、致病菌种类与药敏试验结果选择高效、广谱抗生素，宜 2~3 种联合静脉给药，但应注意抗生素对器官功能的不利影响和继发二重感染。由于细菌内毒素与 MSOF 有关，单克隆和多克隆抗体有阻断内毒素活性成分脂质 A 的毒性作用，但目前仍处在动物实验阶段，尚有待更多的实践证实。

肾上腺皮质激素和非激素类抗炎药（如布洛芬）可阻断感染中毒休克和 MSOF 的发展，改善患者的预后，后者对严重感染患者的疗效优于激素。有报告称，血液净化疗法可以除去诱发 MSOF 的介质、病理性中分子物质及代谢废物，而改善 MSOF 患者的预后。氧自由基净化剂（如维生素 C、别嘌醇、超氧歧化酶）、血小板活化因子（PAF）拮抗剂及抗 TNF 抗体的应用，显示了较好的疗效。有作者采用选择性清洁肠道法（口服不吸收抗生素作预防用药）可有效地预防细菌易位，明显降低危重患者的感染率，减低 ICU 患者的早期死亡率。

（五）营养支持

MODS 患者多处于高代谢、高分解状态。尤其创伤患者的代谢反应呈高糖血症、高胰岛素血症，伴有抗胰岛素和抗葡萄糖的特点。即使给予大量的碳水化合物，仍可继续出现糖原异生；即使提供更多的能量和氮的摄取，也不能完全防止蛋白质的分解。只要病情允许应尽早进食，应给以高热量、高营养的饮食支持，亦可采用肠外营养方法。

（六）器官功能支持治疗

要加强对衰竭器官支持，按患者具体器官衰竭情况，采取不同方法治疗。

1. 呼吸衰竭

维持呼吸道通畅，去除分泌物，必要时气管切开，或呼吸末正压机械通气治疗；早期应用肾上腺皮质激素，短期应用 1~2 日，最长不超过 3~5 日。

2. 心功能衰竭

低血压者应迅速、足够补充血容量；加强心肌收缩力，可用强心剂，如洋地黄或毒毛旋花子素 K 静脉滴注，有时可获较好疗效；适当应用皮质激素。

3. 急性肾功能衰竭

适当补充血容量，严防超负荷输液；积极控制感染，清除病灶；$ATP-Mg-Cl_2$ 能改善细胞水平的代谢和促进脏器修复，恢复机体网状内皮系统的功能；尽早使用利尿剂，维持尿量在每日 600mL 以上，利尿药物仅在低血容量纠正后试用，早期可用 20% 甘露醇 250mL，呋塞米 100~200mg 或依他尼酸钠 50~100mg 静脉滴注，解除肾血管痉挛可用"利尿合剂"（普鲁卡因 1g，氨茶碱 0.25g，苯甲酸钠咖啡因 0.25g，维生素

C3g，溶于10%葡萄糖液500mL）静脉滴注；如急性肾功能衰竭有酸中毒、高血钾症时，应及早进行透析疗法；此外，应用蛋白质同化激素如丙酸睾酮20～50mg，每日1次，肌内注射；也可用苯丙酸诺龙25mg，每周2次，肌内注射；癸酸诺龙25mg，每周1次，肌内注射。

4. 肝功能衰竭

补充足够糖类、维生素、氨基酸及足够的热量，大量应用莨菪类药物，控制败血症，给予人工肝或血浆交换。

5. 胃肠道衰竭

用导管抽吸胃内容物，防止胃扩张、洗胃；用西咪替丁静脉滴注，保持胃液pH在3.5以上，制止胃黏膜糜烂，达到止血目的；全胃肠外营养。

6. 凝血功能衰竭

分析发生机制，给予抗血小板聚集药物、低分子右旋糖酐，合理应用肝素、AT－Ⅲ浓缩剂及合成抗凝血酶剂；补充凝血因子；使用抗纤溶药物；补充维生素K等。

7. 中枢神经系统衰竭

给予吸氧，降颅压、减轻脑水肿；头部物理降温；应用脑神经细胞恢复的药物。

8. 免疫系统衰竭

重视免疫调节和免疫支持治疗。可应用纤维结合蛋白，以增加血液调理素浓度，从而加强网状内皮系统功能，还可输注新鲜冻干血浆、OK$_{432}$、抑肽酶等。

（七）免疫调理治疗

针对MODS的炎性反应机制，早期研制和生产了TNF－α、IL－1、血小板活化因子等的单克隆抗体、可溶性受体或受体拮抗剂，在实验研究中虽显示了抗感染治疗的诱人前景，但临床研究尚未取得预期的效果，这里仅将有关药物摘要介绍如下：

1. 内毒素核心抗体

内毒素是导致MODS的重要因子，内毒素核心抗体对内毒素的攻击有良好的保护作用，临床试验显示出一定的疗效。但还存在许多问题有待解决。

2. 一氧化氮抑制剂

一氧化氮是重要的内皮源性血管舒张因子，适量的一氧化氮具有调节血流灌注、抑制血小板黏附和聚集、保护非特异性免疫等作用。过量的一氧化氮可导致血管外周阻力下降、低血压、血流分布异常及心肌抑制。适度并有选择的抑制一氧化氮，可能获得较理想的治疗效果。

（八）基因疗法

近年来，人们逐渐意识到遗传和基因特征参与感染创伤和MODS的发病过程，炎症相关基因多态性的研究日益受到重视。

五、护理要点

（一）了解MODS的病因

了解创伤、休克、感染等常见致病因素，以便掌握病程发展的规律并有预见性地护理。对创伤患者要注意保持呼吸道通畅、控制活动性出血和抗休克；对休克患者应迅速解除休克因素、尽快恢复有效循环血量，纠正微循环障碍、改善心功能和恢复正常代谢，并根据病情作相应处理；对于严重感染患者应使用敏感抗生素。

（二）病情观察与护理

1. 体温

MODS多伴有感染，连续监测中心温度和皮肤温度是了解外周循环是否减少或改善的重要指标。当血温高达40℃以上，而皮温低于35℃，提示病情十分危重。

2. 脉搏和心率

注意脉律、强弱，尤其要注意细速和缓慢脉象。

3. 呼吸

注意呼吸的快慢、深浅等，是否伴有发绀、哮鸣音、"三凹征"等变化，深浅不规则呼吸常提示周围循环衰竭，点头样呼吸常是垂危征象，潮式呼吸是一种交替出现的阵发性的急促深呼吸后紧跟一段呼吸暂停，常见于心功能不全患者。

4. 血压

一般MODS患者常采用有创的动脉置管持续监测动脉压，它可以反映每一心动周期内的收缩压、舒张压和平均压。通过血压波形能初步判断心脏功能；并且通过静脉导管可以抽取动脉血测定血气分析和电解质变化，但是由于是有创的，可产生各种并发症，如局部血肿、血栓形成，应注意观察。

5. 意识

在MODS患者，晚期可出现嗜睡、昏迷等，注意观察其双侧瞳孔大小和对光反射。

6. 心电监测

心电图监测是常规的监测手段。通过心电图监测可以帮助及时发现和识别心律失常、监测电解质变化。

7. 药物反应

洋地黄类药物易导致中毒，表现为恶心、呕吐等胃肠道反应，心电图改变等；利尿剂可导致电解质紊乱，尤其是低钾；血管扩张剂应从小剂量、低滴速开始，根据血压调节滴速，防止直立性低血压。

（三）保证营养和热量的摄入

MODS患者处于高代谢状态，能量消耗及大，免疫功能低下，代谢障碍，因此保证营养的供给对于改善病情极为重要。临床上常通过静脉营养和鼻饲供给，但是静脉营养的脂肪乳剂不易分解代谢，且对肺、肝有影响，因此使用时应严密观察。

（四）预防感染

MODS患者机体免疫功能低下，极易发生感染，尤其是肺部和泌尿道感染，压疮也是发生感染的一个重要途径。因此，MODS患者应严格执行床边隔离和无菌操作，防止交叉感染和医源性感染。定时翻身拍背，预防压疮，室内空气定时消毒。

（曹波）

第七章　重症心律失常

重症心律失常是可以导致心脏骤停的严重心律失常，心电图常见有：室性心动过速、心室颤动、窦性停搏、高度房室阻滞、心室内阻滞和心室静止。绝大多数致命性心律失常并发于器质性心脏病，只有少数特殊类型为原发，如先天性 QT 延长综合征、Brugada 综合征、特发性心室颤动等。

一、病因和发病机制

心律失常的主要病因包括：①各种原因的器质性心脏病，如冠心病、风湿性心瓣膜病、心肌病，尤其是发生心力衰竭、心肌梗死和心肌炎时；②内分泌代谢病与电解质紊乱：以甲状腺功能亢进、血钾过高或缺乏多见；③药物的毒性作用：如洋地黄、胺碘酮等抗心律失常药物及咪康唑等；④房室旁道引起的预激综合征；⑤心脏手术或诊断性操作；⑥其他如脑血管病、感染、自主神经功能紊乱等。心律失常也可发生于无明显心脏疾患和健康者，原因常不完全明确。

心律失常的发生机制主要是冲动起源异常和冲动传导异常以及二者联合存在。

（一）冲动起源异常

1. 窦性心律失常

是由于窦房结的冲动频率过快、过慢、不规则而形成的。

2. 异位性心律

冲动是由窦房结以外的起搏点发出，如房室结、希氏束（浦肯野纤维网的细胞发出）。

（二）冲动传导异常

1. 传导阻滞

冲动到某处传导障碍或延缓、部分下传称之。

2. 折返现象

冲动沿一条途径下传，但从另一条途径又折返回原处，恰到其反应期，使该处再一次进行冲动传递，形成环形传递，可表现为各种期前收缩、阵发性心动过速、扑动、颤动。

3. 传导紊乱

除正常途径传导外，在心房和心室间即房室结区有一部分异常激动过快地传到心室，使部分心室肌提前激动，出现传导紊乱，易引起阵发性室上性心动过速、心房颤动等。

对心脏功能影响大，常可危及生命的有阵发性室上性心动过速、心房扑动与快速心房颤动、阵发性室性心动过速扑动与心室颤动。

二、心律失常的分类

（一）快速性心律失常

1. 窦性心动过速

①窦性心动过速；②窦房结折返性心动过速。

2. 异位快速性心律失常

1）期前收缩：①房性期前收缩；②交界性期前收缩；③室性期前收缩。

2）心动过速

（1）房性心动过速：①自律性房性心动过速；②折返性房性心动过速；③紊乱性房性心动过速。

（2）交界性心动过速：①房室结折返性心动过速；②房室折返性心动过速；③非阵发性交界性心动过速。

（3）室性心动过速：①非持续性室性心动过速；②持续性室性心动过速；③尖端扭转型室速；④加速性心室自主节律。

3）扑动与颤动：①心房扑动；②心房颤动；③心室扑动；④心室颤动。

3. 房室间传导途径异常

预激综合征。

（二）缓慢性心律失常

1. 窦性缓慢性心律失常

①窦性心动过缓；②窦性心律不齐；③窦性停搏。

2. 传导阻滞

①窦房传导阻滞；②房内传导阻滞；③房室传导阻滞；④室内传导阻滞。

3. 逸搏与逸搏心律

1）逸搏：①房性逸搏；②房室交界性逸搏；③室性逸搏。

2）逸搏心律：①房性逸搏心律；②房室交界性逸搏心律；③室性逸搏心律。

三、病情评估

快速心律失常可使心脏病的患者发生心绞痛、心力衰竭、肺水肿、休克。心率过于缓慢的心律失常可发生阿—斯综合征，引起晕厥或抽搐。严重心律失常时如不及时处理会加重病情，甚至危及生命。

（一）病史

详尽的病史常能提供对诊断有用的线索，如：①心律失常的存在及其类型；②心律失常的诱发因素；③心律失常发作的频率与起止方式；④心律失常对患者造成的影响等。体格检查应包括心脏视、触、叩、听的全面检查，部分心律失常依靠心脏的某些体征即能基本确诊，如心房颤动等。

（二）症状和体征

1. 快速型心律失常

快速型心律失常大致可分为快速室性心律失常和室上性心律失常。前者又可分为阵发性室性心动过速、心室扑动或颤动；后者可分为阵发性室上性心动过速、快心室率型心房颤动和心房扑动。现分别叙述。

1）阵发性室上性心动过速（PST）：阵发性室上性心动过速简称室上速，是指连续3次以上室上性过早搏动。按发病机制可分为：①心房性心动过速；②房室交界处性心动过速；③具有旁路传导的心动过速，即预激综合征合并心动过速；④阵发性折返性心动过速。临床上以前两种最常见。多见于无器质性心脏病的年轻人，常反复发作，亦见于风湿性心脏病、冠心病、高血压及甲状腺功能亢进性心脏病。呈阵发性发作，突然发作突然停止，心率一般在每分钟 150～220 次，心律规则，脉细速，可有心悸、胸闷、头晕、乏力等症状，长时间发作可引起血压下降、休克、晕厥、心绞痛及心力衰竭。

2）阵发性室性心动过速：阵发性室性心动过速是发生于希氏束分叉以下的一组快速性室性心律失常，频率 >100bpm，自发至少连续 2 个，心电程序刺激诱发的至少连续 6 个室性搏动。本病以冠心病为主要病因，其中约半数发生于急性心肌梗死，其次为洋地黄中毒、急性心肌炎、严重低血钾、风心病、奎尼丁昏厥、介入性心脏检查及心脏手术、严重感染、拟交感药物过量，如异丙肾上腺素及肾上腺素过量、嗜铬细胞瘤或过度惊吓等。心动过速突然发作，突然终止。由于发作时心房与心室收缩不协调，引起心室充盈减少，心排血量降低，可出现心脑等器官供血不足的症状，如头晕、乏力、呼吸困难、心绞痛、晕厥等。原来的心脏情况越差，心动过速发作时频率越快，持续时间越长，对血流动力学的影响也越大，常引起休克、心功能不全等。体征：心律轻度不齐，心率多在每分钟 140～160 次。第一心音强度轻重不一。脉搏细弱快速。持续性发作时常有休克或心功能不全的体征。

3）心房扑动：心房扑动多为阵发性，每次历时数分钟至数日，慢性持续者少见，多转变为房颤。本病仅见于器质性心脏病者，最多为风湿性二尖瓣病及冠心病，亦可发生于病窦综合征、高血压、肺心病、心肌病、慢性心包炎等，急性的病因有风湿热、急性心肌梗死、药物中毒等。临床特点是可有心悸、气急、心前区不适、头晕、乏力等症状，如房室传导比例呈 2:1，心律可绝对规则且不受自主神经张力影响者，心室率约为每分钟 150 次；若房室传导比例为 4:1 或 3:1，则心室率可减慢到每分钟 75～100 次。压迫颈动脉窦或眼球，可使心率暂时减慢，有时突然减慢一半。心室率不甚快的房扑，运动后可成倍增加。

4）心房颤动：房颤是心房各部分发生极快而细的乱颤，每分钟 350～600 次，心室仅能部分接受由心房传下的冲动，故心室率常在每分钟 110～160 次，且快而不规则。临床上也有阵发性和持久性两种之分。

房颤与房扑两者相同，多见于各种器质性心脏病，且以风心病二尖瓣狭窄最为常见。其次为冠心病、高血压性心脏病、甲亢性心脏病、肺心病、心肌病、心衰，亦可见于慢性缩窄性心包炎、预激综合征、洋地黄中毒等。有些患者虽有心房颤动反复发作，而心脏检查不出任何器质性病变者，称为特发性房颤（又称孤立性房颤）。临床特点：

常有心悸、气急、胸闷、自觉心跳不规则，可伴有心功能不全征象。原有窦性心律心脏病患者，突然发生房颤有时可诱发心力衰竭，而长期房颤者有心脏内易形成血栓，一旦血栓脱落可产生相应脏器栓塞现象。体检：心率一般在每分钟100～160次，心音强弱不一，心律绝对不规整，脉搏短绌。此外，可有原发性心脏病的相应症状及体征。

5）心室扑动与颤动：心室扑动与颤动是最严重的异位心律，各部分的心肌进行快而不协调的乱颤，心室丧失有效的整体收缩能力，对循环功能的影响相当于心室停搏，常为临终前的一种心律变化。多见于①各种器质性心脏病：如冠心病，尤其是急性心肌梗死、心肌炎、心肌病、先心病、主动脉瓣狭窄。②突发性意外事故：溺水、电击伤、自缢、严重创伤、大出血等。③急性疾病：严重感染、脑出血、肺梗死、严重休克等。④手术及麻醉意外：各种介入性心脏检查，胸腔手术，支气管造影，心血管手术对心脏过度激惹、牵拉、损伤，低温麻醉过低，麻醉药物过量或不当。⑤电解质紊乱：如血钾过高或过低、缺氧、严重酸中毒。⑥药物中毒：如洋地黄、奎尼丁、安眠药、过量钾盐、锑剂、氯喹、肾上腺素等，以及药物过敏。⑦神经原性反射：颈动脉窦综合征。临床特点：①先兆症状：多数在发生室颤与室扑前有先兆征象，肢乏、寒冷、心前区不适、心慌、心悸及原发病表现。进一步发展出现发绀、血压下降、呼吸急促、胸闷、心跳改变、意识障碍及烦躁不安。心电示波可见频发性多源性或连续出现的室早，尤其是可见 RonT 现象、短阵室速、TDP、QT 间期延长、传导阻滞、多种严重的心律失常。②发生室颤或室扑如不及时抢救，即出现心脏骤停。由于血液循环中断，可引起意识丧失、抽搐、呼吸停止、四肢冰冷、发绀、无脉搏、无心音、无血压、瞳孔散大。

2. 严重过缓型心律失常

严重过缓型心律失常属于严重的或致死的心律失常范畴。根据心脏内激动起源或者激动传导不正常引起整个或者部分心脏活动的变化，可将严重过缓心律失常分为两型：停搏型过缓心律失常和阻滞型过缓心律失常。

停搏是指某一起搏点在一定时间内不能形成并发出激动，称该起搏点停搏。分为窦性、房性、交界性、室性以及心室和全心停搏。窦性停搏常见且重要，而全心停搏和心室停搏更重要。心脏的激动在传导过程中发生障碍称为传导阻滞，按其部位可分为：窦房传导阻滞、心房内传导阻滞、房室传导阻滞和室内传导阻滞。房室传导阻滞又可分为一度及二度莫氏Ⅰ型和莫氏Ⅱ型、三度（完全性）房室传导阻滞。心室内阻滞分为单束支、双束支、三束支传导阻滞。其中二度Ⅱ型、三度房室传导阻滞、双束支和三束支室内阻滞为严重的致命性传导阻滞，需急诊处理。

1）病态窦房结综合征：病态窦房结综合征是由于窦房结或其周围组织的器质性病变导致机能障碍，从而产生多种心律失常和多种症状的综合病征。本病男女均可发病，发病年龄平均在60～70岁，常患有不同类型的心脏病，在此基础上发生心动过缓、心律失常或心脏停搏致使心排血量降低，出现不同程度的脑、心、肾供血不足的临床表现。临床特点：起病隐匿。由于病变程度轻重不一，病情发展的快慢也有差异，但一般进展缓慢。主要临床表现是器官灌注量不足的表现，由于心室率缓慢及可伴有反复发作的快速性心律失常，导致心排血量下降所致。受累的器官主要为心、脑、肾，脑血流减少引起头晕、乏力、反应迟钝等，严重者可引起阿—斯综合征反复发作。心脏供血不足可引起心悸、心绞痛、心功能不全，甚至心脏停搏。体征：体检窦性心动过缓，心率常慢于每分钟50次，心尖第一心音低钝及轻度收缩期杂音。窦性停搏时，心率及脉搏可有明显间歇；双结病变出现完全性房室传导阻滞时，可闻及大炮音及第四心音；发生心房颤动或室上性心动过速时，心率变快，心律不规则或规则。

2）窦性停搏：又称窦性静止。临床特点：头晕，甚至出现阿—斯综合征。

3）心室停搏与全心停搏：临床特点是短暂者引起头晕，停搏时间长者可出现阿—斯综合征而死亡。

4）房室传导阻滞：一度及二度Ⅰ型房室传导阻滞偶可见正常人或迷走神经张力过高、颈动脉窦过敏者。对慢性或持久性房室传导阻滞，多见于冠心病心肌硬化者，其次见于慢性风心病、心肌病、克山病、心肌炎后遗症及先天性心脏病等。而一过性或暂时性房室传导阻滞，多见于风湿热、冠心病、AMI、洋地黄中毒、心肌缺氧、急性感染（流感、白喉）等。一度房室传导阻滞临床特点：可无自觉症状，或有原发病症状。二度房室传导阻滞：心率慢时，有心悸、头晕、乏力等症状。Ⅰ型（文氏型）临床特点：听诊心率呈周期性的逐渐增快，然后出现一较长的间歇，此后又逐渐增快，周而复始。Ⅱ型（莫氏Ⅱ型）临床特点：心室脱落时，可有头晕、心悸，听诊每隔1次至数次规律的心脏搏动后有一间歇。三度房室传导阻滞临床特点：自觉心跳缓慢，感头晕，乏力，有时可出现阿—斯综合征。一般心率慢而规则，每分钟20～40次，第一心音强弱不等，有大炮音。

（三）心电图检查

心律失常根据其临床表现可以做出早期诊断，但最后诊断主要依靠心电图。

1. 室性心动过速

①3个或以上连续出现的室性期前收缩，频率在每分钟100～200次，心律规则或不规则。②QRS波群宽大畸形，时间>0.12秒，ST-T方向与QRS主波方向相反；P波与QRS波群无固定关系，形成房室分离，偶见P波下传心室，形成心室夺获，表现为在P波之后，提前发生一次正常的QRS波群。③常突然发作。④特殊类型的室速：加速性室性自主心律，尖端扭转型室速。

2. 心室扑动/颤动

两者常为连续的过程。①无正常的QRS-T波，代之出现连续、快速、规则的大振幅连续波动。②频率每分钟200次以上，心脏无排血功能，可很快恢复，也可转为室颤。③室颤为QRS-T波完全消失，出现大小不等、极不规则的颤动样波。④频率每分钟250～500次。⑤心室静止前的心电征象。

3. 窦性停搏

心电图可见规律的PP间距中突然出现P波脱落，形成长PP间距，且长PP间距与正常PP间距无倍数关系。

4. 高度房室阻滞或完全房室阻滞伴低位室性逸搏

心室率<每分钟40次，或长RR>3秒，或发生心室停搏。

（四）诊断和鉴别诊断

心律失常本身不是一个独立的疾病，而是一组症群。其病因多数是病理性的，但亦可见生理性的。因此心律失常的诊断必须是综合分析的结果，诊断和鉴别诊断时应结合病史、体格检查及心电图检查。

四、治疗

重症心律失常的治疗原则：尽管心律失常种类很多，但许多心律失常本身并不需紧急处理，有下列情况之一者被认为是具备心律失常的治疗指征：①快速心律失常引起明显血流动力学改变和心脏功能损害时，如心室纤颤、室性心动过速以及部分心房纤颤伴快速心室反应者。②虽然心律失常不会立即导致心功能障碍，但持续时间较长，则可能引起心功能受损，如房速、房室结折返性室上速，房室折返性室上速等。③在特定条件下，心律失常可引起更恶性的心律失常，从而使心脏功能恶化，如急性心肌梗死条件下的 RonT 室性期前收缩或连续的多源性室性期前收缩，如不及时控制，有导致室速或室颤的危险。④尽管表面上危害性不大，但可引发其他疾病，如多原房性期前收缩等。⑤虽无明显的血流动力学障碍，但治疗可明显改善患者的生存质量，如慢性完全性房室传导阻滞者。

（一）快速型心律失常

1. 阵发性室上性心动过速

1）刺激迷走神经的方法

（1）用压舌板刺激悬雍垂，诱发恶心、呕吐。

（2）深吸气后屏气再用力做呼气动作（Valsalva 法），或深呼气后屏气再用力做吸气动作（Müller 法）。

（3）颈动脉按摩，患者取仰卧位，先按摩右侧约 5 ~ 10 秒，如无效再按摩左侧，切忌两侧同时按摩，以防引起脑缺血。

2）抗心律失常药物的应用

阵发性室上速的药物治疗，比较合理的方法是通过电生理检查选择有效药物，但电生理检查在临床应用中有不便之处，特别是急症患者，因此临床多应用经验治疗，常用药有：

（1）异搏定静脉注射，每次 5mg 加葡萄糖液 10 ~ 20mL 中缓慢静注，总量不超过 20mg。

（2）西地兰 0.4mg 稀释后缓注，常用于伴心衰者。预激综合征不宜应用。

（3）三磷酸腺苷（ATP）20mg 快速静注，3 ~ 5 分钟可重复。老年人、病笃者禁用。

3）电复律

当患者发生了低血压、肺水肿或胸痛等情况时，应以直流电复律，能量不超过 50J 多可奏效。

2. 阵发性室性心动过速

由于室速多发生于器质性心脏病者，故室速尤其是持续性室速往往导致血流动力学障碍，甚至发展为室颤，应严密观察，并予以紧急处理，终止发作。如伴有休克，可先给予或同时给予升压药物，并做好同步直流电复律的准备。

1）首选治疗

（1）利多卡因：由于疗效确切，为首选药物。利多卡因只抑制钠通道的激活和失活状态，抑制作用中等，且钠通道抑制恢复较快，利多卡因还明显促进 K^+ 外流。一般剂量对窦房结没有影响，对希—浦系统正常或异常自律性，以及早期和延迟后除极均有抑制作用，当心肌处于缺血损害或心率较快时，利多卡因对浦肯野纤维的 Na^+ 通道抑制作用加强，而起到明显的抗心律失常的作用，使单向阻滞变为双向阻滞，预防室速和室颤的发生。利多卡因在治疗浓度对传导速度影响不大，但在细胞外 K^+ 浓度较高、pH降低时，则能减慢传导。利多卡因对心房和旁路几乎没有作用。

有起搏和传导功能障碍时，利多卡因可能加重这种障碍，可能与抑制交感神经有关。利多卡因很少引起血流动力学的不良反应，除非心功能严重受损或药物浓度过高。

利多卡因虽口服吸收良好，但肝的首过效应明显，仅1/3进入血液循环，且口服易导致恶心、呕吐，因此一般为静脉给药。静脉给药15～30秒即可见效，平均清除半衰期1～2小时，几乎完全被肝脏清除，清除速度与肝血流有关，肝功能障碍、心力衰竭、使用 β 受体阻滞药均提高药物的血浆浓度。

利多卡因主要治疗严重的快速型室性心律失常，对房性心律失常无效，特别适用于危急室性心律失常，如急性心肌梗死及洋地黄中毒所致的室性期前收缩室性心动过速及心室纤颤。静注50～100mg，每5～10分钟重复1次，共250～300mg，用药45～90秒即可起效，有效后以1～3mg/min维持。肌内注射100～300mg可于15分钟内起效，持续90分钟。现在不推荐心肌梗死患者预防性使用。

利多卡因不良反应小，主要是中枢神经系统症状，可引起嗜睡、眩晕，剂量过大时导致视力模糊，语言、吞咽障碍和抽搐，甚至呼吸抑制等，严重者可导致左室功能下降、传导阻滞和窦性静止。

（2）同步直流电复律：药物治疗无效时或出现休克，以及阿—斯综合征者应首选同步直流电复律。可立即采取心前区捶击法，因为捶击可产生5～10J的电能或产生早搏，以求中断折返激动达到终止室速的目的。有条件者应采用同步直流电复律或人工心脏起搏超速抑制。洋地黄毒性反应引起者禁用。

（3）苯妥英钠及钾盐：适用于洋地黄中毒引起室性心动过速。苯妥英钠125～250mg加入注射用水或生理盐水20mL中，于5～10分钟静脉注入。必要时可隔10分钟后再注100mg，直至有效或总量≤1000mg为止。氯化钾3.0g加入5%～10%葡萄糖500mL中静脉滴注。或用门冬氨酸钾镁10～20mL，以10倍量液体稀释后缓慢静脉滴注。

2）次选治疗

（1）美西律：用量为100～200mg加入5%～10%葡萄糖20mL，5～10分钟静脉注入，有效后以1～2mg/min静滴维持，24小时用量为0.5～1.0g。

（2）普鲁卡因酰胺：可用0.1g加入葡萄糖液40mL中静注2分钟注完，也可用0.5～1g加入5%葡萄糖液100～200mL中静滴，每分钟1～2mL，24小时不超过2g。用药期间心电图QRS增宽大于30%或血压下降应立即停药。

（3）安搏律定：初量0.1～0.2g加入5%葡萄糖液100～200mL中静滴，滴速为2～

5mg，以后每 6～8 小时滴入 50～100mg，24 小时总量不超过 0.3g，维持量 50mg，每日 1～2 次。对扭转型室速无效。

（4）溴苄胺：可用 125～250mg 加入 40mL 葡萄糖液中稀释，5～10 分钟缓慢静注。也可 125～250mg 肌注，每 6 小时 1 次。可有恶心、呕吐、低血压等副作用。

（5）心律平：35～70mg 加入 50% 葡萄糖液 20mL 中缓慢静注，5～10 分钟注完，若无效 15～20 分钟再注射 35mg，直至复律或总量达 350mg，必要时以每分钟 0.5～1mg 速度静滴维持。严重心衰、低血压、完全性房室传导阻滞及肝、肾功能不全者忌用。

（6）慢心律：50～100mg 加入 50% 葡萄糖液 20mL 中缓慢静注，5～10 分钟后可重复 1 次，5～10 分钟注完。

（7）丙吡胺：100mg 加入 50% 葡萄糖液 20mL 中缓慢静注，10 分钟注完，但一般不主张静脉给药。

（8）维拉帕米：对无器质性心脏病、运动诱发的室速有效，用法见室上速治疗。

（9）其他：也可选用氟卡胺、英卡胺及妥卡胺治疗。

（10）心脏起搏：如病情允许，经药物治疗无效可经静脉导管快速起搏法起搏心室，以终止室速的发作。

（11）消融术：包括经导管消融术和经冠状动脉灌注消融术，是近年来随着电生理学的研究开展起来的。前者通过直流电、射频、激光等产生的热凝固、气压伤或膜击穿等造成组织坏死、损伤，破坏维持心动过速所必须的折返环路或异位兴奋灶，从而消除室速。

（12）手术治疗：外科多选择心功能降低、室速频率快、易发生室颤的高危患者做治疗。目前常采用心内膜切除和（或）冷冻凝固。

急性发作控制后，可口服普鲁卡因酰胺 0.5g 或奎尼丁 0.2g，每 6 小时 1 次以防复发。对冠心病、心肌梗死者，如出现 Lown Ⅲ 级以上的室早，应连用利多卡因数日。治疗反应不佳时要检查血钾、血镁给以补足。对心肌缺血及心力衰竭是否改善，酸碱平衡是否纠正应加以注意，尤其注意抗心律失常药物所致的心律失常，并给予及时的处理，避免奎尼丁与洋地黄、氟卡胺与胺碘酮并用，以免导致扭转型室速的发生。

3. 心房扑动

1）病因治疗：积极治疗原发病。

2）药物治疗

（1）控制心室率：心室率快者，宜先用洋地黄制剂，次选维拉帕米。无效可试用奎尼丁、普鲁卡因酰胺或胺碘酮。

（2）房扑伴 1:1 房室传导，大多存在有旁路传导，治疗和预激综合征伴房颤相同，禁用洋地黄，维拉帕米也应慎用。

（3）复律：可选用奎尼丁（见房颤）。

3）电复律：对预激综合征合并心房扑动，或伴明显血流动力学障碍者，宜首选电复律治疗。

4）预防复发：预防心房扑动可用地高辛、心律平、维拉帕米、胺碘酮、氨酰心安等。

4. 心房颤动

对急性心房颤动应治疗引起房颤的病因，如治疗发热、心功能不全、甲亢等，同时减慢心室率或转复为窦性心律。急性房颤的心室率很快时，患者会感到心慌、气短、胸闷、恐惧等，应尽快减慢心室率，其治疗为：

1）控制心室率：①紧急处理：初发房颤未经药物治疗心室率显著快者，或原有房颤心室率突然增快者，或重度二尖瓣狭窄合并快速房颤者，均需紧急处理。首选西地兰0.4mg加10%葡萄糖20mL中缓慢静脉注射，2小时后如效果不满意可再用0.2～0.4mg，使心室率控制在每分钟100次以下，部分阵发性心房颤动患者有可能转复为窦性心律。无心功能不全时，亦可选用维拉帕米或β受体阻滞剂静脉注射。预激综合征合并快速房颤者禁用洋地黄。②慢性房颤治疗：对慢性心房颤动不宜转复心律的患者，需长期服药控制房颤心室率。要求是安静时维持心室率在每分钟70次左右，轻度活动后不超90次/分。常用地高辛0.25mg，每日1次口服。无心功能不全者，亦可选用维拉帕米或β受体阻滞剂口服，或与地高辛合用。有报道，维拉帕米不仅能控制安静时的心室率，而且也能良好控制活动时的心室率。应用地高辛不能控制活动后心室率者，可改用维拉帕米治疗。

2）转复心律：及时使房颤转复为窦性心律，不但可增加心排血量，且可防止心房内血栓形成和栓塞现象。

3）抗凝治疗：心房颤动不论是否伴二尖瓣狭窄均易致动脉栓塞，尤为脑栓塞。常见于房颤发生初期数日至数周以及转复后，故应使用活血化淤的药物减少血液黏滞度，如阿司匹林50～300mg，每日1次口服。如果发生了动脉栓塞，急性期可以滴注肝素，恢复期常用新抗凝或华法林等药物口服，使凝血酶原时间延长至对照值的2倍。

5. 心室扑动和颤动

1）病因治疗：严重心脏病者应绝对卧床休息，一旦发现先兆应对症处理，给予吸氧、镇静。首先应做到积极治疗原发病，因为发生室扑或室颤后，由于心肌的协调性丧失，故无一致性的心室收缩，此时心室电活动虽未完全静止，但心排血量已不存在，如不及时抢救会造成死亡。应特别警惕危险性较高的室早，以免落在心动周期的"易损期"引发室颤。为了防止发生室颤，需要及时使用利多卡因控制此种室早。AMI发生原发性室颤，用足量利多卡因静滴可使心跳复苏率明显提高，应视为常规。

2）电除颤：治疗室颤与室扑的最有效的手段，是采用胸外非同步直流电击除颤。当心电示波器显示颤动波为高大频繁时，可应用150～360J的电能，除颤电极板一个置于胸骨右缘第2肋间，另一个放在心尖或其外侧缘紧贴胸壁进行电击。一次不成功还可重复。一般心室颤动仅在颤动波粗大时，除颤才能成功，如颤动波纤细稀疏时，应心腔内注射1:1000肾上腺素0.5mL，同时静脉内注射摩尔乳酸钠40mL后，再采用胸外挤压，待颤动波变为粗大后，再行电击除颤，以便奏效。

3）药物除颤

（1）溴苄胺：目前认为是有效并较安全的抗颤药之一。每次可用250mg静脉注射。临床多用于CAD猝死的治疗，不宜用于CAD猝死的预防。

（2）安搏律定：为Ⅰc类药物，具有钠通道阻滞作用及细胞膜抑制作用，降低Na^+

通透性，对预防室颤有较好的疗效。始量 0.1 ~ 0.2g 用 5% 葡萄糖液 200mL 稀释静滴，滴速为每分钟 2 ~ 5mg，24 小时总量不宜超过 0.3g；维持量 50mg，每日 1 ~ 2 次，口服。

（3）β 受体阻滞剂：为 Ⅱ 类药，具有抗交感神经作用，有确切的抗颤作用。这是由于交感神经活动增加而引起室颤易感性升高，局部心肌释放的儿茶酚胺活性直接作用结果。对 AMI 后猝死的发生有明显降低效应。可选用心得安、吲哚洛尔等。

（4）胺碘酮：为 Ⅲ 类药，具有延长整个动作电位时程作用，对反复发生室颤的患者，其可预防大多数室颤患者室颤的发生。口服每日 0.6 ~ 1.2g，分 3 次服，1 ~ 2 周后根据需要改为每日 0.2 ~ 0.6g 维持。也可静脉使用。

（5）心律平：为 Ⅰc 类药物，具有膜稳定及钠通道阻滞作用。临床应用较为普遍，对室性心律失常有较好的疗效。口服 0.1 ~ 0.2g，6 ~ 8 小时 1 次。1 周后改为 0.1 ~ 0.2g，每日 3 次维持。每日极量 0.9g。静脉滴注：1 次 1 ~ 1.5mg/kg，稀释后静滴，每日总量不宜超过 0.35g。

4）其他：心律转复后不稳定者，可安装临时起搏器或永久起搏器。心室颤动导致的心脏骤停的其他抢救措施，详见心肺脑复苏术。

（二）严重过缓型心律失常

除病因治疗及消除诱因外，主要治疗是以提高心室率为主。

1. 药物治疗

1）异丙基肾上腺素：轻者给以 5 ~ 10mg 舌下含服，重者给 1 ~ 2mg 加入 10% 葡萄糖液 500mL 中静脉点滴，控制滴速使心室率维持在每分钟 60 次左右，该药增加心肌收缩力，增加心肌耗氧量，且会引起心律失常，故急性心肌梗死患者一般不宜用。

2）阿托品：该药主要适用于迷走神经张力过高引起的心动过缓，轻者口服 0.3mg，每日 3 次；重者 1 ~ 2mg 加入 10% 葡萄糖 500mL 静脉点滴，控制滴速，使心率维持在每分钟 60 次左右。阿托品主要提高窦性心率，故在房室传导阻滞患者应用时应注意观察。

3）糖皮质激素：常用于急性窦房结功能不全或急性房室传导阻滞，地塞米松 10 ~ 20mg，静脉滴注，可促进病变的恢复。

2. 起搏器治疗

对急性窦房结功能不全、二度 Ⅱ 型、三度房室传导阻滞，伴晕厥或心源性休克者，应及时给以临时心脏起搏，为治疗原发疾病创造机会。

五、护理要点

（一）一般护理

1. 患者宜安置在安静的单人房间，保持病房的安静，减少各种刺激。谢绝探视。一般患者可平卧，呼吸急促和血压不正常者可采用半卧位，休克者可采用仰卧中凹位。心律失常可因精神激动、烦躁而加重，护理人员应嘱患者安静勿躁，心情舒宽，并耐心听取患者诉述每次诱发的病因与处理经过，转告医生，以便做治疗参考。

2. 若患者清醒可给予高热量、高蛋白饮食。昏迷患者靠输入营养药物通常不能满足机体的需要，故一般须给予鼻饲。

3. 立即行心电监测，以明确紧急抢救失常的类型、发作频度，及时报告医生，争取早确定诊断，早定紧急抢救方案并协助处理。

4. 快速建立静脉通道，立即给予氧气吸入。

5. 急诊心律失常者，由于症状严重，病情凶险，患者多焦虑不安、惊恐、惧怕、有濒死感，加之原发病及血流动力学的影响，致使患者过度紧张，因此，应加强心理护理，耐心与患者交谈，并详细了解患者病情变化的原因，给患者讲明治疗方法和应该注意的事项，消除恐惧心理，使其积极配合治疗和护理，以利早日康复。

（二）病情观察与护理

1. 评估心律失常可能引起的临床症状，如心慌、胸闷、乏力、气短、头晕、晕厥等，注意观察和询问这些症状的程度、持续时间以及给患者日常生活带来的影响。

2. 密切观察患者的意识状态、心率、呼吸、血压、皮肤黏膜状况等。一旦出现猝死的表现，如意识丧失、抽搐、大动脉搏动消失、呼吸停止，立即进行抢救。

3. 严密监测心率、心律的变化。监测心律失常的类型、发作次数、持续时间、治疗效果等情况。当患者出现频发、多源室性早搏，RonT 现象，阵发性室性心动过速，二度Ⅱ型及三度房室传导阻滞时，应及时通知医生。

4. 抗心律失常的药物常有一定的不良反应，甚至是毒性作用。护士应熟悉各种抗心律失常药物的作用机制、用法及注意事项等，并严格执行医嘱。在用药过程中，严密观察疗效及可能发生的药物副作用。

5. 有些心律失常的发生常可能和电解质紊乱，尤其是钾或者酸碱失平衡有关。因此，须紧急采血做血钾和血气分析的测定，以利及时纠正，使心律失常得到迅速地控制。

6. 应随时准备好有关药物、仪器、器械、吸引器等抢救物品和器材。对可能出现快速的威胁生命的心律失常，应备好除颤器。对可能出现高度或三度房室传导阻滞者，事先做好浸泡消毒临时起搏导管电极及附件，并备好临时起搏器。

（三）健康教育

1. 向患者及家属讲解心律失常的常见病因、诱因及防治知识。

2. 嘱患者注意劳逸结合、生活规律，保证充足的休息和睡眠，保持乐观、稳定的情绪。戒烟酒，避免摄入刺激性食物，如咖啡、浓茶等，避免饱餐和用力排便。避免劳累、情绪激动、感染，以防止诱发心律失常。

3. 嘱患者遵医嘱用药，严禁随意增减药物剂量、停药或擅用其他药物。教会患者观察药物疗效和不良反应，发现异常及时就诊。

4. 教会患者及家属监测脉搏的方法以利于自我监测病情，对反复发生严重心律失常危及生命者，教会家属心肺复苏术以备急用。

（高超超）

第八章 急性消化道出血

第一节 急性上消化道出血

上消化道出血是指屈氏韧带以上的消化道，包括食管、胃、十二指肠及胰胆等部位的出血；胃空肠吻合术后空肠病变所致的出血也属此范围。其临床表现为不同程度的呕血和黑便。

上消化道大出血一般是指在数小时内失血量超过 1 000mL 或循环血容量的 20% 以上，常有呕血和（或）黑便及某种程度循环血容量不足的表现，为临床常见的急症，虽经积极合理的治疗，死亡率仍高达 20%。本病属中医学中"吐血""便血"范畴。

一、病因和发病机制

引起上消化道出血的病因可以是上消化道本身的病变，也可是邻近脏器的疾病，或全身性疾病累及胃肠所致。

（一）上消化道本身的病变

1. 消化性溃疡

此症是引起上消化道出血最常见的病因，占 50% 以上。十二指肠溃疡并发出血多发生于青壮年，出血前有慢性周期性，节律性上腹痛，处于溃疡的活动期。但近年经急诊胃镜检查发现，部分十二指肠溃疡出血前没有消化系统的症状而以出血为首发表现。胃溃疡出血是溃疡侵蚀血管所致，多见于老年人的高位溃疡。由于老年人多伴有动脉硬化，因而出血量较大难以控制。胃术后吻合口溃疡或残胃溃疡也是引起大出血的常见病因。

2. 急性胃黏膜病变

此症包括急性出血性胃炎和应激性溃疡。前者常见于服用对胃黏膜损害的药物（如阿司匹林），非甾体类的消炎镇痛药（如吲哚美辛、保泰松等），肾上腺皮质激素，利血平，某些抗生素及酗酒后。后者发生于各种应激状态，如大手术、严重烧伤、多发性创伤、颅脑外伤、脑血管意外、休克、严重感染、中毒等严重的急危重症时。

3. 反流性食管炎、食管溃疡

此症主要表现为少量缓慢出血，但也偶见突发性大出血。

4. 理化因素的作用

如强酸、强碱及其他强腐蚀性化学物质引起上消化道黏膜的急性损伤糜烂引发大出血。

5. 食管贲门黏膜撕裂综合征

当剧烈的恶心、呕吐之后胃内压力突然增加，使食管贲门交界部黏膜发生撕裂，是引起大出血的病因之一。

6. 上消化道异物

锐性异物伤及食道黏膜甚至肌层导致大出血，大多由损伤所致。

7. 肿瘤

约有50%胃癌发生大量出血，临床表现主要以持续性少量出血多见。

8. 门静脉高压

引起的食管、胃底静脉曲张破裂，以肝硬化和血吸虫性肝纤维化最常见，当门静脉高压时，由于曲张的静脉位于黏膜下，缺乏良好的保护，腹压增高，胃酸的腐蚀、粗糙食物的损伤而易致破裂出血，严重者导致出血性休克、诱发腹腔积液或肝性脑病，占肝硬化死亡病例的10%～25%。由于血管影像技术的进展，肝静脉和下腔静脉阻塞引起的门静脉高压症也不少见。

9. 空肠上段疾病

慢性溃疡性（非肉芽肿性）空肠回肠炎，胃肠吻合术后空肠溃疡，急性出血坏死性肠炎等。

（二）上消化道邻近脏器的疾病

1. 胆管系统疾病引起的胆管出血

急、慢性胰腺炎，胰腺癌，乏特氏壶腹癌，异位胰腺，胰源性区域性门静脉高压症，肝癌，胆管或胆囊结石，胆管蛔虫病，阿米巴肝脓肿，肝脏损伤，肝外胆管良性肿瘤，肝外胆管癌，急性化脓性胆管炎，肝动脉瘤破入胆管等。

2. 动脉瘤破入食管、胃或十二指肠

主动脉瘤、主动脉夹层动脉瘤、腹腔动脉瘤（如腹主动脉瘤、肝动脉瘤、脾动脉瘤）破入上消化道及纵隔肿瘤或脓肿破入食管。

（三）全身性疾病

①血液病：白血病、血小板减少性紫癜、血友病及各种原因引起的凝血机制障碍；②尿毒症；③严重感染：败血症、流行性出血热等；④结缔组织病：结节性多动脉炎、系统性红斑狼疮等。

引起急性上消化道出血的病理，根据其病因不同而不同，但有些疾病，如胃、十二指肠溃疡，以及胃、十二指肠炎等，都与胃酸过多有关。此外，导致各疾病的病因不同，其出血病理也不同。或为胃、十二指肠糜烂性溃疡，如严重烧伤和中枢神经系统损害引起的应激性溃疡；或为药物（如吲哚美辛、阿司匹林等）损害胃黏膜屏障引起的黏膜糜烂出血和糜烂性溃疡；或为肿瘤坏死侵及大血管破裂所致，如胃癌等的出血；或为动脉硬化破裂出血，如胃动脉硬化；或为门静脉高压，导致食管、胃底静脉曲张破裂出血；或因凝血机制改变（如血液病）引起的胃出血等。

二、病情评估

（一）临床表现

急性上消化道出血的主要临床表现为呕血、黑便和出血引起的全身表现。症状的轻重取决于患者出血前有无其他系统疾病，以及出血量、失血速度、病变性质和部位。

1. 呕血和黑便

呕血和柏油样黑便是急性上消化道出血的特征性表现。上消化道出血后均有黑便出现，但不一定有呕血。一般情况下，幽门以上的出血，胃内储血量为 250～300mL 时可引起呕血。但如出血量大、速度快，幽门以下的出血也可因血液反流入胃而刺激胃黏膜造成呕血。但当患者休克、反应低下时，即使出血量较大，也可暂时不出现呕血，而当患者休克纠正、反应提高后，则开始出现呕血。

2. 失血性休克

一般认为成人出血量在 500mL 以下者，可无贫血或血容量减少的表现。如出血量在 800～1 000mL，主要表现为皮肤、甲床和结合膜苍白、疲乏无力、头晕、心悸、口干、突然站立时眼前发黑。当出血量超过 1 000mL，失血速度快时，即可引起失血性休克。开始时皮肤苍白而湿冷、四肢发凉、脉搏细速、口渴、黑蒙、表情淡漠等。继而血压明显下降、四肢冷厥甚至昏迷，同时出现少尿、无尿或微循环障碍导致急性肾衰竭。原有动脉硬化的老年患者，在出血后除心动过速外，常有心音低钝，有时出现心绞痛、心律失常、心力衰竭，甚至心肌梗死等。

3. 发热

在 24 小时内常出现发热，一般不超过 38.5℃，持续 3～5 日。目前认为循环血量减少、周围循环衰竭导致体温调节中枢功能障碍，加以贫血的影响，可能是引起发热的原因，而与出血后积血的吸收产热无关。

4. 氮质血症

大出血使血尿素氮增高，但多不超过 14.28mmol/L（血液蛋白的消化产物在肠道吸收，称肠性或肾前性氮质血症），3～4 日降至正常。

体检可见呼吸急促、心动过速、低血压、周围血管收缩、皮肤发冷苍白及少尿，此时约丧失血容量的 1/3。胸部检查要注意心脏杂音及有无期前收缩现象。如有腹壁静脉曲张、肝脾大、蜘蛛痣、肝掌，提示食管静脉曲张出血。右上腹压痛、胆囊肿大伴有黄疸应考虑肝胆系统出血。出血伴有皮肤黏膜毛细血管扩张可能为遗传性毛细血管扩张症。

（二）辅助检查

1. 实验室检查

上消化道大出血后均有急性失血性贫血，出血 6～12 小时红细胞数、血红蛋白量及血细胞比容下降，白细胞数增高，可为（10～20）×10^9/L，出血后 2～3 日白细胞数降至正常。肝硬化食管、胃底静脉曲张破裂出血，由于常伴脾功能亢进，可无白细胞数增高，甚至减少。此外，上消化道大出血后数小时，血尿素氮增高，1～2 日可达高峰，3～4 日降至正常，若再次出血，血尿素氮可再次升高。如果肌酐在 132.6 μmol/L 以下，血尿素氮升高，提示上消化道出血在 1 000mL 以上。

2. 急诊内镜检查

此法是首选的诊断方法，应在出血后 12～24 小时进行检查，可在急诊室或病床旁操作。应按顺序地窥视食管、胃和十二指肠，应注意病灶有无活动性出血或近期出血。并于病灶取活检或细胞刷检，对病变性质可做出正确的诊断。内镜检查国内外报告的阳性率可为 80%～90%，有时还能发现用钡餐，甚至手术也难以发现的病变，如食管贲门黏膜撕裂综合征、急性胃黏膜病变等，同时还可经内镜进行紧急止血措施。

3. 胃管吸引

可用软细导管插入患者食管，徐徐下送，边注入清水边以低压抽吸消化液，观察有无血迹，以确定出血的部位。有时也可将三腔管放入胃腔后将胃气囊与食管气囊充气，压迫食管下端与胃底，用生理盐水将胃内积血冲洗干净，如无再出血，则考虑食管、胃底静脉曲张破裂出血。如吸出的胃液仍有血液，则以胃、十二指肠溃疡出血或胃癌出血的可能性较大。

4. 吞线试验

让患者吞入长约 130cm、带有金属球的棉线，使之通过十二指肠，6～8 小时取出，直接观察胆汁或血迹距门齿的距离，借此估计出血部位。亦可在吞入棉线后静脉注射 5% 荧光素 20mL，待 4 分钟后取线在紫外线灯下观察荧光染色，以助诊断。

5. 选择性动脉造影

对内镜不能发现的病灶，或不宜接受内镜检查者，或高度怀疑小肠出血者可行腹腔动脉造影或选择性动脉造影，此乃十分安全有效的诊断措施。通过造影剂的外渗部位和造影血管部位显示出血的来源。但并非无活动出血者绝对不适宜。因本项检查需较高的技术和设备条件，多数病例还需选择检查的时机，所以临床并没有作为普遍的检查手段。但每一个临床医生应意识到，对内镜检查不能明确出血病灶或部位的患者，大多具有血管造影的指征。

6. 放射性核素检查

应用放射性核素 ^{99m}Tc 标记的红细胞通过静脉注射后示踪而显示胃肠道出血。一般认为出血速率在 0.5mL/min 时，就可显示出血灶，且注射 1 次 ^{99m}Tc 标记的红细胞可以监测患者胃肠出血达 24 小时。此非动脉造影所能相比。目前用于间断或小量出血，且动脉造影也呈阴性结果的患者。由于本法只能对有活动出血患者做定位检查，且需专门的设备和实验材料，加之价格较昂贵，故临床应用有一定的局限性。

7. X 线钡餐检查

X 线钡餐检查能发现某些消化系统病变，特别是对消化性溃疡帮助较大，但在出血期间做此检查可加重出血，检查过迟，一些病变如浅小的消化性溃疡或急性胃黏膜病变可能短期内愈合而不被发现，故应选择适宜时机，最好在出血停止或病情稳定数日后进行。上消化道气钡双重造影可以观察黏膜相，能发现细小病变。

（三）诊断

1. 出血表现

①呕血和黑便是主要症状；②失血性周围循环衰竭引起晕厥、休克；③出现重度贫

血；④大量出血后常有低热。

2. 是否出血或继续出血的识别

①反复呕血或排出稀薄黑便、暗红色血便；②心率加快、血压下降、出冷汗，早期出现周围循环衰竭；③中心静脉压下降，尿量少或无尿；④红细胞、血红蛋白与血细胞比容急剧下降；⑤血尿素氮持续上升。

3. 出血部位与病因的判断

①呕血与黑便均出现者出血部位多为胃或食管，单纯黑便者出血常位于十二指肠；②有慢性、节律性中上腹痛史，常为胃或食管溃疡出血，尤其是出血前疼痛加剧，出血后疼痛减轻或缓解；③出血前有应激因素者首先考虑应激性病变出血；④有慢性肝病、门静脉高压者多考虑食管、胃底静脉曲张破裂出血；⑤中老年人首次出血，且有厌食、体重下降者应考虑胃癌。

三、治疗

上消化道大量出血病情急、变化快，严重者可危及生命，应采取积极措施进行抢救。抗休克、迅速补充血容量应放在一切医疗措施的首位。

（一）一般急救措施

患者应卧床休息，保持呼吸道通畅，避免呕血时血液吸入引起窒息，必要时吸氧。活动性出血期间禁食。

严密监测患者生命体征，如心率、血压、呼吸、尿量及神志变化。观察呕血与黑便情况。定期复查血红蛋白、红细胞、血细胞比容与血尿素氮。必要时行中心静脉压测定。对老年患者根据情况进行心电监护。

（二）补充血容量

当血红蛋白 <70g/L、收缩压 <90mmHg 时，应立即输入足够量全血。肝硬化患者应输入新鲜血，因库血含氨量高，易诱发肝性脑病。开始输血、输液应快；但老年人及心力衰竭者输血、输液不宜过多过快，否则可导致肺水肿，最好进行中心静脉压监测。如血源困难，可给予右旋糖酐及其他血浆代用品，但 24 小时内右旋糖酐不宜超过 1 000mL，以免抑制网状内皮系统，加重出血倾向。

（三）止血措施

一般先采取内科保守治疗，如果无效再考虑外科手术。

1. 非食管、胃底静脉曲张破裂出血的治疗

1）药物止血

（1）H_2 受体拮抗剂：对消化性溃疡、急性胃黏膜损害、食管裂孔疝、食管炎等所致的出血有效。常用的有：①西咪替丁，600mg 加入 5% 葡萄糖液 500mL 中持续静脉滴注 4~8 小时，每日 2 次。②法莫替丁，20mg 肌内注射或溶于葡萄糖液中静脉滴注，每日 2 次。

（2）胃内灌注药物止血：适用于病情较重的上消化道出血患者，亦可在胃降温止血法和气囊压迫止血法的基础上应用。常用氢氧化铝凝胶 60mL 灌注，直至胃液 pH 达 7.0 为止；5% 孟氏液 30mL 灌注或 1% 孟氏液 50~100mL 注入胃内，也可注入西咪替丁

或去甲肾上腺素。

（3）其他：抗纤溶药物、卡巴克洛、酚磺乙胺等均无肯定疗效，可根据病情选用。

2）内镜直视下止血

（1）药物喷洒法：内镜下直接对出血灶喷洒止血药物，对局部渗血疗效较好，对动脉性出血疗效较差。①去甲肾上腺素：浓度为 8mg/100mL，每次喷洒量为 20 ~ 40mL，止血有效率约 80%。②孟氏溶液：机制是本品具有强烈的表面收敛作用，遇血后发生凝固，在出血的创面形成一层棕黑色的牢固黏附在表面的收敛膜。常用浓度为 5%，每次 30 ~ 50mL。③凝血酶：浓度以 5 000 U/40mL 为宜。喷洒后，可再继续口服凝血酶 2 万 U，每 8 小时 1 次，共 3 日。此法疗效较高，无不良反应，但血凝块易于早期剥落，有再出血的可能。为巩固止血效果，必要时可与其他内镜下止血法联合应用。

（2）局部注射法：当内镜检查发现喷射性出血或血管显露时，可用局部注射法止血。常用药物有高渗钠—肾上腺素溶液、5%鱼肝油酸钠、1%乙氧硬化醇。

（3）激光照射法：机制是由于光凝作用，使照射局部组织蛋白凝固，小血管内血栓形成。如选择功率过大或照射时间过长可致胃肠穿孔、出血及胃肠胀气等并发症。

（4）内镜下微波凝固法：内镜下微波凝固法治疗上消化道出血疗效满意。优点是止血目标确切，安全性好。

（5）高频电凝止血：主要用于血管显露性出血及有直接出血征象的出血性病变。

（6）热探头凝固法：1978 年首先由美国 Robert 等人研制成功并试用于临床，其疗效确切、安全，止血方法简单。

（7）放置止血夹法：此法止血既安全又有效，伤口愈合后此金属夹子自行脱落随大便排出体外。

3）动脉内灌注收缩药或人工栓子

该法仅适用于内镜无法到达的部位或内镜止血失败的病例。方法：经选择性血管造影导管，向动脉内灌注血管加压素，开始以 0.1 ~ 0.2 U/min 的速度灌注 20 分钟，若仍出血，则应加大剂量至 0.4 U/min，如灌注 20 分钟后仍有出血，应改用其他止血方法。若最初的 0.2 U/min 灌注量可控制出血，应维持 48 小时，方法：0.2 U/（min·24 h），0.1 U/（min·24 h）。对于胃、十二指肠出血患者，经保守治疗或血管灌注血管收缩剂无效，而又难以耐受外科手术者，可采用动脉内注入人工栓子，一般用吸收性明胶海绵，使出血的血管堵塞而止血。

4）外科手术治疗

不同病因其手术指征和手术方式各有不同。手术指征是：①年龄在 50 岁以上，伴动脉硬化及心肾疾患，经治疗 24 小时后出血仍不止，且机体对出血的耐受性差，易影响心肾功能者。②短时间内患者失血量很大，很快出现临床休克征象者。③大量出血并发穿孔、幽门梗阻，或疑有癌变，或有梗阻、穿孔病史者。④有反复大出血，尤其近期反复出血者，其溃疡长期不愈合，出血不易自止，即使自止仍可复发者。⑤严重的出血经过积极输血及各种止血方法的应用后仍不止血，血压难以维持正常；或血压虽正常，但又再次大出血者，一般认为输血 800 ~ 1 000mL 仍不见好转者可考虑手术治疗。⑥以往曾有多次严重出血，而间隔时间较短再次出血者。⑦经检查发现为十二指肠后壁及胃小弯溃疡者，因其溃疡常累及较大血管及瘢痕形成而影响止血。⑧胆管出血，尤以结石、脓肿所致者。⑨食管裂孔疝所引起的大出血。

2. 食管、胃底静脉曲张破裂出血的治疗

本病往往出血量大、再出血率高、死亡率高，在止血措施上有其特殊性。

1）三腔管双气囊压迫法：本法对食管下端静脉曲张破裂出血的疗效较为可靠。向胃囊注气 200～300mL，压力为 40～50mmHg，向外牵引，气囊即压迫胃底的曲张静脉，再向食管囊充气 100～150mL，压力为 30～50mmHg 压迫食管的曲张静脉，止血成功率为 70%～90%。一般需压迫 12～24 小时，然后放出囊内空气，以免压迫过久引起局部黏膜缺血坏死。三腔气囊管留置胃内，继续观察 24 小时，如无再出血，即可拔管。日本采用透明气囊管压迫止血，该气囊管透明，导管内径为 8mm，可插入纤支镜，通过透明的管壁和气囊观察止血的情况。从而可选用最低且有效的止血压力，止血成功率高，并发症少。

气囊压迫止血法常见的并发症有：①吸入性肺炎，双气囊四腔管专有一管腔用于吸取食管囊以上的分泌物，可减少吸入性肺炎的发生。②双气囊压迫的位置固定不牢，以致气囊向上移位，堵塞咽喉引起窒息死亡。因此，经气囊压迫止血的患者，应加强监护。③食管黏膜受压坏死，甚至食管穿孔。

2）垂体后叶素：静脉注射垂体后叶素或血管加压素可使内脏小动脉收缩或肝内动脉—门静脉分流关闭，门静脉压力降低而止血。用法：①将此药 10～20 U 加入 50% 葡萄糖液 20mL 中静脉缓注。在 12～24 小时，每 4 小时重复 1 次。②将此药 10～20 U 加入 5% 葡萄糖液 200mL 中静脉滴注，速度为 0.2～0.3 U/min，止血后改为 0.1～0.2 U/min，维持 8～12 小时停药。对高血压、冠心病、肺心病、心力衰竭患者及孕妇禁用。③肠系膜上动脉内灌注垂体后叶素，可使腹腔内脏血管痉挛，进入门静脉的血量减少，门静脉压力降低而止血。多在肠系膜血管造影后进行。首先每分钟灌注 0.15 U，连续注入 20 分钟后，改为每分钟灌注 0.30 U，再连续注入 20 分钟，以后交替进行。一般在注射后 10 分钟即见出血减慢，30 分钟至 4 小时完全止血，但仍需继续滴注 4～48 小时。

目前主张同时使用硝酸甘油，以减少血管加压素引起的不良反应，同时硝酸甘油还有协同降低门静脉压的作用。用法为硝酸甘油静脉滴注，根据患者血压来调整剂量。也可舌下含服硝酸甘油 0.6mg，每 30 分钟 1 次。有冠心病者禁忌使用血管加压素。

生长抑素近年用于治疗食管、胃底静脉曲张破裂出血。其作用机制尚未完全阐明，研究证明可明显减少内脏血流量，并见奇静脉血流量明显减少，后者是食管静脉血流量的标志。该类药物止血效果肯定，因不伴全身血流动力学改变，故短期使用几乎没有严重不良反应，但价格昂贵。目前用于临床的有 14 肽天然生长抑素，用法为首剂 250 μg 静脉缓注，继以 250 μg/h 持续静脉滴注。本品半衰期极短，应注意滴注过程中不能中断，若中断超过 5 分钟，应重新注射首剂。8 肽的生长抑素同类物奥曲肽半衰期较长，常用量为首剂 100 μg 静脉缓注，继以 25～50 μg/h 持续静脉滴注。

3）内镜下注射硬化剂：经气囊压迫及药物治疗无效，外科分流或断流手术有禁忌者，可考虑在急性出血时行内镜下注射硬化剂治疗食管静脉曲张出血。常采用的硬化剂有：5%油酸乙醇胺、5%鱼肝油酸钠、3%十四烃基硫酸钠、1%或3%聚多卡醇，国内多采用5%鱼肝油酸钠。新近采用α-氰基丙烯酸酯注射治疗食管、胃底静脉曲线破裂出血取得良好效果。

4）经皮经肝食管静脉栓塞治疗：适于内科保守治疗无效，且不宜行外科分流术者。该法操作较难，术后并发症亦较多，故实际应用中受到限制。

5）控制胃酸及其他止血药物：如 H_2 受体拮抗剂可控制胃酸。其他如维生素 K_1、维生素 K_3，氨甲苯酸或氨甲环酸，酚磺乙胺等可酌情选用。

6）外科手术或经颈静脉肝内门体静脉分流术：急诊外科手术并发症多、死亡率高，因此应尽量避免。但在大量出血上述方法治疗无效时也可进行外科手术。有条件的单位亦可用经颈静脉肝内门体静脉分流术治疗，该法尤适用于准备做肝移植的患者。

积极治疗引起上消化道出血的原发病，消除导致出血的诱因。如止呕可以预防食管贲门黏膜撕裂综合征所致的呕血。患者应禁酒，避免进粗糙、坚硬、刺激性食物。有手术适应证者及时行手术治疗。

四、护理要点

（一）一般护理

1）出血量大的患者绝对卧床休息，保持环境安静、温度适宜，注意保暖。

2）专人护理，细微生活照顾，给予心理支持，消除恐惧。

（二）病情观察与护理

要严密观察和判断患者病情变化，动态观察患者血压，脉搏，体温，尿量，指甲，皮肤色泽和肢端温度，呕血与黑便的量、性质、次数和速度，及时发现出血先兆，正确判断出血严重程度和出血是否停止等，并详细记录。

1. 根据临床症状判断失血量

可根据患者呕血量、便血量、临床症状（如头晕、晕厥、苍白、出汗及体温、脉搏、呼吸、血压等情况）来判断和估计出血量。出血量低于总血容量10%（400mL）以下，脉搏与血压波动不大，一般不产生明显临床症状；出血量超过总血容量10%（400mL），患者可有头晕、乏力、口干、脉搏或心动过速，脉压小；出血量超过总血容量25%（1 000mL）以上时，患者可出现晕厥、四肢冰冷、尿少、烦躁不安，脉搏超过120次/分，收缩压降为70~80mmHg；若出血量达2 000mL及以上，患者收缩压可降至50mmHg或更低，出现严重的失血性休克症状，如气促、少尿或无尿，脉搏细速，甚至扪不清。

2. 观察出血是否停止的参考

确立诊断后需观察出血量是否停止以证实治疗是否有效：①经数小时观察，无新的呕血与便血，且血压、脉搏平稳者提示出血停止。②一次上消化道出血之后48小时之内未再有新的出血，可能出血已停止。③中心静脉压监护时，其值在5mmHg以上者，考虑出血停止。④患者自然状态良好者。

3. 具体观察项目及措施

①开始每15~30分钟记录1次血压、脉搏、呼吸和神志变化。②记录出入量，严

密注意呕血、黑便情况。③建立静脉通路至少2条，做好测定中心静脉压的准备。④放置导尿管，观察每小时尿量。⑤观察肢体湿度和温度，以及皮肤与甲床色泽。⑥观察周围静脉，特别是颈静脉充盈情况。

（曹波）

第二节　急性下消化道出血

屈氏韧带以下肠道出血称下消化道出血。轻者以便血为主要表现，严重者出现倾注性出血，常伴有明显低血容量，甚至休克死亡。病情重笃，死亡率较高。若未能及时确定出血病灶，将使诊断治疗极为困难。

一、病因

（一）恶性肿瘤

恶性肿瘤是下消化道出血最常见的原因，占半数以上，尤其是结直肠的出血更是以恶性肿瘤为多。恶性肿瘤所致的出血以慢性出血多见，但以急性大出血为首发表现者并不罕见，其中最具代表性的是肠道恶性淋巴瘤、小肠平滑肌瘤（肉瘤）、青年人的结直肠癌。

（二）息肉类疾病

肿瘤性、错构瘤性息肉较易发生出血，但息肉所致的明显肉眼血便以小儿直肠的幼年型息肉最多见。

（三）炎症性疾病

肠结核（特别是溃疡型）、克罗恩病与溃疡性结肠炎等均可并发急性消化道大出血。若病理改变不甚典型，往往术前的特殊检查甚至术中的探查均有鉴别诊断上的困难。

（四）憩室

肠道憩室是欧美人群中下消化道出血的多见病因，但我国人群的发病及出血率均较低。憩室出血的原因在于：①多有异位的胃腺泌酸引发的溃疡（小肠的憩室多因此出血）。②憩室内潴留物不易排出而诱发炎性溃烂（多累及结肠憩室）。

（五）血管畸形（血管结构发育不全）

近年来，选择性血管造影广泛开展，消化道动静脉解剖结构畸形所致的消化道出血病例的报道也日益增多。

（六）全身系统性疾病累及肠道

1）白血病和出血性疾病；风湿性疾病，如系统性红斑狼疮、结节性多动脉炎、贝赫切特综合征等；恶性组织细胞病；尿毒症性肠炎。

2）腹腔邻近脏器恶性肿瘤浸润或脓肿破裂侵入肠腔可引起出血。

二、病情评估

（一）临床表现

首先了解大便血液的颜色变化，初步估计出血的部位，如鲜红色血便多为直肠或远端结肠病变；暗红色血便多为近端结肠或小肠病变；脓血便多为结肠病变；果酱色黏液多为阿米巴病或小肠病变。其次要进一步了解血液与排便的关系及血液与大便混合的情况，如少量鲜红色血附着于大便表面者，多为直肠或左半结肠疾病出血，如痔、肛裂、息肉、溃疡、癌等。排便后有鲜红色滴下，甚至呈喷射状出血者，多见于痔、肛裂，也可见于直肠息肉及直肠癌。血与大便相混杂，且伴有黏液者，多为慢性结肠炎、息肉或癌。便血伴有腹痛者，应考虑溃疡性结肠炎、憩室炎、肠道血管病变、出血性坏死性肠炎等。便血伴腹部包块者，应考虑肠道肿瘤、肠梗阻、肠套叠、肠结核、肉芽肿病等。便血伴皮肤、黏膜或其他器官出血者，须考虑血液系统疾病、急性传染病、重症肝病、慢性肾衰竭等。体格检查应重点检查腹部，注意有无肿块、压痛或反跳痛，肠鸣音有无异常。通过肛门检查，注意有无外痔、肛门裂。应特别注意行肛门直肠指检这一重要检查，避免直肠肿瘤或息肉的误诊。现将导致下消化道出血的常见疾病的临床特点分述如下：

1. 内痔

多在排便时喷出或滴下血液，出血量少，颜色鲜红，有时伴有脱肛，肛门镜检查可确诊。

2. 肛裂

便血量少，鲜红色，血液附于大便表面，也可滴血或呈喷射状出血；排便时及排便后肛门短时间内剧痛为特征；肛门检查时可见肛管皮肤的裂口为线状裂缝，或有溃疡，常见"哨兵痔"。

3. 大肠息肉

间歇性鲜血便，附于大便表面，或为黏液血便；直肠息肉可在直肠指检时触到，内镜检查可见息肉形态，活检或电切息肉标本送检可明确息肉性质；结肠息肉可用纤维结肠镜检查；钡灌肠检查易漏诊大肠息肉和多发性息肉；单发性息肉或多发性息肉癌变率为 8%~9%，家族性腺瘤性息肉病癌变率为 41%~75%。

4. 大肠癌

直肠癌主要表现为大便次数增多，大便变细，带血液；结肠癌主要表现为原因不明的消瘦、乏力、贫血与排便习惯改变等。癌肿破溃时，大便表面可染有鲜血或黏液；直肠指检可扪及肿块或指套带血；直肠乙状结肠镜检查可了解癌肿的大小、范围和性质；钡灌肠检查有肠壁僵硬、充盈缺损等。必要时行纤维结肠镜检查。不应忽视大肠癌与慢性肠炎、痢疾、血吸虫性肉芽肿或多发性息肉并存的可能。

5. 慢性菌痢

有急性菌痢史；左下腹痛多见；大便量少，脓血便为主，血液与大便混合较均匀；取大便或肠腔渗出物培养找痢疾杆菌；乙状结肠镜检查见肠黏膜弥散性充血、水肿，有多个浅、小溃疡；抗生素治疗有效。

6. 阿米巴痢疾

大便常呈果酱色，有恶臭味；常见右下腹痛；大便可找到溶组织内阿米巴滋养体或包囊。

7. 慢性或晚期血吸虫病

有接触流行区疫水史；肝脾大；大便带脓血与黏液；取大便可找血吸虫卵或孵化法找毛蚴；乙状结肠镜检查见黄色颗粒状黏膜病变或肉芽组织形成，取直肠黏膜压片找血吸虫卵；抗血吸虫药治疗有效。

8. 特发性溃疡性结肠炎

呈慢性腹痛、腹泻或便秘与腹泻交替；鲜血便伴有脓和黏液；内镜及钡剂灌肠可确定病变部位及范围；活检显示为非特异性炎症。

9. 克罗恩病

病变主要侵犯末段回肠，以间歇性发热、右下腹痛、腹泻、便血、瘘管形成等为主要症状；内镜检查见肠黏膜正常或偶有散在性口疮样溃疡；钡剂灌肠检查见肠腔有呈节段性跳跃式分布的不规则的深溃疡、裂沟或鹅卵石样表现。

10. 急性出血性坏死性肠炎

以儿童、青年多见；有一定的地区性和季节性；有不洁饮食或暴饮暴食史；以突发性腹痛、腹泻、便血和毒血症为主要特征；腹部 X 线透视见局限性小肠胀气及大小不等的液平面。

11. 梅克耳憩室

多发于 2 岁以下小儿；反复便血，黑便与鲜血便相混是其特点；病变见于末段回肠，憩室有异位胃黏膜可分泌胃酸产生溃疡而出血。

12. 缺血性结肠炎

老年人多见，有动脉硬化史；突然下腹部绞痛、腹泻、血便等；多侵犯结肠脾区、降结肠或横结肠，呈节段性分布，常有狭窄，钡灌肠检查有拇指纹征。

13. 小肠肿瘤

少见，以恶性淋巴瘤和腺癌为多见；临床以不同程度的肠梗阻为主要症状，伴便血、呕吐、腹部包块、发热及体重减轻。应用小肠钡剂造影及选择性肠系膜上动脉造影可确定诊断。

（二）诊断

1. 病史

了解发病年龄、发病季节、出血诱因、发病急缓、病程长短，有无腹痛、里急后重、发热、盗汗、食欲减退、体重下降、贫血及其他部位出血，有无消化道疾病及其他有关疾病病史，注意便血量、颜色、次数。

2. 体格检查

1）一般状况：注意检查皮肤颜色、出血点、出血斑、皮疹、毛细血管扩张等。

2）腹部检查：注意腹部有无包块，有无腹肌紧张、压痛、反跳痛，有无肝脾大，有无腹部血管杂音及肠鸣音的改变。

3）肛诊检查：注意有无包块及血液。

3. 辅助检查

1）大便常规：注意有无阿米巴包囊或滋养体、血吸虫卵等。如大便隐血试验阳性，应注意有无红细胞，如有红细胞则示下消化道出血，否则上消化道出血的可能性大。

2）大便培养：如痢疾、伤寒等。

3）血常规：注意有无贫血、血细胞的增减等。

4）血沉：血沉增快对疑诊肿瘤患者的价值较大。

5）出、凝血机制检查：排除血液病等。

6）内镜检查：乙状结肠镜、纤维小肠镜、纤维结肠镜检查可发现肿瘤、炎症、血管畸形等病变。

7）X线检查：凡考虑病变在小肠者，应进行小肠低张双重造影，以了解各组小肠的形态，以及有无病变并判断其性质。临床疑有回盲部疾病者，应进行全消化道钡餐造影及钡剂灌肠造影，重点观察回盲部有无病变及其性质。凡是左半结肠病变者，钡剂灌肠造影大多能显示病变的具体部位及其性质。

8）胃管冲洗抽吸：经鼻胃管冲洗后，抽出无血的胃液则可排除上消化道出血。

9）选择性动脉X线造影术：有5%～75%的患者可发现出血部位。大出血时紧急造影发现出血部位可达77%。绝大多数采用Seldinger方法，即从右腹股沟处穿刺股动脉，插入引导丝，用"同心技术"插入造影管，直至腹主动脉，再根据出血部位选择腹腔动脉、肠系膜上动脉或肠系膜下动脉进行造影。肠系膜上动脉造影可了解小肠及右半结肠病变，肠系膜下动脉造影则了解左半结肠及直肠的病变。凡下消化道有活动性出血，每分钟出血量超过0.5mL者，造影时可见造影剂溢出血管外。肠道血管畸形由于病变血管十分细小，可采用直接连续放大血管造影术或超选择血管造影术，可发现血管异常增生、粗大及静脉早期显影。肠道肿瘤的典型造影征象为：粗大的肿瘤血管、肿瘤染色、静脉早现等。缺血性肠病的动脉造影上可见供血动脉狭窄、粗细不匀甚至阻塞。

10）放射性核素检查：下消化道出血患者，经内镜、X线及血管造影等检查之后，仍不能明确者，可进行放射性核素检查。

4. 严重下消化道出血的诊断

1）先下胃管，若抽得清亮胃液可先除外胃内出血。

2）纤维胃镜检查除外胃、十二指肠出血性疾病。

3）直肠、乙状结肠镜检查，检出直肠、乙状结肠出血性疾患。根据病情选用肠纤维结肠镜。

4）X线钡餐与钡灌肠根据病情选用，以除外上消化道疾患或检出结肠出血性疾患。

5）选择性血管造影可提高肠血管畸形并发下消化道出血与肠系膜血管栓塞并发下消化道出血等的诊断率。

6）吞线法检查可显示出血部位在小肠。

7）选用核素闪烁扫描摄影。

8）紧急手术探查：经过以上几种检查仍然得不到明确诊断与出血点定位者需紧急行剖腹探查。术中可采用逐段肠管望诊，分段透光检查肠腔内出血情况，即将肠袢分段地对着灯光检查，出血处肠腔内积血较多，术中配合用内镜，以及切开肠腔探查等方法。

三、治疗

（一）非手术疗法

1. 一般处理

精神安慰，消除紧张、恐惧、忧虑等不良刺激，安静休息。密切观察脉搏、呼吸、血压、便血次数及数量等病情变化。

2. 补充血容量

静脉输液、输血补充血容量，输液及输血量依出血量多少而定。

3. 止血药物

常用的药物有卡巴克洛、酚磺乙胺、云南白药等。

4. 血管加压素

可先采用血管加压素 0.2 U/min 静脉推注 10 U，然后以 0.1~0.2 U/min 持续静脉滴注 1~2 日。

5. 局部止血

可应用冰水灌肠，亦可经内镜行孟氏液、去甲肾上腺素或凝血酶局部喷洒及应用电灼、电凝、激光、微波局部止血。

6. 治疗原发病

积极治疗原发病，消除导致出血的诱因。

（二）手术疗法

下消化道出血在药物治疗无效时，如继续出血危及生命或病情加重时，在积极抗休克治疗的同时，应立即行急诊手术。其目的是找出出血原因，然后进行根治性疗法。

四、护理要点

（一）一般护理

嘱患者安静卧床休息，以减轻胃肠蠕动，减少出血。出血量多的患者绝对卧床休息，以免因周围循环衰竭、心排血量明显降低，下床或去厕所时发生晕厥。取平卧位，抬高下肢，不宜取头低位，以防影响呼吸运动。保持呼吸道通畅，必要时吸氧。根据病情轻重、出血量多少及出血的病因进行饮食护理：大出血患者应暂禁食，出血量少的患者酌情给流质或无渣软饭。饮食供给可补充机体能量及营养，补偿血浆蛋白丢失，避免因胃饥饿性收缩而导致再出血。血便次数频繁且有肛门炎症时，便后用 1:5 000 高锰酸钾坐浴，改善局部血液循环，预防感染。被血液污染的被服、用品、容器应随时更换，以减少对患者的不良刺激。随时留取标本送检。

（二）病情观察与护理

1. 观察便血的性质和特点，分析判断出血部位

1）出血量大，患者以呕血为主伴有便血，呕吐物呈暗红色或鲜红色，伴有食物残渣，出血前有腹痛，出血后缓解，可能为胃、十二指肠溃疡所致的出血；呕血呈鲜红

色，一般不含食物残渣，呕血前有轻度上腹不适，结合肝病史和门静脉高压症，应想到食管下段或胃底静脉破裂出血。

2）大便隐血试验阳性，提示每日出血量在5mL以上；出现柏油样便，提示每日出血量在60~70mL；大便呈绛红色或棕红色，出血前常伴有脐周和下腹疼痛与不适，应想到小肠出血，但若出血部位较高，且血液在肠腔内停留时间长，也可为黑便，故对出血部位和出血量应做具体分析；大便呈暗红色并带有黏液，排便时伴有腹痛和里急后重感，常是结肠病变出血的表现；血呈鲜红色，并附着于大便表面，多为直肠、肛门出血的特征。

2. 观察周围循环血容量灌注情况

1）体征：是反映循环血容量灌注情况最敏感的标志。

（1）观察血压：出血初期每15分钟观察血压1次，病情稳定后减少观察次数。血压下降的幅度标志着休克的程度，如收缩压降至70mmHg以下或基础血压下降30mmHg，表明外周血管阻力增加，是血管代偿功能在休克前期的表现。此时，即使血压正常或偏高，亦提示出血量大和休克的发生。

（2）观察脉率：出血量大的患者，脉率可达每分钟120次以上，在观察脉率的同时，还要注意脉搏跳动是否有力，如血压虽偏低，但脉搏跳动有力，说明循环灌注尚可。

（3）观察体温变化：多数患者在出血发生后或休克被控制后出现发热，体温一般在38.5℃左右或更低，可持续3~5日，不须做特别处理。

2）观察尿量：尿量是衡量内脏血流灌注情况的重要指标之一，因此，应准确观察与记录。如尿量不足30mL/h而肾脏功能正常，提示循环血容量灌注不足，有休克的存在。另外，尿量减少或尿闭，应警惕急性肾衰竭的可能。

3. 观察再出血征象

消化道出血患者，常因原发病控制不理想和某些诱发因素的存在而再度出血。一旦出血量大、抢救不及时，会导致严重的后果。故应严密观察再出血征象，以便及早发现、及时抢救。如患者出血停止后又感腹部饱胀不适，上腹疼痛或烧灼感，肠鸣音亢进，如是溃疡病，上腹疼痛失去规律性，口服制酸剂不能缓解；周围循环衰竭表现再度出现等，应想到再出血的可能，须立即通知医生，备齐抢救物品，积极进行抢救。

（三）治疗护理

1）大量呕血、便血的患者，应快速补充血容量，故需建立静脉通道1~2条，或行锁骨下静脉穿刺置管，供输液、输血和中心静脉压测量。输液、输血速度和量，应根据周围循环血容量灌注情况反映的客观指标进行调节，如脉搏在120次/分以上且搏动无力；收缩压在80mmHg以下，中心静脉压在5cmH_2O以下；尿量在20mL/h，心、肺、肾功能正常，输液量可为800~1 000mL/h，新鲜全血300mL/h。当上述指标逐渐回升或患者为老年人时，输液、输血速度需慢，应控制在60ggt/min，以免引起心力衰竭、急性肺水肿或因血压突然升高导致再出血。

2）大量呕血、便血的患者，多不是凝血机制障碍所致，故应用止血药物辅助治疗。如为食管、胃底静脉曲张破裂出血，可将垂体后叶素加入5%~10%葡萄糖液中静脉滴注。滴速不宜过快，一般维持在 0.1 ~ 0.3 U/min。滴速过快可致血压突然升高，加重出血。用药过程中注意观察止血效果和不良反应，如患者出现面色苍白、出汗、心悸、胸闷、腹痛等，应及时通知医生以便停药。其他病灶引起的出血，可选用西咪替丁或雷尼替丁等。

　　3）心理治疗：消化道出血特别是大出血患者，精神紧张是其共同特征。患者看到出这么多的血，常有不祥之感，故而产生恐惧心理，临床观察到有不少患者，经治疗已无活动性出血，但因精神过度紧张而诱发再出血，或本来出血量不多，而因精神紧张加重了出血。这是因为精神紧张可致交感神经兴奋，引起血管收缩、心率加快、血压升高所致。因此，需向患者讲明出血的病因和精神紧张是导致出血加重的诱发因素，并安慰患者只要采取有效的止血措施配以宽松的心境，止血是完全可以做到的，使其认识到自身因素在止血过程中的重要意义。进行心理疏导应选在出血静止期，这时患者容易接受，而且便于增强信心，收到好的效果。

（曹波）

第九章　常见临床危象

第一节　超高热危象

发热是多种疾病的常见症状。若腋温超过37℃，且一日间体温波动超过1.2℃以上，即可认为发热。腋温为37.5~38℃称为低热、38.1~39℃称中度热、39.1~40℃称高热、41℃以上则为超高热。发热时间超过2周为长期发热。持续高热对身体损害很大，尤其是对脑组织有严重损伤，可引起脑细胞不可逆性损害。超高热危象系指高热同时伴有抽搐、昏迷、休克、出血等，是临床常见的危急重症之一，稍有疏忽，即可导致严重后果。

一、病因

（一）感染性发热

感染性发热为常见的病因。病毒、肺炎支原体、立克次体、细菌、螺旋体、真菌、寄生虫等各种病原体所致的感染，均可引起。

1. 传染病

多数急症患者的高热是由传染病引起，其中多半是上呼吸道感染，如普通感冒和流行性感冒、菌痢、疟疾、伤寒、传染性肝炎、粟粒性肺结核、急性血吸虫病、传染性单核细胞增多症、流行性脑脊髓膜炎、乙脑等均可引起发热或高热。

2. 器官感染性炎症

常见有急性扁桃体炎、鼻窦炎、中耳炎、支气管炎、肺炎、脓胸、肾盂肾炎、胆道感染、肝脓肿、细菌性心内膜炎、败血症、淋巴结炎、睾丸或附睾炎、输卵管炎、丹毒、深部脓肿等。

（二）非感染性发热

1. 结缔组织疾病及变态反应

如系统性红斑狼疮、皮肌炎、风湿热、荨麻疹、药物热、输血输液反应等。

2. 无菌性坏死

如广泛地组织创伤、大面积烧伤、心肌梗死、血液病等。

3. 恶性肿瘤

如白血病、淋巴瘤、恶性网状细胞增多症，肝、肺和其他部位肿瘤等。

4. 内分泌及代谢障碍

如甲状腺功能亢进（产热过多）、严重失水（散热过少）。

5. 体温调节中枢功能障碍

如中暑、重度安眠药中毒、脑血管意外及颅脑损伤等。

二、病情评估

发热的原因复杂，临床表现千变万化，往往给诊断带来困难，因此，对一些非典型的疑难病例，除仔细询问病史，全面的体格检查和进行一些特殊实验室检查外，更应注意动态观察，并对收集来的资料仔细进行综合分析，才能及时得出确切的诊断。

（一）病史

现病史和过去史的详细询问，常常对发热性疾病的诊断要点能提供重要的线索。例如黑热病、血吸虫病、丝虫病、华支睾吸虫病等有相对严格的地区性；疟疾、流行性乙型脑炎、流行性脑脊髓膜炎、细胞性痢疾等有一定的季节性；麻疹、猩红热、天花患者痊愈后有长期免疫力；食物中毒多见于集体发病，有进食不洁食物史；有应用广谱抗生素、激素、抗肿瘤药物及免疫抑制剂病史者，经应用抗生素治疗无效，要考虑二重感染的可能性；有应用解热镇痛药、抗生素、磺胺等药物，要警惕药物热；如果同时有皮疹出现，药物热的可能性更大；输血后发热时间长，要考虑疟疾、病毒性肝炎、巨细胞病毒感染的可能性；既往有肺结核或有与肺结核患者密切接触史者，要警惕结核或结核播散的可能；有恶性肿瘤史，不管是手术后或化疗后，再次发热不退要警惕肿瘤转移。例如：有1例患者，10年前有鼻腔恶性肉芽肿，经化、放疗后，10年后出现高热不退，多种抗生素治疗无效，最后证实是恶性组织细胞病。

（二）发热伴随症状

详细观察分析发热的伴随症状，对分析发热原因及严重程度均有重要价值。主要包括有无淋巴结肿大、结膜充血、关节肿痛、出血、皮疹（疱疹、玫瑰疹、丘疹、荨麻疹等），有无肝脾肿大、神经系统症状、腹痛等。

（三）超高热危象早期表现

凡遇高热患者出现寒战、脉搏快、呼吸急促、烦躁、抽搐、休克、昏迷等，应警惕超高热危象的发生。

（四）实验室及其他检查

1. 血常规

以白细胞总数和分类计数最具初筛诊断意义。白细胞总数偏低，应考虑疟疾或病毒感染；白细胞总数增高和中性粒细胞左移者，常为细菌性感染；有大量幼稚细胞出现时要考虑白血病，但须与类白血病反应相鉴别。

2. 尿粪检查

尿液检查对尿路疾病的诊断有很大帮助。对昏迷、高热患者而无阳性神经系统体征时，应作尿常规检查，以排除糖尿病酸中毒合并感染的可能。对高热伴有脓血便或有高热、昏迷、抽搐而无腹泻在疑及中毒性菌痢时应灌肠做粪便检查。

3. X 线检查

常有助于肺炎、胸膜炎、椎体结核等疾病的诊断。

4. 其他检查

对诊断仍未明确的患者，可酌情做一些特殊意义的检查如血培养、抗"O"、各种穿刺及活组织检查。还可依据病情行 B 超、CT、内镜检查等。

5. 剖腹探查的指征

如果能适当应用 CT 检查、超声检查以及经皮活检，一般不需要剖腹探查。但对 CT 的异常发现需要进一步阐明其性质，或制订准确的处理方案，或需做引流时，剖腹术可作为最后确诊的步骤而予以实施。

6. 诊断性治疗试验

总的说来，不主张在缺乏明确诊断的病例中应用药物治疗，但是，如果在仔细检查和培养后，临床和实验室资料支持某种病因诊断但又未能完全明确时，诊断性治疗试验是合理的。

（1）血培养阴性的心内膜炎：有较高的死亡率，如果临床资料表明此诊断是最有可能的，抗生素试验治疗可能是救命性的，常推荐应用广谱抗生素 2 种以上，联合、足量、早期、长疗程应用，一般用药 4~6 周，人工瓣膜心内膜炎者疗程应更长，培养阳性者应根据药敏给药。

（2）结核：对有结核病史的患者，应高度怀疑有结核病的活动性病灶，2~3 周的抗结核治疗很可能导致体温的下降，甚至达到正常。

（3）疟疾：如果热型符合疟疾（间日疟或三日疟）改变，伴有脾大，白细胞减少，流行季节或从流行区来的患者，而一时未找到疟原虫的确切证据，可试验性抗疟治疗，或许能得到良好的疗效，并有助于诊断。

（4）疑为系统性红斑狼疮，而血清学检查未能进一步证实的患者，激素试验性用药可获良效而进一步证实诊断。

由于多数不明原因的高热是由感染引起，所以一般抗生素在未获得确诊前是常规地使用以观疗效。

三、治疗

（一）一般处理

将患者置于安静、舒适、通风的环境。有条件时应安置在有空调的病室内，无空调设备时，可采用室内放置冰块、电扇通风等方法达到降低室温的目的。高热惊厥者应置于保护床内，保持呼吸道通畅，予足量氧气吸入。

（二）降温治疗

可选用物理降温或药物降温。

1. 物理降温法　利用物理原理达到散热目的，临床上有局部和全身冷疗两种方法。

1）局部冷疗：适用于体温超过 39℃者，给予冷毛巾或冰袋及化学制冷袋，将其放置于额部、腋下或腹股沟部，通过传导方式散发体内的热量。

2）全身冷疗：适用于体温超过 39.5℃者，采用乙醇擦浴、温水擦浴、冰水灌肠等方法。

（1）乙醇擦浴法：乙醇是一种挥发性的液体，擦浴后乙醇在皮肤上迅速蒸发，吸收和带走机体的大量热量；同时乙醇和擦拭又具有刺激皮肤血管扩张的作用，使散热增加。一般选用25%～35%的乙醇100～200mL，温度为30℃左右。擦浴前先置冰袋于头部，以助降温，并可防止由于擦浴时全身皮肤血管收缩所致头部充血；置热水袋于足底，使足底血管扩张有利散热，同时减少头部充血。擦浴中应注意患者的全身情况，若有异常立即停止。擦至腋下、掌心、腘窝、腹股沟等血管丰富处应稍加用力且时间稍长些，直到皮肤发红为止，以利散热。禁擦胸前区、腹部、后颈、足底，以免引起不良反应。擦拭完毕，移去热水袋，间隔半小时，测体温、脉搏、呼吸，做好记录，如体温降至39℃以下，取下头部冰袋。

（2）温水擦浴法：取32～34℃温水进行擦浴，体热可通过传导散发，并使血管扩张，促进散热。方法同乙醇擦浴法。

（3）冰水灌肠法：用于体温高达40℃的清醒患者，选用4℃的生理盐水100～150mL灌肠，可达到降低深部体温的目的。

2. 药物降温法

应用解热剂使体温下降。

1）适应证：①婴幼儿高热，因小儿高热引起"热惊厥"；②高热伴头痛、失眠、精神兴奋等症状，影响患者的休息与疾病的康复；③长期发热或高热，经物理降温无效者。

2）常用药物：有吲哚美辛、异丙嗪、哌替啶、氯丙嗪、激素如地塞米松等。对于超高热伴有反复惊厥者，可采用亚冬眠疗法、静脉滴注氯丙嗪、异丙嗪各2mg/（kg·次）。降温过程中严密观察血压变化，视体温变化调整药物剂量。

必要时物理降温与药物降温可联合应用，注意观察病情。

（三）病因治疗

诊断明确者应针对病因采取有效措施。

（四）支持治疗

注意补充营养和水分，保持水、电解质平衡，保护心、脑、肾功能及防治并发症。

（五）对症处理

如出现惊厥、颅内压增高等症状，应及时处理。

四、护理要点

（一）一般护理

做好患者皮肤、口腔等基础护理，满足患者的基本需要，尽可能使患者处于舒适状态，预防并发症的发生；做好发热患者的生活护理，如发热患者的衣被常被汗液浸湿，应及时更换。

（二）心理护理

患者由于疾病和高热的折磨，容易出现烦躁、焦虑等心理变化，需要更多的关心、抚慰和鼓励。护士要多接近患者，耐心解答患者提出的各种问题，使患者从精神、心理上得到支持。

（三）病情观察与护理

1. 严密观察体温、脉搏、呼吸、血压、神志变化，以了解病情及观察治疗反应。在物理降温或药物降温过程中，应持续测温或每 5 分钟测温 1 次，昏迷者应测肛温。体温的突然下降伴有大量出汗，可导致虚脱或休克，此种情况在老年、体弱患者尤应注意。

2. 观察与高热同时存在的其他症状，如是否伴有寒战、大汗、咳嗽、呕吐、腹泻、出疹或出血等，以协助医生明确诊断。

3. 观察末梢循环情况，高热而四肢末梢厥冷、发绀者，往往提示病情更为严重。经治疗后体温下降和四肢末梢转暖、发绀减轻或消失，则提示治疗有效。

（四）健康教育

1. 饮示指导

告知患者发热是一种消耗性疾病，饮食中注意高热量、高蛋白、高维生素的摄取是必要的。鼓励患者多食一些营养丰富、易消化、自己喜爱的流质或半流质饮食，保证每日总热量不低于 3 000 kcal；同时注意水分和盐分补充，保证每日入水量在 3 000mL 左右，防止脱水，促进毒素和代谢产物的排出。

2. 正确测量体温

体温测量的正确性对于判断疾病的转归有一定的意义。应教会患者正确测量体温的方法，应告知成人口腔温度和腋下温度测量的方法、时间及测量中的注意事项；应向婴幼儿家属说明婴幼儿肛温测量的方法、时间及注意事项。

3. 加强自我保健教育

指导患者建立有规律的生活；适当的体育锻炼和户外活动，增加机体的耐寒和抗病能力；在寒冷季节或气候骤变时，注意保暖，避免受凉，预防感冒、流行性感冒等；向患者和家属介绍有关发热的基本知识，避免各种诱因；改善环境卫生，重视个人卫生；告诫患者重视病因治疗，如系感染性发热，当抗生素使用奏效时，体温便会下降。

（张先欣）

第二节　高血压危象

高血压危象是指在高血压病程中，由于某些诱因，外周小动脉发生暂时性强烈收缩，血压急剧升高引起的一系列临床表现。高血压危象可见于急进型和缓进型高血压病，也可见于由其他疾病引起的继发性高血压。

一、病因

任何原因引起的高血压均可发生血压急剧升高，正规降血压治疗不能控制者尤为多见；另外某些疾病如急性肾小球肾炎、嗜铬细胞瘤、妊娠高血压综合征和服用某些药物，可以使血压在短时间内突然上升，机体的某些器官一时来不及代偿，也比较容易发生高血压危象。

二、诱发因素

(一) 疾病及药物因素

慢性高血压突然升高（最为常见）、肾血管性高血压、妊娠子痫、急性肾小球肾炎、嗜铬细胞瘤、抗高血压药物撤药综合征、头部损伤和神经系统外伤、分泌肾素肿瘤、服用单胺氧化酶抑制剂的患者、肾实质性疾病，口服避孕药、三环抗抑郁药、阿托品、拟交感药（节食药和苯丙胺样药）、皮质固醇类、麦角碱类等药物引起的高血压。

(二) 其他因素

极度疲劳特别是用脑过度时、精神创伤、精神过度紧张或激动、吸烟、寒冷刺激、更年期内分泌改变等。

三、病情评估

(一) 病史

详细询问病史，慢性原发性高血压患者中 1% ~ 2% 发展为急进型—恶性高血压，多见于 40 ~ 50 岁者。男女之比约为 3:2。肾血管性或肾实质性高血压进展为急进性—恶性高血压的速度最快，多见于 30 岁以下或 60 岁以上者。此外，多有诱发因素存在。

(二) 临床表现

本病起病迅速，患者有剧烈头痛、耳鸣、眩晕或头晕、恶心、呕吐、腹痛、尿频、视力模糊或暂时失明等，并常出现自主神经功能失调的一系列表现。每次发作为时短暂，多持续几分钟至几小时，偶可达数日，且易复发。体检时可发现心率增快，血压明显增高，以收缩压升高为主，常 ≥200mmHg，但舒张压也可高达 140mmHg。重症者可出现高血压脑病、心绞痛、急性左心衰、急性肾衰竭等相应的临床症状与体征。

(三) 实验室及其他检查

1. 肾功能损害指标

血电解质改变和血肌酐、尿素氮升高；尿常规常存在异常（如血尿、蛋白尿）。

2. ECG

缺血或心肌梗死的证据。

3. X 线胸片

观察有无充血性心力衰竭、肺水肿的征象。

4. 头颅 CT

有神经系统检查异常者用以发现有无颅内出血、水肿或栓塞。

5. 心脏超声心动图、经食管超声、胸部 CT、主动脉造影

这些检查重要用于临床怀疑有主动脉夹层动脉瘤和存在其他心血管病变的高血压急症患者。

四、治疗

（一）迅速降压

应尽快将血压降至安全水平。无心、脑、肾等并发症者，血压可降至正常水平。而存在重要脏器功能损害的患者，降压幅度过大，可能会使心、肾、脑功能进一步恶化。一般将血压控制在 160～180/100～110mmHg 较为安全。常用的降压药物有硝普钠、酚妥拉明、硝酸甘油、呋塞米、利血平等。

（1）硝普钠：作用强而迅速。用法 50～400μg，静脉滴注，适用于高血压脑病、主动脉夹层动脉瘤、恶性高血压及高血压危象合并左心衰竭。连用一般不超过 1 周，以避免硫氰酸盐引起的神经系统中毒反应。

（2）硝酸甘油：近来有人证明，大剂量静脉滴注硝酸甘油不仅扩张静脉，而且扩张动脉。用法：25mg 加于 500mL 液体内静脉滴注。不良反应较硝普钠少，对合并冠心病和心功能不全者尤为适宜。

（3）二氮嗪：属小动脉扩张剂，静脉注射后 1 分钟起效，3～5 分钟疗效最大，维持降压时间最短 30 分钟，一般维持 6～12 小时。用法：每次 200～300mg，必要时 2 小时后重复。长期用可致高血糖和高尿酸血症。

（4）酚妥拉明：5mg，静脉注射，可重复使用每次 5mg 至总量 20mg，有效后静脉滴注维持。适用于各类高血压急症，嗜铬细胞瘤时为首选。

（5）肼屈嗪：为小动脉扩张药，直接松弛血管平滑肌，降低外周血管阻力，降低舒张压大于降低收缩压，反射性地使心率加快，心排血量增加，并可改善肾血流量。适用于急慢性肾炎引起的高血压。一般常规剂量是 10～20mg 加入 5% 葡萄糖溶液 20mL 内，以每分钟 1mg 速度缓慢静脉推注。在 20 分钟内出现血压下降，维持作用 2～9 小时，需要时以 50mg 加入 500mL 溶液内持续静脉滴注，视血压情况调整速度。有头痛、心动过速及水钠潴留等不良反应。有冠心病心绞痛及心功能不全者忌用。

（6）血管紧张素转换酶抑制剂（ACEI）：卡托普利为一种 ACEI，是强有力的口服降压药。近年来，许多医院舌下含服卡托普利或硝苯地平作为高血压急症的急诊治疗。一般前者用量 12.5～25.0mg/次，后者 10mg/次，每日 3～4 次，根据病情变化适当增减剂量或口服次数。亦有报道用卡托普利 25mg 与硝苯地平 10mg 同时舌下含服，15～30 分钟无效可重复一次。总有效率达 96.4%。国内现有依那普利、培哚普利，后者作用强、维持时间长。该类药物不仅阻断循环 RAS，更重要的是阻断组织 RAS，抑制局部自分泌和旁分泌作用、改善器官和细胞功能。还认为 ACEI 治疗高血压，与激肽释放酶—激肽系统（KKS）活性增加有关。另外，有人认为可增加机体对胰岛素的敏感性，改善胰岛素抵抗状态。它比其他降压药物能更有效地逆转左心室肥厚，并改善心泵功能、改善肾血流动力学，降低肾小球内压，减少蛋白尿。适用于急进型高血压，尤其对高血压急症伴心力衰竭者更为适宜。可用本品 25～50mg 舌下含服。5 分钟后，血压平均下降 62/24mmHg，一般在 30～60 分钟血压可降至预期水平。维持疗效 3 小时左右。有效率可在 90% 以上。

（7）硝苯地平：直接作用于血管平滑肌，使血管扩张，同时有选择性扩张冠状动脉、脑小动脉，从而改善心、脑血流的灌注。适用于急进型高血压，恶性高血压，尤其适用于高血压性心脏病等。常用剂量为 10～20mg 舌下含服。5～10 分钟开始显效。最大效应为30～40 分钟，其收缩压、舒张压和平均压分别下降（48±24）mmHg、（30±18）mmHg 和（40±20）mmHg。血压下降到理想水平后，可用 10～20mg 每日 3 次维持。对老年患者，肾性高血压及肾功能不全患者均适用。

（8）尼卡地平：为第二代钙拮抗剂代表性药物。动物实验证明它有高度趋脂性，对细胞膜具有膜稳定作用；可浓集于缺血细胞；可刺激 Ca^{2+} 从线粒体外流；阻滞钙通道。从而起到对脑和心肌缺血的保护作用。临床上选择地作用于脑血管和冠状动脉，是其他钙拮抗剂的 2 倍。对外周血管也有强的扩张作用。扩冠作用强。

（9）尼群地平：为第二代钙拮抗剂，直接作用于平滑肌扩张周围小动脉，从而使血压下降。有人对高血压急症 30 例进行观察，舌下含服 30mg 者，10～30 分钟开始降压，平均 18 分钟，1～2 小时达高峰，收缩压平均下降 41.25mmHg，舒张压平均下降 33mmHg，无明显不良反应。

（10）伊拉地平：是第二代钙拮抗剂，静脉给药，从 1.2、2.4、4.8 和 7.2 μg/（kg·h）逐渐增量，每个剂量都用 3 小时。结果：当输入 7.2 μg/（kg·h）时，血压明显下降，安全无不良反应，对轻度心力衰竭亦无不良反应。适用于治疗高血压急症的患者。

（11）阿替洛尔：心脏选择性 β_1 受体阻滞剂，适用于血压高心率偏快者。口服每次 25～50mg，血压下降后每次 25mg，每日 2 次维持。维持量应个体化。

（12）25% 硫酸镁：10mL，深部肌内注射；或 25% 硫酸镁溶液 10mL，加于 10% 葡萄糖液 20mL 内缓慢静脉注射。

（13）人工冬眠：全剂量或半剂量，前者用氯丙嗪 50mg，异丙嗪 50mg 和哌替啶 100mg，加于 10% 葡萄糖 500mL 内静脉滴注。

若药物疗效不佳，必要时考虑静脉放血。治疗过程中，要注意不宜使血压下降过快、过多。血压降低后，以口服降压药继续治疗。

（二）控制脑水肿

可用脱水剂如甘露醇、山梨醇或快作用利尿剂呋塞米或依他尼酸钠注射，以减轻脑水肿。

（三）制止抽搐

地西泮、巴比妥钠等肌内注射，或给水合氯醛保留灌肠。

五、护理要点

（一）一般护理

1. 休息

嘱患者绝对卧床休息，床头抬高30°，减少搬动、刺激，使之情绪安定，对烦躁不安者，可服用少量镇静剂。坠床或意外伤。昏迷者头偏向一侧。

2. 吸氧

给予鼻导管或面罩吸氧，流量为每分钟 2～4 L。

3. 饮食

以低盐、清淡、低胆固醇和低动物脂肪食物为宜；肥胖者需适当控制进食量和总热量，以控制体重；禁止吸烟和饮酒；昏迷者应给予鼻饲饮食。

4. 病室

环境整洁、安静、温湿度适宜。

5. 防止便秘

避免便秘排便时过度用力。应调节饮食以防大便秘结，必要时给予缓泻药。

6. 加强皮肤护理及口腔护理

意识不清者，易发生压疮，应2小时翻身1次，保持床铺清洁、干燥、平整。注意协助做好口腔护理。

（二）病情观察与护理

（1）注意神志、血压、心率、尿量、呼吸频率等生命体征的变化，每日定时测量并记录血压。血压有持续升高时，密切注意有无剧烈头痛、呕吐、心动过速、抽搐等高血压脑病和高血压危象的征象。给予氧气吸入，建立静脉通路，通知病危，准备各种抢救物品及急救药物，详细书写特别护理记录单；配合医生采取紧急抢救措施，如快速降压，制止抽搐，以防脑血管疾病的发生。

（2）患者如出现肢体麻木、活动欠灵，或言语含糊不清时，应警惕高血压并发脑血管疾病。对已有高血压心脏病者，要注意有无呼吸困难、水肿等心力衰竭表现；同时检查心率、心律，注意有无心律失常的发生。观察尿量及尿的化验变化，以发现肾脏是否受累。发现上述并发症时，要协助医生相应的治疗及做好护理工作。

（3）迅速准确按医嘱给予降压药、脱水剂及镇痉药物，注意观察药物疗效及不良反应，严格按药物剂量调节滴速，以免血压骤降引起意外。

（4）出现脑血管意外、心力衰竭、肾衰竭者，给予相应抢救配合。

（三）健康教育

（1）向患者提供有关本病的治疗知识，注意休息和睡眠，避免劳累。

（2）对拟出院患者做好保健指导，劝告患者严格控制盐的摄入量，适当参加体育锻炼，注意保证充足的睡眠时间，正确掌握饮食、忌烟酒，按医嘱服药，定期复查。

（刘平）

第三节　高血糖危象

高血糖危象指糖尿病昏迷。根据其发生机制不同，可分为两类，一是糖尿病酮症酸中毒，1型糖尿病患者中比较常见；另一类是糖尿病高渗性非酮症性昏迷，在2型糖尿病患者中更为多见。

糖尿病酮症酸中毒

糖尿病酮症酸中毒（DKA）是由于体内胰岛素缺乏，胰岛素的反调节激素增加，引起糖和脂肪代谢紊乱，以高血糖、高血酮和代谢性酸中毒为主要特点的临床综合征。

一、病因和发病机制

（一）诱因

诱发本症的原因主要是急性化脓性感染，胰岛素中断或不适当地减量，各种手术、创伤、麻醉、呕吐、腹泻、食欲减退或饮食不节及过量，妊娠及分娩，强烈精神刺激，以及对胰岛素产生抗药性等。临床上往往有几种诱因同时存在。

（二）发病机制

本症的主要发病机制是胰岛素绝对或相对性分泌不足，导致糖、脂肪及蛋白质的代谢紊乱，并继发性引起水、电解质及酸碱平衡失调。此外拮抗胰岛素的激素，包括胰高血糖素、生长激素、儿茶酚胺、肾上腺皮质激素同时分泌过多，亦为产生酮症酸中毒的重要因素。

二、病理生理

（一）酸中毒

糖尿病代谢紊乱加重时，脂肪动员和分解加速，大量脂肪酸在肝经 β 氧化产生大量乙酰乙酸、β－羟丁酸和丙酮，三者统称为酮体。当酮体生成量剧增，超过肝外组织的氧化能力时，血酮体升高称为酮血症，尿酮体排出增多称为酮尿，临床上统称为酮症。乙酰乙酸和 β－羟丁酸均为较强的有机酸，大量消耗体内储备碱，若代谢紊乱进一步加剧，血酮体继续升高，超过机体的处理能力，便发生代谢性酸中毒。

（二）高酮体血症

脂肪大量分解后的终末代谢产物乙酰辅酶 A，在肝脏不能被氧化为丙酮酸，生成大量酮体（如乙酰乙酸、β－羟丁酸、丙酮），当生成量超过肾脏排泄速度时，体内就会形成高酮体血症。

（三）水、电解质代谢紊乱

酮症酸中毒时，由于血糖增高，大量的糖带着水从肾脏丢失，患者厌食、恶心、呕吐，水的摄入量减少，使脱水加重。大量蛋白质分解，产生酸根，排出时又带走不少水分。严重脱水使细胞外液容量减少，血压下降，可引起循环衰竭及急性肾衰竭。

血钠、氯、磷、镁都有大量丢失。血钾初期体内已下降，但由于酸中毒，大量的氢离子进入细胞内，钾离子交换到细胞外，此期血清钾可正常或偏高。随着酸中毒的纠正，氢离子从细胞内到细胞外，大量钾离子进入细胞内，此时可引起严重的低血钾，如不及时纠正，可致心律失常，严重时可发生心搏、呼吸骤停。

（四）带氧系统异常

酸中毒时，体内不出现缺氧，但当酸中毒纠正后，糖化血红蛋白高，2，3－二磷酸甘油酸降低，血氧解离曲线左移，两者均使氧释放减少，可造成组织缺氧。

（五）周围循环衰竭和肾功能障碍

严重失水，血容量减少，加以酸中毒引起的微循环障碍，若未能及时纠正，最终可导致低血容量性休克，血压下降。肾灌注量的减少，引起少尿或无尿，严重者发生肾功能衰竭。

（六）中枢神经功能障碍

在严重失水、循环障碍、渗透压升高、脑细胞缺氧等多种因素综合作用下，引起中枢神经功能障碍，出现不同程度的意识障碍、嗜睡、反应迟钝，甚至昏迷，后期可发生脑水肿。

三、病情评估

（一）病史

有糖尿病病史。可发生于任何年龄，以 30～40 岁多见，有明确糖尿病病史及使用胰岛素史、反复出现酮症的病史，大多为胰岛素依赖型糖尿病。本症性别差异不显著。

（二）临床表现

早期患者仅表现为原有糖尿病的症状加重，多饮、口渴、乏力、嗜睡等症状，随着病情发展患者出现食欲减退、恶心、呕吐，或有腹痛；呼吸深大，呼气有酮臭味（或烂苹果味）；脱水貌，皮肤黏膜干燥、弹性差，眼球下陷；心动过速，脉搏细数；血压下降，甚至休克或心肾功能不全；神志由烦躁不安、嗜睡逐渐发展为昏迷。

（三）实验室检查

1. 尿

尿糖、尿酮体强阳性。当肾功能严重损害而阈值增高时，尿糖、尿酮体阳性程度与血糖、血酮体数值不相称。可有蛋白尿和管型尿。

2. 血

血糖多数为 16.7～33.3mmol/L，有时可达 55.5mmol/L 以上。血酮体升高，多在 4.8mmol/L 以上，二氧化碳结合力降低，轻者为 13.5～18.0mmol/L，重者在 9.0mmol/L 以下。$PaCO_2$ 降低，pH < 7.35。碱剩余负值增大（ > - 2.3mmol/L）。阴离子间隙增大，与碳酸氢盐降低大致相等。血钾正常或偏低，尿量减少后可偏高，治疗后可出现低钾血症。血钠、血氯降低，血尿素氮和肌酐常偏高。血清淀粉酶升高可见于 40%～75% 的患者，治疗后 2～6 日降至正常。血浆渗透压轻度上升，白细胞数升高，即使无并发感染，也可达 $10 \times 10^9/L$，中性粒细胞比例升高。

（四）诊断要点

对昏迷、酸中毒、失水、休克的患者，均应考虑本病的可能性，尤其对原因不明意识障碍，呼气有酮味、血压低而尿量仍多者，应及时做有关化验以争取及早诊断，及时治疗。少数患者以本病作为糖尿病的首发表现，某些病例因其他疾病或诱发因素为主诉也容易让医务人员误诊。

要注意与急性胃炎、急腹症、糖尿病患者并发其他致昏迷疾病（如脑血管意外等）相鉴别，更要注意与低血糖昏迷、高渗性非酮症糖尿病昏迷及乳酸性酸中毒之间的鉴别。

四、治疗

治疗原则是应用速效胰岛素迅速纠正代谢紊乱，纠正酸中毒和水、电解质失衡。

（一）治疗过程中的检验

全部病例均应住院救治，并立即做血糖、血酮、尿糖、尿酮，此后每 2 小时复查 1 次，待血糖下降至 14mmol/L 后，改每 6 小时复查 1 次。同时在治疗前做血气分析、血电解质、二氧化碳结合力、尿素氮、心电图，以后每 4~6 小时复查 1 次。

（二）足量补液

补液是救糖尿病酮症酸中毒首要的、极其关键的措施。患者常有重度失水，可达体重 10% 以上。只有在有效组织灌注改善、恢复后，胰岛素的生物效应才能充分发挥。补液时通常宜用等渗氯化钠注射液。开始时补液速度应较快，在 2 小时内输入 1 000~2 000mL，第 3~6 小时再输入 1 000~2 000mL，第 1 日输液总量 4 000~5 000mL，严重失水者可为 6 000~8 000mL。根据血压、心率、每小时尿量及末梢循环情况，决定输液量和速度，有心功能不全的患者应强调监测中心静脉压，以防止发生心力衰竭。血钠浓度过高（>160mmol/L）时，可用 5% 葡萄糖注射液（必须加入一定量的胰岛素）代替等渗氯化钠注射液，此时宜保持血浆渗透压平稳下降，血糖水平可保持相对稳定。如治疗前已有低血压或休克，快速输入晶体液不能有效升高血压，应输入胶体溶液并采用其他抗休克措施。

（三）小剂量胰岛素治疗

大量基础研究和临床实践证明，小剂量胰岛素治疗方案（即每小时每千克体重 0.1 U，加入生理盐水中持续静脉滴注），能使血糖平稳下降，每小时降低 3.9~6.1mmol/L，还有较少引起脑水肿、低血糖、低血钾等优点。治程中应强调监测血糖，更应注意观察一般状况、生命体征及综合生化指标，如 2 小时后病情无改善，综合生化指标无好转，血糖无明显下降，应酌情增加胰岛素剂量。当血糖下降速度较快或降至较低水平（<13.9mmol/L）时，宜将胰岛素加入 5% 葡萄糖氯化钠注射液中继续静脉滴注，至食欲恢复后可改为肌内或皮下注射，每 4~6 小时 1 次，直至酮症消失后再改为常规治疗。

（四）电解质紊乱的纠正

糖尿病酮症酸中毒时，低钠低氯已通过补充生理盐水得到补充。体内钾缺失常较严重，治疗前因酸中毒影响血钾可正常甚至增高，血钾不能反映体钾缺失真实程度，治疗 4~6 小时血钾常明显降低，尤其在胰岛素与碱剂同时应用时，细胞摄钾功能异常增高，有时可达危险程度。如治疗前血钾低于正常，开始治疗时即需补钾，一般在治疗开始 1~4 小时补钾。每小时补钾 1.0~1.5g，或 1 000mL 液体中 3~4g 氯化钾于 4~6 小时内输完。此外，低钾常伴有低镁血症，当补钾后临床症状不见好转时，应该镁剂治疗。检测血镁用药。一般可用 25%~50% 硫酸镁 10mL，深部肌内注射，或重症给 10% 硫酸镁 20mL 加入 10% 葡萄糖 200mL 中缓慢静脉滴注。低磷时可补磷酸钾。

（五）谨慎补碱

轻症患者经输液和注射胰岛素后，酸中毒可逐渐纠正，不必补碱。一般认为，血

pH >7.1 或 $HCO_3^- >10mmol/L$，无明显酸中毒大呼吸时，可暂不予补碱；如血 pH ≤7.1 或 $HCO_3^- \leq5mmol/L$ 时，宜小剂量补碱（避免使用乳酸钠）。静脉滴注 5% 碳酸氢钠 50～100mL，2 小时后，如酸中毒无明显改善，可重复补碱，至血碳酸氢根浓度达到 15mmol/L 时，即应停止补碱。

（六）处理诱发病和防治并发症

1. 休克

如休克严重且经快速输液后仍不能纠正，应详细检查分析其原因，如有无并发感染或急性心肌梗死，给予相应措施。

2. 严重感染

是本症的常见诱因，亦可继发于本症。因 DKA 可引起低体温和血白细胞升高，故此时不能以有无发热或血常规改变来判断，应积极处理。

3. 心力衰竭、心律失常

年老或并发冠状动脉病变，尤其是急性心肌梗死，补液过多可导致心力衰竭和肺水肿，应注意预防。可根据血压、心率、中心静脉压、尿量等情况调整输液量和速度，并视病情应用利尿剂和正性肌力药。血钾过低、过高均可引起严重心律失常，宜用心电图监护，及时治疗。

4. 肾功能衰竭

应强调早期发现，脱水症状已改善，尿量不见增加，血尿素氮趋于增高时，即应按急性肾衰竭处理。

5. 脑水肿

死亡率甚高，抢救过程中要注意避免诱发本病的因素。若血糖已降低，酸中毒已改善时，昏迷反而加重，并出现颅内压增高的征象，应及早给予甘露醇、呋塞米、地塞米松等治疗。

五、护理要点

（一）一般护理

1. 休息

患者绝对卧床休息，注意保暖、吸氧。有休克者使患者的头和腿均抬高30°的卧位和平卧位交替使用。保持呼吸道通畅，防止舌后坠堵塞喉头，适当吸痰。

2. 饮食护理

严格和长期执行饮食管理，禁止食用含糖较高的食物，按一定比例分配糖、蛋白、脂肪，对患者饮食进行检查，督促、教育患者遵守饮食规定。

3. 皮肤护理

因糖尿病患者易生疖、痈，故应保持皮肤清洁，勤换内衣裤，勤洗澡，保持床单清洁；如发生疖、痈，应及时处理，必要时抗生素治疗。

4. 口腔护理

糖尿病患者抵抗力降低，进食量减少，细菌易在口腔内迅速繁殖，并分解为糖类，使发酵和产酸作用增强，导致口腔局部炎症、溃疡等并发症。可用2%～3%硼酸溶液

（可改变细菌的酸碱平衡起抑菌作用）。霉菌感染时，可用 1% ~4% 碳酸氢钠溶液漱口。通过口腔护理保持口腔清洁、湿润，使患者感觉舒适。

5. 记录 24 小时出入量

定时留尿测定尿糖量。

6. 胰岛素治疗的护理

定时注射胰岛素 30 分钟后保证患者进食。收集小便，检查尿糖，防止发生低血糖。

（二）病情观察与护理

1. 严密观察体温、脉搏、呼吸、血压及神志变化，通过观察生命体征能及时反映出病情好转及恶化。低血钾患者应做心电图监测，为病情判断和判断治疗反应提供客观依据。

2. 遵医嘱及时采血、留尿，送检尿糖、尿酮、血糖、血酮、电解质及血气等。

3. 认真按医嘱查对胰岛素类型及用量，注意观察，避免出现低血糖昏迷。

4. 昏迷患者应保持呼吸道通畅。应密切观察和详细记录患者意识状态、瞳孔、血压、脉搏、呼吸等变化，还应注意呼吸道、口腔、泌尿道、皮肤、眼睛、大便、肢体等的护理，防止并发症的发生。

5. 快速建立两条静脉通道，纠正水、电解质失调，维护酸碱平衡，纠正酮症，抗感染等。一条为扩容治疗，按医嘱给予适宜、适量的液体及足量的抗生素，以疏通微循环增加心肌收缩力，恢复正常的血流；另一条作为维持稳定血压，输入血管活性药物等。

6. 因患者血液中酮体堆积，呼吸中枢兴奋出现深呼吸，造成换气过度，二氧化碳排出增多；由于酸性代谢产物大量堆积，使血中碳酸氢钠浓度降低，二氧化碳结合力降低脱水，使血容量减少，组织灌注不良，组织缺氧。因此，应快速纠正缺氧，在短时间内用鼻导管或面罩给予高浓度的氧气吸入，但不宜超过 24 小时，待二氧化碳结合力恢复正常，呼吸转为平稳后，可给低浓度、低流量持续吸氧，每分钟氧流量为 1 ~2 L，浓度为 24% ~28%。

高渗性非酮症昏迷

高渗性非酮症性糖尿病昏迷是糖尿病急性重症并发症的另一特殊类型，又称高渗性昏迷。本症起病隐匿，病情凶险，死亡率高（50% 以上）。发病率占糖尿病的 1.5% ~2.0%。血糖异常增高，多超过 33mmol/L，常见 56.0mmol/L 以上，造成血液高渗、利尿失水是本症的基本病理生理。血浆酮体一般不高，或仅轻度增高。起病多有诱因。

一、病因和发病机制

多种临床情况可成为本症的诱因。

（一）感染

见于肺炎、泌尿道感染、胰腺炎、急性胃肠炎、亚急性细菌性心内膜炎等。

（二）应激因素

严重烧伤、中暑、脑外伤、心脏直视手术、脑血管意外、心肌梗死、淋巴瘤、某些急诊伴发病等。

（三）摄水不足

是诱发本症的重要因素，可见于口渴中枢敏感性下降的老年患者，不能主动进水的幼儿或卧床患者、精神失常或昏迷患者，以及胃肠道疾病患者等。

（四）失水过多

见于严重的呕吐、腹泻及大面积烧伤患者。

（五）高糖的摄入

见于大量服用含糖饮料、静脉注射高浓度葡萄糖、完全性静脉高营养，以及含糖溶液的血液透析或腹膜透析等。值得提出的是，本症被误认为脑血管意外而大量注射高渗葡萄糖液的情况在急诊室内并不少见，结果造成病情加剧，危及生命。

（六）治疗用药

使用肾上腺皮质激素、呋塞米及噻嗪类利尿剂、苯妥英钠、普萘洛尔、氯丙嗪、降压片、左旋多巴、免疫抑制剂等。

（七）中枢神经损害

见于儿童中枢神经系统发育不良、脑外科疾病及手术等所致的中枢性渗透压调节功能障碍。

以上诸因素均可使机体对胰岛素产生抵抗、升高血糖、加重脱水，最终导致本症的发生。

二、病情评估

（一）病史

患者有糖尿病病史，发病前数日或数周，常有糖尿病逐渐加重的临床表现，如烦渴、多饮、多尿、乏力、头晕、食欲下降或呕吐等。

（二）临床表现

起病比较缓慢，通常需数日甚至数周。常先有多尿、烦渴、多饮，但多食不明显，或反而食欲减退，厌食，以致常被忽视。失水程度逐渐加重，出现神经精神症状，表现为嗜睡、幻觉、定向障碍、偏盲、上肢拍击样震颤、癫痫样抽搐（多为局限性发作）等。本症容易并发脑血管意外、心肌梗死或肾功能不全等。

（三）实验室检查

尿糖强阳性，但无酮症或较轻，血尿素氮及肌酐升高。血糖常高至 33.3mmol/L 以上，血钠升高可达 155mmol/L，但也有正常，甚或偏低者。血浆渗透压显著增高为 $330 \sim 460$ mOsm/（kg·H_2O），一般在 350 mOsm/（kg·H_2O）以上。

根据高血糖、高血浆渗透压状态、无明显酮症酸中毒、重度脱水和突出的精神神经系统表现，结合病史不难诊断，但患者多为老年，多无糖尿病史，可继发于各种严重疾病，临床表现复杂多变，误诊漏诊率较高。因此，临床上应提高对本病的警惕性。并注意与酮症酸中毒、乳酸性酸中毒、低血糖性昏迷、脑炎、脑瘤、脑血管意外鉴别。

三、治疗

高渗性昏迷治疗原则与酮症酸中毒相似。

（一）尽快输液纠正失水及血容量不足

失水、血容量不足是本症一系列临床表现的病理生理基础。故纠正失水宜较酮症酸中毒更积极一些。可按体重 10% ~ 15% 估计给液量。除非并有心功能不全，否则应快速输注。前 4 小时输入液量的 1/3，12 小时内输入补液量的一半加尿量，余下 1/2 在以后的 12 小时内输完。如血压正常，血钠大于 155mmol/L，可先用 0.45% 低渗盐水，但不宜太多，先输 1 000mL 后视血钠含量酌情决定，血浆渗透压 < 320mmol/L 时改为等渗溶液。低渗溶液输入太快应注意脑水肿并发症。血压低者宜采用生理盐水。

（二）胰岛素的应用

本症对胰岛素可能较酮症酸中毒敏感，所需胰岛素用量较少。仍主张以小剂量持续滴注。每小时 5 ~ 6 U。如血压偏低首剂可给 14 ~ 20 U 静脉推注。血糖下降至 14.0 ~ 16.8mmol/L 时改用 5% 葡萄糖液加胰岛素 6 ~ 8 U 维持，方法与酮症酸中毒相同。

（三）碱性药物的应用与电解质补充

本症一般无须使用碱性药物。如二氧化碳结合力 < 11.23mmol/L 可酌情给 5% 碳酸氢钠溶液 200 ~ 400mL 滴注。虽然血钾可能正常，但体内总体钾含量减少。经充分补液和使用胰岛素后，血钾将下降。治疗开始后 2 小时即应予补钾。原则也与酮症酸中毒同。应密切注意治疗过程中由于输液太快、太多及血糖下降太快，造成脑细胞从脱水转为脑水肿的可能。其发生机制可能由于长时间组织缺氧，细胞内外渗透压持续不平衡，血浆高渗状态的骤然下降，水分向细胞内转移而造成。此时患者意识障碍加深或一度好转后又昏迷。应及时采用脑细胞脱水剂如甘露醇、地塞米松静脉滴注或静脉注射。

（四）积极治疗诱发病，去除诱因

选用恰当的抗生素预防和治疗感染。防止心力衰竭，肾功能衰竭。二氧化碳结合力 < 11.23 nmol/L 时应注意乳酸性酸中毒可能。

四、护理要点

同糖尿病酮症酸中毒。

（曹波）

第十章 颅内压增高和脑疝

第一节 颅内压增高

颅内压又称脑脊液压、脑压，意指颅内容物对颅壁上所产生的压力。颅内压主要由颅内容物（脑、血液和脑脊液）和颅内容积所决定。在维持正常颅内压的过程中，颅腔充盈能力和持续性颅内血流量起着重要的作用。由于蛛网膜下隙与脑室相通，因此可以通过测量侧脑室、小脑延髓池和腰池内的脑脊液压力来表示颅内压。1891 年 Quncke 第一个经腰穿测量颅内压报道后，一直沿用此法。正常成人侧卧位腰池压力为 80 ~ 180mmH$_2$O。若所测压力高出此极限，并由此所引起相应的临床征象，称之为颅内压增高。

一、颅内压的调节

正常情况下颅内压随着血压和呼吸的节律有小范围的波动，收缩期颅内压略有升高，舒张期稍下降；呼气或屏息时颅内压略高，吸气时略低。这种现象是由于血压和呼吸的节律性变化导致颅内容物中血液含量的轻微增减所引起的，临床上行腰椎穿刺测压时可以观察到测压管中水柱液面的轻微波动。正常的颅内压的自身调节机制是通过改变颅内容物中脑脊液和血液的体积来实现的，脑脊液量占颅内总容积的 10%，颅内压的代偿主要依靠脑脊液量的变化来完成。颅内压增高时，脑脊液分泌减少，吸收增加；颅内压降低时则发生相反的变化，以维持颅内压。一般认为颅内容物增加的临界容积为 5%，超过这一限度，颅内压才开始增高；增加 8% ~ 10% 则将产生严重的颅内压增高。

颅内压增高是神经外科常见的病理生理综合征，是许多颅内疾病的共同表现。由于某种病因使颅内容物体积增加超过正常颅内压的调节代偿范围，导致颅内压力持续超过 200mmH$_2$O，从而引起一系列临床表现。

二、影响颅内压增高的因素

（一）年龄

婴幼儿颅缝未闭合或闭合未全，可以使颅缝张开延缓颅内压的增高；老年人由于脑萎缩使颅内代偿空间增多，颅内压增高出现晚。

（二）病变扩张的速度

急性的颅内容物增加会立即出现颅内压增高的表现，如颅脑损伤、脑血管意外和快速生长的恶性颅内肿瘤等；如果病变缓慢增长，如生长缓慢的良性颅内肿瘤，可以长期不出现颅内压增高的症状。

（三）病变部位

特殊部位的病变可以早期出现严重的颅内压增高。如位于中线或后颅窝的占位病变容易阻塞脑脊液循环通路；位于大静脉窦附近的病变早期即可引起颅内静脉回流障碍出现急性梗阻性脑积水。

（四）伴发脑水肿的程度

有些病变如恶性肿瘤和感染性病变等易伴发明显的脑水肿，早期出现颅内压增高。

三、颅内压增高的后果

持续的颅内压增高将引起一系列神经系统功能紊乱。

（一）脑血流量减少

颅内血管的灌注压由平均动脉压和颅内压决定。其公式为：脑灌注压（CPP）＝平均动脉压（MAP）－颅内压（ICP）

正常脑灌注压为 70~90mmHg。严重的颅内压升高会导致脑血流量的减少，当颅内压接近动脉舒张压时，将出现血压升高来代偿，维持脑血流量；当颅内压升高接近平均动脉压水平时，脑的血液供应接近停止，患者处于严重的脑缺血状态，甚至脑死亡。

（二）脑移位和脑疝

参见本章第二节"脑疝"。

（三）脑水肿

颅内压增高直接影响脑的能量代谢和血流量，使水分潴留在神经细胞内，称为细胞毒性脑水肿；脑损伤、脑肿瘤等病变，由于毛细血管通透性增加，导致水分潴留在神经细胞外间隙，称为血管源性脑水肿。

（四）库欣反应

颅内压急剧增高时，患者将出现一系列生命体征的改变，表现为血压升高、脉压增大、脉搏减缓和呼吸节律紊乱等，这种变化称为库欣（Cushing）反应，主要见于急性颅内压增高的病例。

（五）应激性溃疡

与下丘脑自主神经中枢功能紊乱和消化道黏膜血管收缩缺血有关。

四、颅内压增高的病因和发病机制

（一）脑脊液增多

脑脊液由两侧侧脑室脉络膜丛产生，由侧脑室经室间孔到达Ⅲ脑室，再经中脑导水管到达Ⅳ脑室，由Ⅳ脑室的侧孔和中间孔排出到小脑延髓池、基底池及枕大池，而进入脑和脊髓的蛛网膜下隙，最后经上矢状窦的蛛网膜颗粒而汇入静脉系统。

成人的脑脊液（CSF）总量为 100~200mL，每 24 小时脑脊液全部更换 5~7 次，共产生脑脊液约 1 500mL，并处于动态平衡中。

脑脊液增多的原因如下：

1. 脑脊液分泌过多

脑脊液分泌过多如单纯的分泌过多、脑膜炎、脉络膜丛病变等。

2. 脑脊液循环阻塞

脑脊液循环阻塞如蛛网膜粘连、脑脊液通路受阻等。

3. 脑脊液吸收障碍

脑脊液吸收障碍如蛛网膜下隙出血后蛛网膜颗粒阻塞等。

（二）颅内血液容积增加

主要指静脉压的增高而影响脑脊液的排出，从而发生高颅压。

颅内静脉压的增高多见于静脉窦和颈内静脉的阻塞，如海绵窦血栓形成、上矢状窦血栓形成、乙状窦血栓形成等。

（三）颅内占位病变

正常情况下脑体积与颅腔容积之间的差别约为 10%，因此颅腔内只需存在大于 10% 的占位病变，即可引起颅内压升高。

常见的病变有：脑肿瘤、脑血肿、脑脓肿、脑粘连囊肿、脑内肉芽肿、脑内寄生虫等，上述占位性病变除本身体积可逐渐增大外，它所压迫的周围脑组织所产生的水肿更加重了颅内压的增高。

（四）脑水肿

动、静脉血压升高都可使颅内血管系统中血液容积增加而引起颅内压增高。如突然发生的动脉压升高或降低，可引起颅内压的相应变化，但逐渐升高的动脉压不影响颅内压，故特发性高血压病若无高血压脑病发生，则颅内压仍保持正常。颅内静脉阻塞，静脉压升高引起颅内压增高的机理主要是静脉淤血和大脑半球水肿。颅内血液容积增加引起颅内压增高的同时也导致脑实质液体增加，脑水肿形成。从脑水肿的发病机制和药理可分为以血管源性为主的细胞外水肿和以细胞毒性为主的细胞内水肿。引起脑水肿的原因很多，导致颅内压增高的各种原因几乎都能引起脑水肿，如炎症、外伤、中毒、代谢性疾病、缺氧及占位性病变等。但脑组织受损害后水肿发生的时间和程度因损害的原因而异。

五、颅内压增高的临床分类

根据颅内压增高的速度，可把颅内压增高分为急性、亚急性和慢性三类。

（一）急性颅内压增高

见于急性颅脑损伤中的颅内血肿、高血压脑出血等，病情发展很快。

（二）亚急性颅内压增高

见于颅内恶性肿瘤、颅内炎症等，病情发展比较快。

（三）慢性颅内压增高

见于生长缓慢的良性肿瘤等，病情发展较慢。

六、颅内压增高的分期

根据临床的观察可将颅内压增高分为四期。

（一）代偿期

颅内已有占位性病变，临床无颅内压增高症状。

（二）早期

临床表现有头痛、呕吐、视神经乳头水肿等颅内压增高表现，但没有意识及生命体征的改变。

（三）高峰期

患者有剧烈头痛、呕吐，并可能出现血压升高、脉搏减缓。这期的晚期可能出现脑疝症状。

（四）衰竭期

患者深昏迷，瞳孔散大、对光反应不良，血压下降，脉搏增快，呼吸不规则，在本期晚期，出现呼吸停止。

七、病情评估

（一）临床表现

1. 头痛

头痛是颅内高压的最常见症状，由脑膜、血管或神经受牵扯或挤压所致。开始时为间歇性，以早晨清醒时及晚间较重。部位多数在额部、枕后及两颞，后颅窝占位性病变常位于枕颈部并放射至眼眶。病程较短，头痛呈进行性加重。咳嗽、用力、打喷嚏、平卧、俯身、低头等活动时均可加剧。急性颅内压增高，头痛常剧烈难忍，躁动不安，易进入昏迷状态。

2. 呕吐

呕吐由延脑中枢、前庭及迷走神经核团或其神经根受到刺激所引起。常出现于剧烈头痛时，多伴有恶心，表现为与饮食无关的喷射性呕吐。

3. 视神经乳头水肿

视神经乳头水肿是颅内压增高最客观的重要体征，颅内压增高早期，一般未出现视神经乳头水肿，没有视觉障碍，视野检查可见生理盲点扩大，持续数周或数月。视神经乳头水肿可导致视神经萎缩，视神经乳头逐渐变得苍白，视力逐渐减退，视野向心性缩小，最后导致失明。

以上3个表现是颅内压增高的典型征象，称为颅内高压的"三主征"。但三主征并不是缺一不可的，急性患者有时只在晚期才出现，也有的症状始终不出现。除了上述三主征外，颅内压增高还可引起一侧或双侧展神经麻痹、复视、视力减退、表情淡漠、脉搏缓慢、血压升高、大小便失禁、烦躁不安、癫痫发作等现象。严重颅内压增高时，常伴有呼吸不规则、瞳孔改变、昏迷。

（二）实验室及其他检查

1. 头颅 X 线摄片

可见脑回压迹加深，蛛网膜颗粒压迹增大、加深，蝶鞍鞍背脱钙吸收或局限性颅骨破坏吸收变薄，幼童可见颅缝分离。

2. CT 及 MRI 检查

可见脑沟变浅，脑室、脑池缩小或脑结构变形、移位等影像，通常能显示病变的位置、大小和形态。

（三）颅内压增高的程度判断

下列指标示颅内压增高已达严重程度。

1. 头痛发作频繁而剧烈并伴有反复呕吐。

2. 视神经乳头水肿进行性加重或有出血。

3. 意识障碍出现并呈进行性加重。

4. 血压升高、脉搏减慢、呼吸不规则。

5. 出现脑疝前驱症状如瞳孔不等；一侧肢体轻偏瘫、颈项强直等。

6. 脑电图呈广泛慢波。

7. 颅内压监测示脑压进行性上升。

（四）诊断

诊断中要考虑起病的急缓、进展的快慢、可能的原因，结合当时的全身及神经系统检查，参考化验资料和必要的影像学检查，作出诊断及鉴别诊断，但须注意如下几点：

1. 有无颅内压增高危象，即有无脑疝或脑疝前的征象，如剧烈头痛、反复呕吐、意识障碍、瞳孔改变及生命体征改变等。有以上表现者应先输入甘露醇等降压药物，在保证呼吸道通畅及生命体征平稳的情况下，进行影像学及其他必要的检查。有颅内高压危象的患者做 CT 检查时应由临床医生陪同。

2. 有颅内压增高，但无颅内压增高危象，有定位体征者，应优先行影像学检查，首选 CT 检查。禁忌腰穿，待肯定或排除了占位性病变后，再行相应处理。

3. 有颅内压增高症状，无定位体征而有脑膜刺激征者，可行腰穿检查。有发热及流行病学依据时，可能为脑膜炎、脑炎等；无炎症线索应考虑蛛网膜下隙出血。

4. 病史、体征提示全身性疾病者，应行相应的血生化检查，注意肝、肾功能，尿糖、血糖定量及电解质平衡。

5. 原因不明者应考虑药物或食物中毒。

6. 下列情况禁忌行腰椎穿刺检查：①脑疝；②视神经乳头水肿；③肩颈部疼痛、颈僵、强迫头位疑有慢性扁桃体疝；④腰穿处局部皮肤有感染；⑤有脑脊液耳、鼻漏而无颅内感染征象者。但如需除外或治疗颅内感染时，可在专科医生指导下进行。

八、治疗

（一）治疗原则

颅内压增高是一种继发的临床综合征，其发病原因很多，原发病变及其合并的病理生理也很复杂。治疗最基本的原则是治疗患者，而不仅仅是治疗颅内压增高本身。在判断复杂的病因和高颅压对病情的影响前，必须先处理可能存在的危及生命的紧急情况，然后根据病因和病情选择降低颅内压的方式。治疗的最终目的是去除病因，恢复脑组织的功能。

（二）一般治疗

1. 颅内压增高

发生脑衰竭时，由于意识障碍，往往有许多因素可以进一步促进颅内压增高，诱发或加重脑衰竭。常见原因有呼吸道不畅、血压不稳定、躁动不安、高热、尿潴留、便秘等。上述因素均应积极处理，以免进一步加重颅内压增高。

2. 控制输液量和补盐量

脑水肿患者输液和补盐量不宜过多，因为输液和补盐过多可加重脑水肿。在每日尿量 500~800mL 基础上，一般静脉输液量不超过 24 小时尿量加 500mL 入水量。以 10% 葡萄糖液为主，缓慢静脉滴注，使患者保持轻度脱水状态。每日用盐量（氯化钠）不超过 5g，氯化钾不超过 3g。

（三）病因治疗

去除病因是救治成功的关键。脑水肿最常见的病因为颅内占位性病变，如颅内肿瘤、脓肿、血肿等。

（四）降低颅内压疗法

1. 缩减脑体积

根据病情可选用以下药物：

1）20% 甘露醇：该药分子量大，静脉滴注后血浆渗透压增高，从而使脑组织内液体渗入血内，降低了脑的容量而使颅内压下降。剂量按每次 1~2g/kg，快速静脉滴注，半小时内滴完，每 4~6 小时 1 次。

2）10% 甘油：10% 甘油是较理想的高渗脱水剂，副作用少，当达到同样抗水肿效果时，用甘油所排出的尿量较用甘露醇少 35%~40%，因此不会引起大量水分和电解质的丧失，且很少发生反跳现象。其脱水作用在甘露醇与葡萄糖之间，常用 10% 甘油盐水口服（加维生素 C 更好），1~2g/（kg·d），分 3 次，静脉滴注应将 10% 甘油溶于 10% 葡萄糖 500mL 中，按 1.0~1.2mL/kg 计算，缓慢滴入，3~6 小时滴完，每日 1~2 次，浓度过高或滴速过快可引起溶血及血红蛋白尿。

3）强力脱水剂：有人主张混合用药，使脱水作用加强。

（1）30% 尿素 + 10% 甘露醇混合剂，用药 15 分钟后颅内压下降，降颅压率可为 70%~95%，维持 6~7 小时，无反跳作用。

（2）尿素—甘露醇—利尿合剂：其含量为尿素 0.5~1g/kg，甘露醇 1~2g/kg，罂粟碱 10~20mg，氨茶碱 0.5g，咖啡因 0.5g，维生素 C 1g，普鲁卡因 500mg，配成 20%~30% 的溶液，静脉滴注，可获较强的脱水利尿作用。

应用大剂量高渗脱水剂时的注意事项：①大剂量、快速、反复应用高渗性脱水药后，由于循环血量骤增，对心功能不全患者有可能诱发急性循环衰竭。②长期反复应用高渗脱水剂后，可能出现过度脱水，血容量过低，故应严格记录出入量，并合理补充液体。在脑水肿未解除前，水出入量应为负平衡，脑水肿已控制时，水出入量应维持平衡状态。③注意电解质平衡，尤其要防止低钾血症。

4）利尿剂：应用利尿剂治疗颅内压增高的机理是通过增加肾小球的滤过率和减少肾小管的再吸收，使排出尿量增加而造成整个机体的脱水，从而间接地使脑组织脱水，降低颅内压。但其脱水功效不及高渗脱水剂。使用利尿剂降颅内压的先决条件是肾功能良好和血压不低，对全身浮肿伴颅内压增高者较适宜。

（1）依他尼酸钠：主要是抑制肾小管对钠离子的重吸收，而产生利尿作用。一般用药量为每次 25～50mg，加入 5%～10% 葡萄糖液 20mL 内，静脉缓注，每日 2 次，一般在注射后 15 分钟见效，维持 6～8 小时，口服 25～50mg/d，可维持 10 小时，治疗过程中应密切注意钾、钠、氯离子的变化。

（2）呋塞米：作用机制同依他尼酸钠。成人一般用 20～40mg，肌内注射或静脉滴注，每日 2～4 次。有人用大剂量一次疗法，以 250mg 呋塞米加于 500mL 林格液中静脉滴入，1 小时内滴完，其利尿作用可持续 24 小时，降颅压作用显著。治疗中亦应注意血电解质的紊乱，并及时纠正。

5）地塞米松：能降低毛细血管渗透性而减少脑脊液形成，有效地降低颅内压，每次 10～20mg，每日 1～2 次，静脉滴注。

2. 减少脑脊液量

1）脑室引流术：脑室引流术是救治脑疝的最重要方法之一，尤其是在持续脑室压力监护下联合应用，效果更明显。

本法适用于：

（1）脑室系统或后颅窝占位性病变。

（2）脑室出血和脑出血破入脑室。

（3）自发性蛛网膜下隙出血伴有严重颅内压增高。

（4）化脓性、结核性或隐球菌性脑膜炎所致的严重颅内压增高。

常用的方法有：①常规脑室穿刺引流术；②眶上穿刺术；③颅骨钻孔引流术；④囟门穿刺术。

2）碳酸酐酶抑制剂：常用乙酰唑胺每次 250mg，每日 3 次，口服。地高辛每次 0.25～0.5mg，每 8 小时 1 次，口服。

3. 减少脑血流量

1）控制过度换气：用人工呼吸器增加通气量。$PaCO_2$ 应维持在 25～35mmHg。本法适用于外伤性颅内压增高。

2）巴比妥类药物：常有戊巴比妥和硫喷妥钠，首次用量 3～5mg/kg，最大用量可达 20mg/kg，维持用量 1～2mg/kg，每 1～2 小时 1 次，血压维持在 60～90mmHg，颅内压小于 204mmH$_2$O，若颅内压持续正常 36 小时，压力/容积反应正常即可缓慢停药。

4. 手术治疗

目的在于去除病灶，减少脑体积以扩大颅内容积，从而降低颅内压。适用于颅内占位性病变和急性弥散性脑水肿内科治疗不佳者。

常用手术方法：①手术切除占位性病变；②内减压，切除额极或颞极；③外减压，分颞肌下减压和去骨瓣减压。

九、护理要点

1. 体位

抬高床头 15°~30°，以利于颅内静脉回流，减轻脑水肿。

2. 给氧

持续或间断吸氧，改善脑缺氧，使脑血管收缩，降低脑血流量。

3. 饮食与补液

控制液体摄入量，不能进食者，成人每日补液量不超过 2 000mL，保持每日尿量不少于 600mL。神志清醒者，可予普通饮食，但需适当限制钠盐摄入，注意防止水、电解质紊乱。

4. 生活护理

满足患者日常生活需要，适当保护患者，避免外伤。

5. 病情观察与护理

1）加强对颅内压增高症状的观察：颅内压明显增高时，患者可出现剧烈头痛、喷射状呕吐、烦躁不安和意识状态的改变，通过观察患者对地点、时间、人物的辨认及定向能力，按时间的先后加以对比，对患者意识有无障碍及其程度作出判断。意识障碍程度加重，是颅内压增高、病情加重的主要症状之一。频繁剧烈的呕吐标志着颅内压急剧增高，是脑疝发生的先兆。

2）生命体征的动态观察：按时测量并记录血压、脉搏、呼吸和体温。如出现血压升高、脉搏慢而有力、呼吸不规则等，也是颅内压增高和即将发生脑疝的先兆征象，应予重视。重症患者应每 30 分钟测量血压、脉搏、呼吸各 1 次，体温每 2~4 小时测量 1 次。

3）加强对瞳孔的观察：对比双侧瞳孔是否等大、等圆及对光反射的灵敏度并做记录，瞳孔的改变是小脑幕裂孔疝的重要标志之一。当发生小脑幕裂孔疝时，疝入的脑组织压迫脑干及动眼神经，动眼神经支配同侧瞳孔括约肌，故该侧瞳孔暂时缩小，对光反应迟钝，继之动眼神经麻痹引起病变侧瞳孔散大，对光反应消失。

4）面部和肢体运动功能的观察：观察患者面部及肢体活动情况，对清醒患者可让其露齿、鼓腮、皱额、闭眼、检测四肢肌力和肌张力，据此判断有无面肌和肢体瘫痪。

5）癫痫大发作预兆的观察：一过性意识不清或局部肢体抽搐是癫痫大发作的预兆。癫痫大发作可引起呼吸骤停，加重脑缺氧和脑水肿，也易引起脑疝。对有癫痫发作的患者应注意观察开始抽搐的部位、眼球和头部转动的方向及发作后有无一侧肢体活动障碍等，并详细记录。

6）颅内压监测：可较早发现颅内压增高，及时采取措施将颅内压控制在一定程度以内。若发现颅内压呈进行性升高表现，提示需手术治疗。经过多种治疗，颅内压仍持续在 530mmH$_2$O 或更高，提示预后极差。

7）发现脑疝时应采取下列措施

（1）遵医嘱立即快速静脉滴注 20% 甘露醇 250mL，严重者可同时静脉或肌内注射呋塞米。

（2）迅速准备脑室穿刺物品，协助医生行脑室穿刺以降低颅内压。

（3）留置尿管，观察记录每小时尿量，了解脱水情况。

（4）密切观察意识、瞳孔、生命体征及肢体活动情况。做好紧急开颅准备。

6. 健康教育

1）保持大便通畅，嘱患者大便时不能用力过度，以免诱发脑疝。必要时用缓泻剂，但禁用高压大量灌肠。排尿困难者，忌用腹部加压帮助排尿。

2）高热患者可用冰帽、冰毯降温，以降低脑组织耗氧量，缓解脑缺氧，对减轻脑水肿有利。

（王立香）

第二节　脑　疝

任何颅内占位病变引起颅内压增高时，均可推压脑组织由高压区向阻力最小的区域移位。其中某一部分被挤入颅内生理空间或裂隙，压迫脑干，产生相应的症状和体征，称为脑疝，它是颅内压增高最严重的后果。常见的有小脑幕裂孔疝和枕骨大孔疝。

一、解剖学基础

颅腔被小脑幕分成幕上腔及幕下腔，幕下腔容纳脑桥、延髓及小脑。幕上腔又被大脑镰分隔成左右两分腔，容纳左右大脑半球。由于两侧幕上分腔借大脑镰下的镰下孔相通，所以两侧大脑半球活动度较大。中脑在小脑幕切迹裂孔中通过，其外侧面与颞叶的钩回、海马回相邻。发自大脑脚内侧的动眼神经越过小脑幕切迹走行在海绵窦的外侧壁直至眶上裂。颅腔与脊髓腔相连处的出口称为枕骨大孔。延髓下端通过此孔与脊髓相连。小脑蚓锥体下部两侧的小脑扁桃体位于延髓下端的背面，其下缘与枕骨大孔后缘相对。

二、病因及分类

常见病因有：

1. 外伤所致各种颅内血肿，如硬膜外血肿、硬膜下血肿及脑内血肿。

2. 颅内脓肿。

3. 颅内肿瘤尤其是颅后窝、中线部位及大脑半球的肿瘤。

4. 颅内寄生虫病及各种肉芽肿性病变。

5. 医源性因素。

对于颅内压增高患者，进行不适当的操作如腰椎穿刺，放出脑脊液过多过快，使各分腔间的压力差增大，则可促使脑疝形成。

根据移位的脑组织及其通过的硬膜间隙和孔道，可将脑疝分为以下常见的三类：

1. 小脑幕裂孔疝又称颞叶钩回疝。为颞叶的海马回、钩回通过小脑幕裂孔被推移至幕下。

2. 枕骨大孔疝又称小脑扁桃体疝，为小脑扁桃体及延髓经枕骨大孔推挤向椎管内。

3. 大脑镰下疝又称扣带回疝，一侧半球的扣带回经镰下孔被挤入对侧分腔。

三、病情评估

（一）临床表现

1. 小脑幕裂孔疝

（1）剧烈头痛并伴有喷射性呕吐。

（2）进行性瞳孔散大，先为病变侧瞳孔散大，随病情进展对侧瞳孔也逐渐散大。

（3）意识障碍突然加重。

（4）出现对侧肢体瘫痪及锥体束征，先为病灶对侧肢体瘫痪，锥体束征阳性，随着病情进展，同侧肢体也出现上述体征。

（5）生命体征表现为两慢一高，即呼吸变慢、脉搏变慢、血压升高，但至衰竭期血压下降，脉搏快而弱、呼吸浅而不规则。

2. 枕骨大孔疝

（1）早期和局部表现为后颈部疼痛，颈硬及局部压痛，严重者可有后组颅神经功能障碍，如轻度吞咽困难、饮食呛咳及听力减退等。严重者可有血压升高、脉搏缓慢及呼吸深慢。

（2）剧烈头痛、反复呕吐。

（3）部分患者有眼球震颤及小脑体征。锥体束征常阳性。

（4）神志改变表现为意识障碍出现较晚，而呼吸骤停发生较早。很少出现瞳孔改变。

（5）常因咳嗽、呕吐、呼吸不畅、挣扎或气管插管、腰穿等诱因使脑疝加重。

（二）实验室及其他检查

由于脑疝发生后病情危重，迅速确定病因对有效治疗极为重要。CT 是目前临床定位及定性最好的方法。MRI 因检查时间长，非首选；脑超声波定位简要而迅速，但无 CT 精确；脑室造影、脑血管造影，均为有创伤性检查，所示病变为间接征象，因有一定危险性，目前已少用。其他如脑电图、X 线平片等检查因定位不确切，而不能作为确诊性检查。

四、治疗要点

（一）小脑幕裂孔疝的处理

脑疝是颅内压增高引起的严重情况，须紧急处理。先给予强力降颅内压药物，以暂时缓解病情，然后行必要的诊断性检查，明确病变的性质和部位，根据具体情况手术处理，去除病因。对暂时不能明确病因者，则可选择下列姑息性手术来缓解增高的颅内压。

1. 诊断明确者

诊断明确者立即开颅手术，去除病因，以达到缓解颅内高压目的。

2. 诊断不明确者

诊断不明确者应紧急行颞肌下减压术，去除骨瓣，敞开硬膜，必要时切除部分颞极部脑组织，内外同时减压。情况允许应将小脑幕裂孔边缘切开，促使脑疝复位。

3. 术后应采取的措施

1）防治脑水肿：可选用脱水剂、利尿剂、激素。

2）预防并发症

（1）预防和治疗感染：应用广谱抗生素或敏感抗生素。危重患者抵抗力低下，昏迷患者易并发坠积性肺炎，首选青霉素＋庆大霉素（二者有协同作用，但加入同一液体内则效价降低），价廉，效果确切。其次，先锋霉素 V ＋阿米卡星。若出现耐药或不敏感可选用头孢哌酮、头孢曲松钠或头孢他啶。

（2）防治消化道出血：常用西咪替丁或雷尼替丁静脉滴注，预防出血。剂量：西咪替丁每日 0.6～0.8g，雷尼替丁每日 0.3～0.6g，分次应用效果更好。一旦出现消化道出血征象，则可应用制酸剂，奥美拉唑（洛赛克）1 片，每日 1 次，口服或鼻饲。

局部止血药：云南白药 2g，6 小时 1 次，鼻饲。10% 孟氏液 20mL ＋冰盐水 80mL，经鼻胃管注入上消化道，6 小时 1 次；凝血酶 2 000 U，2～6 小时 1 次，鼻饲。

肌内注射药物巴曲酶，1 U 肌内注射，每日 1 次或每 8 小时 1 次，出血量大时，可临时静脉滴注；静脉滴注氨甲苯酸、酚磺乙胺。出血量大时应及时补充全血或成分输血（血小板、压积红细胞）。

（3）健脑促醒：常用胞磷胆碱，静脉滴注，每日 1.0～2.0g，或椎管注入 0.25g，隔日 1 次。脑活素每日 10～20mL。甲氯芬酯每次 0.1～0.2g，每日 3 次；儿童每日 0.1g，每日 3 次。细胞色素 C 肌内注射每日 15mg，病重者每次 30mg，每日 2 次，静脉注射每次 15～30mg，每日 1～2 次。ATP 肌内注射每次 20mg，每日 1～2 次，静脉注射 20mg 溶于 5% 葡萄糖溶液 10～20mL 中缓慢注射。辅酶 A 肌内注射，静脉滴注每次 50 U，每日 1 次或隔日 1 次。

（4）防治水、电解质紊乱，支持疗法：通过血气分析、电解质等检查手段指导用药。

（5）高压氧治疗：有条件患者情况允许时尽早应用高压氧治疗，每日 1 次，每次 45～90 分钟，10 日 1 疗程。若有效，1 周后第二疗程开始，据病情决定疗程。急性期过后，颅内压不高，可椎管高压注氧每次 40～80mL，每周 2 次，2 次 1 疗程。

（二）枕骨大孔疝的处理

1. 积极治疗原发病，预防延髓危象发生

慢性型患者入院后各项检查均应迅速完成，同时尽量避免各种能引起颅内压骤然升高的因素，如便秘、用力咳嗽、腰穿放液等，应尽早解除病因。如为颅后窝占位性病变，应尽早手术切除，避免延髓危象发生。

2. 积极抢救，缓解脑疝

急性型患者或慢性型患者突然呼吸停止，应紧急行脑室穿刺外引流术，缓慢放出脑脊液，使颅内压逐渐下降，同时做气管插管或气管切开，人工或呼吸机控制呼吸，静脉推注高渗脱水剂；若呼吸恢复，诊断明确者应立即开颅手术，去除病因。

病因不明者，应首先 CT 检查明确诊断，继而手术。无法确诊者可行颅后窝探查，先咬开枕骨大孔敞开硬膜，解除脑疝压迫，再探查病变部位，去除病因。若脑室穿刺外引流无效，可试用头低 15°～30°侧卧位，腰穿，快速注入生理盐水 20～40mL。

3. 综合治疗，预防并发症，减少后遗症

枕骨大孔疝患者一旦呼吸停止，抢救多难奏效。抢救期间，除应用强力脱水剂、大剂量激素、促醒药物外，还应及时补充电解质，防止电解质紊乱；应用有效广谱抗生素，预防肺部坠积性肺炎的发生；应用制酸剂和止血剂，预防和治疗应激性溃疡所致消化道出血。病情一旦稳定或清醒，即应着手康复治疗，减少后遗症状，如健脑药物的应用、高压氧治疗、中药等。

五、护理要点

1. 遵医嘱立即快速静脉滴注 20% 甘露醇 250mL，严重者可同时静脉或肌内注射呋塞米。

2. 迅速准备脑室穿刺物品，协助医生行脑室穿刺以降低颅内压。

3. 留置尿管，观察并记录每小时尿量，了解脱水情况。

4. 密切观察意识、瞳孔、生命体征及肢体活动情况。做好紧急开颅准备。

（王立香）

第十一章　急性脑血管疾病

第一节　短暂性脑缺血发作

短暂性脑缺血发作（transient ischemic attack，TIA）是局灶性脑缺血导致突发短暂性、可逆性神经功能障碍。发作持续数分钟，通常在30分钟内完全恢复，超过2小时常遗留轻微神经功能缺损表现或CT及MRI显示脑组织缺血征象。传统的TIA定义时限为24小时内恢复。

一、病因和发病机制

1. 微栓塞

微栓子主要来源于颈内动脉系统动脉硬化狭窄处的附壁血栓和动脉粥样硬化斑块的脱落、胆固醇结晶等，微栓子阻塞小动脉后出现缺血症状，当栓子破碎或溶解移向远端时，血流恢复，症状消失。

2. 脑血管痉挛

脑动脉硬化后的狭窄可形成血流涡流，刺激血管壁发生血管痉挛。

3. 血液成分、血流动力学改变等。

4. 其他

如脑实质内的血管炎或小灶出血、颈椎病所致的椎动脉受压等。

二、病情评估

（一）临床表现

起病年龄大多在50岁以上，有动脉粥样硬化症；突然的、短暂的局灶性神经功能缺失发作，在24h内完全恢复；常有反复发作史，发作间歇期无神经系统体征；无颅内压增高。

1. 椎-基底动脉系统TIA

1）表现为眩晕，昏厥，猝倒，视野缺损和复视，亦可发生言语不清，构音障碍，吞咽困难，交叉性或双侧性肢体瘫痪及感觉障碍，共济失调等。一过性颅神经麻痹伴对侧肢体瘫痪，或感觉障碍为椎-基底动脉TIA的典型表现。

2）椎-基底动脉系统TIA与体位头位改变有关，尚有颈椎增生，损伤或畸形以及锁骨下盗血综合征等。

3）在头部过伸颈后，可有眼震以及后头部脑电图和血流图波幅显著下降；视觉和脑干听觉诱发电位可异常；多普勒超声检查可见颅外段椎动脉狭窄和（或）血流量下降。

2. 颈动脉系统 TIA

1）常见症状：对侧单肢无力或轻偏瘫，可伴有对侧面部轻瘫，系大脑中动脉供血区或大脑中动脉与大脑前动脉皮层支的分水岭区缺血的表现。

2）特征性症状：①眼动脉交叉瘫（病变侧单眼一过性黑矇或失明、对侧偏瘫及感觉障碍）和 Horner 征交叉瘫（病变侧 Horner 征、对侧偏瘫）；②主侧半球受累可出现失语症。

3）可能出现的症状：①对侧单肢或半身感觉异常；②对侧同向性偏盲。

（二）实验室及其他检查

1. 一般检查

对老年 TIA 患者应常规检查血流变、血脂、血糖、血生化等，可发生 TIA 患者有脂质代谢紊乱及血黏度增高等。心脏检查：心电图、超声心动图、动脉心电图、运动试验、冠状运动造影等可示冠状动脉供血不足等心脏病变。

2. 脑血管造影

可发现脑动脉粥样硬化性斑块、溃疡、狭窄及侧支循环特点。

3. 脑电图

多数 TIA 患者脑电图正常。当 TIA 与癫痫发作鉴别有困难时可借助脑电图，癫痫者常有典型改变。

4. 颅脑 CT

这是评价老年患者的重要措施。许多表现为短暂性神经功能缺损的老年人，CT 常能发现非缺血性的病变。

5. 核磁共振（MRI）

在发现脑梗死或其他脑组织异常方面，尤其是对于脑干或大脑皮层下的病变，MRI 优于 CT。MRI 可用于证实腔隙性梗死、椎基底动脉系统的中风和 CT 上怀疑的病变。

6. 颈椎摄片

示骨质增生或椎间隙变窄。

7. 其他检查

其他显像技术和穿颅多谱勒（TCD）、正电子发射断层扫描（PET）、单光子发射计算机断层照像（SPECT）等。

（三）诊断

绝大多数 TIA 患者就诊时症状已消失，临床诊断主要依靠病史，症状典型者诊断不难。TCD、DSA 对确定病因和促发因素、选择适当治疗方法会有裨益。

应注意 TIA 临床诊断扩大化倾向，TIA 最常见表现是运动障碍，如患者仅表现部分肢体或一侧面部感觉障碍、视觉丧失或失语发作，诊断须慎重。某些常见症状如麻木、头昏等并非 TIA；意识丧失不伴后循环（椎－基底动脉）障碍的其他体征、强直性及/

或阵挛性发作、躯体多处持续进展性症状、闪光暗点等不属于 TIA 特征性症状。

（四）鉴别诊断

本病需与局灶性癫痫、偏头痛发作、阿 – 斯氏综合征、低血糖、脑肿瘤、癔病、老年性慢性硬脑膜下血肿等相鉴别。

三、治疗

（一）病因治疗

首先应认识到危险因素在预防中风中的重要性，治疗目的是预防继发 TIA、脑梗死、心肌梗死或猝死，最有效的措施是纠正中风的危险因素，包括高血压、糖尿病、脂代谢异常、吸烟等。并应避免颈部过度活动。

（二）药物治疗

1. 抗血小板凝聚药物

潘生丁 50mg，每日 3 次，口服，同时加用阿司匹林，每日服用 1 次。已酮可可碱也有抗血小板凝集作用，可每日 3 次，每次 200mg。

新型的血小板聚集抑制剂噻氯啶吡商品名力抗全（抵克力得），通过阻断血小板上纤维蛋白原的受体，使所有与聚集作用有关的物质都同时失活，作用持久，疗效显著，优于阿司匹林，服阿司匹林或抗凝治疗无效者，用本品后仍能发挥作用，常用量为 250mg，1～2 次/d，进餐时服用。

2. 抗凝治疗

（1）华法林：适用于心源性的 TIA 病者。凡有心房颤动，又有 TIA 发作的病者，选择华法林治疗，常用剂量为 2.5mg/d。定期检测 PT、KPTT。并控制 I.R 在 2.0～2.5 之间。

（2）肝素：频繁 TIA 发作或 TIA 连续发作者可应用低分子肝素 4100 单位皮下注射，2 次/d，10 日为 1 疗程，或用普通肝素静脉连续滴注。

（3）降脂治疗：颈内动脉斑块，内膜增厚或颅内动脉狭窄者可使用他汀类降脂药物，常用药物有辛伐他汀（舒降之）20mg 次/d。

3. 扩容剂

常用的有以下几种：①羟乙基淀粉（706 代血浆）：是一种合成血浆扩容剂，常用 6% 溶液 250～500mL 静脉点滴，每日 1～2 次，24 小时内不超过 1000mL，7～10 日为 1 个疗程。不需要做过敏试验。②低分子右旋糖酐：为许多脱水葡萄糖分子的聚合物，常用剂量为 10% 溶液 250～500mL，静脉点滴，每日 1～2 次，24 小时内不超过 1000mL，7～10 日为 1 个疗程。注射前先用 0.1mL 原液作皮下试验，阴性者才可使用。也有的认为低分子右旋糖酐不适合作为血液稀释剂。

4. 钙拮抗剂

防止脑动脉痉挛、扩张血管、维持红细胞变形能力。常用有：尼莫地平 20～40mg，每日 3 次；西比灵 5mg，每日 1 次；尼莫通 30mg，每日 3 次。

5. 中成药

①丹参注射液：2mL（含生药 4g）加于 5% 葡萄糖液 40mL 静脉注射，每日 2 次。

或复方丹参注射液（1mL 含生药丹参和降香各 1g）4 ~ 16mL 加 5% 葡萄糖液或低分子右旋糖酐 250mL 静脉滴注，每日 1 次；也可每日肌内注射 2 ~ 4mL。均以 1 ~ 2 周为 1 个疗程。②川芎嗪（川芎一号碱）：一般以 40 ~ 80mg 加入 5% 葡萄糖液或生理盐水 500mL 静脉滴注，每日 1 次，7 ~ 10 日为 1 个疗程。③血栓通（人参田七）：以 2 ~ 5mL（1mL 含 50mg）加入 50% 葡萄糖液 20 ~ 40mL 静脉注射，或加入 5% ~ 10% 葡萄糖液 500mL 静脉滴注，每日 1 次；也可肌内注射，每日 1 ~ 2 次。④复方丹参片：每次 4 片，每日 3 次。⑤消栓通脉片：每次 8 片，每日 3 次。⑥大活络丹：每次 1 丸，每日 2 次。⑦消栓再造丸：每次 1 丸，每日 2 次。⑧活血通络丸：每次 6 片，每日 3 次。

当前国内各厂家还相继生产许多中成药制剂，如脑安胶囊、血栓心脉宁胶囊、利脑心胶囊、三鸟胶丸、步长脑心通胶囊、华佗再造丸等，对各种缺血性脑血管病具有一定疗效，副反应少，服用简便，是中西医结合的重要创举，为脑血管疾病的防治开辟了一条新途径。

（三）血管介入治疗

近年来对动脉狭窄逐步开展了血管介入治疗，目前常用的方法有：

1. 经皮血管成形术

是指经股动脉穿刺将带有扩张球囊的微导管导入动脉的病变部位，进行反复球囊的充盈，以扩张狭窄的动脉，达到改善供血的目的。适应证：①动脉管腔狭窄在 70% 以上。②最大限度的抗凝治疗后仍有 TIA 频繁发作。③动脉狭窄是由于动脉粥样硬化所致。缺点为：①不能治疗完全闭塞的动脉。②多支多段的动脉病变不宜进行。

2. 颈动脉内支架置入术

通过导丝引导将支架置入狭窄的颈动脉管腔内，达到持久扩张狭窄动脉的作用。适应证为有症状或无症状性颈动脉狭窄在 60% ~ 80% 或颈动脉内膜切除术后再狭窄者。本方法的缺点是不能用于严重动脉狭窄的治疗和价格昂贵。

（四）手术治疗

对一侧颅外段颈动脉狭窄、血栓、扭结和粥样硬化斑块采用的手术方法包括：①颈动脉内膜剥离 - 修补术。②血管重建术如动脉切除移植术、动脉搭桥短路术。以消除微栓子的来源。使短暂缺血发作好转或停止。并能防止发展成严重卒中。近年来短暂脑缺血发作，颈内动脉或大脑中动脉血栓形成还采用了颞浅动脉分支和大脑中动脉皮层支吻合；对椎动脉血栓形成采用枕动脉小脑后下动脉吻合术。

（五）其他

包括光量子疗法、低能量血管内激光照射、高压氧疗法等均可应用。

四、随访与预后

凡 TIA 发作的病者均应积极随访，定期检查和服用抗血小板聚集药物。TIA 患者发生卒中的概率明显高于一般人群，动脉粥样硬化血栓形成性脑梗死发病前有 25% ~ 50% 患者存在 TIA 发作，心源性栓塞者占 11% ~ 30%、腔隙性脑梗死则是在 11% ~ 14% 之间。总体上，一次 TIA 发作后一个月内卒中是 4% ~ 8%，一年内 12% ~ 13%，五年内则达 24% ~ 29%。TIA 患者发生卒中在第一年内较一般人群高 13 ~ 16 倍，5 年也达 7 倍之多。

不同病因的 TIA 患者预后不同。表现为大脑半球症状的 TIA 和伴有颈动脉狭窄的患者有 70% 的人预后不佳，在 2 年内发生卒中的概率是 40%。椎基底动脉系统发生脑梗死的比例较少。相比较而言，孤立的单眼视觉症状的患者预后较好，年轻的 TIA 患者发生卒中的危险较低。在评价 TIA 患者，应尽快确定病因以判定预后和决定治疗。

五、护理要点

（一）一般护理

1. 休息

发作期过后，应适当休息，不宜外出和从事体力劳动。对有心功能障碍者，应绝对卧床休息。

2. 卧位

由于患者起病急骤，而症状短暂，24 小时又可自然缓解恢复常态，故发作期间患者应取平卧位，头取自然位置，避免左右转动和过伸过屈，直到症状消失为止。因急剧的头部转动和颈部伸屈，可改变脑血流量而发生头晕和不稳感，从而加重缺血发作。

3. 饮食

应给予营养丰富易于消化的食物，对有高血压、动脉硬化，心脏疾患可根据病情给予低脂和低盐饮食。

4. 心理护理

本病多突然发病，患者多极度紧张，恐惧，故应细心向患者解释病情，给予鼓励和安慰，护理人员及陪人更应稳定情绪，发作期间，应沉着冷静，各种治疗护理动作要轻，态度和蔼可亲，语言亲切，使患者由情绪上的紧张变为稳定，增强战胜疾病的信心以配合治疗和护理。

（二）病情观察与护理

此病是出现严重脑血管病的先兆。因此，严密观察病情。协助医师及早诊断及时治疗，对防止发展为完全性脑卒中十分重要，观察的重点包括神经系统局限症状与体征变化。

1. 颈内动脉系统的病变

注意观察一过性肢体单瘫和偏瘫，偏身麻木，失语及一侧视力障碍等。如有单一症状出现就应想到短暂性脑缺血发作的可能，应及时报告医师，采取相应的治疗。

2. 椎 - 基底动脉系统的病变

注意观察发作性眩晕，呕吐，一侧或两侧的肢体瘫痪感觉障碍，复视，吞咽困难及共济失调等，如有单一症状出现就应想到报告医师处理。

3. 药物反应观察

（1）抗凝治疗：应密切注意有无出血倾向，如消化道出血，皮下出血，鼻出血及结合膜出血等，在服药期间，应定期检验出凝血时间，凝血因子时间及尿常规等。

（2）血小板抑制剂：为防止或减少此病的发作及脑卒中，可口服抗血小板聚集药物，如阿司匹林等。但长期大量应用，可引起恶心、呕吐。皮疹及消化道出血或其他部位的出血倾向，故有胃病及上消化道出血史者应慎用。应用药物期间，应严密观察上述药物反应，一旦出现，就立即报告医师，及时处理。

（3）扩容剂：如低分子右旋糖酐常有过敏反应，表现为发热，荨麻疹，甚至休克。静脉点滴前应详细询问有无过敏史，静脉点滴时速度不宜过快，否则易引起心室纤颤。有出血倾向者也应慎用。

（三）康复

积极治疗已有的高血压、动脉硬化、心脏病、糖尿病和高脂血症。避免精神紧张及操劳过度，保持情绪稳定，经常发作的患者不要从事过重的体力劳动及单独外出，以防疾病发作时跌倒。坚持锻炼身体，戒烟、少饮酒，该病如能积极配合医生治疗，按时服药，预后较好。本病如未经适当治疗而任其自然发展，约有1/3的患者在数年内发生完全性卒中；约有1/3经历长期的反复发作而损害脑的功能；仅有1/3可能自然缓解。因此，TIA为脑卒中的一种先兆，在防治急性脑血管病工作中，及早诊断和正确处理TIA已被普遍认为是一个关键性的重要环节。

（王立香）

第二节　脑血栓形成

脑血栓形成又称动脉硬化性脑梗死，是供应脑部动脉系统的粥样硬化和血栓形成，使动脉管腔明显狭窄或闭塞，引起相应部位脑组织缺血变性坏死，出现相应的神经系统功能受损表现，称为脑血栓形成。临床表现为突然发生的偏瘫、失语等局部神经功能缺失的症状。其发病率随着年龄增高而增高。患病率随着老年人口的增加亦相应增高。其急性期死亡率占急性脑血管病的10%左右。脑梗死（cerebral infarction）又称缺血性脑卒中，是指由于脑部血液供应障碍，缺血、缺氧引起的局限性脑组织的缺血性坏死或脑软化。脑梗死约占全部脑卒中的80%。

一、病因和发病机制

脑血栓形成最常见的病因是脑动脉粥样硬化、高血压、高脂血症和糖尿病等可加速脑动脉硬化。少见原因有动脉壁的炎症，如结核性、梅毒性、化脓性、钩端螺旋体感染、结缔组织病、变态反应性动脉炎等。也可见于血液成分的改变，如真性红细胞增多、血小板增多及血液黏度增加、凝固性增高等。血流动力学异常，如血流速度过缓或血流量过低等，可引起脑灌注压下降而出现急性缺血症状。

脑的任何血管均可发生血栓形成，但以颈内动脉、大脑中动脉为多见，基底动脉和椎动脉分支为次之。当血压降低、血流缓慢和血液黏稠度增高时，血小板，纤维蛋白，血液红、白细胞逐渐发生沉积，而形成血栓。其次，各种原因的脉管炎，可引起内膜增厚，管腔变窄，亦可引起血栓形成，如常见的钩端螺旋体脉管炎，闭塞性动脉内膜炎，胶原纤维病的血管损害等，此外颈部外伤、感染、先天性血管变异也可造成脑血栓形成。

二、病情评估

（一）临床表现

约 1/3 病例脑血栓形成前有一过性脑缺血发作史，其发作次数不等，多为 2~3 次，发生在血栓形成的同一血管或不同血管；发病前数日有头昏、头晕、头痛、周身无力、肢体麻木、言语不清或记忆力略显下降等。

动脉硬化性脑梗死的发生与年龄及动脉硬化的程度有密切关系，95% 的患者在 50 岁以后发病，65~74 岁年龄组发病率可达到每年 1%，高于脑出血，男性较女性多见。约有 60% 的患者起病有过度疲劳、兴奋、愤怒和气温突变等诱因，80% 在安静状态下发病、其中约 1/5 在睡眠中发病。

1. 发病症状

常为肢体无力、麻木、言语不清、头晕等，25%~45% 有意识障碍，头痛、恶心、呕吐等症状较少见。

2. 局灶症状

脑局灶损害症状主要依赖病损血管的分布和供应区脑部功能而定。

1）颈内动脉闭塞综合征：病灶侧单眼一过性黑蒙或病灶侧 Horner 征；颈动脉搏动减弱，眼或颈部血管杂音；对侧偏瘫、偏身感觉障碍和偏盲等；主侧半球受累可有失语症，非主侧半球受累可出现体像障碍。

2）大脑前动脉：皮层支供应大脑半球内侧面前 3/4 的皮质，深穿支供应内囊前肢和尾状核。皮层支闭塞出现病变对侧下肢运动及感觉障碍，同时伴大小便功能障碍，面部少有受累。深穿支闭塞出现病变对侧中枢性面、舌和上肢轻瘫，而下肢一般较轻。双侧大脑前动脉闭塞时，可出现淡漠、欣快等精神症状及摸索动作、强握反射等。

3）大脑中动脉闭塞综合征：临床上最常见为深穿支闭塞，出现①对侧中枢性上下肢均等性偏瘫，可伴有面舌瘫；②对侧偏身感觉障碍，有时可伴有对侧同向性偏盲；③主侧半球病变可出现皮层下失语。较常见者可有主干闭塞及皮层支闭塞。主干闭塞可有"三偏症状"、不同程度的意识障碍及失语症，皮层支闭塞时偏瘫的特点为面部及上肢重于下肢。

4）椎-基底动脉闭塞综合征：常见主干闭塞，引起脑干广泛梗死，出现脑神经、锥体束及小脑症状，常因病情危重死亡。不同血管闭塞可引起不同临床综合征如 Weber 综合征、Benedit 综合征、Millard-Gubler 综合征及 Fovile 综合征等。

5）小脑后下动脉：眩晕、眼球震颤、交叉性感觉障碍、同侧软腭及声带麻痹、共济失调、霍纳征阳性，或有外展神经、面神经麻痹。

6）大脑后动脉：梗死时症状较轻。皮质支病变时出现对侧同向偏盲或上象限盲，主侧半球病变时出现失写、失读、失语等症状。深穿支受累时表现丘脑综合征，即对侧偏身感觉障碍、感觉异常、感觉过度、丘脑性疼痛及锥体外系症状（舞蹈手足徐动症、震颤等）。

（二）实验室及其他检查

1. 脑脊液检查

一般正常，大面积梗死时，脑水肿明显可见压力增高。

2. 颅脑 CT

多数病例发病后 24 小时内 CT 不显示密度变化，24～48 小时后逐渐显示与闭塞血管供血区一致的低密度梗死灶，出血性脑梗死呈混杂密度改变。

3. MRI

脑梗死数小时内，病灶区即有长 T_1，长 T_2 信号。与 CT 相比，MRI 具有显示病灶早，能早期发现大面积脑梗死，清晰显示小病灶及后颅凹的梗死灶。功能 MRI 如弥散加权像可于发病后半小时显示梗死灶。增强比平扫更为敏感。

4. 血管造影

DSA 或 MRA 可发现血管狭窄和闭塞的部位，可显示梗死病因等。

5. 脑脊液检查

如临床及影像学已确诊为脑梗死，则不必进行 CSF 检查。

6. 血流变学指标

异常。

7. 单光子发射型计算机断层摄影（SPECT）

发病后即可见病灶部位呈灌注或减退区或缺损区。

8. 经颅多普勒超声（TCD）

根据收缩峰流速、平均流速、舒张期末流速及脉动指数等衡量颅内主要动脉血管的血流状况，梗死区常出现相应血管多普勒信号减弱或消失。

（三）诊断和鉴别诊断

1. 诊断要点

①发病年龄多较高；②多有动脉硬化及高血压；③发病前可有 TIA 发作；④常在安静状态下发病；⑤多在几个小时或数日内达到高峰，无明显头痛、呕吐及意识障碍；⑥有相应的脑动脉供应区的神经功能缺失体征；⑦脑脊液多正常，CT 检查在24～48 小时后出现低密度影。

2. 鉴别诊断

1）脑出血：脑梗死有时颇似小量脑出血的临床表现，但活动中起病，病情进展快、高血压史常提示脑出血，CT 检查可以确诊。

2）脑栓塞：起病急骤，常有心脏病史，特别有心房纤颤、细菌性心内膜炎、心肌梗死或其他原因易产生栓子来源时，应考虑脑栓塞。

三、治疗

（一）急性期治疗

入院前应争分夺秒，将脑梗死患者在最短时间内送至相应的医疗机构，以做恰当处理。治疗原则是维持患者生命需要，调整血压，防止血栓进展，增加侧支循环，减少梗塞范围，挽救半影区，减轻脑水肿，防治并发症。

由于脑血栓患者致病原因各异，病情轻重及就诊时间不同。治疗时应遵循个体化原则。

1. 一般处理

急性期应静卧休息，头放平，以改善脑部循环。对于脑水肿明显、伴意识障碍者，可立即予以吸氧及降颅压治疗，如静脉滴注地塞米松、甘露醇等。对血压偏高者，降压不宜过快、过低，使血压逐渐降至发病前水平或 20/12kPa 左右。血压偏低者头应放平或偏低，可输胶体物质或应用升压药维持上述水平。吞咽困难者给予鼻饲。预防压疮，保持口腔卫生。

2. 控制血压

除非血压过高，一般在急性期不使用降压剂，以免血压过低而导致脑血流灌注量的锐减，使梗死发展及恶化。维持血压比患者病前平日血压或患者年龄应有的血压稍高水平。

3. 控制脑水肿

对于脑水肿明显，伴有意识障碍者可立即予以吸氧及降颅压治疗。20% 甘露醇 250mL，加压静脉滴注，每日 1～2 次；地塞米松每日 10～15mg 加入甘露醇中或加于 10% 葡萄糖 500mL 中静脉滴注，连用 3～5 日；10% 甘油 250～500mL（1.0～1.2g/kg），每日 1～4 次静脉滴注，连用 3～5 日。

4. 溶栓治疗

早期使用可能有效，血栓老化后则反而有害无益。

溶栓适应证：①急性缺血性卒中，无昏迷；②发病 3 小时内，在 MRI 指导下可延长至 6 小时；③年龄≥18 岁；④CT 未显示低密度病灶，已排除颅内出血；⑤患者本人或家属同意。

绝对禁忌证：①TIA 单次发作或迅速好转的卒中以及症状轻微者；②病史和体检符合蛛网膜下腔出血；③两次降压治疗后 Bp 仍大于 185/110mmHg；④CT 检查发现出血、脑水肿、占位效应、肿瘤和动静脉畸形；⑤患者 14 日内做过大手术或有创伤，7 日内做过动脉穿刺，有活动性内出血等；⑥正在应用抗凝剂或卒中前 48 小时曾用肝素治疗；⑦病史有血液疾病，出血素质、凝血障碍或使用抗凝药物史（PT＞15s，APTT＞40s，INR＞1.4，血小板计数＜100×10^9/L）。

常用的制剂为：

（1）组织型纤维蛋白溶酶原激活剂（tPA）：常用剂量为 0.85～0.9mg/kg，10% 剂量静推，其余 90% 加入葡萄糖液中，于 60 分钟内滴完。

（2）尿激酶（urokinase）：剂量为 150 万单位，其中 10% 立即静脉推注，其余部分加入生理盐水中于 60 分钟内静脉滴注。

（3）链激酶（streptokinase）：在多中心临床试验中未证实安全有效。

溶栓治疗必须严格控制入组时间窗，发病后 6 小时以上者不是溶栓治疗的指征。溶栓治疗有 5%～10% 病者并发脑内出血，应当特别注意。基层医院不提倡溶栓治疗。

5. 抗血小板药

不进行溶栓治疗的急性缺血性卒中，应在发病48 小时内尽早使用阿司匹林（100～

325mg/d）。阿司匹林能抑制血栓形成，降低卒中死亡率，降低卒中早期复发率，对各种亚型的卒中类型均有作用，还可降低卒中伴发的心脏并发症，改善半暗带血流。

6. 抗凝治疗

目前不提倡急性缺血性脑卒中患者常规使用任何类型的抗凝药。可给予长期卧床，无禁忌证的患者给予抗凝药，对预防深静脉血栓（DVT）及肺栓塞（PE）有效。

肝素100mg溶于生理盐水1 000mL，按30滴/分速度，静脉滴注，每半小时采静脉血监测凝血时间，并依凝血时间的结果调整滴速；直至凝血时间延长至正常的2倍时，说明体内已经达到肝素化。之后按15滴份左右维持至24小时。也可将50mg肝素加入生理盐水50mL中直接静脉推注以快速达到肝素化，而后再缓慢静脉滴注。一般静脉滴注24～48小时后改为口服抗凝剂双香豆素乙酯等药物。治疗期间注意出血并发症。也可选用低分子肝素0.3～0.6mL，每日1～2次皮下注射，连用7～10日。

7. 改善脑的血液供应

1）血液稀释疗法：是通过改变红细胞压积和全血黏度，降低血管阻力，增加脑血流达到治疗目的。此法疗效肯定，治疗时一般对红细胞压积降低到30%～33%为宜。血液稀释分为等容量、高容量和低容量三种，选择何种方法要因人而异。临床上以前两种应用较多。①高容量稀释（扩容稀释），方法为每日静脉滴注低分子右旋糖酐500～1000mL，连续7～14日。其他扩容剂如706代血浆、白蛋白等亦可选用。颅内压增高及心功能不全者禁用。同时要注意过敏反应。②等容量稀释，其方法为每日静脉滴注低分子右旋糖酐500～1000mL，连续7～14日，同时另静脉放血每日250～400mL，直到红细胞压积达30%～33%。

2）血管扩张药物：疗效尚不肯定。用药原则是：症状轻微者发病后可立即使用或3周以后血管调节恢复正常时使用。颅压增高者或低血压者禁用。常用药为：

（1）罂粟碱：30mg，日2～3次，肌内注射，或60～90mg加入5%葡萄糖500mL内静脉滴注，每日1次。

（2）烟酸：50～100mg每日3次口服，或200～300mg加入5%葡萄糖250mL静脉滴注，每分钟30～50滴，每日1次，2～3周为1个疗程。

（3）5%碳酸氢钠：200～400mL静脉滴注，每分钟不超过60滴，每日1次，2周为1个疗程。

（4）硝苯吡啶：10mg，每日3次，同时可静脉滴注丹参注射液。

（5）尼卡地平：每日60mg，口服加静脉滴注，15日为1个疗程。是治疗脑血栓形成有发展前途的药物。

（6）东莨菪碱：0.3～0.6mg加入5%～10%葡萄糖300～500mL中静脉滴注，每日1次，10日为1个疗程，疗效满意。

（7）硫酸镁：用25%硫酸镁穴位注射，主穴大椎，配内关、曲泽、三阴交、足三里等穴。每次选主穴大椎，配瘫侧上、下肢各两穴，每穴注射硫酸镁1mL，每周3次，5次一疗程，肌力达Ⅳ级即停止治疗，一般为两个疗程。日本学者证明，硫酸镁治疗能够改善局部脑血流，而且有预防和治疗的双重作用。

（8）其他：己酮可可碱0.1g，每日3～4次口服；脑益嗪25mg，每日3次口服；

或西比灵 5mg，每日 1 次口服；环扁桃酯，又名抗栓丸，每次 200~400mg，每日 3~4 次口服；卡兰 5mg，每日 3 次口服，适用于脑梗塞、脑出血后遗症与脑动脉硬化的治疗；活血素 2~4mL，每日 2 次，适用于脑梗塞、脑动脉硬化、偏头痛的治疗。

8. 介入治疗

现有经皮血管成形术，超选择血管内溶栓术，已用于临床。另经皮内膜斑块切除术和超声血管内成形术尚处于试验阶段。

9. 抗自由基治疗

缺血可导致自由基大量产生，自由基连锁反应是脑缺血的核心病理环节，再灌流后使这一连锁反应激化，引起神经组织膜损伤，通透性增加，代谢障碍，脑水肿，细胞坏死。①自由基生成抑制剂：抑制体内自由基生成：有钙离子拮抗剂：尼莫地平 30mg，每日 3 次口服；脑益嗪 25mg，每日 3 次口服；地尔硫草 30mg，每日 3 次口服。②自由基清除剂：甘露醇；维生素类：常用的为维生素 E 和维生素 A；肾上腺皮质类固醇，莨菪碱等。

（二）恢复期、后遗症期的治疗

治疗原则是促进肢体、语言、智力恢复、预防再梗死。

1. 胞二磷胆碱（CDPC）

实验证明 CDPC 能促进脑神经细胞的恢复，阻止继发病变的发生。常用剂量为每日 0.5~0.75g 静脉滴注，10~14 日一疗程。有人治疗 18 例，总有效率为 89%。急性或亚急性期疗效优于恢复期，无明显不良反应。

2. 都可喜

作用于颈动脉窦化学感受器，兴奋呼吸，加强肺泡毛细血管间的气体交换，提高动脉血氧分压，尤其增加大脑组织氧供应，促进大脑组织葡萄糖有氧代谢。有抗缺氧及改善脑代谢和微循环的作用。能改善皮层电活动及精神运动表现和行为，增强改善脑细胞功能。提高智力、记忆力、注意力、集中力和逻辑推理能力。用法：口服：每日 1~2 片。不良反应：罕见。偶有恶心及昏睡感。过量可有心动过速、低血压、气促、呼吸性碱中毒。国内试用认为本品对脑缺血性头晕，老年性痴呆有一定疗效。治疗脑梗死能增强上、下肢肌力及步行力，治疗前后氧分压增加。治疗经 CT 证实的脑梗死患者，对智能、行为有明显的改善作用，能促进肢体运动功能恢复，总有效率为 80%。

3. 弟哥静

麦角碱类血管扩张剂含乙烷磺酸双氢麦角毒，能促进神经细胞对葡萄糖的利用。由泰国进口，用于急性脑梗死及其后遗症。1mg，每日 3 次，饭后口服。较重患者可增至每次 1.5~2mg。个别有腹泻等消化道反应。

4. 喜德镇（海得琴、氢化麦角碱）

为 α 受体阻滞剂，可降低外周血管阻力，增加脑血流，且可直接兴奋多巴胺及 5-羟色胺受体，从而提高脑递质水平，改善脑细胞功能。2mg，日服 3 次。主要用于恢复期。可连服 3~6 个月。据报道脑血管病改善智能者 95.8%，减轻痴呆者 88%。低血压禁用，需预防直立性低血压。目前国内已合资生产，但价格较贵。

5. 脑活素

参与激活神经细胞恢复功能，促进大脑成熟。可提高大脑抗缺氧能力，保护中枢神经系统免受有毒物质的侵害。能较好地改善脑代谢与脑功能。可用于恢复期的治疗。用法：成人常用 10～30mL 稀释于 250mL 5% 葡萄糖或生理盐水缓慢静脉滴注，60～120 分钟滴完。每疗程 10～20 次，依病情而定。若每日给药，则每疗程 8～10 次。

6. 高压氧

用 2 个大气压的高压氧舱治疗 1.5～2 小时，每日 1 次，10 次为 1 个疗程。目前有学者主张用含有二氧化碳的高压混合氧疗效更佳。

7. 椎管内注射神经生长因子

神经生长因子是神经系统最重要的生物活性蛋白之一。它主要作用于神经系统，参与调节神经元的发育和分化，维持其正常功能，促进其损伤后的修复。对脑血管病的治疗有一定的效果。

8. 体外反搏治疗

体外反搏是一种非创伤性改善心脑血液循环的有效疗法。可使脑血流增加，体外反搏时四肢充气加压，可使静脉血回心量明显增加，左心室排出量增加。还可使血液黏度降低，增加脏器灌注与血流速度。

9. 紫外线照射充氧自体血回输疗法

采患者静脉血 150～200mL，经血液辐射治疗仪，接通氧气，并经紫外线照射后将其回输给患者，隔日 1 次，连续 5 次为 1 个疗程，1 周后可重复一疗程。可降低血黏度，改善微循环，增加组织血流量。

10. 外科手术治疗

使阻断的血液循环再建，已开展的手术有动脉内膜剥离修补术及血管重建术两类。

11. 其他治疗

低分子右旋糖酐、维脑路通、706 代血浆、复方丹参注射液、川参注射液（川芎及丹参注射液）、丹红注射液（丹参、红花）、脉络宁（含玄参、牛膝等）复方注射液、PSS（藻酸双酯钠）等均可应用。在恢复期和后遗症期可长期口服抗血小板凝聚药、西比灵、尼莫地平、PSS、复方丹参片、维脑路通、Svate－3 号冲剂及中药，如消栓再造丸、消栓口服液、脉络通冲剂、脑得生片、华佗再造丸、人参再造丸等。此外，选用针灸、理疗等，加强语言、肢体功能锻炼，以促进康复。

四、护理要点

（一）一般护理

1. 急性期患者应卧床休息，取头低位，以利脑部的血液供给。有眩晕症状的患者，头部取自然位，避免头部急转动和颈部伸屈，以防因脑血流量改变而加重头晕和产生不稳感。病情稳定后鼓励患者早期于床上或下地活动。

2. 起病 24～48 小时后，仍不能自行进食的患者应给予鼻饲。对有高血压、心脏病的患者，可根据病情给低脂或低盐饮食。

3. 昏迷患者按昏迷护理常规护理。

4. 由于患者长期卧位，要加强皮肤、口腔及大小便的护理，防止压疮的发生。早日进行被动、主动运动，按摩患肢，以促进血液循环。

5. 加强心理护理，由于老年人在病前曾看到过脑梗死后遗症对健康的危害，都存有不同程度的恐惧感，瘫痪和失语造成自理能力的丧失，给患者增加了精神上的负担，要做好精神护理，给予安慰、照顾患者，使其积极配合治疗。

（二）病情观察与护理

1. 密切观察病情变化，注意患者的意识改变、呼吸循环状况、瞳孔大小及对光反射、体温、脉搏、血压等，并详细记录。发现异常及时报告医生。

2. 应用双香豆素类或肝素等药物抗凝治疗时，应严格执行医嘱，密切观察皮肤、黏膜、大小便、呕吐物，注意有无出血倾向，如有出血立即通知医生。

3. 观察血压变化，备好止血药物，做好输血准备。

4. 使用链激酶或尿激酶溶栓治疗者，注意有无发热、头痛、寒战或其他过敏反应，观察有无出血倾向。发现异常及时报告医生处理。

（三）康复

1. 积极防治高血压、糖尿病、高脂血症、高血黏稠度等脑血管疾病的危险因素，尤其是患高血压的老年人，必须定期监测血压，定期有规律的服用降压药物。高脂血症能促进动脉粥样硬化和血液黏稠度增高等血液流变学变化，所以老年人应定期复查血脂、血糖、胆固醇等。注意劳逸结合，避免过度的情绪激动和重体力劳动。

2. 多食谷类、豆类、蔬菜、水果等高复合碳水化合物、高纤维、低脂肪的食物，少食甜食，戒除烟酒，保持大便通畅。

3. 出院时应注意指导患者避免过度劳累和精神刺激，加强瘫痪肢体功能锻炼，低脂饮食，多吃新鲜蔬菜，坚持语言训练。

（张英）

第三节　脑栓塞

脑栓塞是指栓子被血液循环带入颅内，阻塞脑动脉，引起相应供血区的脑功能障碍。

一、病因和发病机制

（一）心源性

最常见的直接原因是慢性心房纤颤；风湿性心瓣膜病、心内膜炎赘生物及附壁血栓脱落等是栓子的主要来源，心肌梗死、心脏手术、心脏导管、二尖瓣脱垂和钙化等亦可为栓子来源。

（二）非心源性

如动脉粥样硬化斑块的脱落、肺静脉血栓或血凝块、骨折或手术时脂肪栓和气栓、血管内治疗时的血凝块或血栓脱落、癌细胞、寄生虫等；颈动脉肌纤维发育不良、肺部感染、败血症、高凝状态等原因。

（三）来源不明

二、病理

基本同于脑血栓形成，所不同者是可多发且出血性梗死发生率高，占 50% ~ 60%，这是因为栓塞时血管壁破坏，当血流恢复时而产生渗出性出血所致。其次栓子性质不同，又形成不同的特点。炎性栓子，可发生动脉炎、脑脓肿；肿瘤细胞栓子可扩散为转移性脑肿瘤等。另外还可能有其他器官组织的栓塞，如肺、脾、肾等。

三、病情评估

（一）临床表现

1. 病史

发病年龄多数较轻，起病急骤，多在活动时，但也可在安静休息时。常有心脏病或肺部外伤、手术或长骨骨折等病史。

2. 症状和体征

发病年龄多数较轻，起病急骤，多在活动时，但也可在安静休息时。常有心脏病或肺部外伤、手术或长骨骨折等病史。有头痛、呕吐，常有短暂昏迷、癫痫样发作。可有其他部位的血管栓塞现象。脑缺血性局灶症状视阻塞血管部位而异（参阅脑梗死章节）。有时可出现多个脏器栓塞的症状和体征。带有细菌的栓子阻塞脑血管后，如发展为脑脓肿，则可有颅压增高或化脓性脑炎、化脓性脑膜炎。脂肪栓塞常有 12 ~ 48 小时无症状期，临床症状有呼吸困难、发热、心动过速、皮肤常有小褐色瘀点；有局限性神经系统症状，可有烦躁不安、谵妄、精神错乱，可发生抽搐、昏迷。但很少有局灶症状，重症可死亡。空气栓塞的患者，发病后即时面色苍白，然后发绀，迅速昏迷、抽搐、偏瘫和失明。

（二）实验室及其他检查

1. 头颅 CT 及 MRI 可显示缺血性梗死及出血性梗死的改变，如出现出血性梗死则更支持诊断。

2. 脑脊液压力正常，大面积脑梗死压力可增高；出血性梗死者 CSFF 可呈血性等。

3. 脑电图可有局限性慢波增多；超声心动图及颈动脉超声有助于诊断。

四、诊断

突然起病，无前驱症状，有明确的定位症状和体征，如询查出原发病如心脏病、动脉粥样硬化、骨折、心脏手术等原因可确诊；当影像学证实为出血性梗死时，应考虑到脑栓塞的可能。

六、治疗

应包括三个方面：①治疗脑栓塞；②治疗引起脑栓塞的原发疾病；③治疗并发症。一般治疗原则与脑血栓形成大致相同，但应有个体差异。

（一）治疗脑栓塞

1. 一般治疗

一般病员应采取平卧位或头稍低位，以利脑部血液供应。气体栓塞应取头低位、左侧卧位。如病员意识不清，其一般治疗同脑出血。

2. 药物治疗

（1）脱水剂：伴有颅内高压者可选用脱水剂，由于栓子来源常由于心脏病，应用甘露醇、山梨醇时应慎重，有心衰或肾功能不全者禁用；利尿剂或高渗葡萄糖，可用50%葡萄糖40mL，静脉注射，每日4次。呋塞米20mg，肌内注射，每日2～3次。或利尿酸25mg口服，每日3次。

（2）抗凝治疗：治疗原则与动脉硬化性脑梗死相同。已被证明有梗死灶出血者及无症状性二尖瓣脱垂症等不宜抗凝治疗，由亚急性细菌性心内膜炎所致的脑栓塞，抗凝治疗也被禁止，因为有导致颅内出血的危险。此外，要求有良好的实验室条件，而且要多次检查，以防止出血。现临床常用精制蝮蛇抗栓酶及藻酸双酯钠。

（3）抗血小板聚积药物的应用：如低分子右旋糖酐、阿司匹林、潘生丁、复方丹参、维脑路通等均可酌情选用。

（4）血管扩张药：同动脉硬化性脑梗死。但注意输液速度及液体量，尤其有心力衰竭者。

（5）脑细胞营养剂：如三磷酸腺苷、辅酶A、细胞色素C、胰岛素、10%氯化钾、脑活素、喜得镇、都可喜、胞二磷胆碱等。

（6）其他：脂肪栓塞除用扩容剂、血管扩张药、抗凝治疗外，还用90%去氢胆酸钠5～10mL，每日1次。空气栓塞引起癫痫发作，应使用抗癫痫药物治疗。

3. 高压氧

缺血性脑血管病，脑组织的氧供减少是造成神经损害的重要原因。高压氧疗法就是利用在高气压下吸入纯氧，以提高动脉血中的氧含量及氧分压，从而促进氧由血管向组织细胞中弥散。一般压力不超过2.5个大气压，一次进行治疗约2小时，每10日为1个疗程，气栓亦为适应证。

（二）治疗原发病

即病因治疗，可预防脑梗死再发。如感染性栓塞及亚急性心内膜炎应积极抗炎治疗。减压病高压氧舱治疗。病因不明者，应尽早查明病因，并及时治疗。

（三）治疗并发症

如抽搐，应予苯妥英钠0.1g，每日3次，并按抗癫痫治疗原则处理。其他并发症出现后应及时处理。

五、护理要点

（一）一般护理

1. 休息

急性期应绝对卧床休息，气体栓塞的患者取头低位，并向左侧卧位，预防更多的空气栓子到脑部与左心室。恢复期视病情逐渐适当活动。

2. 饮食

给予富有营养，易于消化的食物，若合并心脏疾患应给予低盐饮食，如有吞咽障碍可给予鼻饲。

（二）病情观察与护理

1）严密观察有无新的栓塞，如突然失语、瘫痪肢体加重、意识逐渐不清、肢体皮肤变色、疼痛及所属动脉是否搏动等，如有异常及时报告医师。

2）注意心率、心律、血压变化，对合并心力衰竭的患者，按医嘱给予强心剂和利尿剂。

3）药物反应观察

（1）抗凝治疗时应准确给药，注意药物剂量，根据各种不同药物的作用，观察其不良反应。注意观察出血先兆，如皮肤、黏膜下有无出血点，定期检查凝血酶原时间及小便常规，如有异常及时通知医师。

（2）使用血管扩张剂及改善微循环药物时，因此类药物有扩张血管的作用，常见的不良反应有皮肤潮红、发痒、恶心，一般短时即过，可减量用之。盐酸罂粟碱直接作用于血管平滑肌，可使脑血管扩张，脑血管阻力减低，脑血流增加从而改善氧供量，注射前应先稀释，静脉滴入须缓慢，过速可致心室纤颤，甚至心搏停止。

（三）症状护理

1. 头痛

头痛，烦躁不安者应注意安全，床边加床档防止坠床，按医嘱给予止痛剂。

2. 抽搐

脑栓塞伴有抽搐的患者，大多意识不清，不能自主，需加床档，备缠有纱布的压舌板，插入上下臼齿之间，防止舌咬伤。一切治疗操作应集中，避免光刺激及触动诱发抽搐，应由专人护理，严密观察抽搐的部位，持续的时间和次数，并立即采取有效的措施终止抽搐。

（四）健康教育

积极病因防治，如是风湿性心脏病或其他心脏病引起者，应积极防治风湿性心脏病和其他心脏病。患病后患者可进行一些轻微活动，以利于肢体功能的恢复。预防各种并发症的发生。

（张英）

第四节 脑出血

脑出血（intracerebral hemorrhage，ICH）是指原发性非外伤性脑实质内出血。高血压是脑出血最常见和最主要的原因，高血压伴发脑内小动脉病变，血压骤升引起动脉破裂出血称为高血压性脑出血。其他原因包括脑动脉粥样硬化、脑动脉淀粉样变性、脑血管畸形、动脉瘤、脑血管炎、凝血障碍、脑瘤出血等。高血压引起者占60%，其他原因引起者占40%。

脑出血死亡率高，为40%左右。脑疝是各类脑出血最常见的直接致死原因。本病是影响老年人健康的严重疾病，是引起老年人死亡的重要原因。

一、病因和发病机制

最常见的病因是高血压并有动脉硬化。少数是脑内小动脉畸形或动脉瘤、脑肿瘤、动脉炎、血液病、抗凝或溶血栓治疗等引起。

高血压及动脉硬化造成管壁缺氧，纤维样坏死，形成微动脉瘤和夹层动脉瘤。此外脑血管自身在解剖结构上的薄弱特点，在兴奋、激动、用力等诱因下，造成血压波动升高，致使血管破裂出血。另外高血压可引起血管痉挛，血管壁缺氧坏死出血。

二、病理

80%的脑出血发生于大脑，形成脑内血肿。出血灶绝大多数位于内囊－基底核区。出血局限于丘脑附近者称为内侧型（或丘脑型）；局限于壳核、外囊和带状核者为外侧型（或壳核型）。如出血范围较大，扩延到内囊的内外两侧，则称为混合型或内囊出血。少数大脑内出血位于额顶、颞、枕叶皮质中。血液可破入脑室或蛛网膜下腔。另有约20%的脑出血，原发于脑干的脑桥和小脑半球。血肿因病期不同而呈不同状态，如呈凝固状、液化及囊腔形成。由于血肿压迫，血肿周围脑水肿使半球体积增大并向对侧移位形成脑疝，并扭曲，压迫脑干，继发脑干缺血、出血、坏死、常为脑出血致死的直接原因。

三、病情评估

（一）临床表现

高血压性脑出血以50岁左右高血压患者发病最常见。由于高血压发病有年轻化趋势，因此在年轻的高血压患者中也可发生脑出血。高血压性脑出血发生前常无预感，少数有头昏、头痛、肢体麻木和口齿不清等前驱症状。多在白天情绪激动、过分兴奋、劳累、用力排便或脑力紧张活动时发病。起病突然，往往在数分钟至数小时内病情发展到高峰。急性期常见的主要表现为：头痛、呕吐、意识障碍、偏瘫、失语、大小便失禁等。呼吸深沉带有鼾声，重则呈潮式呼吸或不规则呼吸。患者在深昏迷时四肢呈弛缓状态，局灶性神经体征不易确定，此时需与其他原因引起的昏迷相鉴别；若昏迷不深，体查时可能发现轻度脑膜刺激症状以及局灶性神经受损体征。现按不同部位的脑出血的临床表现分述如下：

1. 基底核区出血

为高血压性脑出血最好的部位，约占脑出血的60%。而该区又以壳核出血为最多见，系豆纹动脉破裂所致，约占脑出血的60%。由于出血经常波及内囊，临床上又称为内囊出血。根据症状，分为轻重两型：

1）轻型：多属壳核出血，出血量一般为数毫升至30mL，或为丘脑出血，出血量仅数毫升，出血限于丘脑或侵及内囊后肢。主要表现：

（1）急性起病的头痛、恶心和呕吐。

（2）一般无意识障碍或有嗜睡、昏睡。

（3）病灶对侧有轻偏瘫。

（4）病灶对侧可出现偏身感觉障碍及偏盲。

（5）优势半球出血可出现失语。

2）重型：多属壳核大量出血，向内扩展或破入脑室，出血量可达 30~160mL，或丘脑较大量出血、血肿及内囊或破入脑室。主要表现：

（1）急性起病的剧烈头痛。

（2）频繁呕吐，可伴胃肠道出血，吐出咖啡色样胃内容物。

（3）意识障碍严重，呈昏迷或深度昏迷，鼾声呼吸。

（4）病灶对侧完全偏瘫。

（5）大多数患者脑膜刺激征阳性。

（6）两眼球可向病侧凝视或固定于中央位，丘脑出血患者两眼球常向内或内下主凝视。

（7）病情进一步发展，血液大量破入脑室或损伤丘脑下部及脑干，昏迷加深，可出现去大脑强直症状。

（8）脑水肿进一步加重，可发生颞叶沟回疝或枕骨大孔疝，病灶侧瞳孔散大，或两侧瞳孔散大，呼吸功能障碍等。

2. 脑叶出血

又称皮质下白质出血，占脑出血的15%，仅次于壳核出血。发病年龄 11~80 岁不等。中青年的脑叶出血多由脑血管畸形或脑动脉瘤破裂所致，老年人主要见于高血压脑动脉硬化。临床症状可分为三组：无瘫痪及感觉障碍者约占25%，出现头痛、呕吐、脑膜刺激征和血性脑脊液，仔细检查还可发现与病变部位相应的体征，如偏盲及象限盲，各种类型不全失语和精神症状；有瘫痪和躯体感觉障碍者，约占65%，出血多位于额、顶叶，临床表现虽有偏侧体征，但上、下肢瘫痪程度或运动与感觉障碍程度明显不等；发病即昏迷者，出血量大，约占10%。脑叶出血多数预后良好。

3. 丘脑出血

丘脑出血较少，占5%~10%。主要为丘脑膝状体动脉或丘脑串通动脉破裂出血，前者出血位于丘脑外侧核，后者位于丘脑内侧核。症状和病情取决于出血量的大小，但该部位出血有其特殊表现：可有丘脑性感觉障碍，出现对侧半身深浅感觉减退、感觉过敏或自发生疼痛。另外还可出现丘脑性痴呆，如记忆力和计算力下降、情感和人格障碍等。有时出现眼球活动障碍如双眼垂直性活动不能，两眼常向内或内下方凝视。若出血量大时，除了上述症状，还因血肿压迫周围组织，出现类似于壳核出血的临床表现，病情重，预后不佳。丘脑出血量少者，除了感觉障碍外，无其他表现，有的甚至没有任何症状。

4. 桥脑出血

重症常迅速波及双侧，瞳孔呈针尖样，中枢性高热，双侧面瘫和四肢强直性瘫痪。出血破入第四脑室呈深昏迷、高热、抽搐、呼衰死亡。轻症常累及单侧，表现交叉性瘫痪，即病灶侧面瘫、外展麻痹或面部麻木，对侧上下肢瘫痪，头和双眼偏向健侧，双眼凝视。

5. 中脑出血

轻者可表现为一侧或两侧动眼神经不全瘫，或 Weber 综合征；重者昏迷，四肢软瘫，迅速死亡。

6. 小脑出血

约占脑出血10%。并不多见，但60岁以上老年人小脑出血相对多见。小脑出血多见于一侧半球的齿状核部位。轻型发病时多无意识障碍，主诉头晕、头痛、频繁呕吐，无偏瘫。体检时可见眼震、共济失调及肌张力减低。重型发病突然，眩晕明显，频繁呕吐，枕部疼痛，病变侧共济失调，眼球震颤，同侧周围性面瘫，颈项强直，易误诊为蛛网膜下隙出血。病情如继续增重，颅内压增高明显，昏迷加深，极易发生枕大孔疝死亡。

7. 脑室出血

分原发与继发两种，继发性系指脑实质出血破入脑室者；原发性指由于脉络丛血管破裂引起。本节仅讨论原发性脑室出血。占脑出血3%～5%。55%的患者出血量较少，仅部分脑室出血。其临床表现为头痛，呕吐，颈项强直，Kerning 征（＋），意识清楚或一过性意识障碍，脑脊液血性，酷似蛛网膜下腔出血，预后良好，可完全恢复正常。出血量大，全部脑室均被血液充满者，发病即昏迷，呕吐，瞳孔极度缩小，两眼分离斜视或眼球浮动，四肢弛缓性瘫，可有去脑强直，呼吸深，鼾声明显，体温明显升高，预后严重，多迅速死亡。

（二）实验室及其他检查

1. 脑脊液检查

脑出血常破入脑室系统而呈血性脑脊液，可占全部脑出血病例的86%～90%，约有15%的患者脑脊液清晰透明，蛋白增高。脑出血影响下丘脑，可有血糖及尿素氮升高。醛固酮分泌过多可致高血钠症，血液中免疫球蛋白增高。一周后脑脊液为澄黄或淡黄色，2～3周后脑脊液为清亮。

2. 尿

常可发生轻度糖尿与蛋白尿。有人报道脑出血病例中有16%出现暂时性尿糖增加，38%出现蛋白尿。

3. 颅脑 CT 检查

CT扫描显示的特征是出血区密度增高，据此可确定脑出血的部位、大小、程度及扩散的方向。急性期可显示脑实质或脑室内血肿，呈高密度块影，血液可扩散至蛛网膜下腔，血肿周围脑水肿呈低密度改变，血肿和脑水肿引起脑瘤效应，以及脑室扩大等脑积水表现。

（三）诊断和鉴别诊断

1. 诊断

50岁以上中老年高血压患者在活动或情绪激动时突然发病，迅速出现偏瘫、失语等局灶性神经缺失症状应首先想到脑出血。头颅 CT 检查可确诊。应与脑梗死、外伤性颅内血肿、引起昏迷的全身性中毒及代谢性疾病等鉴别。出血位于基底节区、脑桥、小脑者，若病前有高血压病史，基本上可确诊为高血压性脑出血；老年人脑叶出血若无高血压及其他原因，多为淀粉样脑血管病变所致；抗凝、溶栓治疗弓I起的出血常有相应的病史或治疗史；肿瘤、动脉瘤、动静脉畸形等引起者，头颅 CT、MRI、MRA 及 DSA 常有相应发现。

2. 鉴别诊断

应与下列疾病鉴别：

1）蛛网膜下腔出血：起病急骤，伴剧烈头痛、呕吐，明显的脑膜刺激征，很少有神经系统局灶体征，血性脑脊液等以相鉴别。

2）脑梗死：病前多有 TIA 发作史，意识障碍轻或无，头痛轻或无，一般无生命体征变化，脑脊液无色透明，压力多不高，CT 扫描为低密度影等可以相鉴别。

3）其他：脑出血昏迷应与肝昏迷、糖尿病昏迷、低血糖昏迷、尿毒症昏迷鉴别。

四、治疗

本病的治疗原则是防止继续出血，保持呼吸道通畅，降低颅内压，注意水和电解质紊乱，防止并发症。

急性期的治疗原则是保持安静，防止继续出血；积极抗脑水肿，减低颅压；调整血压，改善循环；加强护理，防治并发症。采取积极合理的治疗，以挽救患者生命，减少神经功能缺失程度和降低复发率。

（一）一般处理

发病后就近治疗，卧床休息、保持安静。加强护理，预防并发症。患者昏迷或有意识障碍时，必须采取积极措施，保持呼吸道通畅，应及时吸痰，必要时气管切开，以防止呼吸道继发感染。适当输液，保证营养，注意电解质与酸碱平衡，预防感染，为防治肺炎及尿路感染，可早期应用抗生素。要定时变换体位，防止压疮。发病后 3 日仍神志不清楚、不能进食者，应鼻饲保证营养。

（二）控制高血压

维持血压在发病前原有水平，降低不可过快、过低。舒张压较低，脉压过大者不宜用降压药。血压过高，波动过大，易致继续出血，但血压过低易致脑灌注不良，加重脑水肿。常用利舍平 0.5mg 肌内注射或 25% 硫酸镁注射液 5～10mL 肌内注射。严密观察血压变化。

（三）降低颅内压

减轻脑水肿是脑出血急性期挽救生命的最重要措施。可快速静脉滴注 20% 甘露醇 250mL（20～40分钟内滴完），每 6～8 小时 1 次，也可用 10% 甘油 500mL 静脉滴注，每日 1～2 次，也可将地塞米松 5～10mg 加入脱水剂内静脉滴注，使用 5～7 日。能减少脑脊液的生成，降低毛细血管的通透性，抑制垂体后叶抗利尿激素分泌，稳定溶酶体，稳定细胞膜，清除自由基，从而减轻脑水肿。糖尿病、消化道出血者忌用。可合用速尿。在脱水治疗过程中，要随时调整水、电解质平衡，避免水、电解质平衡紊乱的不良后果。

（四）止血

多数患者凝血机制无障碍，一般认为止血剂无效。但对脑实质内多发点状出血或渗血，特别是合并消化道出血时，可用甲氰咪胍0.4g静脉滴注，每日1~2次。亦可选用6-氨基己酸、止血敏等。

（五）营养、水和电解质的补充

昏迷时第1~2日，禁食，静脉补液，每日补1500~2000mL，如高热、多汗加量，注意速度要慢，注意补充钾盐。1~2日后，如仍昏迷不能进食，可给以鼻饲低盐流汁饮食，注意补充热量、维生素，纠正水、电解质酸碱平衡。

（六）控制感染

对于昏迷时间较长，部分患者并发感染，针对可能查明的致病菌正确地选用抗生素。

（七）防治并发症

定时翻身、叩背、吸痰，加强口腔护理。尿潴留可导尿或留置导尿管，加强呼吸系统、循环系统、消化系统、泌尿系统、压疮等并发症的防治。

（八）手术治疗

在CT、核磁共振引导下作颅内血肿吸除术。此法仅在局麻下施行，手术本身损害少，对各年龄组及有内脏疾病者均可进行。抽出血肿后，用尿激酶或精制蝮蛇抗栓酶反复冲洗，从CT结果看，血肿、脑水肿及脑占位效应可在短期消失，效果显著优于保守治疗，是一个有前途的手术方法。对小脑、脑叶、外囊出血应及时争取手术治疗。对脑干的出血禁用。

（九）恢复期治疗

主要是瘫痪肢体的功能恢复锻炼，失活者应积极进行言语训练，应用改善脑循环及代谢的药物，并配合针灸、理疗、按摩、推拿等治疗。

五、护理要点

（一）一般护理

1. 患者症状无论轻或重，为避免再出血，均应卧床休息4~6周。卧位宜取头高斜坡位，可减轻颅内高压和头痛，昏迷患者取侧卧位，头稍向后仰，保持下颌角向前，以防舌根后坠，且可防止吸气时呼吸困难。为预防再出血，急性期的患者不宜搬动，更换体位要视病情权衡利弊，开始可做小幅度翻身，病情稳定后常规护理。注意头部不宜过屈或过度转动，以免影响脑部的血液供应。

2. 各种护理操作如吸痰、插胃管均需轻柔，防止因患者烦躁、咳嗽而加重或诱发脑出血。

3. 意识障碍不能经口进食的患者，起病3日内可依靠静脉输液维持营养。过早插胃管或因留置胃管等刺激会引起患者躁动不安、呕吐或使呕吐物反流入气管内，引起窒息或发生再出血。一般起病3~4日后，无呕吐、腹胀，肠鸣音良好，无明显消化道出血，可予鼻饲。液体摄入量每日约2500mL，限制食盐摄入每日5g左右，以免加重脑水肿。意识清醒的患者，进食应从健侧入口，不可过急，避免呛咳。饭后漱口，防止食物残渣存留在瘫痪侧齿颊之间引起口腔炎。

（二）病情观察与护理

1. 密切观察病情变化，详细记录患者意识、瞳孔、体温、呼吸、血压、脉搏的变化。定时观察瞳孔、意识改变，如昏迷加深、病灶侧瞳孔散大、对光反应迟钝或消失，即为脑疝症状，应立即静脉滴注脱水降颅压药物，同时通知医生进行抢救。

2. 注意呼吸频率、节律及形式。如呼吸由深而慢变为快而不规则或呈双吸气、叹息样、潮式呼吸，提示呼吸中枢受到严重损坏，按医嘱给呼吸兴奋剂。呼吸过速者，注意可能引起碱中毒。

3. 观察心率、心律变化。观察呕吐物及大便的颜色及性质，如呕吐物为咖啡色及大便呈柏油样，应密切观察血压、脉搏变化，并做好输血准备。

4. 密切观察药物疗效及反应，如甘露醇要保持滴速不宜太慢，药液不要外渗。另外，还要及时查血、尿常规及血生化，防止发生水、电解质紊乱及肾功能障碍。同时，输液速度不宜太快，以免增加心脏负担，影响颅内压。

5. 需开颅手术清除血肿者，要做好术前准备及术后护理。

6. 恢复期应配合针灸、按摩、理疗等，加强局部肌肉及关节的功能锻炼。

（三）对症护理

1. 意识清醒的患者头痛、呕吐为常见症状。应取头高位，减轻颅内高压，利于止血。并应按时应用降低颅内压的脱水剂，忌用吗啡制剂，以防抑制呼吸。呕吐频繁的患者，应及时清除口腔内呕吐物，预防吸入性肺炎，必要时应用止吐剂。

2. 降温可使大脑耗氧量减少，增强脑组织对缺血、缺氧时发生坏死的耐受力，也可增强大脑皮质的保护性。物理降温可用温水、50%乙醇擦澡或用冰帽、冰枕、医用制冷袋等置于患者头、颈和四肢大血管处。如用人工冬眠降温，则应做好相关的护理，如并发感染需积极应用抗生素等。

3. 患者有呼吸困难、发绀时，应给氧、吸痰，氧流量每分钟 2～4L，流量过大易使血中氧分压增高引起脑血流量减低。

4. 意识障碍，呈昏迷状态的患者应按昏迷常规进行护理。

5. 如因出血破入脑室或出血形成血肿致脑疝形成的患者，应迅速做好脑室穿刺体外引流或开颅清除血肿的术前转科准备，必要时先剃头、配血、做青霉素、普鲁卡因皮肤过敏试验，为转手术争取时间。

6. 对局灶性损害症状，如失语、偏瘫、抽搐、吞咽障碍及排尿困难等的患者，应按各自的特点进行护理。

（四）康复

预防脑出血的发生和再发，关键是控制高血压病，定期监测血压，有规律地接受降压药物治疗等。适当的锻炼身体，如太极拳、太极剑和气功等。平时应生活规律、劳逸结合、心平气和、戒除烟酒，以防止诱发高血压性脑出血。脑出血的急性期病死率虽高，但如能及时抢救、合理治疗、坚持康复训练，约有半数或更多的患者可能存活，半数以上的患者可重获自理生活和工作能力。此外，要教育患者克服急躁、悲观情绪，预防再次发生脑出血。

（焦美凤）

第五节　蛛网膜下隙出血

颅内血管破裂后，血液流入蛛网膜下腔称为蛛网膜下隙出血（Subarachnoide heamorrhage，SAH）。它是由多种病因引起的一类出血性卒中。可分为原发性 SAH 和继发性 SAH 两大类。原发性 SAH 的主要病因为脑底部的先天性动脉瘤，脑表浅部位的动静脉畸形（AVM）及动脉硬化性动脉瘤，当它们破裂时，血液直接流入蛛网膜下隙。继发性 SAH 主要是由高血压性动脉硬化、血管炎、血液病、颅脑外伤或颅内肿瘤等病因引起脑实质内出血，同时血液穿破脑室或皮质，间接流入蛛网膜下隙所致。

一、病因和病理

引起蛛网膜下隙出血的原因主要为先天性颅内动脉瘤及动静脉畸形的破裂，两者合计占全部病例的 57% 左右。其他原因为：高血压脑动脉粥样硬化引起的动脉破裂、血液疾病（如白血病、血友病、恶性贫血、再生障碍性贫血、血小板减少性紫癜、红细胞增多症等）、脑基底异常血管网病、各种感染引起的脑动脉炎、肿瘤破坏血管、结缔组织疾病等。

先天性动脉瘤是因血管壁中层发育不良引起，常形成囊状黄豆或胡桃大。多发部位是大脑基底动脉环的大动脉分支处，环的前半部较多发。高血压及动脉硬化可引起梭形及粟形动脉瘤，常见于脑底部较大动脉的主干。脑血管畸形多位于大脑半球穹隆面的大脑中动脉分布区，当血管破裂或渗血液流入蛛网膜下隙后，大量积血或凝血块积聚于脑基底部，影响脑脊液循环，引起脑水肿及颅内压增高，从而压迫颅神经，尤其动眼神经；亦可刺激和压迫脑皮层，引起癫痫样发作或肢体瘫痪。亦可伴发脑血管痉挛。脑血管痉挛是 SAH 的严重并发症，多发生在出血后 4~12 日，可产生脑水肿、局限神经功能障碍，甚至并发脑梗死和脑疝。

二、病情评估

（一）病史

询问起病缓急及起病时的情况，了解有无明显诱因和前驱症状。了解起病时的症状特征，是否突然剧烈头痛、呕吐；有无面色苍白、全身冷汗；有无眩晕、抽搐、项背或下肢疼痛；有无意识或精神障碍。了解有无颅内动脉瘤、脑血管畸形和高血压、动脉硬化病史；有无血液病、糖尿病、冠心病、颅内肿瘤、脑炎及抗凝治疗史。评估患者的心理状态，了解有无恐惧、紧张、焦虑及绝望的心理。

（二）症状和体征

脑膜刺激征、剧烈的头痛及血性脑脊液是蛛网膜下隙出血的三大症状，绝大多数病例都会出现。多数患者发病前完全正常，部分患者有偏头痛和眩晕史。发病常较急骤，突然出现剧烈头痛、呕吐，很快发展至昏迷。意识障碍时间一般较短，清醒后有头痛、呕吐。脑膜刺激征，以颈项强直为最突出，凯尔尼格征（Kernig 征）、布鲁津斯基征

（Brudzinski 征）均呈阳性。

蛛网膜下隙出血的临床症状可分 4 组：

1. 脑膜刺激征

血液进入蛛网膜下隙后，红细胞及细胞破坏产物刺激脑膜及神经根引起脑膜刺激征，即头痛、呕吐、颈强直及 Kernig 征阳性。

2. 脑局灶体征

所在部位的动脉瘤或血管畸形破裂产生局灶体征，大脑半球的血管畸形破裂则发生偏瘫、失语及癫痫发作；脑桥部位的动脉瘤破裂，发生多数颅神经损害和呼吸、循环功能异常。

3. 脑血管痉挛

由于血小板破裂后释放 5 - 羟色胺等，引起广泛的脑血管痉挛、脑水肿和颅内压增高，而致继发性脑缺血，出现意识障碍、精神症状与锥体束征等。

4. 多脏器功能衰竭

严重蛛网膜下隙出血时，因丘脑下部受出血或脑血管痉挛引起的缺血损害，发生一系列自主神经 - 内脏功能障碍，表现为多脏器功能衰竭。

（三）实验室及其他检查

1. 血及尿检查

1/3 以上病例周围血常规示白细胞增高，约 1/4 有高血糖反应。不少患者出现蛋白尿、血尿，少数有尿糖阳性，有些患者可发生尿毒症反应，尿素氮升高。

2. 脑脊液检查

血性脑脊液为本病最可靠的诊断依据。出血后数小时进行腰穿，可见脑脊液压力增高，外观呈均匀血性，镜检可见大量红细胞；开始时红细胞与白细胞的比例与血中相似，2～3 日后白细胞可增加，为无菌性炎症反应所致。出血数小时后红细胞即开始溶血，离心后其上清液呈黄色或褐色。如无继续出血，1～2 周后红细胞消失，约 3 周后黄变症亦清除，可找到较多的含铁血黄素吞噬细胞。脑脊液蛋白量常增加，糖及氯化物量正常。

3. 眼底检查

可见有玻璃体后片状出血，此征有特殊诊断意义。

4. CT 检查

可见蛛网膜下及脑池内因混有血液而密度增高，分布不均匀，增强检查可能发现呈高密度影的动脉瘤。

5. MRI 检查

出血早期检查缺乏特异性，如有血管瘤或血管畸形可显示出流空影像。

6. 脑血管造影

现多主张选择股动脉插管法作全脑连续血管造影。借此既可明确动脉瘤的部位。大小、单发或多发，脑血管畸形及其供血动脉及引流静脉的情况，又可了解侧支循环情况，对诊断及手术治疗均有很大价值，对继发性脑血管痉挛的诊断亦有帮助。约 10% 患者造影未能发现异常，这可能是由于病变较小，血块填塞了动脉瘤等原因引起，此种情况的出血复发率较低。数字减影脑血管造影（DSA）可清晰地显示动、静脉畸形和动脉瘤，是最好的检查方法。

7. 脑电图

多显示广泛慢波，若有血肿或较大的血管畸形，可表现局限性慢波。部分病例显示病侧低波幅慢波，此常与脑血流图显示的脑缺血相一致。

8. 心电图

急性期部分病例可有一种特征性心电图改变，表现为 T 波平坦或倒置。QT 间期延长或出现 U 波，这种改变尚未证实有相应的心肌疾病，常随病情好转而改善。

（四）诊断

依据急性或亚急性起病、突然剧烈头痛、呕吐、脑膜刺激征阳性、均匀血性脑脊液，可诊断本病。

（五）鉴别诊断

应与下列疾病相鉴别：

1. 脑出血

脑出血时常伴有继发性蛛网膜下腔出血，但脑出血多有高血压史，起病不如蛛网膜下隙出血那样突然，且意识障碍重，偏瘫明显，CT 扫描显示脑内出血灶等，均可相鉴别。

2. 脑膜炎

虽脑膜炎与蛛网膜下腔出血体征相似，但蛛网膜下隙出血发病突然，有严重头痛与意识障碍；而脑膜炎时有发热及感染中毒症状，脑脊液白细胞增多等可相鉴别。

三、治疗

对于已知病因的蛛网膜下隙出血，如动脉瘤，AVM 等，通常需作手术治疗。非手术治疗的主要目标是阻止继续出血，预防再出血和脑血管痉挛，缓解头痛等临床症状和防治各种并发症。

（一）一般处理

保持安静，除非作必要的检查如头颅 CT 外，绝对不要或尽可能避免搬动患者，患者应绝对卧床休息至少 4 周。要保持大小便通畅，可应用通便药。患者有剧烈头痛、烦躁或各种精神症状的，可给予一般的止痛镇静药物，如对乙酰氨基酚、强痛定、地西泮、异丙嗪或氯丙嗪等药物，但不可用影响呼吸的麻醉类止痛药，如吗啡、哌替啶等。

（二）监测

密切观测意识、血压、心电图、血氧饱和度、中心静脉压，血尿常规，肝肾功能等。

（三）降压治疗

如血压过高宜逐渐把血压降下来。有高血压史的患者血压不宜降得过低，收缩压保持在 20 ~ 21.3kpa（150 ~ 160mmHg），舒张压在 12 ~ 13.3kpa（90 ~ 100mmHg）是可以允许的。血压轻度增高是机体要维持正常的脑灌注压，对颅内压增高及脑血管痉挛的一种代偿机制。否则易加重脑缺血及脑水肿。

（四）控制颅内压

SAH 患者常有明显脑水肿及颅内压增高，在颅内压不超过 30mmHg 时，通常不需要降颅压。但在重症昏迷或颅内压很高时，需应用甘露醇、甘油果糖等降颅压药物。

（五）止血剂

主张用较大剂量纤维蛋白溶解抑制剂，除有阻止动脉瘤或静脉畸形破裂处凝血块溶解达到止血外，尚有预防其再破裂和缓解脑血管痉挛作用，常用的药物有：

1. 6 – 氨基乙酸（EACA）

能抑制纤维蛋白溶酶原的形成，对因纤维蛋白溶解活性增高所致的出血症有良好效果。第一日量为 36 ~ 48g 加入 5% 葡萄糖液内静脉滴注，以后每日 24g，连续使用 7 ~ 10 日，改口服，逐渐减量，通常用药时间不宜少于 3 周。不良反应为有血栓形成可能。

2. 抗血纤溶芳酸（PAMBA）

有人认为其止血效力比 EACA 高近 20 倍，对防止蛛网膜下腔出血再发更有效，有待临床进一步观察，但 PAMBA 对术中及术后渗血、上消化道出血及一般慢性出血效果较著。每次 100 ~ 200mg，每日 2 ~ 3 次，静脉注射，注射须缓慢，以免导致血压下降。

3. 止血环酸

为 PAMBA 的衍化物，但其抗血纤维蛋白溶酶的效价要比 EACA 强 8 ~ 10 倍，比 PAMBA 略强，具有上述两药的相同功能。可与 5% 葡萄糖注射液混合使用，每次 250 ~ 500mg，静脉滴注，每日 1 ~ 2 次。本品毒性低，无不良反应，且有消炎作用。

4. 凝血质

具有促使凝血酶原变为凝血酶的作用。每次 15mg 肌内注射，每日 2 ~ 4 次。

5. 止血敏

能促使血小板数增加，缩短凝血时间以达到止血效果。每次 250 ~ 500mg，肌肉或静脉注射，每日 2 ~ 3 次。

（六）镇痛镇静

如头痛严重、烦躁不安、抽搐者，可给予颅痛定、镇痛新、非那根、可待因等。亦有主张用普鲁卡因 1g、氢化麦角碱（海得琴）0.6mg 加入 100mL10% 葡萄糖静脉滴注改善自主神经功能。对一般止痛药无效，头痛剧烈或意识障碍逐渐加重，无偏瘫者，有人认为缓慢放出少量脑脊液，有利于降低颅内压，减轻血性脑积液的刺激，改善症状，减少脑膜粘连的作用。应谨慎小心进行。每次放液宜缓慢少量（＜5mL），如有效可隔 4 ~ 5 日重复 1 次。腰穿放液应注意穿刺前最好给予 20% 甘露醇 250mL，加压静脉滴注，放液量应为 2 ~ 3mL，放液时缓慢取出针芯或不完全取出，避免过快，而导致脑疝。抽搐者给予地西泮、苯巴比妥、苯妥英钠治疗。但不宜用对呼吸有抑制的吗啡、哌替啶。

（七）防治脑血管痉挛及脑梗死

SAH 患者的脑血管痉挛的发生率很高，发生的高峰时间是在出血后第 3 日到第 14 日之间。扩容、血液稀释治疗有助于减轻脑动脉痉挛。通常主要应用药物治疗，最常应用的是双氢吡啶类的钙通道阻滞剂，例如尼莫地平（Nimodi – pine，Nimotop），60mg 口服，每 4 小时 1 次，需持续用 21 日。或用 Nimotop 50mg，按每小时 0.5 ~ 1mg 的速度缓慢静脉持续滴注，1 日 2 次。通常用微泵控制滴速，使静脉 24 小时维持持续滴注。该治疗能否降低血管痉挛的发生率仍有争议，但能降低 SAH 患者因血管痉挛而导致的脑梗死的发生率约 1/2。

（八）对症治疗

可选用抗生素防治感染，维生素 C、维生素 B₆ 及能量合剂对症治疗。

（九）预防再出血

一般首次出血后 2 周内为再出血高峰，第三周后渐少，临床上 4 周内视为再出血的危险期，故须绝对卧床。避免激动，用力咳嗽或打喷嚏，并低盐少渣饮食，保持大便通畅。

（十）手术治疗

是去除病因、及时止血、预防再出血及血管痉挛是防止复发的有效方法，应在发病后 24 ~ 72 小时内进行。除高龄、全身情况甚差及病情严重者外，颅内动脉瘤应尽早争取手术治疗。颅内直接手术效果较好，根据动脉瘤的具体情况，可选用瘤颈夹闭术、孤立术、瘤壁加固术、瘤内填塞或凝固术等。对脑血管畸形应力争手术全切除，这是最合理的方法，供血动脉结扎只是一种姑息疗法或作为巨大脑血管畸形切除术的前驱性手术。人工栓塞法近期效果尚可，远期疗效尚有待观察。

四、护理要点

（一）一般护理

1. 不论患者症状轻、重，均需绝对卧床休息 4 ~ 6 周

并在此期间一切可能引起血压和颅内压增高的因素均应避免，如用力排便、打喷嚏、情绪激动等。切不可因无意识障碍、无肢体瘫痪等症状而过早下地活动。6 周后患者可在床上由卧位改为坐位，每日 1 ~ 2 次，逐渐增加次数，逐步到下地活动。

2. 饮食应视病情而定

意识清醒的患者可给软食或半流质，适当增加含纤维素的食物，如新鲜蔬菜、水果等。有意识障碍的患者，可经胃管进食。发病早期因预防脑水肿，可适当限制水的摄入量。

3. 病情危重或昏迷的患者

分别按危重患者护理常规和昏迷患者护理常规进行护理。

（二）病情观察与护理

1. 意识变化与精神症状

此病患者意识大多清楚，若出血量大或出血进入脑实质、脑室，影响丘脑下部或脑干者，可出现不同程度的意识障碍，轻者患有短暂的意识模糊，重者昏迷。在急性期可出现烦躁、兴奋、谵妄幻觉、定向障碍及精神症状。如有上述改变，应及时处理。

2. 脑疝

如果患者意识障碍逐渐加深，并伴有剧烈的头痛、呕吐，两侧瞳孔不等大，则提示有脑疝发生的可能。此时应立即通知医师，做好一切抢救准备工作，如备好氧气、吸痰器、脱水剂等抢救药品和器材。

（三）并发症的预防与护理

1. 再出血

为预防再出血首先要做好患者心理护理，避免精神紧张，防止情绪波动，病室内应安静，减少陪人及探视，尽量减少一切不必要的搬动及检查，治疗护理要集中，保持大便通畅，对预防本病的复发也很重要。因患者长期卧床休息，肠蠕动减慢，极易发生便秘，如消化功能尚可，可给予有纤维的食物增加肠蠕动，同时训练患者习惯床上排便，告诉患者用力排便造成的不利因素。可用番泻叶泡茶，口服果糖导泻以预防便秘，对已有发生便秘的患者可用开塞露 1 支灌肠。

2. 肺部感染

应保持患者的呼吸道通畅，痰液黏稠不易咳出者，可给予雾化吸入，咳痰剧烈者，可适当给予止咳剂，同时遵医嘱给抗生素控制感染。

3. 泌尿系感染

保持患者会阴部的清洁，及时更换床单，每日 1 : 5000 高锰酸钾冲洗会阴 2 次。对昏迷的患者，行导尿术时，应严格执行无菌操作，并及时冲洗膀胱，定期复查尿常规，并注意观察小便的量及颜色。

（四）症状护理

1. 昏迷

患者昏迷眼睑不能闭合者，应每日用抗生素眼药水点眼，同时戴眼罩，预防角膜炎。应做好昏迷者的口腔护理，每日用盐水棉球擦洗口腔 2 次，防止口腔感染。

2. 头痛、呕吐

对剧烈头痛的患者应适当给予止痛剂，烦躁不安者，应床边加床栏，以防坠床。频繁呕吐的患者，头应偏向一侧，应严密观察呕吐的量及性质，及时补充电解质，必要时行腰穿放脑脊液 5 ~ 10mL，术后去枕平卧 4 小时。

（五）术前护理

1. 做好患者的思想解释工作，让其充分了解手术目的，从而解除顾虑，积极配合治疗。

2. 了解患者有无感冒发烧，对女患者还需了解月经来潮日期（因经期内不宜手术）。

3. 手术前数日将患者头发剪短或剃光，并检查头皮情况，如有毛囊炎、脓疮、疖或感染灶，应及早处理。在术前 2 ~ 3 日，可用肥皂水每日洗头 1 次，术前 1 日剃净头发并洗头，酌情洗澡或擦澡，剪指（趾）甲，更换内衣。手术当日再剃头发 1 次，经肥皂水洗净和乙醇消毒后，用消毒敷料或戴消毒敷料帽以保护之。

4. 根据手术情况，配血 400 ~ 800mL。

5. 进行青霉素、链霉素皮内过敏试验。

6. 手术前 1 日的晚上，用肥皂水灌肠。

7. 嘱患者于手术前日的晚上 8 点开始禁食。

8. 手术前 1 周内，观察体温、脉搏、呼吸并记录，如有异常，立即通知医师。

9. 按医嘱给用术前药，并嘱患者排空大小便。

10. 进手术室前取下患者的假牙等装饰品。

11. 铺好患者的床单，并备好氧气、吸痰器、抢救药品等。

（六）术后护理

1. 患者回病房后，应按全麻患者的护理取平卧位，头偏向健侧以防呕吐导致吸入性肺炎和窒息。头部抬高 15°~30°，以利头部的静脉回流。

2. 严密观察体温、脉搏、呼吸、血压的变化及手术处敷料有无渗血、渗液，如有异常立即通知医师。

3. 保持各种管道的通畅，观察并记录引流液的性质及量。

4. 术后要加强患者的生活护理，手术后第 1~2 日开始给予高蛋白、高热量和易消化的流质饮食，以利于伤口的愈合和恢复。

（七）康复

1. 女性患者 1~2 年应避免妊娠及分娩。

2. 使患者明白再次出血的危害性。配合医生及早做好脑血管造影或必要时手术治疗。

3. 多吃维生素丰富的食物，如蔬菜、水果，养成良好排便习惯，保持稳定的情绪，避免剧烈活动及从事体力劳动。

（焦美凤）

第十二章 急性中毒

第一节 概 述

毒物进入人体，达到中毒量而产生损害的全身性疾病称为中毒。引起中毒的化学物质称为毒物。中毒可分为急性和慢性两大类，主要由接触毒物的剂量和时间所决定。短时间内吸收大量毒物可引起急性中毒，长时间接触小剂量毒物则引起慢性中毒。

一、病因和发病机制

（一）病因

1. 职业性中毒

在生产过程中，一些原料、中间产物及成品具有毒性。如果在生产过程中不注意劳动防护，与毒物密切接触可发生中毒。在保管、运输、使用方面如不遵守安全防护制度也可发生中毒。

2. 非职业性中毒

误食、误接触有毒物质，用药过量，自杀或谋害。使过量毒物进入人体，可引起中毒。

（二）毒物的体内过程

1. 吸收

毒物主要经皮肤、呼吸道、消化道3条途径而被吸收。

2. 分布

毒物在体内分布于体液和组织中。

3. 代谢

肝是毒物在体内代谢转化的主要场所，其他如肾、肠、心、脑、脾、胰、肺、睾丸、肾上腺、甲状腺、视网膜和各组织的网状内皮细胞也可进行代谢转化。

4. 排泄

毒物可从各种途径排出，如经肾排泄，经胆管排泄及经小肠、大肠的黏膜排泄，其中以肾脏最为重要。

（三）中毒的机制

1. 局部刺激和腐蚀作用

强酸、强碱可吸收组织水分，并与蛋白质或脂肪结合，使细胞变形坏死，造成严重的局部组织破坏。

2. 缺氧

一氧化碳、硫化氢、氰化物等窒息性毒物，可通过不同途径阻碍氧的吸收、转运和利用。

3. 麻醉作用

有机溶剂和吸入性麻醉剂有强亲脂性，而脑组织和细胞膜脂类含量高，因此此类化学物质易蓄积于脑细胞膜，并进入细胞内而抑制脑功能。

4. 抑制酶的活力

许多毒物可通过毒物本身或其代谢产物抑制酶的活力，如氰化物可抑制细胞色素氧化酶，有机磷农药可抑制胆碱酯酶活力，重金属抑制含巯基的酶等。

5. 干扰细胞膜和（或）细胞器的生理功能

酚类如二硝基酚、三氯酚、棉酚等可使线粒体内氧化磷酸化作用解耦联，妨碍高磷酸键的合成和贮存，结果放出大量的能量而发热。

（四）影响毒物作用的因素

1. 毒物的理化性质　化学物的毒性与其化学结构有密切关系，空气中毒物的颗粒愈小，挥发性愈强，溶解度愈大，则吸入肺内的量愈多，毒性也愈大。

2. 个体的易感性　个体对毒物的敏感性不同，这与性别、年龄、营养、健康状况、生活习惯等因素有关。

二、病情评估

（一）病史

重点询问职业史和中毒史。职业史包括工种、工龄、接触毒物种类、时间、环境条件及防护措施，以及在相同工作条件下，其他人员有无类似症状发生。口服毒物应注意询问何时服用何种毒物、剂量，服毒前后是否吃东西、饮酒等。神志清楚者可询问患者本人，神志不清或企图自杀者应询问第一发现者或知情者，应注意询问发现时间，当时情况，患者身边有无药瓶、药袋、散落药片，家中有何药品及有无缺少何种药物，估计何时服药，如患者呕吐应注意呕吐物形状，有无特殊气味，同时应要求家属将药瓶、呕吐物带至医院以便确诊是何种毒物中毒，此外还应了解患者的生活情况、近期精神状况、有无家庭矛盾和社会矛盾及矛盾发生前后的情绪及举止异常等。

（二）临床表现

急性中毒起病急，变化快，可产生发绀、惊厥、呼吸困难、休克、昏迷、心跳呼吸骤停等严重表现。不同的毒物中毒常呈现某些特殊表现，对提示诊断有重要意义。例如，呼气呈大蒜味提示有机磷农药中毒；口唇呈樱桃红色提示一氧化碳中毒；皮肤呈黑色痂皮提示浓硫酸烧伤；瞳孔扩大提示阿托品和莨菪碱类中毒；瞳孔缩小提示有机磷农药等中毒。慢性中毒多见于职业中毒和地方病。出现某些表现时应想到慢性中毒的可能。例如，痴呆可见于四乙铅、一氧化碳中毒；周围神经异常表现可见于铅、砷、铊、二硫化碳等中毒；贫血表现可见于苯、三硝基甲苯等中毒。

（三）实验室检查

中毒的辅助检查主要是实验室检查。一方面常规留取剩余毒物或可能含毒的标本（如患者的呕吐物、胃内容物、血、尿等），通过化验确定毒物种类；另一方面通过对血液等标本的检查发现某些中毒的特异性改变，如有机磷杀虫药中毒时血清胆碱酯酶活力降低、一氧化碳中毒时血液碳氧血红蛋白浓度升高。

三、治疗

（一）阻止毒物吸收及促进其排泄

1. 皮肤黏膜接触中毒者

可用清水或适当的化学解毒剂的溶液洗涤，如石灰水、肥皂水或 3%～5% 小苏打可用作酸性毒物的解毒剂。柠檬酸、醋或 3%～5% 醋酸可用作碱性毒物的解毒剂，局部清洗。

2. 吸入中毒者

立即将患者搬离现场，置于空气流通的地方。松开衣领、静卧、保暖、清除患者口腔内分泌物，托起下颌使头稍向后仰以利呼吸道通畅。必要时进行人工呼吸和给氧，如有喉头水肿，须行气管切开。

3. 口服中毒者

可用以下方法促进胃肠道毒物的排出。

（1）催吐：神志清醒而又合作者，可喝大量 2%～4% 微温盐水，0.2%～1% 硫酸铜或牛奶 3～4 杯后，用压舌板、棉棒、筷子等刺激咽部催吐。也可皮下注射阿扑吗啡 5mg，吗啡中毒者禁用。

（2）洗胃：应争取时间彻底洗胃，一般在服毒后 6 小时内施行，以 1：（5 000～20 000）高锰酸钾或 2% 碳酸氢钠或温开水，反复灌洗直至洗出液澄清为止，服强腐蚀性毒物，不宜洗胃。

（3）导泻和灌肠：在催吐或洗胃后进行。口服或由胃管灌入硫酸钠或硫酸镁 20～30g。中毒如为中枢神经系统抑制剂（如巴比妥类、鸦片类、颠茄类中毒等）所引起者，不用硫酸镁，以免加深对中枢神经和呼吸肌的抑制。体弱而有明显失水或强酸、强碱等腐蚀毒物中毒者忌导泻。服毒后超过 6 小时或服泻药后 2 小时，可用生理盐水或肥皂水清洁灌肠，以便清除进入肠道毒物。

4. 促进毒物排泄

（1）利尿：输液增加尿量，能进食者多饮水，同时应用利尿剂如 20% 甘露醇或呋塞米等加速毒物排出。

（2）吸氧：可促进某些有毒气体的排出，如高压氧治疗急性一氧化碳中毒，效果良好。

（3）人工透析：血液透析和腹膜透析能从人体内清除某些毒物，严重者应早期透析。人工透析对清除巴比妥、安眠酮、苯妥英钠、甲醇、乙醇、异烟肼、磺胺、水杨酸等有效，而对有机磷农药、抗组胺药、酚噻嗪、洋地黄中毒效果不明显。

（4）换血疗法：如严重巴比妥、水杨酸盐、一氧化碳、有机磷农药或硼酸中毒等可考虑换血疗法。

（二）解毒

1. 一般解毒剂

（1）中和剂：强碱中毒可用1%醋酸、淡醋、柠檬水或橘子汁等弱酸中和。强酸中毒可用氧化镁、镁乳、肥皂水或氢氧化铝胶等中和，但不用碳酸氢钠，因遇酸后可生成二氧化碳，使胃肠胀气，有胃穿孔的危险。

（2）氧化剂：1:5 000高锰酸钾液，使有机化合物氧化解毒。

（3）保护剂：牛奶、蛋清、米糊、植物油等保护黏膜，能减低腐蚀性毒物的腐蚀性。

（4）吸附剂：活性炭可用于吸附生物碱、水杨酸、苯酚、砷、氯化汞等。

（5）沉淀剂：2%~5%硫酸镁或硫酸钠洗胃适用于钡、铅中毒。作用主要是沉淀毒物，使之不易吸收，有利于排出体外。

（6）通用解毒剂：活性炭、镁、奶浓度以2:1混合物15mL加水至200mL饮服或由胃管灌入，随后再催吐或洗胃而排出。

2. 特殊解毒剂

1）金属解毒剂：如依地酸、二钠钙、二乙烯三胺五乙酸、二羟基丙磺酸钠、二羟基丙酸、二羟基丁二酸钠素与多种金属络合成稳定而可溶的重金属络合物排出体外。

2）高铁血红蛋白血症解毒剂：小剂量的亚甲蓝静脉注射可使高铁血红蛋白还原成正常血红蛋白，但大剂量则相反。注意静脉注射不能外渗，如有外渗易引起组织坏死。

3）氰化物解毒剂：一般采用亚硝酸盐——硫代硫酸钠疗法。④有机磷解毒剂：阿托品、解磷定，详见"有机磷中毒"。

（三）对症处理

不少急性中毒并无特殊的解毒疗法，抢救过程中要密切观察呼吸、血压、脉搏，注意保暖，休息，控制休克，给予镇痛、输液、输血等；维持呼吸功能，保证呼吸道通畅，注意舌根后坠或痰液堵塞气管。呼吸不规则、呼吸抑制者要用呼吸兴奋药如山梗菜碱、尼可刹米等。对惊厥、狂躁，可用地西泮10~20mg，肌内注射；苯巴比妥0.1~0.2g，肌内注射等。对呕吐腹泻者应注意纠正水、电解质及酸碱平衡。对肝脏损害，要给多种维生素及保肝药物，也可给葡萄糖，酌情加用小量胰岛素；对心力衰竭、急性肺水肿、脑水肿、急性肾功能衰竭、昏迷等的治疗，详见有关章节。

总之，急性中毒的处理原则包括3个方面：①保持机体重要生理功能（诸如呼吸道通畅，有效血液循环、足够尿量、酸碱平衡及调节中枢神经系统功能等）。②排除毒物（诸如催吐、洗胃、导泻、利尿等）。③转化毒物的一般物理和化学特性，借以消除局部刺激或阻止其吸收（诸如应用沉淀、吸附、中和、氧化或保护剂等）。目前大多数中毒均无特效解毒药，因此在抢救急性中毒时，必须十分重视以上的治疗原则，不可片面寄托希望于所谓对抗药，否则将反而丧失挽救机会。

四、护理要点

（一）一般护理

1. 平卧位或侧卧位

平卧时头偏向一侧，保留胃管者需左侧卧位，以防止舌向后坠阻塞气管。昏迷者体温易下降，应给患者保暖。

2. 保持呼吸道通畅

呕吐物及痰液应及时吸出，有舌根后坠时用舌钳拉出，发现呼吸不畅、缺氧加重应及时报告医生，必要时做气管切开。

3. 吸氧

由于脑组织缺氧可促进脑水肿，加重意识障碍，故持续吸入氧是必要的，氧流量应为 2~4 L/min。

4. 饮食

昏迷时间超过 3~5 日，患者营养不易维持，可由鼻饲补充营养及水分。一般给予高热量、高蛋白易消化的流质饮食。鼻饲饮食温度不可过高，灌注速度适中。鼻饲管每周更换一次。

（二）生命体征护理

很多中毒无特殊解毒疗法，对症治疗及精心护理是抢救成功的关键，维持及保护生命活动器官的功能，护理时应注意以下 4 个方面：

1. 密切观察患者的临床症状、呼吸、脉搏、血压及瞳孔变化，详细观察并记录中心静脉压及出入量等；昏迷患者要做好皮肤护理，防止压疮发生；为了避免静脉血栓形成及肌肉僵直，要经常为患者做被动运动，如有皮肤溃疡及破损应及时处理，预防感染。

2. 保持呼吸道通畅，及时清除呼吸道分泌物，给予氧气吸入，必要时气管插管等。

3. 做好心脏监护，以便及早发现心脏损害，及时进行处理。

4. 维持水及电解质平衡。急性中毒者常易产生水电解质失衡，其原因多为继发性，如昏迷患者无法摄入，频繁呕吐、腹泻、高热出汗等液体丢失过多，或由于急性肾功能衰竭造成机体严重代谢紊乱。护理人员密切观察病情，及时给予适量的输液，可有效地防治水、电解质的紊乱。护士应注意观察患者每日进食量，口渴及皮肤弹性情况，对老年人应注意口腔黏膜有无干燥及静脉充盈有无不良；呕吐、腹泻情况，严重吐泻者应详细记录颜色和量；尿量及血压与尿量的关系；测定肝、肾功能，血、尿常规及凝血机制；进行血气分析，测定血液渗透压和血清 Na^+、K^+、Cl^-。应检查呕吐物、尿、粪中排出的毒物及有关生化项目，观察尿量、CVP、心电图及脑电图等。

（三）健康教育

1. 普及防毒知识

结合厂矿、城市、农村地区居民实际情况进行防毒健康教育。如我国北方初冬向居民宣传预防煤气中毒；农村使用农药季节宣传预防农药中毒；毒蛇咬伤常见于我国南方农村、山区、沿海一带，夏秋季发病较多，在毒蛇分布地区，夜间外出时要穿厚长裤、长袜及鞋子，头戴帽子，并携带防卫工具如手拿木棒及手电筒等。

2. 不吃有毒或变质的食品

新鲜腌制咸菜或变质韭菜、菠菜等含较多硝酸盐，进入肠道被细菌还原为亚硝酸盐，吸收后使血红蛋白氧化为高铁血红蛋白，后者无携氧能力致全身缺氧青紫，故新鲜腌制咸菜或变质韭菜、菠菜、萝卜等蔬菜不可食用。苦井水含较多硝酸盐和亚硝酸盐应禁止食用。有些野蕈类（俗称蘑菇）不易辨认有无毒性，故野蕈不可食用。河豚在我国从北向南大江河均产，水产部门已严禁出售，教育产地居民捕捉到不可食用。棉籽油含有棉酚，为工业用油，不可食用。未长熟（如青紫皮马铃薯）或发芽马铃薯含龙葵素很高，致胃肠道症状及中枢神经系统抑制，大量食用可引起急性中毒，少许发芽马铃薯应深挖去发芽部分，并浸泡半小时以上，才可煮炒后食用。

3. 生产及使用毒物部门应严格管理

生产、使用有毒物品的工厂，使用有毒杀虫剂的农村等地区，要大力宣传严格遵守操作规则及加强毒物保管制度。生产设备密闭化，防止毒物外漏。厂矿有毒物车间和岗位应加强局部通风和全面通风，以达排出毒物目的。必须遵守车间空气中毒物最高容许浓度规定，工作人员定期查体。农药杀虫剂和杀鼠剂毒性很大，要加强保管，装杀虫剂容器要加标记，投放鼠药也应有标记，以免误服。

（焦美凤）

第二节　急性一氧化碳中毒

一氧化碳为无色、无臭、无味、无刺激的气体，其最常见的原因是生活用煤气外泄或用煤炉取暖时空气不流通，其他如炼钢、化学工业及采矿等生产过程中操作不慎或发生意外事故等。

一、中毒机制

一氧化碳经呼吸道吸入后，与血红蛋白结合成碳氧血红蛋白（HbCO），失去携氧能力。一氧化碳与血红蛋白的亲和力较氧与血红蛋白的亲和力大 $250 \sim 300$ 倍，且解离速度为氧合血红蛋白（HbO_2）的 $1/3\,600$，因而可使组织缺氧，使氧离曲线左移。组织缺氧加重，中枢神经首先受累，严重者出现脑水肿、继发性脑血管病变、缺氧性脑病及形成后遗症或迟发性脑病、心肌损害和各类心律失常。

二、病情评估

（一）病史

有一氧化碳吸入史。

（二）临床表现

1. 接触反应

出现头痛、头晕、心悸、恶心等症状，吸入新鲜空气后症状可迅速消失。

2. 轻度中毒

出现剧烈头痛、头昏、恶心、呕吐、眼花、心悸、四肢无力等，有轻度意识障碍（如意识模糊、嗜睡、朦胧状态）或中度意识障碍（如谵妄状态）但无昏迷者，于停止接触一氧化碳后意识很快恢复正常。

3. 中度中毒

除上述症状外，意识障碍表现为浅至中度昏迷，并可出现抽搐，病理反射阳性，大小便失禁或潴留。昏迷持续时间一般不超过 4 小时，经抢救恢复后无明显并发症或后遗症。

4. 重度中毒

具有下列任何一项者：①意识障碍程度达深昏迷或去大脑皮质状态。②患者有意识障碍且并发下列任何一项者：脑水肿或休克，严重的心肌损害，或肺水肿，或呼吸衰竭，或上消化道出血，或脑局灶损害（如锥体系或锥外系损害体征），碳氧血红蛋白浓度 >50%。脑水肿严重而没有及时治疗者，可复罹去大脑皮质综合征，治疗不够者可引起震颤、麻痹等后遗症。

5. 急性一氧化碳中毒迟发脑病（即神经精神后发症）

急性一氧化碳中毒患者在意识障碍恢复后，经过 2~60 日的"假愈期"，可出现下列症状表现之一。①精神意识障碍：呈现病呆状态、谵妄状态或去大脑皮质状态。②锥体外系神经障碍：出现震颤麻痹综合征。③锥体系神经损害：如偏瘫、病理反射阳性或小便失禁等。④大脑皮质局灶性功能障碍：如失语、失明等，或出现继发性癫痫。

（三）实验室及其他检查

测定血碳氧血红蛋白饱和度可协助诊断，轻度中毒为10%~30%；中度中毒为30%~40%；重度中毒超过40%。脑电图检查可见弥漫性低波幅慢波。头颅 CT 检查：脑水肿时可见脑部有病理性密度减低区。

（四）诊断和鉴别诊断

根据一氧化碳的接触史，急性发生中枢神经损害的症状和体征，如突然昏迷，皮肤黏膜呈樱桃红色等表现，结合血液 COHb 及时测定的结果，则可做出急性一氧化碳中毒诊断。

急性一氧化碳中毒应与脑血管意外、脑膜炎、糖尿病酮症酸中毒及其他中毒引起的昏迷相鉴别。既往史、体检、实验室检查有助于鉴别诊断。血液 COHb 测定是有价值的诊断指标，但采取血标本要求在脱离中毒现场 8 小时以内尽早抽取静脉血。因为脱离现场数小时后 COHb 即逐渐消失。

三、治疗

治疗原则是积极救治缺氧和防治脑水肿。

1. 现场急救

立即打开门窗或迅速将患者移至空气流通的地方，注意保暖，保持呼吸道通畅。

2. 纠正缺氧

吸入氧气可加速碳氧血红蛋白的解离，一氧化碳的清除速率取决于 $PaCO/PaO_2$ 比率。呼吸室内空气时，一氧化碳的半衰期是 250 分钟，而呼吸 100% 氧时，一氧化碳的半衰期是 40 分钟，因此尽快吸入 100% 氧气并持续至 COHb 降至 20% 以下。有条件时可给予高压氧疗法，高压氧可更多地增加血中溶解的氧量，加速一氧化碳的清除，缩短昏迷时间，减轻一氧化碳中毒的后遗症。

3. 防治脑水肿

急性中毒后 2～4 小时即可出现脑水肿，且在 24～48 小时内发展到高峰。因此应及时应用高渗脱水剂、利尿剂和肾上腺糖皮质激素等药物，以消除脑水肿，促进脑血液循环。

4. 对症处理

①如有惊厥、抽搐，可用地西泮、水合氯醛等镇静剂。②对昏迷持续时间较长，出现高热和频繁抽搐者，可采用冰帽、冰袋和冬眠药物等进行降温治疗。冬眠疗法可改善脑血管功能，降低脑神经细胞代谢，增强脑组织对缺氧的耐受性。常用氯丙嗪 50mg、异丙嗪 50mg、哌替啶 100mg，置于 5% 葡萄糖 500mL 中静脉滴注，开始时宜用 1/3 量或半量。如有心动过速，可用氢化麦角碱 0.3～0.6mg 代替氯丙嗪，有严重呼吸功能障碍者不宜用哌替啶。③适当使用中枢神经兴奋剂，有助于昏迷的清醒和呼吸的恢复，可选用尼可刹米、山梗菜碱、克脑迷（AET）、γ-氨酪酸、氯酯醒等。

5. 其他

①危重病例可考虑予以换血或输入新鲜血。②纠正水、电解质及酸碱失衡，防止和治疗肺水肿，预防继发感染，出现心律紊乱、血压下降时要及时予以纠正。③抗感染，应用抗生素预防肺部并发症。④急性一氧化碳中毒昏迷者苏醒后，神经、精神尚处于不平衡状态时，应加强心理治疗，其中护理尤为重要。

四、护理

（一）一般监护

1. 将患者放至空气流通处，高流量吸氧或行高压氧治疗。昏迷或烦躁患者应加强保护措施，以免发生坠床、骨折等。

2. 昏迷患者取侧卧位或平卧头偏向一侧，及时清除口腔内分泌物，保持呼吸道通畅，加强皮肤护理，定时翻身、按摩，预防压疮的发生。

3. 昏迷者暂禁饮食，通过静脉补充营养，必要时鼻饲。神志清醒后鼓励患者进食，多饮水。

（二）病情观察与监护

1. 严密观察患者的体温、脉搏、呼吸、血压、尿量，并填写特别记录单，以便及时采取救治措施。高热者可采用物理降温。

2. 发现昏迷的患者，可按昏迷进行护理，注意安全及保持呼吸道的通畅，防止坠床、窒息及吸入性肺炎。昏迷患者清醒后仍需注意观察，以便及时发现再度出现昏迷的先兆症状，予以及早防治。

3. 注意神经系统的表现及皮肤、肢体受压部位损害情况，如有无急性痴呆性木僵、癫痫、失语、肢体瘫痪、惊厥、震颤麻痹、皮肤水泡、筋膜间隔综合征等。

（三）对症监护

1. 重度中毒患者伴有抽搐、呕吐时，应将患者头偏向一侧，及时清除口腔内呕吐物，防止吸入气管。抽搐发作时，应将缠有纱布的压舌板放于上、下臼齿之间，防止舌咬伤，并记录抽搐发作的次数、持续时间、间隔时间等，遵医嘱给予镇静剂，并观察疗效。

2. 由于缺氧患者表现有呼吸困难、胸闷，严重者可出现呼吸衰竭。应严密观察呼吸速率、节律、深浅度的变化，保持呼吸道通畅，正确给氧，必要时行气管插管、呼吸机辅助呼吸，遵医嘱应用呼吸兴奋剂。

（四）健康教育

1. 急性一氧化碳中毒的预防最重要，应大力加强中毒防护措施的宣传。生产车间要认真执行操作规程，经常检修煤气炉和管道以防漏气。居室内火炉要安装烟囱，保持室内空气流通，切勿将煤气热水器安装在浴室内。

2. 凡可能接触一氧化碳的人出现头晕、头痛，应立即离开所在环境，吸入新鲜空气，严重者须及时就医治疗。

3. 出院时留有后遗症者，应鼓励患者继续治疗；如有智力丧失或低下时，应嘱其家属细心照料，加强对患者进行语言训练和肢体功能锻炼。

（刘丽丽）

第三节　急性巴比妥类药物中毒

巴比妥类药物是常用的镇静剂和催眠剂。各种巴比妥类药物作用基本相同。按其作用时间长短分为4类。①长效类：包括巴比妥和苯巴比妥，作用时间6~8小时。②中效类：包括异戊巴比妥，作用时间3~6小时。③短效类：包括速可眠，作用时间2~3小时。④超短效类：包括硫喷妥钠，作用时间在2小时以内。本类药物易自肠道吸收，在体内可分布于一切组织和体液中，脂溶性高者（如速可眠）容易进入脑组织，因之产生作用快，脂溶性低者（如苯巴比妥）则产生作用慢。一部分在肝内氧化破坏，所形成的氧化物或以游离状态或与葡萄糖醛酸结合后由肾排出；另一部分以原形从肾排出。巴比妥类药物若与乙醇同服或空腹服用则吸收较快，中毒症状出现也较早。苯巴比妥的致死量为5g，阿米妥的致死量为3g。由于巴比妥药物临床应用较广，中毒也较常见。

一、病因和发病机制

本病多因自杀或误服，一次摄入这类药物的5~6倍催眠剂量，即会引起急性中毒，实际吸收量超过其治疗量的15倍时即有致命危险。此外，长期服用长效的巴比妥类药物，可引起蓄积中毒。少数患者对这类药物高度敏感，小剂量即可引起严重反应。肝、肾功能不全的患者用常用量也可致蓄积中毒。饮酒、精神抑郁及曾用过镇静剂或麻醉剂的患者，对巴比妥类的耐受性下降，易致中毒。

巴比妥类药物为中枢神经抑制剂，可抑制丙酮酸氧化酶系统，从而抑制神经细胞的兴奋性，阻断脑干网状结构上行激活系统的传导机能，使整个大脑皮质产生弥漫性的抑制，大剂量巴比妥类可直接抑制延脑呼吸中枢，导致呼吸衰竭，抑制血管运动中枢，使周围血管扩张，导致休克。可直接损害毛细血管，并可并发肝肾损害。

二、病情评估

（一）病史
有口服或误服过量巴比妥类药物史。

（二）临床表现

1. 轻度中毒

嗜睡或深睡，推动可以叫醒、反应迟钝、言语不清、判断及定向力障碍。

2. 中度中毒

沉睡或进入昏迷状态，强烈刺激虽能唤醒，但不能言语，旋即又沉睡。呼吸略慢，眼球有震颤，反射存在或消失，但无呼吸、循环障碍。

3. 重度中毒

吞食 10 ~ 20 倍催眠量之巴比妥药物。患者已进入深昏迷状态，呼吸浅而慢，有时呈陈-施氏呼吸，通过血气分析可证实呼吸抑制的存在。昏迷早期，可能有四肢强直，腱反射亢进，锥体束征阳性。后期则全身弛缓，各种反射消失，瞳孔对光反应存在，瞳孔缩小，有时则散大。短效类巴比妥中毒易发生肺水肿，脉搏细速、血压降低。后期可因积聚性肺炎而呼吸困难更甚。严重者发生休克，尿少或尿闭，氮质血症等，最终可因呼吸中枢麻痹、休克或长期昏迷并发肺部感染而死亡。

（三）实验室及其他检查
取呕吐物、胃液、尿及脑脊液检查均可发现巴比妥类药物。对重度中毒患者，应监测血尿素氮、二氧化碳结合力和电解质等。脑电图可有特征性变化。

（四）诊断

1. 有误服大量巴比妥类药物史。

2. 嗜睡、昏睡，甚至昏迷、瞳孔缩小、呼吸变慢、发绀、皮肤湿冷、血压下降，或有肝、肾损害的表现。

3. 排除其他昏迷原因。

4. 胃内容物、血、尿检查有过量的巴比妥类药物。

判定：具备上述 4 项可诊断。

（五）鉴别诊断
应注意与脑血管意外、一氧化碳中毒及其他药物中毒鉴别，尽快排除其他疾病所致昏迷。

三、治疗

无特效解毒剂，关键在于维持呼吸、循环和泌尿系统功能。

（一）一般治疗

长时间昏睡、昏迷的患者应采取平卧位，头部不用枕头，足部稍抬高，并应经常翻身，防止压疮及坠积性肺炎。保持呼吸道通畅，防止舌后坠，清除口腔及咽部的分泌物，防止吸入性肺炎和窒息。呼吸困难者给予吸氧，必要时气管插管或气管切开。适当保温，避免受凉。

（二）排除毒物

1. 立即洗胃

可用1∶5 000高锰酸钾溶液或温水反复洗胃，总洗胃液量10 000mL左右，50%硫酸镁60mL导泻。

2. 促进排泄

可静脉输液，稀释血液中的毒物浓度，并促使排泄和供给营养，维持水、电解质平衡，碱化尿液，可给予4%～5%碳酸氢钠溶液100～200mL静脉滴注，促使毒物排出。

（三）应用中枢神经系统兴奋剂

这类药物并非解毒剂，也不参与巴比妥类药物代谢，所以不作为常规使用，这些药物反复大量使用，可发生惊厥，增加机体氧耗量，加重中枢衰竭。苏醒剂用量过大时，可引起惊厥或心律失常，加重呼吸循环衰竭，甚至引起死亡。故必须适当掌握剂量和用法。必须清楚的是，苏醒剂不能缩短中毒者的昏迷时间，只能对其呼吸和循环中枢有兴奋作用。使机体在消除过量的巴比妥类药物以后逐渐苏醒。不可企图用中枢兴奋剂使患者完全清醒。在抢救过程中有以下任一种情况时可考虑使用苏醒剂：①深昏迷，处于完全无反射状态。经积极抢救48小时后患者仍昏迷不醒者。②有明显呼吸衰竭可选用下列中枢兴奋药中的1种。但其中以美解眠为首选。

1. 美解眠

50～100mL加入葡萄糖液500mL静脉滴注，亦可每隔3～5分钟给50mg，静脉注射，至呼吸肌张力或反射恢复正常时减量，本药比较安全。

2. 可拉明、洛贝林

多用于呼吸中枢衰竭病例，可静点也可静脉注入。

3. 印防己毒素

3～6mg溶于6mL生理盐水中，以每分钟1.0mL的速度静脉注射，于产生轻度肌肉颤搐，角膜反射恢复为止。

4. 利他林

30～50mg，肌内注射或静脉注射，每30小时至1小时可重复使用，直至苏醒。青光眼禁用，高血压及孕妇慎用。

5. 士的宁

1mg静脉输入，每隔15分钟静脉注入，观察反应同防己毒素。

（四）其他

重症患者，早期做腹膜透析或血液透析。出现黄疸或药物过敏性皮疹时，可酌情予以保肝或皮质激素治疗。迅速处理威胁生命的并发症，如纠正心律失常、控制肺水肿、抗惊厥，切实做好头部降温防治脑水肿。对昏迷患者，应注意预防感染。

四、护理要点

（一）一般护理

1. 沉睡或昏迷者应安置于抢救室洗胃床上，专人守护，注意保持呼吸道通畅，不使舌向后坠，用通气管、舌钳等以防窒息。定时翻身，并注意保暖。

2. 准确记录出入量，防治酸碱及水、电解质失衡。

3. 患者低体温时，应注意保温。

4. 躁动患者要防止坠床和外伤。

5. 对清醒的有自杀行为的患者应注意防护，同时做好心理护理，帮助患者树立生活的信心，战胜心理障碍，更好地配合治疗及护理工作。

（二）病情观察与护理

1. 观察血压、脉搏、呼吸、心率及瞳孔变化，尤其应注意昏迷患者血压突然下降而发生休克。若出现呼吸不规则、瞳孔散大或缩小应通知医生。观察尿量并做好记录。

2. 洗胃时严防胃内容物吸入气管。氧气吸入至发绀消失，呼吸恢复正常，神志完全清醒。应用利尿剂时滴速宜快，注意尿量。应用解毒剂时，注意药物反应。对长期昏迷患者应做好腹膜透析或血液透析的准备，并观察疗效及反应。对服毒自杀患者，在苏醒过程注意了解和观察心理状态，积极主动进行劝导，避免语言刺激。

（三）健康教育

严格掌握剂量，静脉给药时 1 次用量不宜过大，速度不宜过快。长期用药应注意蓄积中毒的可能。肝、肾功能不全的患者最好不用巴比妥类药物，必要时减量慎用。饮酒后特别是乙醇中毒患者禁用本类药物。精神病患者，不要让患者自己服药。

（张亚君）

第四节　急性乙醇中毒

一、病因和发病机制

日常酒类饮料中，均含有不同分量乙醇。一般黄酒为 10%～15%，麦制烧酒、高粱曲酒等含 40%～60%，葡萄酒含 10%～15%，啤酒含 2%～5%。酗酒或饮用过量的乙醇即可引起。主要为抑制中枢神经系统，开始作用于大脑，以后渐波及延脑和脊髓，出现运动及神经精神失常，严重者可导致呼吸中枢麻痹。

二、病情评估

（一）病史
有过量饮酒史。

（二）临床表现
急性乙醇中毒的临床表现大致分为 3 个不同的时期：

1. 兴奋期

眼部充血、颜面潮红或苍白、眩晕、愉快、言语增多、喜怒无常、有时寂静入睡。

2. 共济失调期

动作笨拙、步态蹒跚、走路不稳、语言含糊不清。

3. 昏睡期

面色苍白或潮红、皮肤湿冷、口唇微紫、心跳增快、呈休克状态，继之瞳孔散大，呼吸缓慢而带有鼾音。呕吐、躁动，严重时大小便失禁、抽搐，最后可发生呼吸衰竭。

（三）实验室及其他检查

1. 血中乙醇浓度升高。

2. 血糖降低。

3. 肝功能异常，转氨酶升高。

4. 血酮体升高，常出现酮尿。

5. 二氧化碳结合力常降低。

6. 心电图检查可见心律失常和心肌损害。

（四）诊断和鉴别诊断

根据饮酒史及上述症状体征，可做出诊断。主要与引起昏迷的疾病相鉴别。如镇静催眠药中毒、一氧化碳中毒、脑血管意外、颅脑外伤等。仔细询问病史、结合临床表现、体格检查及实验室检查不难做出鉴别。

三、治疗

1. 轻症患者，多不需特殊处理，卧床休息、保温，给予浓茶或咖啡，促使其醒酒。

2. 饮酒量过多者，可用普通胃管经鼻孔插入胃内，吸空胃内容物，以1%碳酸氢钠溶液或盐水洗胃，洗胃后并由胃管注入适量的浓茶或咖啡。

3. 患者烦躁不安，过度兴奋者，可肌内注射25～50mg氯丙嗪或口服水合氯醛。注意勿坠床。呼吸缓慢或表浅时，可予氧气吸入。

4. 严重者可用1%碳酸氢钠溶液或温清水洗胃，昏迷者防止反流入气管内。洗胃灌入浓茶或咖啡。

5. 可静脉补液，并给予50%葡萄糖溶液80mL加胰岛素16U静脉注射，或肌内注射维生素B_1、维生素B_6及烟酸各100mg，每日2次。

6. 昏迷者给予吸氧。给中枢神经兴奋剂，如利他林20mg静脉注射。苯甲酸钠咖啡因0.5g肌内注射，呼吸抑制者给呼吸兴奋剂如可拉明、洛贝林等。

7. 脑水肿者可给予20%甘露醇或10%甘油注射液静脉注射。

8. 也可酌情使用下列验方解酒：①醋15g左右，因为乙醇和醋相遇，会使乙醇和醋都失去原来的特性，所以能醒酒。②饮西瓜汁1碗。③吃鲜橙或柑橘1～3个。④吃生梨3～5个。⑤松花蛋1个，蘸醋徐徐吃下。⑥白菜心切丝，加食醋、白糖当菜吃。⑦鲜藕洗净、捣碎，绞汁饮用。

9. 避免应用吗啡、苯巴比妥类对呼吸有抑制作用的药物。血压降低呈休克状态者，应给予抗休克治疗。给抗生素预防继发感染。严重中毒者可用血液透析。

四、护理要点

(一) 一般护理

1. 轻者无须特殊治疗，卧床休息，注意保暖，兴奋者可肌内注射地西泮 10mg。

2. 较重昏睡者，可用温水或 20% 碳酸氢钠溶液洗胃，但注意勿使胃内容物反流入气管，因呕吐物的吸入是造成乙醇中毒死亡的原因之一，故应将患者头放低取左侧卧位。

3. 氧气吸入，以含 5% 的二氧化碳的混合氧为好。如为纯氧，以间歇吸入为佳。

4. 重症患者注意纠正水、电解质及酸碱失衡，并严格记录出入量。做好口腔护理，防止吸入性肺炎。

(二) 病情观察与护理

1. 患者昏睡时，应密切观察患者的脉搏、血压、呼吸，尤其是原有心、肺、肝、肾、慢性疾病者，更应提高警惕。如有异常发现，及时采取措施。

2. 急性乙醇中毒患者还要注意保护气管，防止呕吐物吸入气管，呕吐物的吸入是造成乙醇中毒死亡的原因之一，故应将患者放置头低左侧卧位。

3. 如果患者出现抽搐、躁动不安的情况，可用安定来控制，但应在准备好复苏设备的情况下进行。

(三) 健康教育

避免空腹饮酒及饮酒过量。

(张亚君)

第五节 细菌性食物中毒

细菌性食物中毒是由于进食被细菌或细菌毒素污染的食物而引起的疾病。通常是集体暴发、潜伏期短、数人同时发病、有相同表现，所有的发病都与食品之间有明显的关系。如停止食用引起食物中毒的食品，则发病迅速停止。

一、病因和发病机制

引起细菌性食物中毒的细菌很多，按其病原菌的不同可分为沙门氏菌食物中毒、副溶血弧菌食物中毒、葡萄球菌食物中毒、蜡样芽孢杆菌食物中毒及变形杆菌食物中毒等。细菌性食物中大量繁殖，并产生大量毒素（包括外毒素及细菌裂解后释出的内毒素），当大量的细菌及毒素进入体内，可引起剧烈的胃肠道反应，从而产生呕吐、腹泻等胃肠道症状。肉毒杆菌外毒素经消化道侵入人体后，主要损害中枢神经系统，其中以脑干神经核的损害尤为明显，运动神经末梢与自主神经末梢亦受损害，从而使其支配的相应肌群收缩运动障碍，发生瘫痪。

二、病情评估

（一）病史

详细询问病史，本病有明显的季节性，一般夏秋季发病较多。常呈暴发和集体发作的形式，发患者数常与食用被污染的食物的人数有关。有进食生冷食品或未充分加热食物史，起病急，潜伏期2~72小时，多于进食后4~12小时发病。

（二）临床表现

1. 沙门菌食物中毒

（1）胃肠炎型：前驱症状有寒战、头晕、头痛、恶心和痉挛性腹痛，以后出现呕吐、腹泻，全身酸痛和发热，大便黄色或黄绿色水样便，有恶臭，便中带有黏液和脓血。腹泻每日7~8次，腹部有压痛，少数有里急后重。体温高达39~40℃，重者出现惊厥、谵妄、脉搏加快、发绀。

（2）类霍乱型：起病急，高热、呕吐，腹泻次数增多，脱水明显，大便呈米泔样。患者可有发绀、皮肤干燥，尿量减少。

（3）类伤寒型：症状类似伤寒，稽留型高热，相对缓脉，伴全身乏力、头痛、四肢酸痛、腹痛、腹泻，症状较轻，病程较长，一般10~14日。

（4）类感冒型：恶寒发热，全身不适或疼痛，伴鼻塞、咽痛等上呼吸道症状。

（5）败血症型：起病急，出现恶寒、寒战、出汗、不规则发热；可持续数十日或更长。伴有恶心、呕吐、腹痛、腹泻等胃肠道症状。少数病例可有肝脾肿大或并发肺炎、脑膜炎等。

可疑食物、呕吐物、粪便或早期血培养可分离出致病性沙门氏杆菌。血清凝集试验，1:40以上为阳性，连续测定，凝集效价逐渐增高。

2. 嗜盐菌食物中毒

本病多因进食被嗜盐菌污染的食物所致。潜伏期6~12小时，有腹痛、腹泻，每日5~6次，多者达20多次，洗肉水样便，以后为脓血便。恶心、呕吐，体温为37.5~39.5℃。右下腹压痛明显。重者脱水明显，甚至出现意识不清、痉挛、面色苍白或发绀，也可发生休克。病程2~4日，预后良好。

3. 变形杆菌食物中毒

进食被变形杆菌污染的动物食品，或凉拌菜、剩饭菜及某些豆制品等，集体发病。分为3型，即急性胃肠炎型、过敏型、混合型。

（1）急性胃肠炎型：潜伏期最短为2小时，最长者30小时，一般为10~12小时。主要表现为恶心、呕吐、腹痛、腹泻、头痛、头晕、乏力、发热等。阵发性剧烈腹痛，位于脐周围或上腹部。腹泻每日数次至十数次，呈水样便并伴有黏液，有恶臭、无脓血。病程一般1~2日，长者可达3~4日。预后一般良好。

（2）过敏型：潜伏期短，30分钟至2小时。主要表现为颜面和上身皮肤潮红、头晕、头痛，并有荨麻疹。病程一般1~2日。

（3）混合型：即有过敏型和急性胃肠炎型两类症状存在。

4. 葡萄球菌食物中毒

是因进食被葡萄球菌产生的肠毒素污染的食物所引起的疾病。本病多发生于盛夏季节。有进食污染食物的历史。被污染食品多为剩饭、糕点、冰棍、牛奶及其制品、熟肉等。起病急，多在进食后 2~4 小时发病，临床表现为消化系统症状：恶心、呕吐，腹痛，腹泻，但呕吐较重，腹泻较轻，呕吐物可呈胆汁样，或有血丝及黏液，腹泻一般每日 3~4 次，多为水样便或黏液便。吐泻剧烈者，可致脱水、肌肉痉挛，甚至休克。病程短，多在数小时至 1~2 日内痊愈。

5. 肉毒杆菌食物中毒

本病多发生于春冬季节，以 3~5 月份发病最多，患者有进食肉类、罐头等可疑食品史，共食者同时发病。起病突然，潜伏期 2 小时至 2 个月，一般为 12~72 小时。中毒主要表现为神经肌肉麻痹症状，初起多头晕、乏力、视力模糊，继而出现复视、睑下垂、瞳孔散大、对光反应消失、内外眼肌瘫痪、面无表情。严重病例则有吞咽、发音及呼吸困难，随后颈部及肩部肌力软弱、抬头困难、共济失调。对称性肌瘫为本病特征。病程中患者神志清楚，感觉正常，体温亦多正常。轻症患者于 4~10 日后逐渐恢复健康，吞咽、言语、呼吸困难先行缓解，随后其他肌肉瘫痪也相继恢复，但眼肌瘫痪和视力恢复较慢；重症患者可于发病后 3~10 日内因呼吸衰竭、心力衰竭或继发肺炎而死亡。婴儿肉毒中毒首先症状常为便秘，继之迅速出现颅神经麻痹，病情进展很快，有的可能猝死。

（三）实验室检查

怀疑本病时，应立即取可疑食物，呕吐物及粪便作细菌培养。动物试验可用于肉毒杆菌食物中毒的诊断。

（四）诊断和鉴别诊断

根据病史及上述临床表现结合实验室检查可诊断。

本病应与引起急性腹泻的其他疾病如菌痢、弯曲杆菌病、产肠毒素大肠杆菌感染、霍乱、阿米巴肠病和病毒性肠炎等鉴别。

三、治疗

（一）治疗原则

排除毒素，纠正脱水，消灭病原菌，防治并发症。

（二）治疗方案

1. 胃肠型食物中毒

常由沙门氏菌属、副溶血性弧菌、变形杆菌、大肠杆菌、金黄色葡萄球菌引起，本病病程短，病原菌及肠毒素能在短期内排出体外。

（1）一般治疗：卧床休息，轻型可多进水，流质或半流质饮食。

（2）对症治疗：本病对症治疗是主要的。可给阿托品 0.5mg 皮下注射，或 654-2 10mg 皮下注射，用以防止恶心、呕吐、腹痛等。脱水明显者如呕吐剧烈不能进食或频繁腹泻者，可给予 5%~10% 葡萄糖溶液和复方氯化钠溶液 500~1 000mL 静脉滴注。脱水致休克应及时纠正脱水和休克，纠正休克可用低分子右旋糖酐、复方氯化钠溶液快速输入。变形杆菌引起过敏者，可给扑尔敏4mg或安其敏25mg，每日3次口服。

（3）消灭病原菌：沙门氏菌选用氯霉素；副溶血性弧菌选用氯霉素或四环素等；变形杆菌选用庆大霉素、卡那霉素；大肠杆菌选用庆大霉素或氨基苄青霉素。

2. 肉毒杆菌食物中毒

肉毒杆菌外毒素引起的神经系统症状为主，如眼肌、吞咽肌的瘫痪，病情多凶险。

（1）抗毒素治疗：早期用多价肉毒抗毒素，在发病后24小时内或麻痹症状出现前用最为有效，一次足量，5万~10万U肌内和静脉各半注射。给药前须做皮肤过敏试验。

（2）迅速排除毒素：在进食4小时内用5%碳酸氢钠，或1:4 000高锰酸钾洗胃。外毒素在碱性环境或氧化剂作用下被破坏或减毒。同时服用导泻剂或清洁灌肠以清除毒素。

（3）用抗生素预防肺部感染，给氧气吸入。保持呼吸道通畅。

四、护理要点

（一）一般护理

1. 患者应严密肠道隔离，卧床休息，病室环境安静、保暖，并对其吐泻物进行彻底消毒。

2. 饮食宜清淡、多饮水。呕吐重者暂时禁食，给予补液，以补充水分和营养。

3. 腹痛较重剧烈呕吐者，可给镇静剂、解痉止痛剂，如安定、阿托品、山莨菪碱等。

4. 静脉输液，纠正水、电解质紊乱及酸碱失衡。记出入量。

（二）病情观察与护理

注意观察病情变化，尤其注意呼吸心跳的变化。肉毒杆菌食物中毒者，还应注意有无呼吸肌麻痹，并给予吸痰、给氧。发现异常及时报告医生。

（三）健康教育

1. 注意饮食卫生。动物性食物如家禽、肉类及其制品均应煮熟、煮透方可食用，乳类蛋类须经可靠的消毒处理，不宜生食。不吃病畜的肉类及内脏，不喝生水。

2. 搞好食堂卫生。从事饮食业的工作人员，应定期做健康检查和细菌培养，养成良好的卫生习惯和职业道德，建立和执行饮食卫生管理制度，严格防止烹调后的清洁食物再污染，保证食品的卫生质量，生熟食应分刀、分砧板、分容器等，以免发生交叉感染。饭菜要保管好，防止被苍蝇等所污染。剩余饭菜要摊开存放清凉通风处，以防变馊，下餐食用前须彻底加热。售卖食品时，切实做到货款分开，不得用手同时拿钱或饭菜票和食物，以免食物污染。不在食堂附近饲养家畜家禽，消灭苍蝇、蟑螂、鼠类、蚁类。

3. 加强饮食卫生管理，罐头食品必须严密消毒，罐盖鼓起者、色香味改变者，必须煮沸后弃去，不可喂饲家畜。腌腊食物及家制瓶装食物应煮沸6~10分钟后始可进食，禁止食用发酵或腐败食物。若同食者发生肉毒中毒症状或所进食品有肉毒杆菌外毒素存在时，应立即接受多价肉毒杆菌抗毒血清1 000~2 000 U，以防发病，经常食用罐头食品者，可考虑注射肉毒杆菌类毒素。

（黄世叶）

第十三章 创 伤

第一节 颅脑损伤

颅脑损伤多见于交通、工矿等事故，自然灾害，爆炸、火器伤，坠落、跌倒以及各种锐器、钝器对头部的伤害；常与身体其他部位的损伤合并存在。颅脑损伤可分为头皮损伤、颅骨损伤与脑损伤，三者虽皆可单独发生，但需警惕其合并存在。其中，对预后起决定性作用的是脑损伤的程度及其处理效果。

一、病因

颅脑损伤多由暴力直接作用头部或通过躯体传递间接作用于头部引起。平时多为交通事故、高处坠落、挤压伤、刀刃伤、拳击伤等。战时多为火器伤或爆炸性武器引起的冲击波所致。

二、病情评估

（一）临床表现

1. 头皮损伤

1）头皮挫伤：损伤累及皮下组织。临床可见头皮肿胀、淤血。

2）头皮血肿：多为钝器直接损伤所致。可分为皮下血肿、帽状腱膜下血肿及骨膜下血肿3种，有时也可同时发生，混杂存在。

3）头皮裂伤：裂伤发生在外力作用部位。外力的形式不同，边缘亦异。锐性外力，创缘较整齐；钝性外力，创缘常有挫伤。裂伤的程度也不等。如帽状腱膜横向（与其纤维垂直）断裂，由于两端肌肉收缩，伤口便开大。由于头皮血管丰富，出血很多，严重时可引起休克。

4）头皮撕脱伤：头皮撕脱伤为头皮受到强烈的牵扯，如多因发辫卷入转动的机器中，使头皮由帽状腱膜下方部分或全部撕脱，伤者常因大量失血和创口疼痛发生休克。

2. 颅骨骨折

外伤后患者出现头皮局部肿胀，或有擦伤、挫伤等，有时头皮肿胀，头颅变形易误诊为凹陷骨折。

1）颅盖骨折：发生率较高，可分线形骨折和凹陷骨折。线形骨折伤处头皮可有压痛、肿胀或血肿。凹陷骨折在伤处可触及骨质凹陷，但局部有头皮血肿时，不易鉴别。

2）颅底骨折：分颅前窝、颅中窝和颅后窝骨折3种，以颅中窝骨折为最多见，颅前窝骨折次之，颅后窝骨折较少见。

3）鞍区骨折：损伤颈内动脉或海绵窦时，血液经蝶窦流入鼻咽腔，出现口鼻剧烈出血，甚至血流因流入气管发生窒息。

颅底骨折时，因硬脑膜损伤，血液可流入蛛网膜下隙，引起头痛、烦躁、恶心、呕吐等症状。检查颈部有抵抗感，凯尔尼格征阳性。并发脑和脑干损伤时，可有意识障碍等脑损伤症状，病情危重。

3. 脑震荡

脑震荡是指头部受外力打击后，由于脑干网状结构受损而立即发生的一时性广泛的脑功能障碍。伤后立即出现短暂的意识障碍，其时间由数秒钟到数分钟，一般不超过半小时。在意识障碍的同时，可有皮肤苍白、出汗、瞳孔或大或小、血压下降、心动徐缓、呼吸减慢、肌张力降低、各种生理反射迟钝或消失等"脑性休克"的表现，但很快随着意识的恢复而消失。醒后常有头痛、头昏、恶心、呕吐等症状。患者对受伤当时，乃至受伤前一段时间的情况不能回忆，称之为"逆行性遗忘"。通常在1周内逐渐好转。神经系统检查无阳性体征可见，脑脊液化验亦属正常。

4. 颅内血肿

1）硬脑膜外血肿：占颅脑损伤的1%～3%。多见于穹隆部线形骨折，更多见于颞部。常因颅骨骨折跨越脑膜中动脉骨沟，或当颅骨变形、硬脑膜与之突然分离时，使穿行在颅骨骨沟中的硬脑膜中动脉撕裂，形成急性硬脑膜外血肿。也可能是线形骨折处板障静脉破裂或颅骨变形时硬脑膜自颅骨内板剥离，硬脑膜表面小血管撕裂出血引起的过程缓慢的幕上硬膜外血肿。

2）硬脑膜下血肿：占颅脑损伤的3%，常伴较重的脑挫伤，较少出现中间清醒期，所以临床上与硬脑膜外血肿有所不同。

3）脑内血肿：占颅脑损伤的1%～2%，是指脑实质内出血形成的血肿，多因对冲性脑挫裂伤引起，常与硬脑膜下血肿合并存在，好发于额叶及颞叶。少数可因颅骨凹陷性骨折刺破皮质，引起脑实质内出血，形成单发的脑内血肿。脑内血肿的临床表现与硬脑膜下血肿相似，并常同时存在，故术前不易做出确切诊断。手术探查时若颅内压甚高，而且未有硬脑膜外或硬脑膜下血肿发现，或清除血肿后颅内压仍不降低，而他处又无血肿发现，皆需考虑脑内血肿之可能。

4）颅后窝血肿：各型颅内血肿皆可发生于颅后窝，但其发生率远较幕上血肿低，颅内窝血肿可直接压迫延髓生命中枢，病情较为险恶。颅后窝血肿的诊断比较困难，凡枕部有直接受伤史，特别是有枕骨骨折者，若伤后出现进行性颅内压增高症状，一度出现小脑体征，或有进行性加重的延髓受压表现，皆应提高警惕，诊断可疑而情况许可者，宜做CT检查以明确之。

5）多发性血肿：可是同一部位不同类型（如颞部硬脑膜内、外血肿），不同部位同一类型（如两侧颞部硬脑膜外血肿）或不同部位不同类型（如左顶硬脑膜外血肿及右颞硬脑膜下血肿）。

5. 脑挫裂伤

伤后患者意识丧失时间大于 30 分钟，轻症者意识障碍多在 2 小时以上，可出现轻微的颅内压增高症状，肢体的肌张力、肌力、腱反射不对称，出现颅骨骨折和血性脑脊液等。脑挫伤严重者意识障碍持续 6 ~ 12 小时且程度较深，更有单瘫、偏瘫或失语等局灶症状。若意识障碍超过 12 小时，持续加深，颅内压增高和局灶症状也逐渐加重，患者常可死亡或成为植物人状态。如有脑干延髓损伤，伤后患者立即陷入昏迷状态，多数持续数日，数周或数月。中脑损害为瞳孔大小不等，对光反射消失，四肢肌张力增高，去大脑强直。脑桥损害可见双侧瞳孔常极度缩小，对光反射消失，眼球同向偏斜等。延髓损害突出表现为呼吸功能障碍，如呼吸不规律、潮式呼吸或呼吸迅速停止。头颅 CT 检查可确诊。

6. 开放性颅脑损伤

引起开放性颅脑损伤的原因，在平时多为撞击或锐物刺入，战争时则多由火器伤所致。火器伤可分为非贯通伤、贯通伤和切线伤等类型。颅脑内脑组织创道中，常有异物存留，如碎骨片、金属片、泥土、砂石等。切线伤是指投射物沿切线方向在颅外冲击头部，造成头皮破裂和颅骨的沟槽状损伤，多引起邻近脑组织的挫裂伤。

（二）实验室及其他检查

1. 头颅 X 线平片

可发现骨折线长短、走行、骨折凹陷深度，是颅脑损伤最基本的检查方法。硬脑膜外血肿患者颅骨平片常可发现骨折线跨越硬脑膜血管沟。

2. 头颅 CT 检查

CT 可显示颅骨骨折、脑挫裂伤及颅内血肿等，是目前脑损伤最理想的检查方法。

3. 颅骨钻孔检查

既是一种检查方法，又是一种治疗措施。尤其适用于无其他检查设备，又怀疑颅内血肿引起脑疝的患者。钻孔部位应考虑到头部着力部位、受伤机制、临床表现及血肿好发部位等。

三、治疗

（一）头皮挫伤

通常不需要特殊处理。若有皮肤擦伤，可剪去头发，用甲紫溶液涂布。

（二）头皮裂伤

应争取在伤后 72 小时内清创缝合。

（三）头皮撕脱伤

1. 部分头皮撕脱

蒂部保留供应动脉者，彻底清创后，将皮瓣复位缝合。

2. 头皮完全性撕脱

①头皮污染不重，在伤后 12 小时以内，头皮动静脉条件良好者，可采取显微外科手术进行头皮动脉吻合，再将头皮再植。如血管不能吻合，将头皮制成中厚皮片后再植。②头皮完全性撕脱，头皮污染严重，时间过久无法利用时，如创面清洁可取大腿中

厚皮片移植。有颅骨暴露时，可将颅骨外板多处钻孔或锉除，待长出健康肉芽后，再由身体其他部位取皮移植。无论头皮复位缝合或再植，均需行多孔引流，适当加压包扎。

（四）头皮血肿

通常在伤后 1～2 周自行吸收。若 5 日以上血肿无吸收迹象，可行穿刺吸除积血。

（五）颅骨骨折

1. 颅骨单纯线形骨折

一般不需特殊治疗，但需注意，这种骨折可因损及脑膜中动脉或颅内静脉窦，而继发颅内硬脑膜外血肿等。

2. 颅骨凹陷骨折

下陷大于 1cm，可造成脑受压或下陷的内板形成骨折片，造成硬膜或脑损伤；小儿凹陷骨折，有导致脑损伤的可能；位于重要功能区或引起功能障碍等。上述均为手术治疗指征，尤其伴有颅内组织损伤、出血或粉碎骨折者应行紧急手术处理。对在矢状窦弯处凹陷骨折，无症状者不必处理，否则应在充分准备大量输血的条件下慎重处理。

3. 颅底骨折

骨折本身绝大多数无须治疗，重要的是治疗脑损伤和其他并发损伤，严防感染，应使用破伤风抗毒素。

（六）脑震荡

应卧床休息 7～10 日，伤后 24～48 小时，定时测量脉搏、呼吸、血压、体温，并注意观察意识、瞳孔、肢体活动等神经系统体征的变化，以及时发现颅内继发性病变。头痛、头晕、情绪紧张者，给予镇静、止痛剂，如安定、止痛片等，但需谨慎用药，以免掩盖病情。

（七）颅内血肿

1. 硬脑膜外血肿的治疗

本病一旦确诊应立即手术探查，有的急性血肿患者就诊时已有脑疝形成，为争取时间，可不做辅助检查而根据临床表现直接手术探查，部分呼吸已经停止的患者在人工辅助呼吸下尽快手术可得救，故不应轻率放弃手术治疗的机会。

2. 硬脑膜下血肿的治疗

硬脑膜下血肿治疗与硬脑膜外血肿相同。

3. 脑内血肿的治疗

同急性硬脑膜外血肿，以开颅清除血肿为原则，手术不发生危险者，也常残留某些后遗症。

4. 颅后窝血肿的治疗

尽早做颅后窝钻孔探查，清除血肿。若血肿大，病情重，或延误手术，常常导致死亡。

5. 多发性颅内血肿的治疗

手术清除多处血肿，并行减压术。术后综合治疗同脑挫裂伤。

（八）脑挫裂伤

1. 急救

严密观察生命体征、意识、瞳孔的变化。休克患者，在积极进行抗休克治疗的同时，应详细检查有无胸腹脏器损伤和内出血，避免延误合并伤的治疗。对昏迷患者，应及时清除呼吸道内分泌物，保持呼吸道通畅。对呼吸困难者，行气管插管、人工辅助呼吸，对呼吸道分泌物多，影响气体交换或估计昏迷久者，应早期行气管切开术。伤后数日内禁食或给予低盐易消化的半流质，静脉输液量成人每日应限制在 1 500mL 左右。昏迷过久者应予鼻饲，但脑脊液鼻漏者禁用。躁动不安时，可用安定或水合氯醛等药物控制，但禁用吗啡类药物，以免掩盖病情和抑制呼吸。

2. 防治脑水肿

防治脑水肿是治疗脑挫裂伤极为重要的环节。

3. 给脑细胞活化剂及促醒药物。

4. 冬眠低温疗法

对严重脑挫裂伤、脑干损伤患者，可用冬眠低温疗法，将体温保持在 33～35 ℃，以减低脑组织代谢和氧耗量，并可减少脑体积，降低颅内压。

5. 防治感染

预防性使用抗生素，主要防治肺部感染。

6. 治疗各种并发症

如上消化道出血、肺水肿、肺炎、心动过缓、癫痫或抽搐。

7. 手术治疗

头颅 CT 检查发现脑挫裂伤、脑水肿、颅内血肿增大，应尽早开颅手术，清除血肿，去骨瓣减压，脑室分流脑脊液等，以挽救患者生命。

（九）脑干损伤

1. 急性期治疗

主要措施有：①早期施行冬眠低温治疗；②保持呼吸道通畅，应早期行气管切开；③控制脑水肿，应用脱水剂、地塞米松等；④应用改善脑组织代谢的药物；⑤积极防治各种并发症，如肺部感染、尿路感染、压疮等。

2. 恢复期治疗

在患者恢复意识后，重点在于促进脑干功能恢复，增加营养，加强语言和肢体功能的训练，做好康复工作，防治各类并发症。

四、护理要点

（一）一般护理

1. 休克或术后麻醉未清醒者应取平卧位。重症颅脑损伤如无休克，应取头高卧位，将床头抬高 15°～30°，以利于静脉回流，减轻脑水肿。昏迷患者以侧卧位或侧俯卧位较好，防止误吸口腔及鼻腔分泌物引起窒息。经常予以翻身叩背，保持患者口腔清洁。

2. 患者意识清楚后，可进食，但应限制饮水量及食盐量，预防脑水肿，每日总入量为 1 000～1 500mL，保持尿量在 500～800mL 即可。对呕吐频繁或昏迷者应禁食，由静脉输液维持营养和水、电解质平衡，总量不超过 2 000mL 并尽量不给盐水，且滴入速度要慢而均匀，每分钟为 15～30 滴，以防脑水肿加重。对昏迷时间较长者可用鼻饲。每次鼻饲食物前，应先抽出胃内残存的食物，同时还可以观察胃管是否脱出，胃内是否出血。此外，留置胃管后就应重视患者的营养，因为长期昏迷患者，如再有躁动和抽搐，机体消耗很大，可给予糖、牛奶、蛋汤、肉汤、麦乳精、果汁和部分营养药物。注入食物时，其温度不可过高、过低。

3. 重型颅脑损伤患者咳嗽及吞咽反射均减弱或消失，口腔及呼吸道的分泌物量易沉积于肺而引起肺炎，应及时清除口腔和呼吸道分泌物并适当预防性用药。有呼吸困难时，应给氧气吸入，氧流量为每分钟 1～2 L，以改善脑组织氧的供给。对深昏迷或昏迷时间长、呼吸道不畅以及痰液难以吸出的患者要适时做气管切开，并做好气管切开后的术后护理。

4. 高热可使脑损害加重，危及患者生命，护理中要给予足够的重视。中枢性高热为丘脑下部体温中枢受累所致，体温可在 39～40 ℃，主要靠冬眠药物加物理降温，同时给予肾上腺皮质激素治疗。对于感染性发热，可用抗生素治疗，辅以物理降温。对于烦躁患者可加床档，防止坠床。

5. 重型颅脑损伤患者在输液时，速度不宜过快，滴速控制在每分钟 40～60 滴，输液过快易引起肺水肿。高渗脱水剂要快速滴入，20% 甘露醇 250mL 要求在半小时内输完。治疗中要记录 24 小时出入量。

6. 对长期卧床的患者都要加强皮肤护理，防止压疮的发生，如定时翻身、按摩受压部位、骨隆突部位加软垫、经常更换床单、护理好大小便等。

7. 有尿失禁或尿潴留者可导尿，并留置尿管。

8. 眼睑不能闭合者，应涂眼膏保持角膜湿润。颅底骨折有脑脊液鼻漏、耳漏者，应保持耳道和鼻孔清洁，禁忌填塞、冲洗或滴入药液。口腔护理是针对患者不能进食，细菌易在口腔繁殖的特点，每日可用 1% 硼酸盐水擦拭，如出现真菌性口腔炎，可配制苏打克霉唑混悬液（克霉唑 3g 加 5% 苏打 100mL）擦拭口腔。

9. 帮助患者树立战胜疾病的信心，使之积极配合治疗。

（二）病情观察与护理

1. 观察意识、瞳孔、血压、脉搏、肢体活动、各种反射

每 5～10 分钟观察 1 次，并做好记录。根据病史，临床表现，结合辅助检查，对病情做出初步判断，使之心中有数，以便进行及时、有效的抢救。诊断不明确者更应严密观察病情变化，以利及早明确诊断。

2. 准确记录出入量

颅脑损伤患者常有呕吐、高热、强直抽搐等，容易引起代谢紊乱，加上早期限制水、钠的摄入，脱水利尿剂的利用，患者常有不同程度的脱水，所以要准确记录出入量，及时补充电解质。

3. 其他情况观察

观察有无呕吐、呕吐物性质等。颅内高压引起的呕吐与进食无关，呈喷射状。脑脊液漏是颅底骨折的典型临床表现。重型颅脑损伤患者胃内容物或呕吐物呈咖啡样，或患

者出现黑便，提示应激性溃疡。重型颅脑损伤患者出现血尿，应考虑并发泌尿系统损伤或甘露醇、磺胺嘧啶、苯妥英钠等药物损害肾脏所致。若颅脑损伤患者出现血性痰，应考虑肺损害。若颅内血肿清除术后头部引流袋内出现大量新鲜血，应考虑手术区域再出血。

4. 对已发生脑疝患者，应立即抢救。

（三）症状护理

1. 休克

开放性颅脑损伤可因失血而出现休克。应首先处理伤口，有效止血，即刻输血，补充血容量。闭合性颅脑损伤合并休克时，很可能有胸腹内脏损伤或严重骨折。护理人员在观察中切勿忽略复合伤的临床表现。

2. 中枢性高热

严重颅脑损伤时损害了丘脑下部体温调节中枢，使散热作用失灵，出现持续高热即中枢性高热。表现为体温突然升为 39～40 ℃，又突然降为 35 ℃以下。脑干损伤时也可出现中枢性高热。对烦躁不安、高热患者要行低温疗法。

3. 头痛与呕吐

颅内压增高时，刺激、牵拉颅内敏感结构（如脑膜、血管、神经等）而致头痛，刺激呕吐中枢、前庭系统而出现恶心、呕吐。可根据医嘱给予镇痛药，行降颅压治疗。临床上常用 20% 甘露醇 250～500mL，以每分钟 12.5mL 的滴速静脉滴入，使颅内压降低，症状缓解。

4. 躁动不安

烦躁患者要有专人护理。加用床档，以防坠床。排除引起烦躁的有关因素，如尿潴留、疼痛、卧位不适等。不可以盲目地应用镇静剂，以免抑制呼吸中枢，或抑制大脑皮质而影响病情观察。

5. 消化道出血

重型颅脑损伤，尤其是丘脑下部损伤，易出现神经源性胃肠道出血。应及时用止血药，输入新鲜血液，补充血容量。

6. 呃逆

重型颅脑损伤或较大颅脑手术后，常因病变累及脑干，出现呃逆，影响患者的呼吸、饮食、体力，严重者可引起胃出血。

7. 脑脊液外漏的护理

1）保持正确的体位：减少脑脊液流出，使漏口早日愈合。清醒患者可取半卧位，保持头部抬高，促进硬脑膜漏口的粘连而封闭漏口，一般头高位应维持到脑脊液漏出停止后 3～5 日，以免复发。意识不清或不配合者应给床头抬高 30°，患侧卧位，防止漏液流入呼吸道而造成误吸，禁止向健侧卧位，以免漏出液流入颅内引起感染。

2）保持局部清洁：注意无菌操作，防止颅内感染，枕头上铺无菌巾。及时清除鼻前庭及外耳道内的血迹、结痂物及污垢，用盐水棉球擦洗，用酒精棉球消毒局部，每日 1～2 次。用无菌干棉球置耳、鼻孔处，以吸附脑脊液，棉球饱和时要及时更换，棉球切勿严堵深塞，防止脑脊液流出不畅，发生逆流。

3）禁做腰椎穿刺：凡脑脊液外漏的患者，一般不做腰椎穿刺，以免引起颅内逆行性感染和颅内积气。

4）病情观察：脑脊液外漏可推迟颅内压增高症状的出现，故应严密观察病情变化，及时发现脑挫裂伤、颅内血肿，以免延误抢救时机。

8. 脑室引流的护理

侧脑室引流可以清除血性脑脊液，减轻头痛和脑膜刺激征，能及时了解颅内压情况，可免去多次腰椎穿刺取液，可代替或减少脱水剂的应用。患者术后接无菌引流瓶悬挂床头，高度为 10～15cm。过高引流不畅，达不到治疗目的，放置过低，大量脑脊液流出，使幕上压力突然下降，幕下压力相对高，使小脑中央叶被挤于小脑幕孔上，形成幕孔上疝，危及生命。一般引流 3～7 日，停止引流前先夹闭引流管 24 小时，观察患者有无头痛、呕吐等。如无头痛，可在无菌条件下拔管，拔管后穿刺道要"U"字缝合结扎，以防脑脊液漏。

（四）健康教育

1. 轻型脑损伤患者应尽早自理生活。对恢复过程中出现的头痛、耳鸣、记忆力减退应给予患者适当的解释和宽慰，使其树立信心。

2. 外伤性癫痫患者定期服用抗癫痫药物，症状完全控制后，坚持服药 1～2 年，逐步减量后才能停药；不可突然中断服药。不能单独外出、登高、游泳等，以防意外。

3. 脑损伤后遗留的语言、运动或智力障碍在伤后 1～2 年有部分恢复的可能，应提高患者自信心；协助患者制定康复计划，进行功能训练，如语言、记忆力等方面的训练，以提高生活自理能力以及社会适应能力。

（代婷婷）

第二节　腹部损伤

腹部占据体表面积最大，含脏器最多，腹部损伤较为常见。据统计，平时腹部损伤患者约占创伤手术患者的 1/5。腹部损伤，伤情复杂，腹腔污染严重，尤其是高速车辆事故、高空坠落、高速弹丸等导致的腹部多发伤者，诊治困难。因此，腹部损伤至今仍是威胁患者生命的重要原因。

一、病因和分类

腹部损伤可分为闭合性损伤及开放性损伤，在平时多为闭合性损伤，在战时多为开放性损伤。损伤的严重程度一般与外界的暴力大小有关，但亦与腹腔内脏器解剖特点有关。

闭合性损伤的暴力为直接冲击、突然减速、旋力与剪力。直接冲击可造成明显损伤，其严重程度与暴力大小、冲击过程及接触范围密切相关。突然减速多为车祸及高空坠落，身体已停止运动而内脏仍继续向前运动，因此其较为固定处的血管与组织可撕裂。旋力易造成撕裂伤，剪力往往产生脱手套型损伤，多有大片组织丢失，皮肤与皮下组织丧失来自其下方肌肉的血供。

开放性损伤的致伤原因有锐器伤与枪弹伤两种。锐器伤除直接伤及大血管与生命器官外，很少有致命性结局及严重并发症。枪弹伤则常造成腹内严重破坏，其破坏程度与速度及距离有关。

在诸多致伤因素中，以机械性损伤最多见。平时以坠落伤、撞击伤、挤压伤、压砸伤等多见，且多引起闭合性腹部损伤；战争时则主要为锐器伤和火器伤，多为开放性损伤或多发性复合性损伤。

腹部损伤又可按损伤脏器分为实质性脏器损伤及空腔脏器损伤。实质性脏器损伤可引起腹腔内出血或腹膜后血肿，空腔脏器损伤致内容物外溢可引起腹膜炎。因此对腹部损伤的患者，应当及早做出诊断，积极治疗。

二、病情评估

（一）临床表现

腹部损伤后临床表现，由于伤情不同，有很大差异，从无明显症状、体征至休克、濒死状态。主要病理变化是腹腔内出血和腹膜炎，表现为腹痛、压痛、反跳痛、肌紧张、肠鸣音减少或消失。

肝、脾、胰、肾及大血管损伤表现为面色苍白，四肢厥冷，冷汗，脉搏加快，血压下降。持续性腹痛，因血液对腹膜刺激较胃液轻，腹痛、腹部压痛、反跳痛、肌紧张较轻。体征最明显处多为损伤所在。肩部放射痛、头低位时加重，提示肝（右）、脾（左）损伤，肝、脾损伤时，出血可积聚在肝、脾周围；或膈肌破裂，肝、脾疝入胸腔时，引起肝、脾浊音界扩大，甚至上升至胸腔。有移动性浊音，提示腹腔内出血已在500mL以上，失去早期诊断价值。肾脏损伤可出现血尿。

空腔脏器破裂主要表现为弥漫性腹膜炎。上消化道破裂，漏出的胃液刺激剧烈，伤后立即出现剧烈腹痛及腹肌紧张，重者为"腹部板样僵直"，压痛、反跳痛强烈，肠鸣音消失等典型弥漫性腹膜炎表现。膈肌破裂，胃、肠疝入胸腔，胸部听诊时可闻及肠鸣音。下消化道破裂，漏出的消化液化学刺激较轻，腹膜炎症状及体征较轻、较晚，呈进行性加重；但腹腔细菌污染严重，随腹膜炎发展，逐渐出现发热、腹胀、肠鸣音消失。胃、十二指肠、结肠破裂还可引起肝脾浊音界缩小，乃至消失；十二指肠腹膜后破裂，消化液腹膜后间隙弥散，可引起睾丸痛和阴茎异常勃起。胃、十二指肠破裂还可出现呕血，直肠损伤常见血便。

合并颅脑伤、胸部伤、脊柱伤等多发伤者，可因意识障碍或腹部以外严重伤掩盖腹部症状及体征，造成延误诊断甚至漏诊。

（二）实验室及其他检查

腹部损伤实验室检查项目的选择必须注意"必要性"和"合理性"，常需做下列几项化验检查：

1. 血常规、血细胞比容

观察红细胞计数及血细胞比容是否下降，对腹内出血者的诊断有重要价值。必要时应连续检查对比。

2. 尿常规检查

如有肉眼血尿和显微镜血尿，有助于泌尿系器官损伤的诊断。

3. 血清胰淀粉酶测定

在胰腺创伤后 12～24 小时血清胰淀粉酶正常，以后逐渐升高，有助于胰腺损伤的诊断。若胰淀粉酶持续升高超过 6 日，提示有假性胰腺囊肿形成。在严重胰腺创伤，胰腺组织大量毁损，血清胰淀粉酶也可在正常范围。因此，血清胰淀粉酶正常者不能排除胰腺损伤。

4. X 线检查

凡腹内脏器伤诊断已经确定，尤其是伴有休克者，应抓紧时间处理，不必再行 X 线检查，以免加重病情，延误治疗。但如伤情允许，X 线检查还是有帮助的。例如胸腹部 X 线检查可发现膈下游离气体、腹内积液以及某些脏器的大小、形态、位置的改变，是否合并胸部损伤等。此外，对于诊断不能肯定而病情尚稳定的腹部损伤患者，必要时可行选择性腹腔动脉或肠系膜上动脉造影，这对确定实质性脏器（如肝、脾）及腹膜后脏器损伤颇有帮助。钡餐检查对胃的移动和十二指肠壁血肿有诊断价值。钡剂灌肠在腹部损伤的诊断上罕有帮助，如疑有结肠穿孔则钡剂灌肠是禁忌的。

5. B 超检查

可发现腹腔内有无积液，脏器外形是否增大。

6. CT 检查

对于腹部损伤，特别是某些实质性器官（如肝、脾、胰、肾）损伤包括后腹膜血肿，CT 检查相当可靠，比选择性血管造影操作简便、安全。

7. 腹腔穿刺

如抽出不凝固血液为实质性脏器损伤，抽出炎性渗液为空腔脏器损伤。

8. 腹腔灌洗

一般在脐下中线处作小切口或直接用套管针进行穿刺，将一多孔塑料管或腹膜透析管插入腹腔 20～30cm 处。如能引流出血性物即可决定手术。如无液体抽出，则注入生理盐水 1 000mL（10～20mL/kg），放低导管另一端并连接无菌瓶，令液体借助虹吸作用缓缓流出至无菌瓶。有下列情况之一即为阳性：①肉眼血性液（25mL 血可染红 1 000mL灌洗液）；②有胆汁或肠内容物；③红细胞计数超过 100 000/mL 或白细胞计数超过 500/mL；④淀粉酶测定超过 100 苏氏单位。腹腔灌洗早期诊断阳性率比腹腔穿刺高，还能进行连续观察，而不必多处反复穿刺。

（三）诊断

病史和体格检查结果是诊断外科疾病的主要依据，腹部损伤也不例外。但有时因伤情重、时间紧，不允许对患者进行详细的病史询问和体格检查，为了尽可能做到正确的诊断和及时的治疗，这时应该一边询问病史、一边进行体格检查，同时采取一些必要的救治措施，如保持呼吸道通畅、暂时控制出血、输血补液及抗休克等。

无论是开放性还是闭合性腹部损伤，诊断中最关键的问题是确定是否有内脏损伤，其次是什么性质的脏器受到损伤和是否为多发性损伤。很明显，有上述几种情况者，其病情远比内脏损伤者严重，而且一般都需尽早手术治疗，否则，就有可能因延误手术时机而导致严重后果。对于开放性损伤，因为腹部有伤口，诊断一般不困难，从伤口的部位和伤道的方向，结合受伤当时身体的姿势，可以判断腹内有无脏器伤。若伤口内有内脏脱出，流出肠内容物或较多的血液，诊断便可肯定。对于有腹部闭合性损伤的患者，由于在受伤早期，症状和体征表现尚不很明显，此时要确定有无腹内脏器的损伤往往比较困难。对于这类患者应当进行严密观察，反复检查，争取及时做出诊断，防止延误病情。其中以体格检查最为关键，病史也不能忽视，但由于情况较紧迫，不允许全面询问，应重点询问损伤情况。如本人无法诉说，应询问家属及现场目击者。

（四）鉴别诊断

主要是实质性脏器损伤与空腔脏器损伤的鉴别。

三、治疗

（一）院前急救措施

1. 迅速了解伤情，做出初步判断。

2. 对开放性腹部伤口进行处理，脱出的肠管不宜还纳入腹腔，以免加重损伤和将污染带入腹内。

3. 建立静脉通路，补充血容量，进行抗休克治疗。

（二）治疗要点

1. 非手术治疗

下列情况可考虑非手术治疗：伤后 24～48 小时就诊，无明显腹膜炎征象或内脏损伤症状，或原有的腹膜炎已有局限趋势者，可继续行非手术治疗；一般情况尚好，无明显内脏损伤症状者，应在严密观察下先采用非手术治疗；就诊时已处于重危状态，不能耐受任何手术创伤者。

治疗措施：禁食，必要时做胃肠减压，以减少胃肠内容物外溢及胃肠胀气。应用广谱抗生素，防治腹腔感染。每 15 分钟测量血压、脉搏、呼吸并进行比较分析。每 30 分钟检查一次腹部体征，测量血常规、血细胞比容，并进行对比。必要时进行腹腔诊断性穿刺。诊断未明确不可应用止痛剂。有伤口者需同时注射破伤风抗毒素 1 500 U。临床需注意，在有腹内脏器伤的患者中，约 10% 开始并无明确体征，因此，暂时决定进行保守治疗者，需要由有经验的医生进行连续观察。当反复观察分析仍难以确定有无内脏伤时，宁可及早剖腹，以免坐失时机，造成严重后果。

2. 手术治疗

有下列情况者应考虑剖腹探查：有明确的腹膜刺激征；有腹腔游离气体；腹腔穿刺或灌洗阳性；胃肠道出血；积极抗休克治疗病情不见好转，反而恶化，并且已排除了内科原因；红细胞计数及血细胞比容进行性下降者。一旦决定手术，就应尽快完成手术术前准备，建立通畅的输液通道，交叉配血，留置鼻胃管及尿管。如有休克，应首先快速输入生理盐水或林格氏液，对于循环血容量严重不足的危重病例，应在 15 分钟内输入1 000～2 000mL。反复测定中心静脉压，可对补液的量和速度提供极有价值的指导。合理补充有效血容量，会使大多数患者情况好转，此时进行手术，安全性较大，手术死亡率和并发症发生率都低得多。但如患者有腹腔内活动性出血，上述复苏措施便不会有稳定的疗效，应在积极输血的同时行剖腹检查。不能拘泥于血压在90mmHg以上方能手术，以免延误手术时机。

腹部损伤患者往往面临休克的威胁，因此一般不宜选择椎管内麻醉或硬膜外麻醉。气管内麻醉比较理想，既能保证麻醉效果，又能根据需要供氧，并防止手术中发生误吸。

剖腹探查时一般采取上腹正中切口，开腹后立即吸尽积血，清除凝血块，迅速查明来源，加以控制。首先探查术前最可疑损伤的脏器；凝血块集中处一般是出血的部位，如出血迅猛，可用手指压迫止血，再给有效措施止血。空腔脏器破裂，应进行全面探查，自膈向胆管、胃、十二指肠、小肠、结肠、膀胱检查，绝不能找到一二处损伤而满足，更应探查后腹膜。脏器损伤处理完毕后，应彻底清除腹内异物、食物残渣和粪便等。对腹腔污染严重，应放置有效的引流管。对腹膜后血肿、无继续扩大或搏动者，则不应切开后腹膜。

四、护理要点

（一）急救护理

腹部损伤可合并多发性损伤，在急救时应分清轻重缓急。首先处理危及生命的情况，如心搏骤停、窒息、张力性气胸、大出血等。对已发生休克者应迅速建立畅通的静脉通路、及时输液，必要时输血；对开放性腹部损伤者，妥善处理伤口、及时止血和包扎固定。若有肠管脱出，可用消毒或清洁器皿覆盖保护后再包扎，以免肠管受压、缺血而坏死。

（二）一般护理

1. 绝对卧床休息，若血压平稳，应取半坐卧位，避免随便搬动，以免加重病情。
2. 做好心理护理，消除患者紧张和恐惧心理。
3. 保持呼吸道通畅：检查有无呼吸道梗阻和呼吸功能障碍，消除呼吸道内的分泌物和异物，必要时给予吸氧。
4. 密切观察病情变化：观察内容包括生命体征；周围循环情况；腹膜刺激征的程度和范围；有无腹胀；呕吐的性质和量；肝浊音界是否缩小或消失；有无移动性浊音；肠鸣音是否存在等。发现问题要及时报告医生，并做好记录，在观察期间患者应禁食，禁灌肠，慎用止痛剂，对有烦躁不安者可使用镇痛剂。
5. 做好胃肠减压准备：对于较重的腹部闭合性损伤的患者应尽早做胃肠减压，这样既可减轻腹胀，减少可能存在的肠液外漏，又能间接观察腹内脏器出血情况，为腹部手术探查做准备。

另外，必要时留置导尿管，观察尿量，有休克者按休克患者护理，并协助医生抢救。

（三）症状护理

几乎所有的腹部损伤（除腹壁软组织挫伤外）均需手术治疗。故腹部损伤患者的手术前后护理十分重要。其次，肠瘘是其重要并发症，其专科性较强，也是腹部损伤的护理重点之一。

1. 腹部损伤的术前护理

1）心理护理：向患者及家属做好解释工作，说明手术的必要性以取得合作，消除患者的紧张和恐惧心理。

2）做好输血、补液准备：尽早采血送检、配血，并快速输入平衡液。最好选用上肢静脉补液，因为腹部损伤患者可能有下腔静脉系统的血管损伤，用下肢静脉补液有增加出血的可能。

3）留置鼻胃管，抽出胃内容物，观察有无出血，并持续引流，以防急性胃扩张和吸入性肺炎。

4）一般行剖腹探查术的患者，均宜留置导尿管，有助于了解有无泌尿系器官损伤，有利手术中、术后观察补液情况和预防尿潴留。

5）备皮：按常规备皮。

2. 腹部损伤的术后护理

目的是观察伤情，预防、发现和处理并发症，尽量减少患者痛苦，促进功能恢复。

1）术后护理：接患者回病房后，要平稳和细心地将患者移上病床，尽量减少震动，以免引起血压突然下降。要保护好手术部位和输液肢体，并注意防止体内引流管脱出，了解手术方式以进行相应的护理。

2）加强生命体征的观察：患者在术后 1~3 日体温皆略有升高，通常较少超过 38.5 ℃（术前腹膜炎严重者除外），后逐步降至正常，此为术后反应，不需特殊处理。如术后第三日体温不降反而升高，应考虑术后感染。脉搏如在每分钟 100 次以上，且与体温不成比例，血压有下降趋势，应结合全身情况考虑血容量不足或有内出血之可能。应进一步检查和处理。注意呼吸频率及有无呼吸困难，必要时给予吸氧。

3）饮食护理：术后应禁食，可经静脉输液，维持营养和水、电解质平衡。记录每日出入量。一般禁食 48~72 小时，待胃肠道功能恢复，腹胀消失，排气或排便后，开始进食少量流质饮食，逐日增多，6 日后酌情改为半流质饮食。

4）做好各种引流管的护理：腹部损伤重的患者引流管较多，如胃肠减压管、腹腔引流管、胃肠造瘘管、留置导尿管、输液管、胸腔闭式引流管、T 形引流管等。能否保持这些管道的通畅，关系到患者的预后及生命安全。因此加强各种管道的护理，是腹部损伤护理的重点之一。

（1）胃肠减压：必须持续吸引至肠蠕动功能恢复为止，对胃肠减压护理要注意以下几点。①胃管与玻璃接管大小要适宜，保持胃管通畅，防止内容物阻塞。②使用胃肠减压器前应检查减压装置有无漏气、是否通畅，吸引力的大小要调整适宜。③插管深度要适宜（成人一般 50~55cm），固定要稳妥，连接要正确。④保持减压管通畅，如有引流不畅现象，应及时处理，确保其通畅，每日用生理盐水冲洗胃管，每次 30~50mL。⑤观察并记录引流液的量与性质，一般胃肠手术后 24 小时内，胃液多呈暗红色，2~3 日渐变浅。如有鲜红胃液吸出，说明有术后出血，应停止胃肠减压，及时与医生联系并协助处理。⑥减压期间禁饮食，若必须经口服药时，应将药物研碎，以温开水调成液状经胃管注入，然后夹管 30 分钟，以免将药物吸出，影响疗效。

（2）T 形管引流：用于胆管手术后，应注意以下几点。①引流管要固定牢，严防脱出。导管的长度要合适，在患者翻身起床时，嘱其注意引流管，不要牵拉，以防脱出。②保持引流管通畅，如分泌物过稠或砂石堵塞引流管，应立即报告医生，必要时可用生理盐水冲洗，但压力不可过大。严格执行无菌操作，以免引起逆行性感染或胆汁外溢扩散感染。③观察并记录胆汁量，包括性质（色泽、浊度）。同时应注意观察患者皮肤、巩膜有无黄染，大便色泽是否正常，以了解胆汁是否已流入肠道。④每日更换引流物及引流瓶，并更换引流口处的敷料，防止引流口感染。⑤T形管一般留置2周左右，当引流物排出的胆汁逐日减少，清晰，呈黄色，大便颜色正常，皮肤、巩膜无黄染时，经造影证实胆管远端通畅，可试行夹管观察，48小时后未出现发热、恶心、上腹胀痛、黄疸等，则可拔管。

（3）腹腔引流：常用的有烟卷引流、管状引流及双套管引流。①烟卷引流：换药时纱布上可见有分泌物，否则很可能是引流不畅，应通知医生，做相应处理，使引流发挥作用。②管状引流（乳胶管引流）：应接无菌瓶，必要时接受负压吸引，引流量不多时也可不接床边瓶，将引流管剪短后以厚敷料包扎即可。③双套管引流：多用于有大量持续渗液或漏液时的引流。如高位肠瘘、胆瘘、胰腺脓肿引流等。一般均需接负压吸引装置。应注意观察各管道是否通畅，保护好腹壁皮肤，使创面干燥。如在负压吸引期间仍有液体自管周溢出，或引流液突然减少，患者出现腹痛、腹胀、发热等征象时，则说明引流管放置不当，或内导管没有发挥应有的作用，应及时采取措施。若吸出血性渗液，可能为组织糜烂致小血管破裂出血或吸力太大造成，需及时查明原因，进行处理。④腹腔引流物的拔除：应根据分泌物的多少而定。一般术后48小时如无渗液即可拔除。结肠损伤引流物多，在术后3~5日拔出，腹膜后间隙引流物保留时间宜稍长，烟卷引流如需超过5日，应更换新的或其他引流物。为止血用的填塞物可在5~7日，每日抽出一小段，10~12日完全取出。

5）密切观察伤情变化

（1）对伤口的观察：随时观察患者伤口有无出血、渗出，包扎是否严密，敷料有无脱落和移动，局部皮肤有无发红、坏死，伤口疼痛程度等，如有异常情况时应酌情给予处理。手术后2~3日切口疼痛逐渐减轻、加重或一度减轻后又加重，体温、白细胞计数增高，则可能有切口感染，应检查切口情况。如已有早期炎症现象，应尽早使用广谱抗生素和局部理疗等。对于健康情况较差，组织愈合能力差或切口感染的患者，在其咳嗽、呕吐、喷嚏时，应特别注意防止腹压突然增加，可用双手扶住切口两侧腹壁，预防切口裂开，同时也可减轻疼痛，有利于咳嗽。

（2）对腹部症状、体征的观察：主要观察腹痛、腹胀、腹膜刺激征、肠鸣音恢复及肛门排气等情况。当麻醉作用消失后，患者开始感觉切口疼痛。手术后24小时内最为剧烈。为了减轻患者痛苦，术后1~2日应给予镇痛剂及镇静剂。腹部手术后患者常有不同程度的腹胀，但随着胃肠的蠕动恢复，肛门排气后即可缓解。如术后数日，仍未有肛门排气，腹胀明显，肠鸣音消失，可能有腹膜炎或其他原因所致的肠麻痹。后期出现阵发性腹痛、腹胀、排便及排气停止，应考虑为粘连性肠梗阻。大便次数多，体温高，下腹胀痛，要考虑盆腔脓肿。应密切观察，记录并及时报告医生采取措施。

6）鼓励患者早期活动：早期活动可增加呼吸深度，扩大肺活量，促进呼吸道分泌物排出，预防肺部并发症；可促进胃肠道功能恢复，减少腹胀，增进食欲，预防肠粘连；可促进血液循环，减少静脉淤血，预防下肢静脉血栓形成，影响伤口愈合；还可防止尿潴留及便秘等。所以护理上要做到以下几点：①当患者麻醉清醒后即开始鼓励其做深呼吸，协助其咳嗽、翻身和四肢活动。②除有禁忌者外，一般于手术后2~3日，开始在床上活动四肢，注意保暖。拔除胃管后，可酌情下地活动（在护理人员协助下），活动量及活动范围应逐步增加，不可过分活动。

7）加强口腔及皮肤的护理，防止口炎和压疮的发生。

3. 肠瘘的护理

肠瘘护理工作量大，除了病情观察、基础护理外，还要防止压疮及瘘口局部的护理工作，是腹部损伤护理重点之一。

1）高位肠瘘的护理：①发生瘘的初期，由于炎症、水肿的存在，治疗上应充分引流，及时清除消化液，使炎症、水肿迅速消退。保证瘘管通畅，必要时可用生理盐水冲洗，吸引力不宜过大，以免损伤组织，详细记录冲洗液和引流液的量及性质。②经吸引后，已形成完整的瘘管，但未愈合或已形成唇状瘘，为了减少肠液的流失，可进行"堵"。常用的是硅胶片，将其从瘘口放入肠腔将瘘口堵住，使肠内容物不外漏，达到缩小瘘口，维持营养的目的。注意观察其效果，及早防治营养不良。

2）肠造瘘术后的护理

（1）结肠造瘘口的局部护理：造瘘口开放后初期，一般粪便稀，次数多，易刺激皮肤而致湿疹。应以油纱布将外翻的肠黏膜覆盖，四周皮肤涂氧化锌软膏保护，瘘口敷料需及时更换，保持局部及床铺的整洁。待3~5日黏膜水肿消退，大便变稠即可用清水洗净皮肤后使用肛门袋收集粪便。肛门袋宜间断使用，否则可致造瘘口黏膜受损。

（2）对瘘口周围伤口很大，不易固定肛门袋的患者，应加强局部吸引。

（3）注意饮食调节，术后肠鸣音恢复即可给予流质饮食，能量不足时可经静脉补充。以后酌情改为半流质至普通饮食。

（四）健康教育

1. 加强对劳动保护、安全生产、安全行车、交通规则知识的宣传，避免意外损伤的发生。

2. 了解和掌握各种急救知识，在发生意外事故时，能进行简单的急救或自救。

3. 发生腹部外伤后，一定要及时去医院进行全面检查，不能因为腹部无伤口、无出血而掉以轻心，贻误诊治。

4. 出院后要适当休息，加强锻炼，增加营养，促进康复。若有腹痛、腹胀、肛门停止排气排便等不适，应及时到医院就诊。

（刘丽娜）

第三节 骨关节损伤

骨的完整性或连续性中断称为骨折。由直接暴力、间接暴力、肌肉牵拉和积累性劳损等原因造成的骨折称为创伤性骨折；由骨骼疾病（如骨髓炎、骨肿瘤等）造成骨质破坏，受轻微外力即发生的骨折称为病理性骨折。本章重点是讨论创伤性骨折。

一、病因

（一）直接暴力

暴力直接作用部位发生骨折，常合并软组织损伤。

（二）间接暴力

暴力经传导、杠杆、旋转或肌肉收缩等方式使受力点以外处发生骨折。

（三）肌肉牵拉

肌肉突然强烈收缩时，可造成肌肉附着部位骨折。

（四）积累性劳损

长期、反复、轻微的暴力作用于肢体某部位，使该处发生骨折，称疲劳性骨折。常发生在第2、第3跖骨和腓骨下1/3处。

（五）骨骼病变

骨肿瘤、骨髓炎或骨结核等骨骼疾病导致骨质破坏，在轻微外力下即发生骨折，称病理性骨折。

二、分类

（一）按骨折处是否与外界相通分类

1. 闭合性骨折

骨折处皮肤或黏膜完整，与外界不相通。

2. 开放性骨折

骨折处皮肤或黏膜破损，与外界相通。骨折处通过脏器与外界相通的骨折也属于开放性骨折。

（二）按骨折程度和形态分类

1. 完全骨折

骨的完整性和连续性完全中断。按其形态又分为：

1）横断骨折：骨折线几乎与骨干纵轴垂直。

2）斜形骨折：骨折线与骨干纵轴斜交。

3）螺旋形骨折：骨折线呈螺旋形。

4）粉碎性骨折：骨碎裂成3块或3块以上。

5）嵌插性骨折：长管状骨骨干的密质骨嵌插入骨骺端的松质骨内。

6）压缩性骨折：骨质因压缩而变形，多见于松质骨。

7）凹陷性骨折：骨折块局部下陷，如颅骨骨折。

8）骨骺分离：通过骨骺的骨折，骨骺的断面可带有数量不等的骨组织。

2. 不完全骨折

骨的完整性或连续性部分中断。按其形态又分为：

1）裂缝骨折：骨质发生裂缝，像瓷器上的裂纹，无移位。

2）青枝骨折：多见于儿童。因儿童骨质较柔韧，骨未完全断裂，如同被折的青嫩树枝。

（三）按骨折的稳定程度分类

1. 稳定性骨折

在生理外力作用下，骨折端不易移位或复位固定后不易再移位的骨折，如横断骨折、嵌插骨折、裂缝骨折和青枝骨折等。

2. 不稳定性骨折

在生理外力作用下，骨折端易移位或复位固定后易再移位的骨折，如斜形骨折、螺旋形和粉碎性骨折。

三、骨折的移位

大多数骨折段均有不同程度的移位。由于暴力的作用，肌肉的牵拉以及搬运和治疗不当，骨折的断端发生移位。常见的有成角移位、侧方移位、缩短移位、分离移位和旋转移位。骨折发生后常常是几种类型的移位同时存在，例如股骨上1/3骨折，在长轴上有缩短，同时还有侧方及旋转移位。

四、骨折的愈合

骨骼是能够再生的。骨折的愈合是借新的骨组织形成，而不是借非特殊性纤维性瘢痕组织形成。骨折愈合的阶段有：

（一）血肿炎症机化期

骨折后骨折处立即发生出血，血液来自骨骼内破裂的血管、撕裂的骨膜及邻近的软组织。24小时内血块开始机化，一个松软、精细的纤维网在骨折处周围形成，让微血管芽及成纤维细胞得以向内生长，血肿发育成肉芽组织。

（二）原始骨痂形成期

骨折后6~10日，肉芽组织转化为原始骨痂。此种原始骨痂是一个由骨及软骨组成的大而松软的质块，比正常骨的直径更宽阔，它能暂时地把骨碎块结合在一起，但是不足以支持负荷重量或对抗拉力。

（三）骨痂改造塑形期

在愈合期的第3周至第10周，原始骨痂通过钙盐的沉积形成永久性骨痂。同时，骨痂也被成骨细胞及破骨细胞的活化再塑形。也就是说，过量的骨由骨痂处被除去和吸收，而应力轴线上的骨痂，获得加强。此种重塑形过程是通过肢体活动和负重来获得的。

五、影响骨折愈合的因素

认识影响骨折愈合的因素，以便利用对愈合有利的因素和避免对愈合不利的因素。

（一）全身因素

1. 年龄

骨折愈合速度与年龄关系密切，不同年龄骨折愈合差异很大。小儿组织再生和塑形能力强，骨折愈合速度较快。老人骨质疏松，功能衰减，骨折愈合速度缓慢。如股骨干骨折的临床愈合时间，小儿需要 1 个月，成人往往需要 3 个月左右，老年人则需更长的时间。

2. 健康状况

身体总是动员体内一切力量来促进骨折愈合的。身体强壮，气血旺盛，对骨折愈合有利；反之，慢性消耗性疾病，气血虚弱，如糖尿病、重度营养不良、钙代谢障碍、骨软化症、恶性肿瘤或骨折后有严重并发症者，则骨折愈合时间明显延长。

（二）局部因素

1. 断面的接触多少

断面接触大的愈合较易，接触小则愈合较难。故整复后对位良好者愈合快，对位不良者愈合慢；螺旋形、斜形骨折往往较横断骨折愈合快。若有肌肉、肌腱膜等软组织嵌入骨折断端，妨碍了骨折断面的接触，则愈合困难。

2. 骨折部位的血液供应

这是影响骨折愈合的重要因素。组织的再生需要足够的血液供给，血供好的部位骨折愈合较快，如松质骨部位骨折（股骨转子间骨折等）；而血供不良的部位骨折则愈合速度较慢，甚至发生延迟连接、不连接或缺血性骨坏死（如胫骨下 1/3 部位骨折，远端血供较差而愈合迟缓，股骨颈囊内骨折因股骨头血供较差可发生缺血性坏死，腕舟骨、腰部骨折近端血供差，愈合迟缓等）。

3. 损伤的程度

有大块骨缺损的骨折、严重的粉碎性骨折、一骨数段骨折或软组织损伤严重、断端形成巨大血肿者，骨折的愈合速度就缓慢。骨痂的形成，主要来自外骨膜和内骨膜，故骨膜的完整性对骨折愈合有较大的影响。骨膜损伤严重者，愈合也较困难。

4. 感染

感染可引起局部长期充血、脱钙，使骨化过程难以进行，感染未有效控制，骨折难以愈合。如果感染被控制，骨折是可以愈合的。

5. 骨疾病

某些骨病和骨肿瘤造成的病理性骨折，在其原发病未处理好前，骨折愈合较困难。如果原发病处理好，骨折可以愈合。但恶性肿瘤患者，往往预后不良。

6. 固定

恰当的固定可以维持骨折整复后的位置，防止软组织再受伤和血肿再扩大，保证骨折愈合过程顺利进行。而固定不足，如固定范围过小、固定强度过弱、固定时间过短等，可增加骨折断端的剪力或旋转力，干扰骨痂生长，或破坏愈合中的骨痂，使骨折迟缓愈合或不愈合。反之，固定太过，使局部血运缓慢、骨代谢减退、骨质疏松、肌肉萎缩，对骨折愈合也不利。

7. 清创不当

开放性骨折清创时，若摘除过多的碎骨片，可导致骨缺损，影响骨折愈合。

8. 不适当的功能锻炼

过早或不适当的功能锻炼，可干扰骨折固定、影响骨折愈合。

六、骨折的愈合标准

掌握骨折的愈合标准，有利于确定外固定的时间、功能锻炼计划和辨证用药。骨折的愈合标准可分为临床愈合标准和骨性愈合标准。

（一）骨折的临床愈合标准

1. 局部无压痛，无纵向叩击痛。

2. 局部无反常活动。

3. X 线片显示骨折线模糊，有连续性骨痂通过骨折线。

4. 在解除外固定情况下，上肢能平举 1kg 重物达 1 分钟，下肢能连续步行 3 分钟，并不少于 30 步。

5. 连续观察 2 周，骨折处不变形，则观察的第一日即为临床愈合日期。

6. 第 2、4 两项的测定必须慎重，以不发生变形或再骨折为原则。

（二）骨折的骨性愈合标准

1. 具备临床愈合标准的条件。

2. X 线片显示，骨小梁通过骨折线。

七、病情评估

应注意询问受伤原因、时间、部位及受伤时的体位。了解暴力的性质，如直接暴力、间接暴力或积累性劳损。还应了解有无伤口、失血量、伤口处理经过、运送方式、是否做过复位及过去有无骨折及其他骨病史。病理性骨折，常无明显外伤史。

（一）临床表现

1. 全身表现

1）休克：休克是骨折的常见并发症，多见于多发性骨折、股骨骨折、骨盆骨折、脊椎骨折和严重的开放性骨折。患者常因骨折致大量出血、重要脏器或广泛性软组织损伤以及剧烈疼痛、恐惧等多种因素综合引起有效循环血量锐减，而导致休克。

2）发热：骨折后一般体温正常，只有在严重损伤、有大量内出血、血肿吸收时，体温略有升高，通常不超过 38 ℃。开放性骨折如持续性发热，应考虑有感染的可能。

2. 局部表现

1）骨折专有体征：骨折局部可出现 3 种专有体征。

（1）畸形：骨折段移位后，可发生肢体短缩、成角或弯曲等形状改变。

（2）反常活动：在肢体没有关节的部位出现不正常的活动。

（3）骨擦音或骨擦感：骨折断端相互摩擦可产生骨擦音或骨擦感。

2）骨折的其他表现

（1）疼痛和压痛：骨折后，触诊骨折部位有明显的局限性压痛，未做固定前，移动肢体疼痛更剧，经妥善固定后疼痛可减轻或消失。

（2）局部肿胀

血肿：骨折后，骨髓、骨膜及周围软组织内的血管破裂出血，骨折端周围即形成血肿，如系开放性骨折，血液可从创口流出。

水肿：骨折周围软组织因损伤后的组织反应，发生水肿，伤后1~2日肿胀最明显，可出现张力性水疱，严重时可阻碍静脉回流，造成严重并发症，如骨筋膜隔室综合征。

（3）功能障碍：由肢体的支架功能部分或全部丧失引起，如前臂骨折不能持物，下肢骨折不能行走。

3. 并发症

1）早期并发症

（1）休克：严重创伤或大量出血等情况下可引起休克。

（2）其他组织损伤：如骨折伴发血管、周围神经、脊髓或内脏等损伤。

（3）脂肪栓塞综合征：粗大的骨干骨折时，如股骨干骨折，骨折处髓腔内血肿张力过大，骨髓被破坏，脂肪滴经破裂的静脉窦进入血液循环，导致肺或脑脂肪栓塞综合征。

（4）骨筋膜隔室综合征：骨筋膜隔室是由骨、骨间膜、肌间隔和深筋膜形成的密闭腔隙。四肢骨筋膜隔室内的肌肉和神经因急性缺血而发生的一系列早期症候群即为骨筋膜隔室综合征，好发于前臂掌侧和小腿。常由骨折的血肿和组织水肿使室内内容物体积增加，或外包扎过紧、局部压迫使骨筋膜隔室内压力增高所致。当压力达到一定程度，可形成缺血—水肿—缺血的恶性循环。若不及时处理，可因肌肉坏死形成挛缩畸形，大量毒素进入血液循环甚至可导致患者死亡。

2）后期并发症

（1）压疮：骨隆突处受压后，因局部血液供应障碍而导致压疮，长期卧床患者更易发生。

（2）坠积性肺炎：长期卧床患者易发生，特别是老年、体弱和伴有慢性病者，有时可危及生命。

（3）感染：开放性骨折有发生化脓性感染和厌氧菌感染的危险。

（4）骨化性肌炎：又称损伤性骨化。关节扭伤、脱位及关节附近骨折时，骨膜剥离形成骨膜下血肿，若处理不当，大的血肿机化并广泛骨化，可引起疼痛和影响关节活动。以肘关节最多见。

（5）缺血性肌挛缩：可因上下肢的重要动脉损伤后肢体血供不足，或肢体肿胀和包扎过紧所致，也是骨筋膜隔室综合征的严重后果。典型畸形是爪形手和爪形足，一旦出现无法挽回。提高对骨筋膜隔室综合征的认识并及时处理是预防的关键。

（6）缺血性骨坏死：骨折使某一骨折断端的血液供应被切断导致其缺血性坏死。常见的有股骨颈骨折后股骨头缺血性坏死。

（二）影像学检查

1. X线检查

X线检查是骨折诊断的重要手段之一。它不仅能对骨折存在与否予以确认，还能显示骨折的类型、移位的方向及程度等。

2. CT

一些结构复杂的骨与关节损伤，常规的X线片上难以显示那些隐蔽的骨折，或难以真实反映骨折的移位程度及周围重要结构的关系，此时需使用CT检查。如对于常规X线片上难以显示的椎体及附件的纵裂骨折、突入椎管内的椎体骨片等，在CT片上可清晰显示；骨盆骨折在CT片上可清晰显示骨折的移位情况及是否有骶髂关节的脱位或半脱位。

八、治疗

（一）急救

目的是用最简单、有效的方法抢救生命、保护患肢和迅速转运，以便使患者得到妥善处理。

1. 一般处理

首先抢救生命。对休克患者先进行抗休克治疗。凡有骨折可能的患者均应按骨折处理。为避免加重疼痛和损伤，尽量少搬动患者。若患肢肿胀严重，可剪开衣袖和裤腿以减轻压迫。

2. 创口包扎

绷带压迫包扎可止住大多数开放性骨折的创口出血。大血管出血时可用止血带阻断，但每隔40~60分钟应松开5分钟，以防患肢缺血坏死。创口可用无菌敷料或现场最清洁的布类包扎。若骨折断端已戳出创口但未压迫血管、神经，不应立即复位，以免将污物带进创口深部。若骨折断端自行滑入伤口内，应记录并告知医生。

3. 妥善固定

妥善固定最重要。可用特制夹板固定或就地取材，如树枝、木棍和木板等；也可将受伤的上肢绑在胸部，受伤的下肢同健肢绑在一起。若骨折有明显畸形，并有穿破软组织或损伤附近的重要血管、神经的危险时，可适当牵引患肢，使之复位后再行固定。妥善固定可止痛，避免搬运造成骨折部位进一步损伤，且便于运输。

4. 迅速转运

患者经妥善固定后应迅速运往医院。

（二）骨折的治疗原则

治疗骨折有三大原则：复位、固定和功能锻炼。

1. 复位

复位是治疗骨折的首要步骤，也是骨折固定和功能锻炼的基础。根据骨折情况，选用手法复位、牵引或切开复位。

2. 固定

1）外固定：①夹板固定。夹板固定适用于四肢长骨骨折，尤其是前臂骨折、肱骨骨折、稳定的小腿骨折，结合牵引，也用于股骨骨折和其他不稳定性骨折。使用夹板前，患肢应使用一层薄衬垫，并放置不同类型的纸垫和分骨垫，选用与肢体外形相仿的4块小夹板，用4~5支布带固定，固定的布带应能上、下移动1cm。②石膏固定。不适用于小夹板固定者，脊柱骨折、开放性骨折伤口尚未愈合或局部肿胀严重者，应暂用石膏固定，以利于消肿。

复位、固定后 X 线透视或摄片复查，不断观察肢体的血液循环状况，及时予以调整。

2）牵引复位固定：主要用于手法复位困难、外固定不稳定的股骨干或胫骨斜形骨折以及开放性骨折需要换药者。持续牵引，一靠对抗肌力来纠正短缩移位，二靠被拉紧的肌肉的侧向作用力以纠正侧方移位，三靠牵引力线维持骨折段于力线上，故能起到复位与固定的双重作用。

3）切开复位内固定

（1）适应证：骨折断端有软组织嵌入，手法复位失败者；陈旧性或畸形愈合的骨折；肌肉收缩所致的移位性骨折，如髌骨、尺骨鹰嘴骨折；骨折合并血管神经损伤；要求解剖复位的关节内骨折，如股骨颈骨折；多处骨折，为便于护理，可选择适当部位切开复位内固定。

（2）内固定的材料和方法：材料包括髓内钉、钢板螺丝钉、不锈钢针等。固定方法和材料需根据骨折部位和类型选择。多数内固定手术后尚需外固定。内固定可通过切开整复或在 X 线透视下闭合整复进行。由于切开复位和内固定手术时，软组织和骨膜会受到损伤，影响骨折愈合，且增加感染机会，并需二次手术取出内固定，故应严格掌握适应证。

3. 功能锻炼

功能锻炼是通过肢体自身的运动来防治骨伤科疾病，促使肢体功能得到锻炼，从而加速骨伤疾病康复的一种治疗方法。

功能锻炼是贯彻以"动静结合"为治疗原则的一项重要手段，是治疗骨伤疾病的主要治疗方法之一，尤其是在损伤后遗症的治疗中占有重要的地位，对骨关节疾病和骨关节手术后的康复也有很好的作用，也是伤残患者重新获得生活和工作能力的重要途径。因此，它不仅是骨伤科中的重要疗法之一，在现代康复医学中也占有相当重要的地位。

1）功能锻炼的原则

（1）功能锻炼的活动应以不加重局部组织的损伤为前提。加强有利的活动，避免不利的活动。如骨折的功能锻炼是在不影响骨折固定的前提下，为了骨折的迅速愈合而进行的。因此，应根据骨折的具体情况，对有利于骨折愈合的活动（如使骨折断端紧密相接，互相嵌插）应加以鼓励；对骨折愈合不利的活动（如使骨折断端旋转、成角、分离）需严加防止。

（2）功能锻炼的活动应以恢复和增强肢体的固有生理功能为中心。上肢的各项活动要以增加手的握力，前臂的旋转功能和肘部的屈伸功能为中心；下肢以增强其负重步行能力为中心。

（3）功能锻炼的活动应以徒手锻炼、主动锻炼为主，以器械锻炼、被动锻炼为辅。功能的恢复是骨科治疗的一项重要任务，而肢体功能的恢复必须通过患者的主动锻炼才能获得，任何治疗都无法代替，只能辅助或促进主动锻炼。这是因为，功能的发挥必须由神经支配下的肌肉运动来带动关节和肢体，只有主动锻炼才能恢复肌肉张力，协调肌群运动，防止肌肉萎缩。主动锻炼是由患者自己掌握的，一般不易过度而发生损伤。而被动活动则不然，若有操作不当可造成患肢新的损伤。

2）功能锻炼的作用

（1）加速骨折愈合：骨折后进行局部和全身功能锻炼可以促进血液循环，有利于骨折的愈合。骨组织由骨细胞、骨基质以及胶原纤维和钙盐组成，它和其他组织一样，能不断地破坏和新生，其代谢过程非常活跃。在正常人中，这种代谢受肢体局部及全身功能活动的影响，保持平衡状态。影响骨折愈合的因素是多方面的，但最根本的因素是局部的血液供应。骨折愈合是一个连续的过程，一面破坏清除，一面再生修复。功能锻炼活动有利于增加局部的血运，血运不仅回收骨折局部的代谢产物，而且带来了成骨过程中所必需的氧和其他物质。在氧供充足的条件下，骨折局部的间叶组织细胞分化成骨细胞的数量增多，成骨细胞形成骨基质及其钙化亦可得到保证，新生骨即能迅速形成。另外，功能锻炼的活动对骨折断端以持续性生理压力，可以促进骨组织增生，加速骨折愈合。中西医结合采用小夹板、压垫固定四肢骨干骨折，患者进行主动的功能锻炼，早期适当负重，在骨折断端之间产生周期性应力刺激，有利于骨痂的形成及新骨力线的调整。

（2）促进伤部肿胀的消退：损伤之后，由于组织出血，体液渗出，局部发生淤血、肿胀、疼痛。及时功能锻炼可以发挥肌肉对血液循环的"水泵"调节作用，改善肢体软组织和骨内血液循环，促进淤血肿胀的吸收和消散，疼痛亦随之缓解。

（3）防止肌肉萎缩：骨折、脱位及严重筋伤往往因制动而致肢体废用，必然导致某种程度的肌肉萎缩。积极功能锻炼，进行肌肉的收缩与舒张活动，可以使肌肉始终处于大脑的支配之下并受生理性刺激，因而可以减轻或防止肌肉萎缩。

（4）促进关节功能的恢复：骨科疾病常因失治、误治或关节的长期制动而引起筋的挛缩和粘连，致使关节的主动活动和被动活动受限而出现关节功能障碍，甚至强直。关节囊的挛缩是造成关节外功能障碍的主要原因。关节附近的血肿、水肿的机化，在关节周围各层组织之间形成的瘢痕组织的粘连，亦可引起关节功能障碍。当病变位于某一关节时，为了防止关节功能障碍或恢复关节的正常功能，只有通过局部关节功能锻炼，才是保证关节功能恢复的最理想的办法。

（5）防止骨质疏松：骨质疏松的原因是多方面的，但损伤后患者骨质疏松最主要的原因是由于受伤肢体长期的固定和缺乏活动锻炼所致。在维持骨的正常结构方面，肌肉张力及机械性负荷均起重要作用，尤其是肌肉张力起着更为重要的作用。当肢体长期制动和废用时，骨钙和体液钙与血浆钙之间的交换即发生负平衡，日久可导致全身及局部性骨质疏松。这种失用性骨钙丢失在肢体采用石膏制动及坚强固定时表现得尤为突出。因此，加强功能锻炼则是增强骨质代谢和防止骨质疏松的最有效的措施。

（6）有利于伤残患者重新获得生活和工作能力：机体创伤或某些骨关节疾患后，

由于肢体的残缺、功能障碍而致生活能力和工作能力低下，只有进行功能锻炼，才有可能恢复伤残患者的部分甚至全部的功能。对于伤残患者，可根据伤残的等级，患者的职业特征，功能恢复的可能性，制订出重新获得生活和工作能力的功能锻炼措施。充分发挥伤残患者的主观能动作用，通过功能锻炼疗法，调动肢体固有的生理功能和潜在的功能，是改善和恢复他们日常生活自理能力和劳动能力的有效途径。

3）功能锻炼的方法：功能锻炼是治疗骨折的重要环节，患者必须在医护人员的指导下循序渐进，一般分三期：

（1）骨折早期：伤后 1~2 周，主要是锻炼肌肉自主收缩和放松，原则上除骨折部位上、下关节暂不活动，身体其他各关节均需锻炼。目的是促进患肢血液循环，有利于肿胀消退，防止肌肉萎缩，避免关节僵硬。

（2）骨折中期：损伤后 3~6 周，此时患肢肿胀、疼痛已逐渐消退，骨折断端已纤维连接，并正在逐渐形成骨痂，患者可在医护人员的帮助下，逐渐活动患肢的上、下关节。

（3）骨折后期：骨折已达到临床愈合的标准，并拆除了外固定。此时应加强伤肢的肌肉和关节的全面活动锻炼，下肢骨折一般可允许在扶拐的保护下逐渐持重行走。锻炼要坚持到骨折坚强愈合，肌肉和关节功能恢复到最大限度或完全恢复正常。一般上肢骨折需要半年以上，下肢一年以上。

九、护理要点

（一）一般护理

1. 执行外科一般护理常规。

2. 脊柱及四肢骨折、骨牵引、石膏固定者均应卧硬板床，床板中央开洞，以便排便。褥垫可分头中尾 3 片，排便时将中片拉开，便盆置于木板下面，对准洞口。臀部垫一塑料单自洞口下垂至便盆，以保持周围清洁。

3. 四肢骨折患者应注意抬高肢体20°~30°，颈椎骨折抬高床头15°~20°，下肢骨折抬高床尾15°~20°，以利于静脉回流，减轻肿胀。观察患者末梢循环情况，注意患肢颜色与温度。

4. 各种骨折，尤其是脊柱骨折、高位截瘫患者，要按时翻身，翻身时头、颈、躯干成一直线，避免推、拉、屈曲、扭曲，以免椎体错位，加重脊髓损伤。做好皮肤护理，预防压疮发生。

5. 供给患者富含营养的易消化普食，应多吃水果蔬菜，以防便秘。长期卧床易发生骨质脱钙，应多饮水，预防泌尿系结石和感染。

6. 长期卧床或使用外固定的患者，应注意保持肢体功能位置。如肩关节应外展45°、前屈30°、外旋20°，前臂中立位；肘关节应屈70°~90°，前臂中立位；腕关节应背伸30°左右；掌指及指间关节应拇指对掌，且各指成半握拳状；髋关节应外展10°~20°，前屈15°，外旋5°；踝关节应屈曲10°~15°；膝关节应在中立位置，即足与小腿呈90°角。尤其是截瘫患者，一般在足部使用石膏托或支架以防垂足畸形。

7. 据病情需要选用按摩、被动关节活动、热敷、擦浴、红外线及超短波理疗等，有利于促进局部血液循环及炎症吸收，利于肢体功能恢复。

8. 做好患者的心理护理。骨科患者常因行动困难、治疗时间长或手术后感染长期不愈等，思想负担较重。应关心和安慰患者，使其放下思想包袱，保持心情愉快。热情鼓励和帮助患者进行适当的活动，使患者尽早和最大限度地恢复功能。

（二）骨科患者手术前后护理

除外科围手术期一般护理和骨科患者一般护理外，应重点注意以下问题：

1. 重视术前皮肤准备的特殊方法和术后伤口护理。

2. 为患者提供安全和舒适的护理措施，防止跌倒等意外或病理性骨折。

3. 术后密切观察患肢远端感觉、运动及血液循环情况，发现异常应查明原因，及时处理。

4. 指导患者术后合理的功能锻炼。

（三）骨折外固定患者的护理

1. 小夹板固定患者的护理

1）根据骨折部位选择相应规格的小夹板，准备衬垫物及固定垫。

2）夹板外捆扎的布带，松紧应适度：一般应使捆扎带的带结能向远、近端方向各移动1cm。如果捆扎过松会致固定作用失效，捆扎太紧可能造成肢体软组织或血管、神经等受压致伤。

3）小夹板固定前后均应注意观察患肢远端有无感觉、运动及血液循环情况，以防发生骨筋膜室综合征。

4）抬高患肢：有利于肢体血液、淋巴液回流，减轻疼痛与肿胀。

5）功能锻炼：帮助患者按摩舒筋，手法需轻、柔、稳。鼓励患者主动活动，要循序渐进，从肌肉的收缩活动开始，逐步过渡到关节的伸屈活动。

2. 石膏绷带固定患者的护理

医用石膏为白色粉末状的熟石膏，它是天然生石膏加热脱水而成，熟石膏遇到水分后，可重新结晶而硬化，临床上利用该特点来制作骨科患者所需要的石膏及模型，达到固定骨折、矫正畸形、炎症时的局部制动和矫形术后的固定等作用，其使用范围很广泛。

1）抬高患肢，有利于肢体远端血液回流，减轻肿胀。

2）48小时内注意观察肢体远端血运、感觉、运动情况，了解有无管形石膏局部压迫现象：如有疼痛、麻木、活动障碍等异常表现，应及时通知医生，管形石膏内肢体组织出现疼痛时，勿填塞棉花敷料，勿使用止痛药，必要时需"开窗"检查或打开管形石膏。

3）保持管形石膏清洁，避免受潮，经常检查管形石膏有无松脱或断裂而失去固定作用。

4）指导患者功能锻炼：学会做管形石膏内肌肉的舒缩活动。附近未固定关节的运动锻炼适当增强，防止肌肉萎缩及关节僵硬等。

5）拆除石膏后，温水清洗皮肤，涂搽皮肤保护剂。指导患者继续进行去除固定后的功能锻炼，尽快恢复患肢各关节正常活动。

3. 牵引患者的护理

1）向患者讲清牵引的目的及程序，消除患者恐惧和顾虑。

2）皮肤牵引患者应询问有无胶布过敏史。

3）患者卧于硬板床，患侧肢体垫高，以做反牵引，肢体置于功能位。

4）密切观察患肢血液循环及功能：观察肢端皮肤颜色，毛细血管充盈情况，触摸远端动脉搏动情况和针刺皮肤感觉，高度警惕肢体缺血性肌挛缩的发生，如肢体出现青紫、肿胀、发冷、疼痛麻木、运动障碍、脉搏弱或消失等要及时处理。

5）经常检查皮肤牵引绷带有无松动、滑脱，及时处理。注意皮肤有无炎症或水疱等。

6）牵引的重量依病情而定，不能任意加减甚至暂停牵引。

7）保证牵引重量准确有效，牵引重物要悬空。

8）保持牵引力方向准确，作用力线良好，防止发生骨折部位成角畸形。

9）骨牵引患者要保持针眼处清洁、干燥、不受触碰。注意牵引针是否滑向一侧，严禁把牵引针在骨骼内来回推移，以防感染。如发现牵引歪斜，针眼处皮肤受压而破溃，应及时通知医生。

10）注意预防垂足畸形：要认真倾听患者主诉，观察患者足背伸屈活动，尤其对老年人，更应注意检查和预防。

11）加强基础护理，防止呼吸、泌尿系统并发症及压疮的发生，鼓励患者利用拉手架抬起上身及臀部，促进血液循环，并注意患肢保暖。

12）功能锻炼：患肢应及早开始肌肉的收缩运动，如下肢牵引，应逐渐进行屈膝以及踝部、足部、髌骨活动等。

（四）健康教育

1. 注意安全、加强体育锻炼、合理安排饮食、提高身体的协调性、防止骨质疏松，会减少骨折发生的可能。

2. 骨折治疗周期长，患者情绪波动大，应在整个治疗过程中根据患者的心态，用美好的语言、切实的医疗护理知识、愉快的情绪、友善的态度对患者进行精神上的安慰、支持、疏导等，使患者保持身心健康。

3. 辅导患者逐步地按计划进行功能锻炼，并告之患者，功能锻炼与肌肉萎缩、关节僵硬等并发症的关系，使其长期坚持，并指导患者提高自我护理、自我照顾的能力。

4. 带管形石膏回家继续治疗的患者，应向患者和家属详细说明有关石膏的护理知识，诸如石膏的保护、石膏的清洁、功能锻炼的方法、肢体抬高应高于心脏水平等以及可能发生的问题。如有肢体肿胀或疼痛明显加重，骨折远端肢体感觉麻木、肢端发凉、石膏变软或松动等，应立即回医院复查。

（高丽）

第十四章 妇产科急症

第一节 羊水栓塞

羊水栓塞是指在分娩过程中羊水进入母体血循环后引起的肺栓塞、休克、DIC、肾功能衰竭等一系列病理改变，是极严重的分娩并发症。早在1941年Steiner和Luschbaugh等首先提出，在患者血循环中找到羊水有形成分，故名羊水栓塞。但近年的研究认为羊水栓塞的核心问题是过敏，是羊水进入母体循环后引起的一系列过敏反应，故有人建议将羊水栓塞改为妊娠过敏反应综合征。羊水栓塞也可发生在妊娠10~14周做钳刮术时。发生在足月分娩者，其死亡率高达80%。因此，羊水栓塞是孕产妇死亡的重要原因之一，值得重视。

一、病因和发病机制

羊水栓塞其病因可见于宫缩过强或为强直性收缩（包括催产素应用不当），子宫或宫颈内膜血管开放（如宫颈裂伤、子宫破裂、剖宫产术时、前置胎盘、胎盘早剥以及中期妊娠流产子宫有裂伤者）。死胎不下可使胎膜强度减弱而渗透性显著增加。滞产、过期妊娠、多产妇、巨大胎儿也较易诱发难产，这与产程过长、难产较多、羊水浑浊刺激性强有一定关系。

由于羊水中的胎毛、胎脂、鳞状上皮、胎粪和黏液内容物在肺小动脉和毛细血管内形成栓塞，并兴奋迷走神经，引起反射性肺血管收缩，支气管痉挛，造成肺动脉高压，致使肺组织灌流量减少，通气和血流比例失调，肺组织缺氧，肺泡毛细血管通透性增加，液体渗出，发生周围循环衰竭，肺动脉压突然升高及肺出血，导致呼吸功能衰竭。由于右心排血受阻，发生急性右心衰竭，使左心排血量减少而导致循环衰竭。羊水中的有形物质均为致敏原，进入母血后，立即引起过敏性休克，与肺动脉高压、急性呼吸循环衰竭等所致的休克，造成严重缺氧，引起脑、肾、肝等重要器官功能障碍，往往迅速死亡。

二、病情评估

（一）病史

评估发生羊水栓塞临床表现的各种诱因，如是否有胎膜早破或人工破膜；前置胎盘或胎盘早剥；宫缩过强或强直性宫缩；中期妊娠引产或钳刮术，羊膜腔穿刺术等病史。

（二）临床表现

羊水栓塞多发生在胎儿娩出前后或产后短时间内，或剖宫产手术过程中。极少发生在临产前或中期妊娠引产时及刮宫术中。

在分娩过程中，胎膜破裂后，特别是有较强宫缩时，产妇突然呛咳、胸闷、呼吸困难、烦躁不安，并迅速出现呼吸循环衰竭、休克及昏迷。少数产妇可无任何先兆，而仅仅只是一声尖叫后数分钟内即猝死。亦有患者呼吸循环方面症状不典型，只是轻度憋气感，而以出血不止且不凝为主要临床表现，使人们误认为是产后出血，而未予高度重视而失去抢救机会。一般病例在经过了呼吸循环衰竭而未死亡者，继出现多量阴道出血，注射部位出血，消化道、泌尿道出血而进入凝血功能障碍期。随病程进展而出现少尿，无尿等急性肾功能衰竭的临床表现。

（三）实验室及其他检查

1. 血液沉淀试验

在测定中心静脉压，插管后可抽近心脏的血液，放置后即沉淀为3层：底层为细胞，中层为棕黄色血块，上层为羊水碎屑。取上层物质做涂片、染色、镜检可见鳞状上皮细胞、胎毛、黏液等，诊断即可明确。

2. 痰液涂片

可查到羊水内容物（用尼罗蓝硫酸盐染色）。

3. 凝血障碍检查

血小板计数、出凝血时间、纤维蛋白原及凝血酶原时间测定、凝血块观察试验、血浆鱼精蛋白副凝试验（3P试验）等。

4. X线床边摄片

肺部双侧弥漫性点状浸润影，沿肺门周围分布，伴右心扩大及轻度肺不张。

5. 心电图

提示右心扩大。

（四）诊断和鉴别诊断

根据分娩及钳刮时出现的上述临床表现，可初步诊断，并立即进行抢救。在抢救同时应抽取下腔静脉血，镜检有无羊水成分。同时可做如下检查，以帮助诊断及观察病情的进展情况：①床边胸部X线平片见双肺有弥散性点片状浸润影，沿肺门周围分布，伴有右心扩大。②床边心电图提示右心房、右心室扩大。③与DIC有关的实验室检查。

本病需与子痫、血栓性肺栓塞、空气栓塞、脂肪栓塞、心脏合并心力衰竭等鉴别。

三、治疗

羊水栓塞时，多数患者死于急性肺动脉高压及左心衰竭所致的呼吸循环衰竭。约40%死于难以控制的凝血功能障碍所致大出血。因此，处理上应针对这两个关键问题采取紧急措施，迅速组织抢救。

（一）纠正呼吸循环衰竭

1. 加压给氧

立即加压给氧，以保证氧的有效供应，尽快改善肺泡毛细血管缺氧，以预防或减轻肺水肿，从而减轻心脏负担。同时也改善了组织缺氧，特别是重要脏器的缺氧状况。必要时行气管插管或气管切开加压给氧。

2. 解除支气管痉挛，纠正肺动脉高压

盐酸罂粟碱 30～90mg 溶于 10%～25% 葡萄糖液 20mL 中静脉滴注，以后根据病情可重复静脉或肌内注射。心率慢时可静注阿托品 0.5～1mg 或者山莨菪碱 20mg，每 10～15 分钟 1 次，直至患者面部潮红或呼吸困难好转为止。心率变快时，则改用氨茶碱 0.25g 加入 10% 葡萄糖液 20mL 中缓慢静注。

3. 纠正心衰

毛花苷 C 0.4mg 溶于 10% 葡萄糖 20mL 内缓慢静推，必要时 0.5～2 小时可再注射 0.2～0.4mg，6 小时后可再酌用 0.2～0.4mg，以达饱和量。用呋塞米或依他尼酸钠 25～50mg 稀释后静注，有利于消除肺水肿。为减轻右心负荷可用测血压袖带分别缚于四肢加压至收缩压与舒张压之间，以阻断部分静脉血液回流。

4. 抗休克

（1）扩充血容量：积极补充血容量，恢复组织灌注，阻止低血容量休克，避免肾衰竭，一般首选低分子右旋糖酐，24 小时内输入 500～1 000mL，该药除具有扩容作用外，还能降低血液黏稠度，解除红细胞凝集，起疏通和改善微循环的作用。对于失血者应补充新鲜血和平衡液。并根据中心静脉压指导输液。

（2）纠正酸中毒：呼吸循环功能障碍所造成的物质代谢及气体交换障碍致使发生酸中毒，及早使用碱性药物有助于及时纠正休克和代谢紊乱。首次可给 5% 碳酸氢钠 100～200mL，以后根据血气分析及酸碱测定，酌情补充。

（3）血管活性药物：如血容量补足后血压仍不回升，可应用血管活性药物，常用多巴胺 20～40mg 加入 25% 葡萄糖液 250mL 中静脉滴注，最初 20～30 滴/分，以后根据情况进行调整。

（二）抗过敏

在改善缺氧的同时，应迅速抗过敏。肾上腺皮质激素可改善、稳定溶酶体，保护细胞以对抗过敏反应。首选氢化可的松：剂量 500～1 000mg，先以 200mg 行静脉缓注，随后 300～800mg 加入 5% 葡萄糖液 500mL 静脉滴注。也可用地塞米松：20mg 加于 25% 葡萄糖液中静脉推注后，再将 20mg 加于 5%～10% 葡萄糖液中静脉滴注。

（三）DIC 的处理

采取适当措施，纠正凝血功能障碍、输新鲜血，早期可用肝素，酌情用抗纤溶药。

（四）防治肾衰

控制液体出入量，当出现肾功能衰竭时，在补充血容量之后，加用甘露醇，如仍尿少，可加用呋塞米 20～60mg 静脉注射。在抢救过程中注意尿量。

（五）给予抗生素

以选用广谱抗生素大剂量为宜，因常有潜在感染，尤其是肺部和宫腔感染。需重视的是应选择对肾功能影响最小的抗生素。

（六）产科处理

1. 产科处理原则上应在母体呼吸循环功能得到明显改善，并已纠正凝血功能障碍之后进行。若在第一产程发病，应行剖宫产术结束妊娠；若在第二产程发病，应尽快经阴道协助娩出胎儿。

2. 除有产科指征或紧急终止妊娠外，经阴道分娩比剖宫产或子宫切除为好。

3. 子宫切除适用于用无法控制阴道流血者，即使处于休克状态也应切除子宫。手术应行子宫全切除术，术后放置引流管。

4. 产后尽早应用子宫收缩剂以减少出血量。

四、护理要点

（一）一般护理

1. 迅速建立静脉输液，在中心静脉压监测下调整输液量及输液速度。

2. 配血，并协助做好有关化验检查。

3. 给予氧吸入，需要时加压给氧。

4. 留置导尿管以观察尿量，严格无菌操作。

5. 昏迷者注意保持呼吸道通畅，呼吸道有分泌物时应及时吸出，以免发生窒息或吸入性肺炎。

6. 做好阴道助产术或剖宫产术的准备工作。并配合医生进行抢救工作及产科处理。

7. 做好重症护理，并做专门记录。

（二）病情观察与护理

1. 注意观察病情，羊水栓塞发生后易引起呼吸衰竭、循环衰竭、肾功能衰竭、DIC。在抢救过程中，要注意观察生命体征如血压、脉搏、呼吸、瞳孔的变化，应每15～30分钟测1次，并观察患者的尿量，对昏迷者应插导尿管持续导尿，观察尿量、颜色，注意皮肤有否出血点。发现问题详细做好记录，并向医生汇报，及时采取措施。

2. 备好各种抢救药物及器械，对需要使用呼吸兴奋剂者，给药后须严密观察其疗效，若出现不良反应，如恶心、呕吐、面部或肢体抽搐，应及时减量或停药。注意水、电解质平衡，在抢救过程中应严密观察病情的动态变化，给予合理的治疗。用利尿剂时，应记录出入液量，检查血 pH、钾、钠、氯的变化。严密观察呼吸和血压的变化，呼吸衰竭时易导致循环功能的障碍，故应严密观察呼吸频率、潮气量、呼出的氧和二氧化碳分压以及血压、心率的变化。

（三）症状护理

羊水栓塞死亡的主要因素为呼吸衰竭、休克、急性心力衰竭、大出血及肾功能衰竭。临床上要针对上述因素进行护理。

1. 呼吸衰竭的护理

急性呼吸衰竭的护理原则是保持呼吸道通畅，给氧气吸入，控制呼吸道感染 3 个方面（详见呼吸衰竭章）。

2. 休克的护理

见休克章。

3. 急性心功能不全的护理

1）减轻心脏负担

（1）休息：休息可减轻心脏负担，让患者绝对卧床，烦躁者可给予适当的镇静药物。

（2）环境要求：室内要保持安静、舒适、空气新鲜，注意室内温度。

（3）体位的选择：急性心功能不全患者出现呼吸困难，端坐呼吸等症状时，立即给患者取半卧位或坐位，以减轻心脏负荷。

2）吸氧：应给以鼻导管吸入，流量为 6～8 L/min。使用 20%～30% 乙醇湿化，吸氧的时间不宜过长，重患者应考虑面罩或气管插管加压给氧。

4. 大出血的护理

羊水内含有丰富的凝血活酶，进入母血后可引起 DIC，呈暂时性高凝状态时，使血中纤维蛋白原下降；同时激活纤溶系统，使血凝由高凝状态迅速转入纤溶状态，血液不凝，发生严重的产后出血及肠胃道、皮下针孔及泌尿道等部位出血。

（1）有效地解除病因：迅速结束分娩，防止羊水继续进入母血。

（2）改善微循环障碍：包括解除小动脉痉挛、扩充血容量、降低血液黏度、纠正酸中毒及充分给氧。

（3）肝素的应用及注意事项：肝素宜早期应用，剂量要足够，疗程要充分。病情好转，出血停止，血压稳定和发绀消失等可逐渐停药。

（4）输新鲜血液或血浆。

（5）肾上腺皮质激素的应用：选有氢化可的松 100～200mg/d 或地塞米松 5～10mg/d 加入葡萄糖液中 1～2 次静脉滴。

5. 肾功能衰竭的护理

（1）预防和控制感染：急性肾功能衰竭患者由于免疫功能低下，继发感染机会较多，因此必须采取有效的措施防止感染发生。安置单人房间，做好病室清洁与空气净化，保留导尿管者应每日用 1:1 000 新洁尔灭液清洁尿道口。加强口腔护理防止口腔炎、鼻炎等。

（2）多尿期的护理：多尿期由于大量排尿，可引起水与电解质紊乱，因此应充分补充营养，给予高糖、高维生素和高热量饮食，不宜摄入蛋白质，以后随病情改善，蛋白质可逐步自饮食增加摄入。

（董俊英）

第二节　产后出血

胎儿娩出后 24 小时内出血量超过 500mL 者称产后出血。多发生在产后 2 小时内，是目前我国孕产妇死亡的重要原因。

一、病因

产后出血的原因有：

1. 宫缩乏力

是产后出血的主要原因，产妇全身因素及子宫局部因素可影响产后宫缩和缩复功能。

2. 胎盘因素

胎儿娩出后30分钟，胎盘尚未娩出称胎盘滞留。有胎盘剥离不全、胎盘剥离后滞留、胎盘粘连、胎盘嵌顿、胎盘植入、胎盘或胎膜残留等，均可影响宫缩而出血。

3. 软产道损伤

常因胎儿过大、胎儿娩出过快、保护会阴或助产手术不当，使会阴、阴道、宫颈甚至子宫下段裂伤而引起出血。

4. 凝血功能障碍

较少见，可由孕妇本身的出血性疾病和产科原因引起的凝血功能障碍疾病而致。

二、病情评估

（一）病史

除收集一般病史外，尤其要注意收集与诱发产后出血有关的病史，如孕前患有出血性疾病、重症肝炎、子宫肌瘤；多次人工流产史及产后出血史；妊娠期合并妊高征、前置胎盘、胎盘早剥、多胎妊娠、羊水过多；分娩期产妇精神过度紧张，过多地使用镇静剂、麻醉剂；产程过长，产妇衰竭或急产导致软产道裂伤等。

（二）临床表现

出血原因不同，故临床表现也各有差异。

1. 宫缩乏力性出血

胎盘娩出前无出血或出血不多，胎盘娩出后突然大量出血，量多者产妇出现失血性休克表现，心慌、出冷汗、头晕、脉细弱、血压下降。检查腹部时往往摸不到子宫底，系子宫无收缩之故。应警惕有时胎盘已剥离，但子宫无力将其排出，血积聚于宫腔内，按摩、推压宫底部，可将胎盘及积血压出。

2. 软产道裂伤

出血特点是出血发生在胎儿娩出后，流出的血自凝，血色较鲜红。仔细检查宫颈、阴道及外阴有无裂伤及裂伤的程度。

3. 胎盘因素

胎盘剥离不全，滞留及粘连时，胎盘未娩出前出血量较多，胎盘部分残留常在胎盘娩出后检查胎盘，胎膜时发现胎盘母体面有缺损或胎膜有缺损；胎盘嵌顿时子宫下段出现狭窄环。

4. 凝血功能障碍

在孕前或妊娠期已有易于出血倾向，胎盘剥离或产道有损伤时，出血不止，血不凝。

（三）诊断和鉴别诊断

诊断关键在于迅速查明出血原因。

1. 诊断

（1）胎盘娩出前出血：胎儿娩出时或娩出后，即出现并持续性流出鲜红色血液，多为软产道损伤；如为间歇性流出暗红色血液，混有血块，胎盘娩出延迟，常属胎盘剥离不全或滞留所造成的出血，应迅速娩出胎盘。

（2）胎盘娩出后出血：检查胎盘、胎膜完整，触诊子宫柔软，轮廓不清。按摩后子宫收缩变硬，同时排出积血。停止按摩子宫又弛缓变软，出血呈间歇性，则为子宫收缩乏力；检查胎盘、胎膜不全，则属胎盘、胎膜残留引起子宫收缩不良而发生的产后出血。如上述检查均未发现异常，也未发现软产道损伤，但仍有持续性阴道出血且血液不凝，应考虑凝血功能障碍出血，需进一步做有关凝血功能的实验室检查，尽快诊断。

（3）隐性出血：阴道外出血量少，与休克表现不一致，且宫底逐渐升高，推压子宫底时即有大量血块和血液从阴道流出者，多为宫腔内积血。

2. 鉴别诊断

产后出血应与急性子宫翻出、产后血循环衰竭、子宫颈癌合并妊娠、妊娠合并阴道静脉曲张破裂等相鉴别。

三、治疗

产后出血的预后如何，关键在于早期发现，及时诊断，正确处理。处理应该与检查出血原因同时进行。原则为防治休克，加强子宫收缩，针对病因制止出血，预防感染，产后纠正贫血。

（一）加强子宫收缩

加强宫缩的方法甚多，应选择方便易行、奏效快的方法。

1. 按摩子宫

助产者一手在腹部按摩宫底（拇指在前，其余4指在后），同时压迫宫底，将宫内积血压出，按摩必须均匀而有节律。如果无效，可用腹部—阴道双手按摩子宫法，即一手握拳置于阴道前穹隆顶住子宫前壁，另一手在腹部按压子宫后壁使宫体前屈，双手相对紧压子宫并作节律性按摩，按压时间以子宫恢复正常收缩为止，按摩时注意无菌操作。

2. 应用宫缩剂

①缩宫素：10 U 宫体直接注射或 10 U 加于 5% 葡萄糖液 500mL 中静脉滴注；②麦角新碱：0.2~0.4mg 肌内注射或宫体直接注射、加于 25% 葡萄糖液 20mL 中静脉慢推，心脏病、妊高征及高血压者慎用；③米索前列醇：200 μg 舌下含服；④卡前列甲酯：1mg 置于阴道后穹隆，止血效果好。

3. 宫腔纱条填塞

用特制的长 1.5~2 m、宽 7~8cm 的无菌不脱脂棉纱布条塞入宫腔止血。操作时助手在腹部固定子宫，术者用卵圆钳将纱布条送入宫腔内，自宫底由内向外填紧，留有空隙可造成隐性出血。24 小时后取出纱布条，警惕感染，取出纱布前应先静脉滴注缩宫素 10 U。

4. 在应急时，可于腹部压迫腹主动脉暂时减少出血，为寻找出血原因彻底止血争取时间。亦可经阴道于宫颈两侧缝扎子宫动脉止血。此法需熟悉女性生殖系统解剖及掌握一定技术水平，故临床上使用不多。

5. 髂内动脉栓塞术

在放射科医生的协助下，行股动脉穿刺插入导管至髂内动脉或子宫动脉，注入吸收性明胶海绵颗粒栓塞动脉，栓塞剂 2 周后被吸收，血管复通。髂内动脉栓塞术仅适用于产妇生命体征稳定时进行。

6. 切除子宫

经积极治疗仍无效、出血可能危及产妇生命时，应行子宫次全切手术或子宫全切除术，以挽救产妇生命。

（二）防治休克

1. 遇有产后出血患者，应严密观察血压、脉搏及一般情况，产后出血量。

2. 给予吸氧、输液，必要时输血以补充血容量。

3. 与抗休克同时，针对不同发病原因，积极进行病因治疗以制止出血。

（三）针对病因制止出血

如为其他原因所致产后出血，除了加强子宫收缩外，还应针对病因进行处理。

1. 软产道损伤所致出血

处理时应仔细检查损伤部位，了解损伤程度，按解剖层次予以缝合。疑有宫颈裂伤时，应以两把卵圆钳轮流依次钳夹宫颈的不同部位，寻找出血点。缝合时第一针应超过裂伤顶端 0.3~0.5cm，以免漏掉断裂血管而发生阴道血肿。

2. 胎盘因素

胎盘粘连或部分粘连可行徒手剥离，剥离困难者应怀疑植入胎盘，不可强行剥离。部分胎盘残留用手不能取出时，可用大号刮匙刮取残留部。胎膜残留时用手缠纱布掏宫腔取出。胎盘嵌顿者，应使用乙醚麻醉，松解子宫痉挛部分，再用手取出胎盘。

3. 凝血障碍性出血

治疗原则是消除病因，纠正休克、酸中毒。早期应用抗凝药物肝素，后期加用纤溶抑制药物如 6 – 氨基己酸、对羧基苄胺、氨甲环酸等。在应用肝素过程中可补充血容量和凝血因子，以纠正休克、补充消耗，可输入新鲜全血、血浆和纤维蛋白原等。

（四）抗感染

凡有产后出血者，均应给予抗生素以防感染。抢救过程中还应重视无菌操作。

四、护理要点

（一）一般护理

1. 做好产前检查，及时采取相应的措施

为防止发生产后出血，首先要做好产前检查，及时发现引起产后出血的存在因素，给予相应处理。对子宫肌纤维发育不良者给予促进子宫发育成熟的药物，以促进子宫成熟。对合并子宫肌瘤者，若子宫肌瘤较大而且为多发，劝其流产或引产，待子宫肌瘤剔除术后再怀孕，若子宫肌瘤较小，而且为单发者，则可继续妊娠，但应密切观察，经常进行 B 超检查，观察子宫肌瘤的大小。对伴有贫血者给予相应的治疗。对妊娠高血压综合征患者，经常检查血压、尿及体重，以控制症状。对合并血液病患者，根据情况，确定不能妊娠者给予引产或流产，能继续妊娠者应定期检查。对胎位不正、巨大胎儿及骨盆狭窄等情况不能经产道娩出者，可行剖宫产术。

2. 饮食护理

产前应摄入足够的蛋白质、维生素及钙、铁等矿物质，尤其对贫血的患者应食入含铁丰富的食物如动物肝、木耳等。住院期间应给以含有高蛋白、高维生素易消化的食物，产后产妇应多吃营养丰富的饮食以利于恢复。

3. 心理护理

子宫收缩乏力占产后出血的 70%～75%，其中因精神高度紧张、恐惧引起的占相当大的比例。由于产妇尤其是初产妇在分娩时下腹部疼痛而出现紧张、恐惧感。出现烦躁不安、大汗淋漓，而造成体力大量消耗，以致子宫收缩乏力，造成滞产，而产后易发出血。住院后，针对孕妇的心理反应，给予适当的心理护理，讲述分娩时腹痛是一种正常现象，精神紧张、恐惧会给分娩带来不良后果。为了消除这种心理反应，可采用音乐疗法，在分娩的过程中放一些能使产妇放松的音乐，这样可减轻心理反应。

4. 产后的护理

产后应测体温、脉搏、呼吸及血压情况，使产妇安静休息、保暖。严密观察子宫收缩，查看会阴垫以了解出血情况。发现有大量出血征象者，根据产后失血原因，尽快配合医生进行必要的处理。出血及宫腔内操作都会增加产妇产褥期感染的机会，应保持会阴部清洁，每日用洁尔阴或呋喃西林液冲洗阴道 1 次，并应用广谱抗菌药物。

（二）症状护理

1. 出血及休克的护理

大量出血可引起出血性休克。休克时应设专人护理，休克护理原则：

1）严密观察病情：应设护理记录，详细记录病情变化及液体出入量（特别记录尿量），每 15～30 分钟测体温、脉搏、呼吸、血压 1 次，着重观察下列方面变化。

（1）意识与表情：因血流灌注不足，中枢神经处于缺氧状态，表情淡漠、烦躁、意识模糊或昏迷、神志恍惚，早期休克的患者需要心理护理，耐心劝慰患者，使其接受治疗和护理。

（2）皮肤色泽及肢体温度：休克时面色苍白、皮肤湿冷、口唇发白、四肢冰凉、皮肤有出血点或淤斑，提示可能进入 DIC 阶段。皮肤逐渐转红、出汗停止、肢体转暖，均说明血流灌注良好，休克好转。

（3）血压与脉压：通常血压低于 75/45mmHg，且伴有毛细血管灌流量减少症状，如肢端厥冷、皮肤湿冷等。若血压渐次下降，甚至不能测知脉压减少，说明病情加重。血压回升，脉压 > 30mmHg，或血压虽低，但脉搏有力，手足转暖则表明休克趋向好转。

（4）脉搏：休克时脉搏增快。随着病情恶化，脉搏加速，变为细弱直至摸不到。若脉搏逐渐增强，脉率转为正常，脉压由小变大，提示病情好转。

（5）呼吸：注意呼吸次数，有无节律变化。呼吸增速、变浅、不规则为病情恶化；反之，呼吸频率、节律及深浅度逐渐恢复正常，提示病情好转。注意保持呼吸道通畅，有分泌物时及时吸出，鼻管给氧时用40%～50%的高流量（6～8 L/min），以保持呼吸道湿润，防止黏膜干燥。

（6）体温：出血性休克时体温均偏低。护理时慎防患者受寒，因低温影响血流速度，增加血液黏稠度，对微循环不利。一般用室内调温，或可用棉被保暖。局部敷热水袋使皮肤血流扩张，破坏机体调节，减少重要器官的血液供应，对休克不利。

（7）瞳孔：正常瞳孔双侧等大圆形。瞳孔观察的重点是瞳孔大小，对光反应及双侧是否对称。如双侧散大，对光反应减弱或消失，说明脑组织缺氧，患者濒于死亡。

（8）尿量：尿量能反映肾血液灌注情况，对有休克者应留置导尿管，每小时测尿量1次，尿量每小时少于25mL，比重增加，表明肾脏血管收缩或血流量不足，每小时尿量30mL以上提示休克好转。

2）及时调整输液量和输液速度：休克时尽快建立两条输液通道：一条通道可滴入血管活性药物或其他需要控制滴速的药物。另一条通道可快速滴入液体或输血。抢救休克时，常有大量的临时口头医嘱，执行前后应及时查对，避免差错。每24小时总结1次液体的出入量，保持适量的液体输入，注意纠正电解质紊乱。

3）应用升压药物的护理

（1）用升压药时，应5～10分钟测量血压1次。根据血压的高低适当调节药物浓度和滴数。

（2）静脉滴注升压药时，应随时观察有无液体外渗，以免升高药物致组织坏死，如升压药外渗应即用2.5%普鲁卡因、苄胺唑啉在血管周围封闭，并更换输液部位。

（3）长期输液患者，注意保护血管，选择血管时宜先难后宜，先下后上。

（4）烦躁不安或神志不清时，输液的肢体宜用夹板固定。

2. 预防压疮

对长期卧床患者，随时保持床单清洁、平整、干燥。病情许可时每2小时给患者翻身、拍背一次，身体的受压部位做好皮肤护理。

（董俊英）

第十五章 眼科急症

第一节 眼球穿通伤

眼球穿通伤是眼球被锐利器刺破或异物碎片击穿所致。眼球穿通伤按其损伤部位，分为角膜穿通伤、角巩膜穿通伤和巩膜穿通伤。

一、病因和发病机制

锐利器或异物碎片可直接刺破、击穿眼球壁，致眼球穿通伤。眼球组织的构造极为精细而脆弱，有的组织透明无血管，有的组织血管丰富，故眼球穿通伤的损害复杂而严重，是致盲的主要原因。

二、伤情评估

（一）临床表现

仔细询问受伤时间、地点、性质，致伤物的属性、形状以及外力及眼球的方向和所用工具是否有缺损等。可有以下局部表现。

1. 眼球创口

角膜或巩膜上有创口，大而显著的创口易发现，小而不显著的创口易被忽视。裂隙灯显微镜检查有助于判断角膜创伤是否穿通（局部全层性混浊则为穿通性），小的巩膜穿孔，可切开结膜，探查巩膜。

2. 眼内容物脱出

检查时如发现有葡萄膜、晶体（完整的或破损的）、玻璃体脱出于结膜囊内或位于结膜下，则可确诊眼球穿孔伤。将荧光素滴在角膜上检查有房水溢出征象时，证明角膜有穿孔。

3. 眼球内异物存留

发现眼球内有异物存留，则必有眼球穿孔伤。

4. 其他可能出现的体征

①眼压降低。②前房变浅。③虹膜小孔。④瞳孔变形。⑤晶体浑浊。⑥视力下降。

根据上述典型症状，结合外伤史，眼球穿透伤的诊断并不难。但小的穿通伤无典型病史和表现，且有异物存留，往往可造成感染和其他并发症，还可能发生交感性眼炎。

为此，诊断要及时细致，千万不要造成误诊，延误治疗时机。

（二）实验室及特殊检查

X 线摄片或 B 超检查，必要时 CT 检查，以明确眼内有无异物存留。

（三）鉴别诊断

1. 穿通伤与贯通伤的鉴别

所谓穿通伤是指致伤物进入某种组织，而贯通伤是指致伤物穿过某种组织。如果将整个眼球作为参照组织，则一个致伤物必须造成眼球壁既有入口又有出口的损伤，才能称之为贯通伤。

2. 穿通伤与眼球破裂伤的鉴别

穿通伤是为锐器或高速飞行的金属碎片所致，而眼球破裂伤为钝挫力所致。

三、治疗

眼球穿通伤为急症重症，必须及时有效地救治，而且需是有专科条件的医院。治疗原则是妥善处理伤口以恢复眼球的完整性，有效地防治感染和并发症。

1. 止血、止痛，封闭伤口及预防感染

检查与治疗时，先让伤者自行睁眼，不能睁开时应小心轻轻地拉开眼睑，切不可压迫眼球。检查患眼，宜先滴表面麻醉剂，采用开睑拉钩张开睑裂。初步了解受伤部位及伤口情况之后，先以生理盐水棉球清洁眼睑及周围皮肤，不宜冲洗和涂眼膏，可滴抗生素眼药水或结膜下注射庆大霉素 2 万~4 万 U，每日或隔日 1 次。为预防眼内或伤口的感染，选用抗生素肌内或静脉注射，肌内注射破伤风抗毒素，以消毒纱布覆盖伤眼、包扎双眼。静卧，转送时避免头部震动，必要时两侧放沙袋固定头部。

2. 伤口处理

1）穿孔伤口最好在伤后 24 小时内缝合。伤口敞开 72 小时以上的病例，若未经过初步处理，原则上经过适当的局部和全身治疗后，再施行伤口修复手术，以防局部炎症向眼内扩散。

2）角膜线状伤口，如对合良好，无眼内容嵌入，前房存在，即使伤口长达 3mm 亦可不手术缝合。双眼包扎，以后按伤口和前房情况改为伤眼包扎。

3）角、巩膜伤口有葡萄膜脱出者，如 24 小时内，伤口清洁，可将脱出组织送回眼内。伤后时间较久，或回复有困难者，则将脱出的葡萄膜组织切除，然后缝合伤口。伤口有玻璃体或晶体囊膜嵌顿者，均应剪除，避免眼内组织嵌入，造成伤口愈合困难或畸形愈合。

4）伤口缝合后，结膜下注射抗生素和皮质类固醇，减轻反应，以防感染，并双眼包盖。全身和局部应用抗生素，每日用阿托品散瞳。

5）严重眼球穿孔伤，眼球破坏严重，无恢复视功能希望者，或眼内感染治疗无效，光感消失，眼球已无保留价值者，应做眼球摘除术或眼球内容剜出术。

3. 眼内异物的处理

确定眼内异物存留者，应做好眼内异物定位，尽早取出异物。

4. 预防并发症

给予止血剂,以防出血。局部用1%阿托品眼液或眼膏扩瞳,防止虹膜睫状体炎,防止角膜边缘穿孔。应谨慎用散瞳药物。密切观察以防交感性眼炎的发生。

四、护理要点

1. 对眼外伤的患者及家属需要安定情绪,迅速安排急诊、急救。及时了解伤情,向患者及家属解释病情、治疗方法及预后,开导患者消除或减轻焦虑、恐惧和悲哀心理,使患者能够正确面对现实,增强自信心,积极配合治疗和护理。

2. 做好应急处理,原则上不要敞开伤口长途转送,以免加重伤势,增加感染的危险。可采取包扎患眼、防止感染、止血、止痛等必要措施。

3. 给予半流质饮食。

4. 避免咳嗽,以免加重眼内出血及引起并发症。

5. 入院后立即清洁创面,备皮,做普鲁卡因过敏试验,注意破伤风抗毒血清,做好手术准备。

6. 注意致伤的原因及时间,细致检查全身情况,做好抢救准备。严密观察血压、脉搏、呼吸变化,随时观察患者未受伤眼的视力变化及其临床表现,预防交感性眼炎的发生。发现异常,立即通知医生。

7. 突然头痛、眼胀痛,应考虑是否有继发性青光眼,立即通知医生检查处理。

8. 按医嘱应用抗生素、类固醇激素、止血剂、维生素等药物,预防伤口感染及交感性眼炎。对于角膜、巩膜伤口应尽早缝合。眼内异物患者,要问明异物性质,做好异物定位并配合医生处理。

9. 出院时嘱患者注意健侧眼睛变化,如出现眼痛、畏光、流泪、视力下降,应及时就诊,以排除交感性眼炎。

10. 加强安全宣传,遵守操作规程,改善防护措施,防止意外事故的发生。

(张环)

第二节　化学性眼外伤

眼化学伤以酸、碱烧伤最为常见。多发生在化工厂、实验室、施工现场,由化学物品的溶液、粉尘或气体接触眼部所致。损伤程度与化学物质种类、浓度、剂量、接触时间、面积、处理时机等有关。

一、病因和发病机制

酸性眼化学伤多由无机酸如硫酸、盐酸、硝酸所致。低浓度的酸性溶液仅引起局部刺激,高浓度的酸性溶液则使组织蛋白凝固坏死,凝固蛋白不溶于水,形成一凝固层,能阻止酸性物质继续向深层渗透,故酸性眼化学伤的损伤相对较轻。

碱性眼化学伤多由氢氧化钠、石灰、氨水所致。碱能溶解脂肪和蛋白质,与组织接触后能很快渗透到组织深层和眼内，使细胞分解坏死，故碱性眼化学伤的损伤是进行性疾病，损伤处边界不清，预后较差。

二、伤情评估

（一）临床表现

1. 常见临床表现

1）化学性结膜角膜炎：主要为化学烟雾、气体、粉尘刺激引起。眼部有明显刺激症状，如眼痛、灼热感、异物感、流泪、眼睑痉挛。检查可发现球结膜充血，角膜上皮有损伤，但角膜基质层无明显损伤。视力一般不受影响，预后良好。

2）眼睑灼伤：常为面部化学灼伤的一部分。轻者眼睑皮肤充血、肿胀，重者起水疱，肌肉、睑板等受到破坏。面积广泛的灼伤可能引起睑外翻、眼睑闭合不全、睑内翻、睑球粘连等。

3）眼球灼伤：主要指结膜、角膜和巩膜的灼伤，分为以下几期。

（1）急性期：为灼伤后数秒至24小时，主要表现为结膜缺血性坏死，角膜上皮脱落，结膜下组织和角膜实质层水肿、混浊，角膜缘及其附近血管广泛血栓形成，急性虹膜睫状体炎，前房积脓，晶状体和玻璃体混浊，全眼球炎。

（2）修复期：为伤后10日至2周，组织上皮开始再生，多形核白细胞和成纤维细胞伴随新生血管进入角膜组织，巩膜内血管逐渐再通，新生血管开始侵入角膜，虹膜睫状体炎趋于稳定状态。

（3）并发症期：灼伤2~3周进入此期，表现为反复的角膜溃疡，睑炎、睑球粘连，角膜新生血管，继发性内眼改变如葡萄膜炎、白内障和青光眼等。

2. 酸、碱灼伤的不同临床特点

1）酸灼伤：病变边缘较为清晰，常为非进行性的。角膜上皮很少呈片状脱落。角膜、结膜和虹膜的广泛浸润或纤维素性虹膜炎较为少见。对于血管的侵犯，如早期强烈的结膜水肿、贫血、出血和虹膜血管的贫血现象，不如碱性灼伤明显。组织坏死一般限于酸接触面，内眼组织的损伤较少见。晚期并发症也较碱性灼伤少见。

2）碱灼伤：病变一般为进行性的。病变边缘不清，灼伤组织呈无色或灰白色。角膜上皮常有片状脱落。由于碱性物质具有较强穿透力，并能使组织蛋白溶解为可溶性蛋白化合物，因而组织的破坏逐渐深入。

3. 眼化学伤的分级

被广泛采用的是Hughes分级，通常是依据伤后当时的检查所见，但必须是在充分冲洗以后做更详细的检查。

Ⅰ级：预后良好；角膜上皮损害；无组织缺血的发生。

Ⅱ级：预后良好；角膜朦胧但能看清虹膜细节；角巩膜缘缺血范围小于1/3周。

Ⅲ级：预后不确定；全角膜上皮缺失；角膜基质层混浊，使虹膜细节看不清；角巩膜缘缺血范围为1/3~1/2周。

Ⅳ级：预后不良，角膜混浊阻碍虹膜或瞳孔的观察，角巩膜缘缺血范围为1/2周以上。

职业性化学性眼烧伤诊断标准及处理原则如下。

1. 化学性结膜角膜炎

有明显的眼部刺激症状，如眼痛、灼热或异物感、流泪、眼睑痉挛、结膜充血、角膜上皮脱落等。荧光素染色角膜有散在的点状着色。

2. 轻度化学性眼灼伤

凡有下列情况之一者，可诊断。

1）眼睑皮肤或睑缘充血、水肿和水疱，无后遗症。

2）结膜充血、出血、水肿。

3）荧光素染色裂隙灯下观察，可见角膜上皮有弥漫性点状或片状脱落，角膜实质浅层水肿浑浊，角膜缘无缺血或缺血＜1/4。

3. 中度化学性眼烧伤

除有上述2）、3）两项外并有下列情况之一者，可诊断。

1）出现结膜坏死，修复期出现睑球粘连。

2）角膜实质层水肿、浑浊，角膜缘缺血1/4～1/2。

4. 重度化学性眼烧伤

凡有下列情况之一者，可诊断。

1）眼睑皮肤、肌肉和（或）睑板烧伤形成溃疡，修复期瘢痕性睑外翻、睑裂闭合不全者。

2）出现巩膜坏死，角膜全层混浊呈瓷白色，甚至穿孔，角膜缘缺血＞1/2者。

（二）实验室及其他检查

1. 测定结膜囊液体的pH，把pH试纸放入伤眼结膜囊内，残留的致伤物为酸性时，试纸变红，碱性则变蓝。

2. 荧光素染色可确定角膜、结膜受伤范围。

3. 有眼睑痉挛和明显刺激症状时，可用1%地卡因表面麻醉，以利于检查和彻底清除残留致伤物质。

4. 检查视力及眼压（指拭），病情许可时可用眼压计测量。

三、治疗

1. 急救

化学烧伤后首先要分秒必争，立即用水冲洗，去除致伤物，尽量缩短致伤物与组织接触的时间，减少组织损伤，此乃抢救之关键。冲洗越早，越彻底，预后越好。

为了争取时间，不应过分强调冲洗液的性质，需要因地制宜地用任何洁净的水冲洗。冲洗时要翻转上下眼睑，并令患者做眼球上下、左右转动，充分暴露上下穹隆，彻底冲洗，应至少冲洗30分钟。结膜囊冲洗时，尽快清除存留于结膜囊内的固体化学物质。

酸性眼化学伤者可球结膜下中和注射，常用5%磺胺嘧啶钠溶液1～2mL注射。碱性眼化学伤者用维生素C注射，用量1～2mL。

严重碱化学伤者可行前房穿刺，放出碱性房水，减轻眼内反应，但前房穿刺应在伤后8小时内进行。

2. 后继治疗

1）早期治疗：局部和全身应用抗生素控制感染。1%阿托品每日散瞳。局部或全身使用糖皮质激素，以抑制炎症反应和新生血管形成。但在伤后3周内，角膜有溶解倾向，应停用。维生素C可抑制胶原酶，促进角膜胶原合成，可全身及局部大量应用，在伤后做结膜下注射，每次2mL，每日1～2次。0.5%依地酸钠，可用于石灰烧伤病例。

2）切除坏死组织，防止睑球粘连：如果球结膜有广泛坏死，或角膜上皮坏死，可做早期切除。一些患者在2周内出现角膜溶解变薄，需行全角膜板层移植术，并保留植片的角膜缘上皮，以挽救眼球。也可做羊膜移植术，或口腔黏膜或对侧球结膜移植。每次换药时用玻璃棒分离睑球粘连或安放隔膜。

3）胶原酶抑制剂的应用：可滴用10%枸橼酸钠，或2.5%～5%半胱氨酸。口服四环素类药物每次0.25g，每日4次。

4）肝素的应用：结膜下注射肝素375 U，0.3mL，每日1次，共10次，可溶解巩膜缘微血管中的血栓，达到重建角膜血循环、改善角膜营养的目的。伤后应立即注射，超过14日者疗效不显著。

5）手术治疗：睑球粘连可用自体结膜或口唇黏膜移植；角膜化学灼伤严重者晚期可行角膜移植术。

四、预后

一般轻中度烧伤及轻度碱性伤，治疗及时得当者，未发生角膜溃疡者，可以基本恢复，功能不受影响。重度酸性烧伤及中重度碱性烧伤者，角膜损伤重，修复缓慢，易致角膜溃疡和感染，甚至角膜穿孔，愈后遗留瘢痕，产生睑球粘连、角膜血管翳、虹膜后粘连等并发症和后遗症，预后不良，视功能有严重损害，甚至失明，多需4个月以上方可临床治愈，有时发生反复性无菌性角膜溃疡，常导致穿孔、白内障、青光眼、眼球萎缩等严重并发症。病程可达数月至1年，终因角膜被厚厚的纤维血管膜覆盖。严重烧伤尚可使眼睑瘢痕畸形。

五、护理要点

1. 化学烧伤后现场急救首先要分秒必争，立即用水冲洗，去除致伤物尽量缩短致伤物与组织接触的时间，减少组织损伤，此乃抢救的关键。冲洗越早，越彻底，预后越好。

2. 重度碱烧伤早期可进行前房穿刺，放出碱性房水，新生房水可起到一定的营养和保护作用。

3. 患眼点阿托品，充分扩大瞳孔，以克服虹膜刺激症状及防止虹膜后粘连。

4. 局部及全身应用抗生素，防止感染。用止痛剂和镇痛剂。

5. 血浆或半胱氨酸等滴眼，有减轻组织水肿，加速组织再生的作用。

6. 石灰烧伤者，常用依地酸钠滴眼，将石灰中的钙离子析出。由于依地酸盐溶液为非脂溶性，因此必须在角膜、结膜上皮尚未恢复之前及时应用，才能起到治疗作用。

7. 加强心理安抚，创造良好的环境气氛、疏导鼓励等均有助于患者恢复心理平衡，积极配合治疗。睡眠、饮食、生活习惯的护理指导，如加强营养、戒除烟酒、预防感冒、保持大便通畅均属必要。

（张环）

第三节 视神经损伤

视神经是传导视觉的神经。由视网膜内的节细胞轴突经眼球后份穿出后，组成视神经，向后内侧行经视神经孔入颅，经过视交叉（仅鼻侧半纤维交叉，而颞侧半纤维不交叉）后，由对侧交叉来的纤维与同侧不交叉的纤维形成视束，视束的大部分纤维终于外侧膝状体，经上丘臂到顶盖前区和上丘。从膝状体发出的视辐射纤维向后外侧，经内囊终于枕叶视皮质（距状裂两侧）。

视神经由视交叉分出，全程长约 35.55mm，分为球内段、眶内段、骨管段和颅内段。视神经周围也被三层延续的脑膜所包绕，其蛛网膜下隙与脑的蛛网膜下隙相通。因而当颅内压增高时，视神经周围的蛛网膜下隙的压力也增高，致使通过神经周围蛛网膜下隙的视网膜中央静脉受压，妨碍其血液回流，成为视神经乳头水肿的原因之一。

一、伤因及受伤机制

在闭合性颅脑损伤中，双侧视神经同时损伤者极为罕见，常为单侧受损，其发生率约为 1.7%。眼球位于颅骨的眼眶内，与脑组织仅一层骨壁之隔，颅眶间有神经、血管相互联系。视神经损伤的部位，可因不同的外力而异。其受伤机制有：①当眼眶周围受力后，眼球与视神经之间可发生扭转，导致视神经前端损伤。②当眶顶或蝶骨小翼骨折延伸到视神经管时，使狭窄的视神经管变形，骨片可直接刺伤或挤压视神经，导致骨管内视神经水肿和缺血。③视神经颅内段损伤多为眶周骨折引起视神经鞘膜下出血，使视神经受压或缺血。当颅底骨折波及鞍区时，可累及视交叉，压迫视交叉纤维并影响其血液供血，导致视力丧失。有时，视交叉的损伤可以伴发垂体和丘脑下部受损，或因颅底骨折累及蝶窦导致脑脊液鼻漏。视神经损伤的原因主要是外伤时产生的突发暴力。同时，视交叉纤维可因颅骨的突然变形而出现断裂。另外，颅脑外伤后血肿和积气也可造成继发性视神经、视交叉损伤，出现视力、视野的渐进性缺损。

二、伤情评估

（一）临床表现

不同的受伤部位，临床表现亦不同。伤后立即发生一侧或双侧的视力减退或失明，或者视野缺损，直接对光反射消失，间接光反射存在，早期眼底正常。一般伤后无长时间昏迷者，早期易发生视力障碍，多在 1~2 周逐渐发生视神经原发性萎缩。

1. 视神经颅内段损伤

视神经颅内段长约 10mm，其血液供应来自颈内动脉、大脑前动脉及前交通动脉分支。其上方有大脑额叶，下方及外侧有颈内动脉干及海绵窦。视神经有 3 层鞘膜分别与 3 层脑膜相连续。外层为硬脑膜，中层为蛛网膜，内层为软脑膜。视神经颅内段损伤以视神经鞘膜下隙出血常见。视神经鞘膜下隙出血可分为硬脑膜下隙出血和蛛网膜下隙出血 2 种。

1）硬脑膜下隙出血

（1）致伤机制：颅骨骨折或视神经管附近眶壁骨折，可导致硬脑膜血管撕裂，血液可自脑的硬膜下隙扩散或沿眼动脉周围空隙流入视神经鞘膜的硬脑膜下隙，使硬脑膜下隙膨胀。若蛛网膜未受损伤，血液不会进入蛛网膜下隙。故蛛网膜下隙脑脊液清亮。

（2）临床表现：多见于很轻的头部损伤，视神经管多不一定发生骨折，较难诊断。视野改变常不规则，有向心性缩小、象限性缺损、中心暗点，甚至全盲。视野缺损的边缘一般很陡。

2）蛛网膜下隙出血

（1）致伤机制：颅骨骨折或颅脑手术时损伤蛛网膜血管破裂出血，血液在蛛网膜下隙内扩散，达到眼球后从筛板沿血管周围空隙进入视乳头、视网膜前及视网膜下的组织内。也有学者认为，当颅内压突然升高时，视神经鞘膜各层的血管受压，导致血液漏出，尤其是视网膜中央静脉受压，可引起血栓形成和破裂出血。

（2）临床表现：轻者患者出现阵发性头痛，长期反复头痛者可能是血管间歇性漏血之原因。重者可突然昏迷，有脑膜刺激症状，剧烈头痛，呕吐，可出现谵妄、烦躁不安及第Ⅲ和第Ⅳ脑神经麻痹，患者苏醒后麻痹症状可消失，2~3 周反射也可恢复。眼部症状不一，有的不明显，有的较典型，约 1/6 伤者发生视乳头水肿，在伤后 1~5 小时即可出现，也有迟至数月之后才出现的。约 20% 伤者发生视网膜出血，多为邻近视盘的少量出血，位于视网膜前或视网膜下；如果出血量多，可进入玻璃体腔。若眶内静脉破裂出血，可导致眼球突出。若第Ⅲ和第Ⅳ脑神经受累，可发生眼外肌麻痹、眼球运动障碍和复视。由于常伴有视神经损伤，多发生视力减退。

2. 视神经骨管段损伤

多因额眶部创伤引起眶顶或蝶骨小翼骨折波及视神经管所致，有时也见于颞叶区和顶叶区颅脑损伤患者。

1）致伤机制：此段视神经位居狭窄的视神经骨管内，又由硬脑膜紧密的固定在骨管壁上，在致伤力通过骨质传递到视神经管区，易导致视神经骨管段受损。从致伤力作用点看，以眉弓外侧着力最容易引起视神经骨管段损伤，致伤力沿轴线向后集中到眶尖部，直达视神经管区。来自眶外下方的致伤力常受到眶下裂和眶上裂的缓冲作用，视神经管区损伤的机会大大减少。额部钝挫伤一般只引起一侧视神经骨管段损伤，有时也有导致双侧视神经损伤者。视神经骨管段损伤有以下几种情况：视神经管骨折的骨片刺伤或压迫视神经、此段视神经受到挫伤引起视神经轴索及其髓鞘断裂、视神经鞘内或视神经纤维间出血使视神经受压、骨管内视神经水肿和循环障碍。此外，眶前区钝挫伤可导致眶内压急剧升高，迫使眼球突然向前突出，视神经受到牵拉，使其营养血管断裂。

Anderson 和 Zagora 认为，视神经管内硬脑膜紧贴骨壁，当视神经受外力发生扭转时，供应该段视神经的蛛网膜小血管被牵拉而撕裂或栓塞。Karnik 认为，视功能障碍是因为视神经失用或轴索断伤。Walsh 把视神经骨管段损伤分为：①原发性损伤：伤者多在外伤时立即视力丧失，如视神经撕裂和视神经挫伤性坏死。②继发性损伤：视力减退发生较晚。如局部组织水肿或血液循环障碍引起的视神经坏死。局部血管受压、栓塞或痉挛导致的视神经萎缩。

2）临床表现：伤者常有头部外伤史，如跌伤时前额着地，战伤或车祸时，枪弹或弹片引起的头部复合伤或压伤等。受伤部位常在眼眶外上缘和前额，其次是颞骨区，据深道义尚统计 400 例视神经挫伤病例中，90% 受伤部位在眼眶外上缘，伤后多有昏迷，短者 1~2 分钟，长者 5~7 日。苏醒后自觉视力减退或丧失，重者无光感，多数伤者的视力不能自然恢复，轻伤者可在伤后 3~4 日视力增进，4~7 周视力恢复。一般来讲，在伤后 1 周取得视力可以永久保存，但也有因骨痂形成或慢性蛛网膜炎致视力再次下降者。伤侧瞳孔直接对光反应迟钝或消失，间接对光反应正常。视神经管壁是后筛窦的组成部分，当视神经管损伤出血时，血液常流入筛窦，发生出血，发生率约 65%。根据眶额部创伤史。尤其是眉弓外缘创伤，伤侧视力减退、瞳孔反应异常和鼻出血等症状，即使 X 线照片结果阴性，也可诊断为视神经管损伤。如无直接损伤，早期眼底正常，视神经骨管段损伤后 3~6 周可出现下行性原发性视神经萎缩，开始时视盘颜色变淡，视盘上毛细血管变细，晚期视盘色苍白，边界清晰、视网膜动脉狭窄。也有最早者在伤后 4~6 日即出现视神经萎缩者，最晚者在伤后 3 个月才出现，轻伤者可永久不出现视神经萎缩。视野有不典型缺损。有的呈向心性收缩；有的颞侧或下方偏盲；有的出现不规则象限性缺损，多在外下象限。40% 有暗点，可能是中心暗点或旁中心暗点，呈哑铃形或环形。

3. 视神经前端损伤

视神经球内段长约 1mm，除去微小异物嵌入视盘或视乳头撕脱造成单纯的视神经球内段损伤外，颅脑损伤合并的视神经球内段损伤往往超出此段范围，因此称为视神经前端损伤。致伤机制：当眶缘附近受挫伤时，眼球与视神经之间可发生急剧扭转；眼球后极部破裂伤延伸至视神经球内段；弹片或枪弹进入眼眶，弹道靠近视神经前端，因剧震波和空腔形成作用造成视神经挫伤。临床特点主要是视力减退，检查眼底于视盘附近可见有出血。视神经挫伤后数周，可发生视神经萎缩。检查视野，可见盲点或以盲点为中心的弓形暗点，这是部分视神经纤维束损伤的结果。

4. 视神经眶内段损伤

视神经眶内段长约 25mm。眼动脉在眶内分出视网膜中央动脉和视神经中央动脉，分别供养视网膜和视神经。视网膜中央动脉于眼球后 10~15mm 处视神经下方进入视神经，视神经中央动脉在视网膜中央动脉进入处的后方 5~10mm 处进入视神经。眼眶前部受损伤和颅骨骨折可合并视神经眶内段、视网膜中央动脉和视神经中央动脉损伤。临床特点有眼眶前部损伤体征和视力减退，眼底检查可发现视网膜中央动脉痉挛或血栓形成，荧光眼底血管造影可见视盘周边毛细血管减少或不显。也有在伤后数日发现视神经萎缩者。

5. 视神经撕脱或断裂

1）致伤机制：为视神经直接受伤引起，可见于以下情况。

（1）炮弹伤、炸弹伤或子弹伤时，弹片可穿过双眼，使双侧视神经受损伤。

（2）异物埋藏在视乳头内，造成视野缺损。

（3）眼球被严重挤压时，视神经撕脱，视乳头受损。有时视神经被强迫扭转，导致一分神经被抽出。若向外扭转，则鼻侧纤维被撕脱，颞侧视野可见扇形缺损；若眼球向内扭转，则视神经颞侧的纤维受伤，可以发生中央暗点，但注视点与生理盲点之间的视野可保存。此类创伤伴有眼外肌撕裂，甚至眼球脱出。

（4）锐器或钝器引起眼眶穿通伤。

（5）视神经孔骨壁脱落，碎骨片直接刺伤视神经，临床较少见。颅脑伤后几日，若伤者视力渐下降，并日趋恶化，即应考虑及此，眼底早期正常，几周后出现萎缩，视乳头苍白。

2）临床表现：视神经的一部分破裂或撕脱时，视乳头可分为两部分，如下侧半凹陷发暗，神经鞘像有一个很深的缺损。视网膜血管基本正常。但在撕脱区，血管在距视乳头很远处即出现中断，有的卷曲，有的倾斜入洞，也有可能被出血遮盖。某些撕裂，穿过视乳头边缘，很像脉络膜裂伤，经过一些时期以后，出血吸收，大量纤维组织增生，从视乳头伸向附近的视网膜或玻璃体，起初呈海绿色（血液色素引起），以后逐渐变成灰白色，该部位的视网膜血管呈白线状。若视神经完全被撕脱，视乳头即像一个无底的洞穴，周围出现严重挫伤改变，血管一般看不见，以后洞穴处逐渐被纤维组织填充。这类外伤十分严重，就算眼球幸而保存，玻璃体内将有大量出血，整个眼底将被新生纤维组织铺盖，临床上根本无法检查。

6. 视交叉损伤

视交叉由左右视神经汇合而成，两眼鼻侧的神经纤维在此交叉。视交叉位居蝶鞍之上，其上方有垂体，前上方有大脑前动脉和前交通动脉，后方为灰结节、乳头体和由灰结节发出的漏头，两侧为海绵窦及窦内的Ⅲ、Ⅳ、Ⅴ、Ⅵ脑神经和颈内动脉等。

1）致伤机制：近年来，较多的学者认为，颅脑损伤时，脑组织的相对位置移动，可导致供应视交叉的前交通动脉或其分支视交叉动脉撕裂，影响视交叉血液供应，引起血管栓塞、组织软化。也有学者认为，当颅骨发生前后位压缩性损伤时，颅骨横径加大，可导致蝶鞍骨折、鞍上血肿、水肿，压迫视交叉神经纤维并影响其微循环，骨折片也可直接使视交叉神经纤维受损伤。额骨靠近中线的碰撞伤，其对冲骨折线常波及颅底，引起视交叉的挫伤或撕裂伤。此外当脑水肿或脑血肿引起颅内压增高时，视交叉中央部易受损伤。

2）临床表现：颅底骨折合并视交叉损伤时，由于多波及视交叉区域许多重要组织，伤情常较严重。视交叉损伤的典型体征是双眼周边视野出现颞侧偏盲和黄斑分裂（视野的边缘垂直通过注视点），或一眼全盲，一眼颞侧偏盲，严重者双眼全盲。视野缺损区边缘陡峭，多为永久性缺损。伤后可立即发生视野改变，也可以间歇一段时间才出现，这与伤情有关，视交叉撕裂伤和刺伤常立即发生视野改变，视交叉遭受压迫或血循环障碍，则伤后隔一段时间视野改变才出现。有的在偏盲区内保存岛状或半岛状视野。伤后数周可发生双眼下行性原发性视神经萎缩。大部分患者视力减退，也有部分伤者保存较好的中心视力。

其他症状根据合并伤的部位而不同。额部挫伤嗅神经受累时，嗅觉减退，癫痫发作。脑下垂体损伤可出现尿崩症，有时也有全垂体功能减退，在受伤相当一段时期之后还可出现病理性肥胖、巨人症等。并发蝶骨骨折，筛板小孔骨折时，可将硬脑膜撕裂，引起脑脊液鼻漏，有鼻旁窦感染时，还可并发软脑膜炎。并发一条或数条眼外肌撕裂者，可发生麻痹性斜视、复视和眼球突出等症状。

（二）实验室及其他检查

1. 眼部检查

受伤眼失明；瞳孔扩大；直接对光反射消失而间接对光反射正常。健侧瞳孔直接对光反射正常，间接对光反射消失。眼底早期正常，伤后 5~10 日可逐渐发生视神经萎缩。

2. 影像学检查

1）X 线检查：视神经管骨折常伴有双侧筛窦血肿，鼻旁突 X 线照片可表现伤侧筛窦密度增高，阳性率为 25%。做一般 X 线片检查，视神经管骨折的发现率为 6%~23%。需注意的是，一般 X 线片阴性不能否定视神经管骨折。采用双侧视神经管正面断层法，可在 X 线照片上显示视神经管及其附近的蝶骨大、小翼情况。可提高视神经管及其周围骨组织损伤的发现率。

2）CT 检查：采用断层在 1mm 以下的第四代 CT，对眼眶损伤患者进行眼眶部轴位及冠状位薄层扫描，可以显示出眼眶内气肿、眶内血肿和视神经挫伤或水肿。视神经挫伤或水肿时显示为视神经均匀增粗。骨窗位下可清楚地显示视神经管，颅前窝底，蝶骨大、小翼及眶壁骨折。

3）MRI 检查：MRI 一般选用 2~3mm 层厚进行扫描，可清楚地显示视神经全程，尤其是视神经眶内段在周围脂肪的衬托下轮廓显示十分清楚。CT 不易显示的管内段 MRI 可清楚地显示。视神经颅内段至视交叉无论在 MRI 轴面、冠状面或矢状面上均可显示。视神经挫伤、水肿时可见神经均匀增粗，含水量增多。神经鞘膜下出血及明显断裂时亦可显示。

（三）诊断

据头部外伤后即刻或延迟出现一侧视力障碍及 X 线检查，显示颅前窝或视神经管骨折；CT 检查见视神经管狭窄、不连续，其诊断率在 50% 左右；MRI 可见视神经挫伤伴水肿，视交叉和视神经受压。

三、治疗

（一）非手术治疗

判明为原发性视神经损伤较重或已断裂，完全失明，多数应采取非手术疗法。如给予神经营养性药物及血管扩张剂，必要时行血液稀释疗法，静脉滴注低分子右旋糖酐及丹参注射液，改善末梢循环。也有报道采用溶栓疗法，给予尿激酶 8000~1200U 静脉滴注，连续 3~5 日，以及脑活素、神经生长因子的应用等。以减轻视神经本身及其营养血管因水肿而遭受压迫。如出现视网膜中央动脉痉挛，特别是血栓形成，应迅速使用血管扩张药、适当使用大剂量糖皮质激素、维生素 B 类和纤维溶解酶或血栓溶解酶。尤其在患者昏迷时，也应及时处理，避免失去治疗时机，导致永久性视力丧失。大剂量激素能通过抑制前列腺素、清除氧自由基，改善细胞钙超载等而达到改善局部微循环，清除水肿，保护神经细胞，从而改善预后。故不少学者推荐在神经损伤中早期应用大剂量激素治疗，一般首剂用量是甲泼尼龙 30mg/kg，或地塞米松，5mg/（kg·6 h），并用大剂量激素维持治疗 2～3 日。

（二）手术治疗

1. 适应证

颅脑外伤后视力减退或视力进行性下降者，经 CT 检查显示前颅底骨折并累及视神经管或 MRI 显示管内视神经挫伤水肿。

2. 手术方法

手术应早期进行，减压手术越晚，疗效越差。

1）经前额开颅入路：前额冠状切口，单侧前额骨瓣开颅术，采用硬膜内和硬膜外联合操作方法即先硬膜内入路抬起额叶，寻找视神经颅内段和视神经管近端，沿视神经走向切开颅底硬膜暴露视神经管上壁骨质处，在显微镜下用微钻磨开视神经管，剪开视神经管入口的镰状韧带，达到解除视神经压迫的目的。

2）鼻内筛窦入路（Messerklinger 术式）或经蝶窦的 Wigand 术式：随着内镜鼻窦外科技术的不断进步，经多年的探索和经验积累，认为此入路优点最多，疗效最佳。伤后 10 日内手术有效率为 72%，超过 10 日的手术有效率仅为 15%，因此，也主张尽量早期手术。

视神经从发生上是脑组织的延伸，受伤后不能再生。

减压术之后，应适当使用脱水剂，血管扩张剂，营养视神经药物如维生素 B_1 和维生素 B_{12}，抗生素，皮质类固醇等。

3. 预后

预后较差，在部分患者中，随着神经水肿的消退，血肿的吸收，血供的改善，视力可望恢复，至伤后 1 个月尚无好转者常无恢复希望。据文献报道，失明者中不能恢复视力者为 40%～50%，而视力减退或视野缺损者中有 75% 以上患者可恢复。

过去认为视神经在视神经管内受压是常见原因，故应及时行视神经管减压术。但近年发现这种减压术并不能改善预后，即使视神经管明显受压扭曲，也不急于行减压术，只有当视力呈进行性下降时，才有行减压术指征。

四、护理要点

1. 护士能够很好的对视神经损伤患者进行心理护理，首先要具备良好的专业素质和职业素养，能够及时地发现患者的情绪、情感变化，并且能够及时地和患者沟通，要真诚、细致、耐心。更重要的是宽容，摒除自我情绪和感受，体谅患者在特殊状态下表现出的特殊的情绪和情感，这样才能解决患者的心理问题，使患者顺利地完成治疗，取得满意的疗效。

2. 了解患者年龄、性别、性格、社会背景，制订护理计划。据患者特点进行观察，找到患者引起焦虑或抑郁等心理问题的原因，对患者进行心理疏导、鼓励和帮助，帮助患者树立信心，积极配合治疗。年轻患者对未来前途比较担忧，而年老患者和经济状况较差的年轻患者会在经济方面感到压力。性格外向的患者会容易流露自己的情绪和情感，而性格内向的患者心理压力较大甚至失眠时都不会表达自己的情绪和情感。这就需要护士要多和患者沟通和交流，及时发现患者的心理问题，对于抑郁倾向的患者更要严密观察，及时进行心理疏导和心理干预，帮助患者调整心理状态，防止意外发生。

3. 寻求社会支持。每一个患者都是社会人，不是孤立存在的，注意向患者所在工作单位解释患者病情，以得到经济支持和情感支持；患者在治疗过程中如果出现性格上的改变，出现和家庭成员的冲突，注意向家属解释患者的病情和情绪、情感特点，获得家属的谅解和支持，从而使患者能够顺利地完成治疗，获得满意的疗效。

4. 让患者了解病情、治疗、病程、治疗用药及药物副作用，帮助患者认识自我不良情绪，充分发挥自我能动性，积极配合治疗，战胜不良情绪，走出不良心理状态，从而获得满意的治疗效果。

5. 饮食护理。患上视神经损伤疾病后，患者要注意多吃些清淡的食物，注意平时保护好视力，吃一些清肝明目的食物。关于饮食调理的注意事项，患者要注意一些细节问题。

牛肉和羊肉具有益气、养血、明目的功效，肝、鸡肉、鸭肉补肾益精血，猪肉、鸡蛋和鸭蛋滋肝肾养阴液，鱼类则具有补肾益气、滋阴养目的作用。但这类食物应适当食用，不可暴饮暴食。

植物类多用于热性眼底病的辅助治疗，比如冬瓜、丝瓜、苦瓜、苋菜、芹菜、绿豆、赤小豆、海带等具有清热解毒、利水消肿、活血通络作用，而黄米、高粱米、玉米、小米、黄豆、黑芝麻、木耳可益气、养血、明目。这些食物虽然主要用于热性眼底病的辅助治疗，但寒性眼底病气血不足者也可以用。

水果除了提供常见的维生素外，有些水果还非常适用于热性眼底病，如梨、苹果、橘子、菠萝、桃、杏、西瓜等。对于寒性眼底病患者来说，可多吃栗子、胡桃仁、莲子心、龙眼、红枣等。

（张环）

第四节　动眼神经损伤

动眼神经核位于中脑上丘水平的灰质内，所发出的纤维从大脑脚底内侧出脑。向前经海绵窦的侧壁，穿过眶上裂入眶。动眼神经支配上直肌、下直肌、内直肌、下斜肌、提上睑肌和缩瞳肌。一般情况下，动眼神经损伤是由于颅前窝底累及蝶骨小翼造成的。其临床表现为瞳孔散大、光反应和调节反应消失、上睑下垂、眼球固定于外展位等。

一、病因

1. 外伤

如眼眶与眶尖骨折可直接损伤视神经、动眼神经、滑车神经、展神经及三叉神经而出现脑神经麻痹；眼外肌挫伤，继而肌肉出血，可使受损伤的肌肉瘫痪，以提上睑肌最易受累；海绵窦损伤，导致颈内动脉海绵窦瘘而发生搏动性眼球突出及眼外肌瘫痪；眼眶骨折及因此而引起的在此区内的动眼神经及交感神经纤维均严重受损时，可由于副交感及交感两种神经纤维的功能障碍掺杂作用，而致瞳孔大小仍如常人，但对光反射消失。

颅内血肿、脑挫裂伤等可导致颞叶钩回疝直接压迫动眼神经可出现动眼神经麻痹。弥漫性轴索损伤等剪切力损伤可使动眼神经从中脑处撕脱或与床突韧带挤压引起动眼神经损伤。中脑血肿直接压迫动眼神经核。外伤性蛛网膜下隙出血也可导致瞳孔改变等动眼神经麻痹症状。

2. 脑肿瘤

如海绵窦肿瘤、岩骨尖肿瘤、脑干肿瘤、斜坡肿瘤如脊索瘤和黏液瘤大都位于颅底，均可侵及颅中窝、鞍区、鞍旁，因此可累及动眼神经，出现动眼神经损伤症状。

3. 动脉瘤

最常见的是颈内—后交通动脉瘤的直接压迫动眼神经。基底动脉上段的动脉瘤也可导致多根脑神经损害和双侧动眼神经麻痹。

4. 手术所致动眼神经损伤

如岩尖及幕孔肿瘤及其他岩斜区肿瘤手术，垂体瘤及其他鞍区肿瘤手术，颈内—后交通动脉瘤、海绵窦肿瘤、眶内肿瘤等手术可导致动眼神经损伤。

5. 脑疝

颅脑损伤或其他原因导致的颅内压增高而发生脑疝，可出现动眼神经麻痹症状。

6. 感染

1）海绵窦内炎症，继发于面部疖痈、眼眶脓肿、筛窦炎、上颌窦炎、额窦炎、中耳炎、乳突炎等。如眼眶内有化脓性感染，则眼球突出可更加重。部分患者可出现视乳头水肿，视力减退，甚至完全失明。两侧海绵窦由环窦相通，因此一侧海绵窦血栓形成往往可于数日经海绵窦扩散到对侧，而表现两侧症状。海绵窦内的炎症可扩散及附近组织引起脑膜炎、脑脓肿等。

2）鼻窦炎的蔓延可引起眶上裂或视神经孔的骨膜炎而引起动眼神经麻痹，神经炎也可引起动眼麻痹。

3）中耳炎或并发慢性乳突炎患者，若炎症向颅内发展破坏岩骨尖时，可引起动眼神经及三叉神经的麻痹。

4）颅底蛛网膜炎。如结核、细菌、真菌感染和癌性脑膜炎，鼻旁窦和鼻咽部肿瘤侵袭到颅底，Gullain‐Barre 综合征和疱疹病毒等引起的颅底蛛网膜炎。其他感染因素有脑炎、神经梅毒、多发性硬化等。

7. 糖尿病

糖尿病多累及一侧展神经或动眼神经，两侧受累较少见。由于瞳孔运动纤维集中在神经干表面的内上部，而动眼神经中央部血供来自动眼神经的营养血管，外周部血供来自软脑膜丰富的血管吻合支，糖尿病引起的动眼神经营养血管的缺血仅影响神经干的中央部，外周部不受累，因此，糖尿病患者动眼神经麻痹很少累及瞳孔。糖尿病并发多发性颅神经炎多与血糖控制不良有关，而与糖尿病病程无关，且可为糖尿病首发症状。

8. 脑动脉硬化性血管病

患有脑动脉粥样硬化及高血压的老年患者，有时可突发眼肌瘫痪。其机制为：支配眼内外肌的神经纤维或神经核的供应血管因病变而供血减少，导致神经纤维或者神经核缺血；神经受邻近的硬化或扩张血管的压迫，如大脑后动脉和小脑前下动脉压迫通过其间的动眼神经；脑干内出血或蛛网膜下隙出血引起动眼神经核或动眼神经受损。

9. 其他

颈内动脉海绵窦漏可导致搏动性突眼、眼外肌麻痹的症状；鼻咽癌晚期可通过破裂孔、颈静脉孔等侵入颅内，可直接侵及动眼神经或造成颅底蛛网膜炎症而引起先单侧后双侧、先多后少的Ⅱ～Ⅶ等脑神经麻痹症状。另有学者报道颅中窝的蛛网膜囊肿亦可引起动眼神经麻痹。

二、伤情评估

（一）临床表现

根据眼肌瘫痪程度和分布可分完全瘫痪和不完全瘫痪。动眼神经的损害可分为周围型和核型、核上型3种。

1. 周围型病变

动眼神经完全麻痹时，可表现上睑下垂、眼球轻度突出或偏向外下方、瞳孔扩大、对光反射及调节反射消失。由于眼睑下垂，复视症状可被掩盖。另外，由于睫状肌瘫痪引起晶状体调节障碍，导致近视模糊。患者睁眼时，额肌代偿性收缩，表现为患侧眉毛高于正常侧。

2. 核型病变

特点是麻痹呈双侧性且不对称，常合并邻近组织的损害，合并有内侧纵束的损害，表现有双侧瞳孔扩大，眼肌瘫痪及双眼的同向运动障碍。选择性损害一部分眼肌的功能，产生分离性眼肌瘫痪。瞳孔常双侧缩小，对光反射消失，调节反射存在；多合并锥体束、感觉束等长束损害的体征。

3. 核上型病变

患者表现双眼联合运动障碍，但单眼活动无障碍。凝视麻痹，表现为双眼在协同动作时不能向上、向下或一侧转动，而没有斜视复视等眼征。多见有两眼同向凝视麻痹和两眼同向垂直运动麻痹两种类型。

动眼神经损伤引起麻痹性斜视，除有眼外肌麻痹及瞳孔改变外，也可伴有下列症状：代偿头位，为避免或减轻复视的干扰，尽量不使用麻痹肌，头向麻痹肌作用方向偏斜；内转肌（内直肌、上、下直肌）麻痹可表现眼位向颞侧偏斜产生交叉性复视；眼性眩晕和步态不稳，多因复视引起，遮盖患者一眼则症状很快消失。

临床检查可见患侧瞳孔散大，直接和间接反射都消失，同时合并上睑下垂及相应眼外肌麻痹。颅脑损伤或其他原因导致的颅内压增高而发生脑疝的瞳孔改变，颞叶钩回疝表现为同侧动眼神经受压，导致同侧瞳孔扩大，对光反应消失。而首先出现对侧瞳孔扩大，是由于对侧动眼神经被间接推移到幕孔游离缘受压，继之出现上睑下垂、内直肌麻痹等症状。脑疝早期的瞳孔短暂性缩小，临床上观察不及时、仔细，往往会遗漏。

（二）实验室及其他检查

外伤性动眼神经损伤若为眼眶损伤引起，眶 CT 检查可较清楚显示眶内异物及其与眼球、眼外肌和视神经等结构的解剖关系。眶尖爆裂性骨折的 CT 检查可显示；眼眶骨折的直接征象有眶壁的连续性中断，眼外肌扭曲，眶脂肪和眼外肌向上颌窦和筛窦易位，上颌窦和筛窦内局限性高密度。向上颌窦易位的典型表现为"泪滴征"。MRI 可较好地显示眶肌等眼眶内外的软组织，但对骨折显示不良。不做首选检查。后期 MRI 检查可更好显示软组织结构，如动眼神经视神经等。

若为颅脑损伤导致动眼神经损伤。头部 CT 于脑挫裂伤区可见片状高密度区或高低密度混杂，周边水肿带呈低密度，颅内血肿表现为局部高密度区，因占位效应可出现中线结构及脑室、侧裂池的移位；脑干弥漫性轴索损伤显示为大脑皮质、灰质与白质交界、脑室周围、胼胝体、脑干背外侧及脑内散在小出血点，无占位效应，有时伴蛛网膜下隙出血和脑室内出血及弥漫性脑肿胀；若脑干损伤 CT 可显示为基底池的消失，有时可出现脑干内小灶出血，脑干弥漫性轴突损伤 T1 为低信号，T2 表现为椭圆形或条状高信号，多位于脑干背外侧。脑干中央出血常位于中脑和脑桥上部的腹侧和中线部。但头部 CT 很难显示动眼神经及其他颅神经结构。

MRI 可较好显示颅内较小的出血和脑干损伤。对动眼神经及其他颅神经有时可以显示。因此急性动眼神经下支麻痹患者做增强 MRI 检查，结合脂肪抑制技术，对动眼神经麻痹的原因考虑为缺血或炎症时，可确定动眼神经的病变位于眶内还是海绵窦内，很好地对动眼神经损害部位定位。

（三）诊断

有动眼神经麻痹症状，结合其他症状体征，行 CT 检查，基本可以确诊，必要时 MRI 检查。

三、治疗

动眼神经的再生能力较强，尽管对外伤性动眼神经麻痹无特殊治疗，但大部患者可以恢复，通常在伤后 2~3 个月逐渐恢复。在恢复早期，一旦复视发生变化则预示着神经功能开始恢复，可以给予神经营养药物和血管扩张药物促进其康复。如果症状持续 6 个月无变化，恢复的可能性极小。超过 1 年以上的动眼神经麻痹，可施行眼科手术矫正。

对于眼眶损伤如爆裂性眶壁骨折尤其是眶上裂处粉碎性骨折，可直接损伤裂隙内及神经管内神经和血管。对此类病例，大多数学者主张早期手术，这样可避免脱陷的脂肪等软组织由于淤血、炎症、坏死及纤维化导致眼球处于内陷的位置。也有人主张保守治疗观察 2~3 周，若症状无改善、CT 检查显示有眶组织脱陷、牵拉试验阳性、眼球内陷者可手术探查，修复眶壁。

手术采取翼点入路，于硬膜外沿蝶骨嵴进入损伤部位。清除硬膜外血肿后，去除压迫眶上裂内容物及视神经的碎骨片。修整骨窗缘，骨窗范围应小于 2.5cm×2.5cm，开窗过大会损伤眶内眼外肌的附着点，并且会导致眶内容物向后突，以致出现眼球内陷和眼球搏动。局部严重挫裂伤的硬膜出血，尽量用压迫或局部药物止血法，以防过度电凝热传导伤及硬脑膜下的神经，硬膜外放置引流管。眶内血肿导致眼球明显突出，眶内压增加，严重威胁视力时，可急诊在外上方及下方切开球结膜和眶隔，吸出部分积血，术后置引流条。脑脊液漏患者应卧床休息，一般 3 周内会自愈，给予抗生素防治感染。

对于颅内血肿及脑挫裂伤患者出现动眼神经麻痹等脑疝症状，应及时手术减压，挽救患者生命。对于弥漫性轴索损伤和脑干损伤，在重症监护条件下，采用降颅内压、亚低温、促醒等脑神经营养药物治疗，由于病情多严重，预后多不良。

对于外伤性动眼神经麻痹后反常运动治疗，目前尚无特效疗法。动眼神经麻痹后出现的显著的伴随眼球运动的眼睑上提现象，可以考虑先切断提上睑肌，再行额肌悬吊替代法等矫正完全麻痹的上睑下垂，但效果多不理想。对于异常神经纤维再生，可用一条相应肌肉的移位术治疗，如患者试图向内注视时出现眼球向上偏斜，可将其上直肌移位到内直肌的上方；如向下视时出现眼球向内转，可将其内直肌向下移至下直肌近处。

四、护理要点

见视神经损伤。

（张环）

第五节　滑车神经损伤

滑车神经发自中脑下丘水平，绕导水管到脑干的背面，对大脑脚向前，穿海绵窦侧壁，经眶上裂入眶，支配上斜肌。单独滑车神经损伤的症状为眼球向下凝视时出现复视，给下楼时带来极大的不便。为了纠正复视，常采取头倾向健侧的姿势，久之可形成斜颈。

一、病因

单独滑车神经麻痹的原因如下。

1. 外伤

以闭合性颅脑外伤常见，如车祸、高处坠落、难产等。

眶上裂周围及蝶骨嵴骨质相对薄弱，此外还有裂隙及视神经孔存在，如额颞部外伤，暴力传导至此易发生变形及骨折，力量过大则可导致粉碎性骨折，易直接损伤裂隙内及视神经管内神经和血管。眶上裂骨折最容易损伤的神经是动眼神经和滑车神经，其他神经次之。

2. 血管性病变

约有 1/10 滑车神经麻痹患者，原因为血管性病变，如糖尿病、粥样硬化、动脉瘤、动静脉畸形和血管意外。

1）糖尿病：糖尿病可影响脑神经及神经核的血液供应，中老年 2 型糖尿病患者易发生脑神经损害，多见动眼神经和展神经，滑车神经损害罕见。老年人患有滑车神经麻痹，须检查有无糖尿病。

2）粥样硬化和高血压：粥样硬化和高血压在滑车神经麻痹患者中占 1% ~ 10%。

3）动脉瘤：占滑车神经麻痹的 1%。在颅后窝的血管瘤，侵犯大脑后动脉或小脑后动脉引起单独滑车神经麻痹。

4）幕下动静脉异常：幕下动静脉异常，可致单独滑车神经麻痹，有 19% 颈动脉海绵窦瘘侵犯滑车神经。

5）偏头痛：偏头痛性眼外肌麻痹，以第 Ⅲ 对颅神经最易受侵犯，很少侵及滑车神经。

3. 炎性病变

急性脑膜炎、结核性脑膜炎、结节病、梅毒、急性灰白质炎、流行性脑炎、传染性多发性神经炎和带状疱疹均可导致滑车神经麻痹。

4. 胶原血管性疾病

胶原血管性疾病可造成单独滑车神经麻痹。

5. 毒性物质

在脑核性黄疸，第 Ⅲ、Ⅳ 对颅神经最易受累，在占受累的 60% 病理标本中，滑车神经呈海绵状外观，在扑疟喹啉或其他喹啉中毒中，第 Ⅲ、Ⅳ、Ⅵ 颅神经细胞丧失，在脑桥底有局部退变。

6. 中枢神经系统病变

各种中枢神经系统疾病均可导致滑车神经麻痹，如原发性脑积水、原发性惊厥性疾病，现证实多发性硬化为滑车神经麻痹的病因。

7. 中枢神经系统肿瘤

占滑车神经麻痹原因中的 3% ~ 4%。Mansour 收集 19 位作者（1959—1985 年）报道的 52 例肿瘤引起的滑车神经麻痹中，发现滑车神经常随其他颅神经受累而发生，是因为肿瘤引起颅内压增高的缘故，1/3 病例为鼻咽、肺、卵巢、乳腺或他处的癌转移。滑车神经瘤是一种罕见的肿瘤，也可引起滑车神经功能障碍。

8. 先天性及突发性原因

1）先天性原因：如先天性滑车神经核发育不全、脑积水、Goldenhar – Gorlin 综合征。

2）突发性原因：如滑车神经核发育不全、滑车神经或上斜肌产伤、上斜肌发育不全或缺失等。

9. 其他

如开颅手术、颅后窝探查和脊髓麻醉可导致滑车神经麻痹。

二、伤情评估

1. 先天性麻痹患者常以眼性斜视为主，而后天性者常以垂直复视、旋转复视为主，外伤性者常常主诉有旋转复视。

2. 根据上述症状特点，结合神经影像学、神经眼科仪器以及相关电生理仪等可助诊断。

三、治疗

在所有眼运动神经中，滑车神经的恢复率最高。

对于先天性滑车神经麻痹，可行手术治疗。手术目的主要是矫正头位异常，必须矫正垂偏斜。

有眶上裂骨折致的动眼、滑车神经麻痹应尽早手术行骨折区减压，清除血肿及碎骨片，解除血肿及碎骨片对上述神经的压迫，可望收到较好的效果。颞前叶切除所致的动眼神经麻痹，一般应保守治疗 3 个月以上，大部分可恢复正常，3 个月以上不恢复者可行斜视手术或永久佩戴三棱镜矫正。

对于双侧上斜肌麻痹，手术目的主要消除旋转斜视，根据 Mein 的经验，行双侧 Harada – Ito 手术。若双侧麻痹不对称，对麻痹程度重的眼，做最大量的手术，将上斜肌腱的前半部前徙，止端缝至外直肌止端上方之后 8mm，而另一眼手术量做得少些，双侧应同时做，否则术后很快发生斜视的反转，术后若有残余垂直斜视，则再次手术。

四、护理要点

见视神经损伤。

（张环）

第十六章 常用诊疗护理技术

第一节 生命体征的监测

体温监测技术

人体具有一定的温度，这就是体温。根据生理功能上所指的体温分布区域，又可分为体核温度和体表温度。体核温度指人体内部——胸腔、腹腔、脏器和脑的温度，因受到神经、内分泌系统的精细调节，通常比较稳定。体表温度指人身体表面——皮肤、皮下组织和肌肉的温度，因受环境温度等的影响，通常不太稳定，会在一定范围发生变化。一般所说的体温是指身体深部的平均温度。正常情况下，人的体温保持在相对恒定的状态，当机体受到致热源的作用或体温中枢的功能发生障碍时，体温可发生变化失去平衡。由于动态平衡的体温是身体进行新陈代谢和正常生命活动的必要条件，因此，体温被视为观察生命活动的重要体征之一。

一、体温的产生与调节

体温分两种，一种是体核温度，即身体内部－胸腔、腹腔和中枢神经的温度，较高且稳定；另一种是体表温度，即皮肤温度，低于体核温度，可随环境温度和衣着厚薄而变化。细胞、组织及器官通常在 $36 \sim 38$℃ 环境中进行正常活动，体温过高或过低都会影响各系统的正常机能。各器官因代谢水平不同，温度略有差异，其中肝脏因代谢旺盛温度最高（38℃左右），脑部其次。

正常情况下，人的体温保持在相对恒定的状态，通过大脑和丘脑下部的体温调节中枢的调节及神经体液的作用，使产热和散热保持动态平衡。人体产热主要是通过内脏器官尤其是肝脏的代谢和骨骼肌的运动而进行的，散热则是通过辐射、传导、对流、蒸发等方式进行的。

辐射散热：辐射散热是机体的热能以热射线（红外线）的形式，直接向周围温度较低的物体传递热能，其间不需要空气或其他介质传递，即在真空环境中也可进行传递，约占机体散热总量的 60%。影响辐射散热的因素，主要是机体与环境之间的温度差。周围物体的温度越低，散热作用越大，反之则小。如果环境温度高于体温时，机体反而要接受高热物体的辐射热。其次与机体有效散热面积的大小相关，如四肢外侧及其末端的散热效应大于内侧及躯干，故皮温较低。

传导散热：传导散热是机体直接接触温度较低的物体时所进行的热能传递。体内深部组织器官的温热，就是经逐层组织向体表传递的。这种散热作用的大小与所接触物体之间的温度差和接触面积大小及其导热性有关。因此，胖人由于皮下脂肪层较厚，传导散热作用较差，故较瘦人略厌热。

对流散热：对流散热是机体附近的空气层接受机体辐射和传导的热能后膨胀上升而带走热能，外围较冷的空气继续补充流至身体附近。所以风速越大，散热作用越大。

蒸发：是液体变为蒸汽的过程。蒸发散热占总散热量的 20% ~ 30%。在 33.8 ~ 35℃气温中，蒸发是主要的散热方式。水分由肺脏和皮肤排出化为蒸汽，无感蒸发占一定比例，人体每日约有 300mL 水分由皮肤蒸发，约 500mL 水分由肺蒸发。

机体以不同方式散热的比例，随着身体情况和环境的温、湿度而改变。与产热和散热有关的活动，包括血管舒缩、出汗、寒战与喘气。

二、影响体温的因素

人体内部温度虽然比较恒定，但在正常生理状况下，受昼夜、性别、年龄、肌肉活动及其他因素的影响，仍可产生一定幅度的波动。

（一）昼夜差异

人的体温 24 小时内的变动在 0.5 ~ 1℃，一般清晨 2 ~ 6 时体温最低，下午 2 ~ 8 时最高。这种昼夜的节律波动，可能与人体活动、代谢的相应周期性变化有关。如长期从事夜间工作的人员，可出现夜间体温上升，日间体温下降的现象。一般情况下，体温的生理节奏不随年龄而变化。

（二）年龄

新生儿因体温调节中枢尚未发育完全，调节体温的能力差，体温易受环境温度影响而变化，因此需要特别的照顾，如衣服必须适当，避免暴露于过热或过冷的环境。儿童由于代谢率高，体温可略高于成人。随着年龄的增长，体温有下降的趋势，大约每增长 10 岁，体温约降低 0.05℃，到 14 ~ 16 岁的青春期，体温与成人接近。老人代谢率较低，血液循环慢，加上活动量减少，因此体温偏低。

（三）性别

女性体温比男性高约 0.3℃，且女性的基础体温还随其月经周期波动，即在月经期和月经后至排卵前的时期内体温略偏低，排卵日的体温最低，排卵后至下次月经前的时期内，体温又略升高。

女性在妊娠期体温也略高于孕前。这种变化可能与体内黄体素或其代谢产物的作用有关。

（四）饮食

饥饿、禁食时，体温会下降；进食后体温可升高。

（五）运动

激烈运动时，骨骼肌紧张并强烈收缩，致产热量增加，体温升高。

（六）情绪

情绪激动、精神紧张都可使交感神经兴奋，促使肾上腺素和甲状腺素释放增多，加快代谢速度，增加产热量，从而使体温升高。

此外，药物、环境温度的变化等都会对体温有影响，在测量体温时，应加以考虑。

三、体温的监护

（一）正常体温及其变动范围

临床上正常体温通常用腋窝、口腔、直肠温度正常体温为标准。人体的正常温度比较恒定，但在身体不同部位测得温度略有不同，以上3个部位进行体温测量，其温度差一般不超过1℃。其正常值：口腔温度舌下为36.2~37℃；腋窝温度为36~36.6℃；直肠温度为36.5~37.5℃。

体温并不是固定不变的，体温可随性别、年龄、昼夜、运动和情绪的变化等各种因素而出现生理性变动，但在这些条件下，体温的改变往往在正常范围内或呈一过性改变。其变动范围应不超过1℃。

（二）异常体温

体温高于或低于正常为异常体温。

1. 发热

机体在致热原的作用下，体温调节中枢的调定点上移而引起调节性体温升高，当体温上升超过正常值0.5℃或一昼夜体温波动在1℃以上时，称为发热。

发热的原因甚多，根据致热原的性质和来源不同，可以分为感染性发热和非感染性发热两类。感染性发热较多见，主要由病原体引起；非感染性发热由病原体以外的各种物质引起，目前越来越引起人们的重视。

1）临床分度：以口腔温度为例，按照发热的高低将发热分为：

低热：37.5~37.9℃（99.5~100.2℉）；

中等热：38.0~38.9℃（100.4~102.0℉）；

高热：39.0~40.9℃（102.2~105.6℉）；

超高热：41℃（105.8℉）以上。

人体最高的耐受热为40.6~41.4℃（105~106℉），高达43℃（109.4℉）则很少存活。直肠温度持续升高超过41℃，可引起永久性的脑损伤；高热持续在42℃以上2~4小时常导致休克及严重并发症。

2）临床过程：发热的过程常依疾病在体内的发展情况而定，一般分为3个阶段。

体温上升期：其特点为产热大于散热。患者主要表现为畏寒、皮肤苍白、无汗，甚至寒战。

高热持续期：其特点为产热和散热在较高水平上趋于平衡，体温维持在较高状态。患者主要表现为颜面潮红、皮肤灼热、口唇干燥、呼吸和脉搏加快。

退热期：其特点为散热增加而产热趋于正常，此时体温恢复正常的调节水平。患者主要表现为大量出汗和皮肤温度降低。

3）发热形态：根据体温变动的特点，可将发热分为以下几种热型。

稽留热：体温高达39℃以上，持续数日或数周，日差不超过1℃。常见于伤寒、肺炎球菌肺炎等。

间歇热：体温骤然升高，可达39℃以上，伴有畏寒与寒战，持续数小时，然后体温恢复正常，并伴有大汗淋漓，经数小时或隔日、隔2日间歇后，体温又突然升高，如此反复发作，见于疟疾、肾盂肾炎等。

弛张热：体温高低不一，一日内体温波动较大，在2℃或2℃以上，但在波动中体温终未降至正常。见于肝脓肿、脓毒血症、败血症等严重感染。

不规则热：发热无一定规律，持续时间也不定。见于流行性感冒、风湿热、支气管肺炎、癌性发热、亚急性细菌性心内膜炎等。

回归热：体温急剧上升至39℃以上，持续数日后退热至正常，间歇数日，高热又再出现如此反复。见于回归热、淋巴瘤等。

波状热：体温逐渐上升，达高峰后又逐渐下降至正常，经一段间歇后，体温又逐渐上升，如此反复发作，使体温曲线构成一波浪热型曲线。见于布鲁杆菌病、恶性淋巴肉瘤等。

消耗热：体温波动幅度大，一日波动在3~4℃，多见于严重肺结核、败血症等。

4）高热患者的观察与护理

（1）测温：高热患者每4小时测量体温1次，特别情况可随时测量。待体温恢复正常后连测3次，再改正常测温。同时要密切观察患者的面色、脉搏、呼吸和血压变化，如有异常，应分析原因并与医师联系，采取相应的降温措施。

（2）降温：如发热超过39℃，应首先采取物理降温措施，头部及大血管走向处敷冷袋、温水擦浴等，如效果不佳时，可遵医嘱采用药物降温。降温时应观察降温效果，采取降温措施半小时后即应观察降温效果。

（3）饮食：高热患者体内消耗热量增加，同时食欲减退，摄入减少。故应给营养价值高而易消化的高热量、高蛋白、高维生素的流质或半流质，宜少量多餐。禁食油腻、荤腥、辛辣食物。

（4）足够的水分供给：高热时代谢增加，劝告患者多饮水以补充体内缺水，同时还需要予以静脉输液，并补充电解质，以达到补充机体所需的水分并促进排出致病生物及其毒素的目的。成人每日至少给3 000mL水分。

（5）口腔护理：注意患者口腔清洁，每日用复方硼酸溶液或温淡盐水漱口3~4次。高热昏迷的患者，每日应进行口腔护理2~3次，口唇干燥时涂以液状石蜡，有疱疹可涂以甲紫。

（6）皮肤护理：高热患者在退热过程中往往大量出汗，从汗腺排泄代谢产物刺激皮肤易发生瘙痒；出汗多时浸湿衣衫，应每日早晚进行皮肤护理，及时更换衣服，保持衣被清洁干燥，要注意使腋下、会阴部等汗腺分布多的部位保持清洁。对干燥或汗液浸渍者，多用温水擦洗，但必须避免着凉，随时用干的大毛巾盖好，严防肺炎。冷敷用冰袋时不要直接接触患者皮肤，以免引起不适感，要用毛巾或布套包裹，并随时保持清洁干燥。卧床不起时臀部长期受压，易发生压疮，应定时翻身，更换体位以防止压疮。

（7）密切观察病情变化：①严密观察体温、脉搏、呼吸、血压、神志变化，以了解病情及观察治疗反应。在物理降温或药物降温过程中，应持续测温或每5分钟测温1次，昏迷者应测肛温。体温的突然下降伴有大量出汗，可导致虚脱或休克，此种情况在老年、体弱患者尤应注意。②观察与高热同时存在的其他症状，如是否伴有寒战、大汗、咳嗽、呕吐、腹泻、出疹或出血等，以协助医生明确诊断。③观察末梢循环情况，高热而四肢末梢厥冷、发绀者，往往提示病情更为严重。经治疗后体温下降和四肢末梢转暖、发绀减轻或消失，则提示治疗有效。

（8）心理护理：①体温上升期，解除患者顾虑，耐心解答其提出的各种问题，积极寻找发热的原因；尽量满足患者的需要，尤应注意保暖；经常探视患者，多做解释工作，以便了解疾病进展及给予患者精神安慰。②高热持续期，理解患者的心情，安慰和鼓励患者，分散其对疾病的注意力，尽量解除高热带来的身心不适感；及时给予患者物理降温，保证水分的摄入；合理处理患者的要求。③退热期，注意患者的清洁卫生，满足其舒适心理；补充营养，尽快使机体康复；如病情允许鼓励患者户外活动，呼吸新鲜空气，使之有更多机会接触大自然。

（9）健康教育：①饮食指导，告知患者发热是一种消耗性疾病，饮食中注意高热量、高蛋白、高维生素的摄取是必要的。鼓励患者多食一些营养丰富、易消化、自己喜爱的流质或半流质饮食，保证每日总热量不低于3000 kcal；同时注意水分和盐分补充，保证每日入水量在3 000mL左右，防止脱水，促进毒素和代谢产物的排出。②正确测量体温，体温测量的正确性对于判断疾病的转归有一定的意义。应教会患者正确测量体温的方法，应告知成人口腔温度和腋下温度测量的方法、时间及测量中的注意事项；应向婴幼儿家属说明婴幼儿肛温测量的方法、时间及注意事项。③发热的自我护理，介绍发热的症状、体征，说明发热时休息的重要意义，指导正确休息的方法；说明保持口腔卫生的重要性，指导正确的口腔护理方法；说明保持皮肤完整的重要性，指导家属作温水擦浴和局部冰敷；说明良好环境对疾病恢复的意义，介绍创造良好环境的方法；加强饮食指导，按发热各期的特点为患者提供有关饮食的参考意见。④发热的用药指导，介绍发热常用药物的作用特点及正确用药的方法；说明药物的反应及不良反应；解释合理用药的重要性；介绍更好的治疗方法。⑤自我保健教育，指导患者建立有规律的生活；介绍适宜的体育锻炼和户外活动的方法，增加机体的耐寒和抗病能力；指导适应环境气温的方法；介绍与发热相关的常见病的基本知识；告诫患者重视病因治疗。

2. 体温过低

体温低于正常范围称为体温过低。若体温低于35℃称为体温不升。

1）原因

（1）散热过多：长时间暴露在低温环境中，使机体散热过多、过快；在寒冷环境中大量饮酒，使血管过度扩张热量散失。

（2）产热减少：重度营养不良、极度衰竭，使机体产热减少。

（3）体温调节中枢受损：中枢神经系统功能不良，如颅脑外伤、脊髓受损；药物中毒，如麻醉药、镇静药；重症疾病，如败血症、大出血等。

2）临床分度

轻度：32~35℃（89.6~95.0℉）；

中度：30~32℃（86.0~89.6℉）；

重度：30℃（86.0℉）瞳孔散大，对光反射消失；

致死温度：23~25℃（73.4~77.0℉）。

3）临床过程：皮肤苍白、口唇耳垂呈紫色、轻度颤抖、心跳呼吸减慢、血压降低、尿量减少、意识障碍，甚至昏迷。

4）护理

（1）收集资料：了解患者的一般情况，评估产生体温过低的原因。

（2）去除病因，给予保暖措施：提供合适的环境温度，以24℃左右为宜；新生儿置温箱中。给予毛毯、棉被、热水袋、电热毯等。给予温热饮料，摩擦身体表面可以增加皮肤内的热量。

（3）密切观察病情：监测生命体征的变化，至少每小时1次，直到体温回复至正常且稳定。如是治疗性体温过低，要防止冻伤。

（4）心理护理：多与患者接触，及时发现其情绪的变化，做心理护理，同时加强健康教育。

四、测量体温的方法

（一）目的

通过观察体温的变化，了解患者的一般情况以及疾病的发生、发展规律，协助医生做出正确诊断，为预防、治疗、护理提供依据。

（二）评估

1. 患者的一般情况，如年龄、性别、文化程度、意识、疾病类型、抗生素的使用等，判断适宜采用何种测体温的方法。

2. 30分钟内患者有无进食、活动、坐浴、冷热敷、情绪波动等影响体温的生理因素存在。

（三）计划　目标/评价标准：

1. 患者能叙述测体温的目的。

2. 患者能配合测量体温。

3. 患者能说出体温的正常范围及影响体温的生理因素。

（四）实施

1. 体温计的种类

（1）水银体温计：此种体温计是由装有汞的真空毛细玻璃管制成。玻璃壁上标有刻度，管的一端为贮汞槽，当贮汞槽受热后，汞膨胀沿毛细管上升，其上升的高度与受热程度成正比，在毛细管和贮汞槽之间有一凹陷，防止汞柱遇冷时下降，故可通过玻璃管的刻度值推测体温。

（2）电子体温计：此种体温计由电子感温器及显示器等部件组成，采用电子感温探头来测量体温，测得的温度可直接由数字显示器显示。为适应不同需要，有笔式、奶嘴式等。使用时，将探头插入塑胶护套中置于测量部位，当体温计发出蜂鸣声，再持续3秒后，即可读取所显示的体温值，塑胶护套为一次性使用，用毕可丢弃。

（3）化学点式体温计：此种体温计为一特殊的纸板条，其上有一定范围的体温坐标点，每个点上都有相对应的化学感温试剂。当体温计受热后，化学点的颜色由白色变为绿色或蓝色，最后的色点，即为测得的体温值。这种体温计为一次性用物，适用于测量口腔温度，放在口内测量 1 分钟，即可测得体温。

（4）红外体温计：红外测温的原理是用红外透镜组成光学系统，将被测目标辐射的红外线汇集在高灵敏的红外探测器上，再对探测器输出的电信号放大、处理、校准成被测目标的温度值。红外体温计具有非接触、快速测温、减少传染概率的优点，但受体表下血液循环及周围环境导热状况的影响极大。因耳道深部的温度接近人体深部温度且受影响因素少，故耳道红外测温仪较体表测温仪准确率高。

2. 测量体温的方法

1）腋下测温法：为患者解开胸前衣纽，擦干腋下汗液，将体温计放于腋窝深处，紧贴皮肤，嘱患者屈臂过胸，10 分钟后取出，查看度数，记录。

2）口腔测温法：将口表水银端放于患者舌下，嘱患者闭口，勿用牙咬。3 分钟后取出，擦净，查看度数，记录。

3）直肠测温法：患者取屈膝侧卧位，肛表水银端涂以润滑剂，然后将肛表徐徐插入肛门 3～4cm，3 分钟后取出擦净，用卫生纸为患者擦净肛门，盖好被，安置患者躺卧舒适，查看度数，记录。

4）注意事项

（1）测温前后，应检查体温计的数目，检查有无破损，水银柱是否甩至 35℃ 以下，甩表时，切勿触及他物。

（2）测量体温部位周围，注意是否有冷、热源，如冰袋、热水袋等。患者是否吃过生冷、热食物，是否灌肠、坐浴、冷热敷等，如有上述情况须隔半小时后方可再测。

（3）凡精神异常、昏迷、小儿、口鼻手术、呼吸困难等患者不可测口表。测温时应守护在旁。

（4）凡腹泻、直肠或肛门手术等患者不可测肛表。极度消瘦患者不宜测腋表。

（5）体温与病情不符时，须在监护下重测，必要时可同时作肛表和口表对照，予以复查。

（6）测口温时，如体温计水银槽头被咬破水银误服，应立即口服牛奶、蛋清，或在不影响病情的情况下，服大量粗纤维及胶囊内装棉花吞服。

（7）测量完毕，将体温计甩至 35℃ 以下，消毒备用。

3. 体温曲线的绘制

（1）将所测体温绘于体温单上，符号为：口温"●"，腋温"⊗"，肛温"⊙"。用蓝笔画于体温单相应格内，相邻两次温度用蓝笔相连。

（2）物理降温半小时后所测体温，划在降温前温度的同一纵格内，用红圈表示，以红虚线和降温前的温度相连。

（3）如体温和脉搏在体温单的同一点上，则先划上体温符号，再用红笔在其外划一圆圈。

4. 体温计的消毒

为防止交叉感染，对测量体温后的体温计，应采用化学消毒灭菌法中的浸泡消毒法。

方法：①水银体温计消毒法，将使用后的体温计放入盛有消毒液的容器中浸泡，5分钟后取出，清水冲洗，用离心机体将体温计的水银柱甩至35℃以下，再放入另一消毒容器中浸泡30分钟，取出后用冷开水冲洗地，擦干后放入清洁容器中备用。消毒液每日更换一次，容器、离心机每周消毒一次。②电子体温计消毒法：仅消毒电子感温探头部分，消毒方法应根据制作材料性质选用不同的消毒方法，如浸泡、熏蒸等。

5. 体温计的检查

在使用新体温计前或定期消毒体温计后，应对体温计进行检查，保证其准确性。

方法：将全部体温计的水银柱甩至35℃以下；于同一时间放入已测好的40℃以下的水中，3分钟后取出检查；若误差在0.2℃以上、玻璃管有裂痕、水银柱自行下降，则不能使用；合格体温计用纱布擦干，放入清洁容器内备用。

脉搏监测技术

随着心脏节律性的收缩和舒张，动脉血管壁相应的出现扩张和回缩的搏动，在表浅动脉上可摸到搏动，称为动脉脉搏，简称脉搏。

一、正常脉搏及其生理性变化

（一）脉率

脉搏即每分钟脉搏搏动的次数。在正常情况下，脉率和心率是一致的，脉率是心率的指示。健康成人在安静时脉率为60～100次/分，它可随年龄、性别、劳动和情绪等因素而变动。一般女性比男性快，幼儿比成人快，老年较慢，运动和情绪激动时可暂时增快，休息和睡眠时较慢。

（二）脉律

脉律即脉搏的节律。这是反映心搏的规律，也一定程度反映了心脏的功能。正常脉搏节律跳动规则均匀，间隔时间相等。但在正常小儿、青年和一部分成年人，可见窦性心律不齐。其表现为吸气时脉搏增快，呼气时脉搏减慢。

（三）脉搏的强弱

脉搏的强弱或大小取决于动脉充盈度和周围血管的阻力，即与心搏量和脉压大小有关。

（四）动脉壁的情况

动脉壁在正常情况下，动脉管壁光滑、柔软并富有弹性。

二、异常脉搏

（一）速脉（数脉）

成人脉率每分钟在100次以上称为心动过速。临床多见于发热、甲状腺功能亢进等患者。

（二）缓脉（迟脉）

成人脉率每分钟在60次以下称为心动过缓。临床多见于颅内压增高、房室传导阻滞的患者。

（三）间歇脉

常由期前收缩所致，在一系列正常均匀的脉搏中，出现一次提前的搏动，其后出现一补偿性间歇，称间歇脉，并可由有规律的间歇，形成二联律和三联律。中医学对数而不规则的间歇脉称促脉，缓而不规则的间歇脉称结脉，有规律的间歇脉称代脉。

（四）脉搏短绌

其特点是心律完全不规则，心率快慢不一，心音强弱不等，脉搏完全不规则，强弱不等，心率快于脉率，故临床上心房纤颤患者，须同时测量心率和脉率。

（五）丝状脉（细脉）

脉搏如丝，快而细微，多见于心脏功能衰竭、休克的患者。

（六）洪脉

动脉充盈度和脉压较高，脉搏强大有力，多见于高热、高血压、甲状腺功能亢进等患者。

（七）弦脉

脉搏紧张有条索感，如按琴弦。

三、异常脉搏的护理

（一）休息与活动

指导患者增加卧床休息以减少心肌耗氧量。

（二）给氧

根据病情实施氧疗。

（三）准备好急救物品

备齐抗心律失常的药物，除颤器处于完好状态。

（四）密切观察病情

指导患者按时服药，观察用药的不良反应；如有起搏器，应做好相应的护理。

（五）健康教育

情绪稳定，戒烟限酒，饮食清淡易消化，勿用力排便，自我观察药物的不良反应，简单的急救技巧等。

四、脉搏的测量

凡表浅靠近骨骼的大动脉均可以用来测量脉搏。常取的部位有桡动脉，其次为颞动脉、颈动脉、面动脉、肱动脉、股动脉、足背动脉及胫后动脉等。测量时护士应备有秒针表和记录单。

（一）目的

通过观察脉搏的变化，可间接了解心脏的情况，观察疾病的发生发展规律，为诊断、治疗、护理提供依据。

（二）评估

1. 患者的一般情况，如年龄、性别以及目前病情和治疗情况。

2. 患者 30 分钟内有无剧烈活动、情绪波动等影响脉搏的生理因素存在。

3. 患者有无偏瘫、功能障碍。

（三）计划

1. 目标和评价标准

（1）患者能叙述测脉搏的目的。

（2）患者能配合测量脉搏。

（3）患者能说出脉搏的正常范围及其生理变化。

2. 用物准备

治疗盘内备有秒针的表、笔、记录本、听诊器（必要时）。

（四）实施

1. 诊脉前使患者处于安静状态，手臂放在舒适的位置。

2. 用示指、中指、无名指的指端按桡动脉处，压力大小适中，以清楚触到脉搏为度，计数 1 分钟脉率。

3. 脉搏异常及心脏病患者复验，以求准确。

4. 注意事项

（1）不可用拇指测量，因拇指小动脉搏动易与患者的脉搏相混淆。

（2）脉搏细弱者，测量困难时，可改测心率代替触脉。若与病情不符应重测。

（3）如患者有脉搏短绌时，应由两人测量，一人数脉搏，一人听心率，同时数 1 分钟，以分数式记录：心率/脉率/分。

（4）7 岁以下患者可免数脉搏。

呼吸监测技术

机体在新陈代谢过程中，需要不断地从环境中吸取氧，并排出二氧化碳，这种机体和环境之间的气体交换，称为呼吸。

一、正常呼吸及生理变化

（一）正常呼吸

正常成人在安静状态下呼吸为每分钟 16～20 次，节律规则，频率与深浅度均匀平稳，呼吸与脉率之比为 1:5～1:4。

（二）生理变化

呼吸频率和深浅度可随年龄、性别，活动、情绪、意志等因素而改变。一般幼儿比成人快，老人稍慢，同龄女性比男性稍快，活动和情绪激动时增快，休息和睡眠时较慢，意识也能控制呼吸频率与深度。

二、异常呼吸

（一）速率的改变

由于发热、缺氧等原因可使呼吸增至每分钟 40 次；某些药物中毒、颅内压增高等，可使呼吸减慢至每分钟 10 次以下。

（二）呼吸困难

由呼吸的速率、深浅度和节律的改变而造成。分为呼气性呼吸困难（见于支气管哮喘、肺气肿等）、吸气性呼吸困难（见于异物、白喉、肿瘤所造成的呼吸道狭窄）、混合性呼吸困难（吸气、呼气均费力，见于肺炎、肺不张、胸膜炎等）。

（三）潮式呼吸

潮式呼吸又称陈施氏呼吸。是一种周期性呼吸异常，由于高度缺氧、呼吸中枢的兴奋性降低，使呼吸中枢受抑制，呼吸变浅变慢，以至呼吸停止。由于呼吸停止，血液中氧分压进一步下降，二氧化碳分压逐步升高，达到一定程度后，缺氧对颈动脉体与主动脉体的化学感受器刺激作用加强，二氧化碳分压的升高，则刺激延髓的二氧化碳敏感区，两者的共同作用，反射性的刺激呼吸中枢，开始了呼吸，使呼吸加深加快，达到高峰后，由于呼吸的进行血氧分压升高，二氧化碳分压又降低，减少了对呼吸中枢的刺激作用，呼吸又逐渐减弱以至暂停，从而形成了周期性的变化称潮式呼吸。

（四）间断呼吸

又称毕奥呼吸。表现为呼吸和呼吸暂停现象交替出现。其特点是有规律的呼吸几次后，突然停止呼吸，间断一个短时间后，随即又开始呼吸。如此反复交替。间断呼吸产生的机制同潮式呼吸，为呼吸中枢兴奋性显著降低的表现，但比潮式呼吸更为严重，多在呼吸停止前出现，常见于颅内病变或呼吸中枢衰竭的患者。

（五）深度呼吸

又称库斯莫呼吸。是一种深而规则的大呼吸，多见于代谢性酸中毒，如糖尿病酮症酸中毒。

（六）浮浅性呼吸

这是一种浅表性不规则的呼吸，有时呈叹息样，见于濒死的患者。

（七）蝉鸣样呼吸

即吸气时有一种高音调的音响，多由于声带附近阻塞，使空气进入发生困难所致。多见于喉头水肿痉挛、喉头异物时。

（八）鼾声呼吸

由于气管或大气管内有较多的分泌物潴积，使呼气时发出粗糙的鼾声。多见于深昏迷者。

三、异常呼吸的护理

（一）评估患者目前的健康状况

如有无咳嗽、咳痰、咯血、发绀、呼吸困难及胸痛等主要症状。

（二）适当的休息与活动

如果病情需要卧床休息，护士应向患者解释其重要性，同时要创造一个良好的休息环境；如病情好转允许增加活动量，要注意患者对增加的活动量的耐受程度，以能耐受不疲劳为度。

（三）保持一定的营养与水分

选择易于咀嚼和吞咽的食物，注意患者对水分的需要，记录24小时出入量。指导患者进餐不宜过饱，避免产气食物，以免膈肌上抬，影响呼吸。

（四）吸氧

保持呼吸道通畅。

（五）心理社会支持

护士应发展和保持及患者之间的治疗性联系，多与患者沟通交流，同时重视患者对群体关系的需求。

（六）健康教育

戒烟限酒，养成规律的生活习惯；教会患者噘嘴呼吸、腹式呼吸等呼吸训练的方法。

四、呼吸的测量

（一）目的

测量患者每分钟的呼吸次数，观察、评估患者的呼吸状况。

（二）评估

1. 患者的一般情况，如年龄、性别、意识，目前病情和治疗情况。

2. 患者30分钟内有无剧烈活动、情绪波动。

（三）计划

1. 目标和评价标准

（1）患者能说出测呼吸的目的。

（2）患者能配合测量呼吸。

2. 用物准备

治疗盘内备秒表、笔、记录本、棉签（必要时）。

（四）实施

1. 在患者安静情况下测量，将手放在患者桡动脉处，似数脉搏状。但注意观察患者胸部和腹部的起伏，一呼一吸为1次。

2. 成人和7岁以上儿童数30秒后乘2，如呼吸不规则数1分钟。

3. 观察患者呼吸的节律、频率及深浅度，危重患者呼吸微弱不易观察时，可用少许棉花置于患者鼻孔前，观察棉花吹动情况，记录1分钟呼吸次数。

4. 呼吸曲线的绘制，用蓝"○"表示，相邻的呼吸用蓝线相连。

血压监测技术

一、血压的概念

（一）血压的定义

血压（BP）是指血液在血管内流动时对血管壁的侧压力。一般指动脉血压，如无特别注明，均指肱动脉的血压。

1. 收缩压

当心室收缩时，主动脉压急剧升高，至收缩中期达最高值，此时的动脉血压称收缩压。

2. 舒张压

当心室舒张时，主动脉压下降，至心舒末期达动脉血压的最低值，此时的动脉血压称舒张压。

3. 脉压

收缩压和舒张压之差称脉搏压，简称脉压。

4. 平均动脉压

一个心动周期中每一瞬间动脉血压的平均值称平均动脉压。简略估算方法为：

平均动脉压 = 舒张压 + 1/3 脉压。

（二）计量单位

血压以毫米汞柱（mmHg）或千帕（kPa）为计量单位。两者换算公式为：1kPa = 7.5mmHg；1mmHg = 0.133kPa。

二、血压的生理变化及异常血压的监护

（一）正常血压

1. 血压的范围

正常成年人在安静时，正常范围为：90mmHg ≤ 收缩压 ≤ 139mmHg，60mmHg ≤ 舒张压 ≤ 89mmHg，脉压为 30～40mmHg。

2. 生理性变化

（1）年龄和性别的影响：动脉血压随年龄的增长而增高。40 岁以后，每增加 10 岁，收缩压升高 10mmHg。中年以前女性血压比男性的低 7.5mmHg 左右，中年以后差别较小。

儿童血压的计算公式为：

收缩压 = 80 + 年龄 × 2mmHg；舒张压 = 收缩压 × 2/3mmHg。

（2）时间：血压在傍晚时较清晨约高 5～10mmHg，睡眠时逐渐下降。

（3）其他：处于运动、愤怒、恐惧、疼痛时血压升高，但以收缩压为主，舒张压多无明显变化。由于舒张压不与收缩压按比例升高，脉压的变化足以满足身体各部对各种不同供血情况的需要。

（二）异常血压

1. 高血压

未服抗高血压药情况下，成人收缩压 ≥140mmHg 和（或）舒张压 ≥90mmHg。95% 的患者为病因不明的原发性高血压，多见于动脉硬化、肾炎、颅内压增高等，最易受损的部位是心、脑、肾、视网膜。

患者收缩压与舒张压属于不同级别时，应按两者中较高的级别分类；患者既往有高血压史，目前正服抗高血压药，血压虽已低于 140/90mmHg，也诊断为高血压。

2. 低血压

血压低于 80/50mmHg 称为低血压。常见于大量失血、休克、急性心力衰竭等。

3. 脉压异常

脉压增大的情况见于主动脉瓣关闭不全、高血压病、主动脉粥样硬化、甲状腺功能亢进、严重贫血等患者；脉压减小者见于低血压、心包积液、严重二尖瓣狭窄、主动脉瓣狭窄、重度心功能不全等。

（三）异常血压的护理

1. 密切监测血压

定时间、定部位、定体位、定血压计。

2. 观察病情

指导患者按时服药，观察药物的不良反应；注意有无潜在的并发症发生。

3. 休息与活动

注意休息，减少活动，保证充足的睡眠时间。

4. 环境

安静、舒适，温湿度适宜。

5. 情绪

保持稳定，减少导致患者情绪激动的因素。

6. 饮食

易消化、低脂、低胆固醇、高维生素，富含纤维素，根据血压的高低限制盐的摄入；避免刺激辛辣食物。

7. 健康教育

戒烟限酒；保持大便通畅，必要时给予通便剂；养成规律的生活制度；学会观察有无高血压并发症的先兆。

三、测血压的方法（以测肱动脉血压为例）

（一）目的

通过观察血压的变化，可以了解循环系统的功能状况，为诊断、治疗、护理提供依据。

（二）评估

1. 患者的一般情况如年龄、性别、意识以及目前的病情、治疗情况、合作程度。

2. 30 分钟内患者有无吸烟、活动、情绪波动。

3. 患者有无偏瘫、功能障碍。

（三）计划

1. 目标/评价标准

（1）患者能叙述测血压的目的。

（2）患者能配合测量血压。

（3）患者能说出血压的正常范围，并判断何为高血压、何为低血压。

2. 用物准备　治疗盘内备血压计、听诊器、笔、记录纸。

（四）实施

1. 测量前患者须休息片刻，取坐位或卧位。

2. 露出上臂伸直（袖口不宜过紧），掌心向上，使患者心脏、肱动脉与血压计零点处于同一水平。

3. 放平血压计，驱尽袖带内空气，将袖带平整地缠于上臂，使其下缘距肘窝 2～3cm，松紧适宜。

4. 戴好听诊器，将其放在肘窝内侧，摸到肱动脉搏动处，用手固定。

5. 打开水银槽开关，关紧橡皮球气门，握住输气球向袖带内打气至肱动脉搏动消失。注意打气不可过猛、过高。

6. 微开气门，使水银柱缓慢下降，听到第一声搏动即为收缩压，以后搏动渐渐增大，至搏动声突然变弱或消失，即为舒张压。

7. 测毕，解去袖带并排尽空气，拧紧气门上开关，按要求将血压计放好。

8. 协助患者穿好衣袖，安置舒适的位置休息。

9. 记录结果，采取分数式，即收缩压/舒张压。

10. 注意事项

（1）测量血压前，询问患者有无高血压病史。

（2）检查血压计水银有无破损，是否保持在"0"处，橡胶管及气球有无漏气。

（3）袖带不宜过宽或过窄，成人一般 10～12cm，小儿袖带宽度为上臂的 1/3～1/2。过宽测得血压偏低，反之偏高。松紧度适宜，过紧测得血压偏低，反之偏高。

（4）测量血压时，血压计"0"位与肱动脉、心脏在同一水平，以防肢体过高，测得血压偏低。肢体过低，则测得血压偏高。

（5）发现血压听不清或异常时，应重测，行使水银柱降至"0"度再测。

（6）对偏瘫的患者，应在腱侧肢体测量；对上肢有大面积烧伤、脉管炎、血管畸形等病变时，可测量下肢腘窝动脉处。

（7）测量血压时，应将血压计放平，充气不宜过猛，勿使汞柱超过玻璃管最高刻度。

（8）测量完毕，必须将袖带内气体排尽，将血压计向水银槽方向倾斜45°，使水银全部进入水银槽内，关闭水银槽开关。携带时应保持水平位置，勿震动，应定期检测。

11. 电子血压计的使用方法

应用电子血压计测量血压时，将袖带平整无折地缠于上臂中部，使传感器位于脉搏明显处，开启电源开关，指示灯亮，按下打气电钮，袖带内即自行充气，这时电表指针移动，待稳定时，两指针所指读数分别为收缩压和舒张压，然后记录；如患者须定时测量血压，则按下计时电钮（如每 5 分钟、15 分钟、30 分钟……测一次），到时血压计能自动示出读数。

（高丽）

第二节　心脏复苏术

一、胸外心脏挤压术

（一）心前区捶击

在心搏骤停后的 1 分 30 秒内，心脏应激性最高，此时拳击心前区，所产生的 5～15W。Sr 电能可使心肌兴奋并产生电综合波，促使心脏复跳。

1. 方法

右手松握空心拳，小鱼际肌侧朝向患者胸壁，以距胸壁 20～30cm 高度，垂直向下捶击心前区，即胸骨下段。捶击 1～2 次，每次 1～2 秒，力量中等，观察心电图变化，如无变化，应立即改行胸外心脏按压和人工呼吸。

2. 注意事项

（1）捶击不宜反复进行，捶击次数最多不宜超过两下。

（2）捶击时用力不宜过猛。小儿禁用，以防肋骨骨折。

（二）胸外心脏按压

心脏骤停患者的胸廓仍具有一定的弹性，胸骨和肋骨交界处可因受压下陷。因此，当按压胸部时，使血液向前流动的机制是由于胸腔内压力普遍增加，以致胸内压力＞颈动脉压＞头动脉压＞颈静脉压。正是这个压差使血液向颈动脉，流向头部，回流到颈静脉。

1. 患者体位

患者仰卧于硬板床或地面上，头部与心脏在同一水平，以保证脑血流量。如有可能应抬高下肢，以增加回心血量。

2. 术者体位

紧靠患者胸部一侧，为保证按压力垂直作用于患者胸骨，术者应根据抢救现场的具体情况，采用站立地面或脚凳上，或采用跪式等体位。

3. 按压部位

在胸骨下 1/3 段。确定部位用以下方法：术者用靠近患者足侧一手的食指和中指，确定近侧肋骨下缘，然后沿肋弓下缘上移至胸骨下切迹，将中指紧靠胸骨切迹（不包括剑突）处，食指紧靠中指。将另一手的掌根（长轴与患者胸骨长轴一致）紧靠前一手的食指置于胸骨上。然后将前一手置于该手背上，两手平行重叠，手指并拢、分开或互握均可，但不得接触胸壁。

4. 按压方法

（1）成人：术者双肘伸直，借身体和上臂的力量，向脊柱方向按压，使胸廓下陷3.5~5cm，尔后迅即放松，解除压力，让胸廓自行复位，使心脏舒张，如此有节奏地反复进行。按压与放松的时间大致相等，放松时掌根部不得离开按压部位，以防位置移动，但放松应充分，以利血液回流。按压频率80~100次/分。

（2）小儿：使患儿仰卧于诊疗桌上，足部略抬高以增加回心血量。术者以一手掌根部置于患儿胸骨中下部垂直向脊柱方向施力，使胸廓下陷；如是婴儿，则用一手托住患儿背部，另一手以食、中指进行按压。按压频率，年长儿每分钟80次，婴幼儿及新生儿每分钟100次。

5. 按压与通气的协调

（1）一人操作：现场只有一个抢救，吹气与按压之比为2:15，即连续吹气2次，按压15次，两次吹气间不必等第一口气完全呼出。2次吹气的总时间应在4~5秒之内。

（2）两人操作：负责按压者位于患者一侧胸旁，另一人位于同侧患者头旁，负责疏通气管和吹气，同时也负责监测颈动脉搏动。吹气与按压之比为1:5，为避免术者疲劳二人工作可互换，调换应在完成一组5:1的按压吹气后间隙中进行。在按压过程中可暂停按压以核实患者是否恢复自主心搏。但核实过程和术者调换所用时间，均不应使按压中断5秒以上。

6. 按压有效标志

（1）可触知颈动脉搏动（由吹气者监测）。

（2）动脉血压收缩压>8kPa。

（3）意识改善，瞳孔对光反应恢复。

二、心内注射术

在现代救护中，自胸外向心内注药不宜作为常规首选途径，因其有许多缺点，如用药过程中中断心肺复苏，操作不当可发生气胸、血胸、心肌或冠状动脉撕裂、心包积血等。且注入心腔内的准确性不到50%。若将肾上腺素等药物注入心肌内，还可造成顽固性室颤。必须自胸外向心内注药时，应选择合适的注射部位及方法。

（一）操作步骤

1. 心前区注射法

于第4肋间胸骨左缘旁开2cm处，常规消毒皮肤。右手持注射器，必要时以消毒的左手拇、示指扶持长针头头端1~2cm处，用力将针垂直刺入皮肤并不断深入，注意边进针边拭抽回血。达一定深度（成人4~5cm，小儿超过3cm），可见大量回血，然后迅速注药。如进针较深仍无回血，可将针缓慢后退，同时持续抽吸回血，若仍无回血，可改变方向重行穿刺。

2. 剑突下注射法

于剑突与左肋弓连接处下1cm处常规消毒皮肤，将穿刺针刺入皮下，使针头与腹壁成15°~30°角，向心底部直接刺入，边进针边回抽，抽得大量回血后注药。

3. 直接心内注射法

对于开胸者，则在无菌条件下，用 7 号注射针头避开冠状血管直接向左或右心室穿刺、注药。

（二）注意事项

1. 在胸外行心内注射时，必须选择合适的心内注射针头，否则针头长度达不到心室腔可导致穿刺失败。

2. 穿刺最好选择右心室，该处心室壁较薄，血管较少，穿刺时不易损伤血管。

3. 注射部位要准确。操作时应停做人工呼吸，以防刺破肺组织形成气胸。

4. 进针后必须抽得大量回血后，方可将药液注入。切忌把药液注入心肌内，以免引起心肌坏死或心律失常。

5. 操作要迅速，尽量缩短心脏按压中断时间。

三、胸内心脏按压术

一般罕需应用胸内心脏按压法。遇有下列情况时才有进行胸内心脏按压的指征：①胸外按压 3 分钟以上无效；②肋骨骨折；③胸外伤；④心包填塞；⑤胸内手术；⑥患者异常肥胖、桶状胸或其他胸廓畸形，胸外心脏按压无效者。

（一）操作步骤

1. 患者平卧或稍向右侧卧，做好气管内插管及人工控制呼吸。

2. 施术者沿左侧第 4 肋间隙，前起胸骨旁 1cm，后达腋中线肋间做一弧形切口进入胸腔，切断上、下二肋软骨，撑开切口，用右手将心脏握在手中，以每分 70 ~ 80 次的速度持续而有力地挤压心脏，也可将手放于心脏之后，将心脏向前压向胸骨。开胸的时间愈短愈好，从心搏骤停至开始按压，最好不要超过 4 分钟。每次按压后应有足够的舒张，以利回心血流。按摩强度以能扪到颈、股动脉搏动为宜。以后心肌颜色逐渐由发绀转为红润，心肌张力逐渐增加。为促进心脏复跳，提高按压效果，按压的同时可由静脉或向左心室内注射肾上腺素 0.5 ~ 1mg，异丙肾上腺素 1mg 等。

3. 循环恢复后，应仔细止血，待血压稳定缝合切口，并置胸腔引流管。

（二）注意事项

1. 开胸应在 4 分钟内完成，不强求正规消毒。

2. 挤压方法要正确，严禁用手指尖挤压心脏，切不可按压心房或使心脏扭转，以免妨碍静脉血回流。挤压时左右心室血液应同时排空。

3. 挤压时用力要均匀，切忌粗暴。按压接触面要常更换位置，不要固定压迫一处，以免损伤心肌。当心脏恢复自主搏动，并估计有适当的心排血量时，可停止挤压。

4. 医生行挤压时，护理人员可按医嘱备好心内注射药物，如 0.1% 肾上腺素 0.5 ~ 1mL、异丙肾上腺素 0.5 ~ 1mL 为主的心内注射用药，反复心内注射时，要注意避开心脏血管及更换注射位置。

5. 医生行挤压心脏时，护理人员须专人守护，严密观察病情，5 ~ 10 分钟测量一次血压和颈动脉或股动脉脉搏，并观察呼吸、瞳孔、意识等情况，随时报告医生。

6. 医生关闭胸腔时，护理人员应准备无菌胸腔封闭引流导管与封闭瓶一套，为排出胸腔内的血液与气体之用；根据医嘱备好适量的抗生素，如青霉素等，放入胸腔内，防止感染。

四、心外除颤器的应用

电击除颤是终止心室颤动的最有效方法，应早期除颤。有研究表明，绝大部分心搏骤停是由心室颤动所致，75%发生在院外，20%的人没有任何先兆，而除颤每延迟1分钟，抢救成功的可能性就下降7%～10%。除颤波形包括单相波和双相波两类，不同的波形对能量的需求有所不同。成人发生室颤和无脉性室速，应给予单向波除颤器能量360焦耳一次除颤，双向波除颤器120～200焦耳。如对除颤器不熟悉，推荐用200焦耳作为除颤能量。双相波形电除颤：早期临床试验表明，使用150～200J即可有效终止院前发生的室颤。低能量的双相波有效，而且终止室颤的效果与高能量单相波除颤相似或更有效。儿童第1次2J/kg，以后按4J/kg计算。电除颤后，一般需要20～30s才能恢复正常窦性节律，因此电击后仍应立刻继续进行CPR，直至能触及颈动脉搏动为止。持续CPR、纠正缺氧和酸中毒、静脉注射肾上腺素（可连续使用）可提高除颤成功率。

电击除颤的操作步骤为：①电极板涂以导电糊或垫上盐水纱布；②接通电源，确定非同步相放电，室颤不需麻醉；③选择能量水平及充电；④按要求正确放置电极板，一块放在胸骨右缘第2～3肋间（心底部），另一块放在左腋前线第5～6肋间（心尖部）；⑤经再次核对监测心律，明确所有人员均未接触患者（或病床）后，按压放电电钮；⑥电击后即进行心电监测与记录。

已出现电脑语音提示指导操作的自动体外除颤器（automatic external defibrillator，AED），大大方便了非专业急救医务人员的操作，为抢救争取了宝贵的时间。AED使复苏成功率提高了2～3倍，非专业救护者30分钟就可学会。AED适用于无反应、无呼吸和无循环体征（包括室上速、室速和室颤）的患者。公众启动除颤（PAD）要求受过训练的急救人员（警察、消防员等），在5分钟内使用就近预先准备的AED对心搏骤停患者实施电击除颤，可使院前急救生存率明显提高（49%）。

（刘丽丽）

第三节　呼吸复苏术

一、人工呼吸术

人工呼吸术是患者呼吸受到抑制或呼吸突然停止，心脏仍在搏动或心跳停止时应用手法或机械辅助患者呼吸，达到充分换气，使其恢复自主呼吸的一种方法，是抢救患者生命的一种急救措施。

（一）操作步骤

人工呼吸方法很多，常用的有口对口人工呼吸法、手法人工呼吸、加压人工呼吸法、膈神经刺激法。

1. 口对口呼吸

根据患者的病情选择打开气道的方法，患者取仰卧位，抢救者一手放在患者前额，并用拇指和食指捏住患者的鼻孔，另一手握住颏部使头尽量后仰，保持气道开放状态，然后深吸一口气，张开口以封闭患者的嘴周围（婴幼儿可连同鼻一块包住）。

向患者口内连续吹气2次，每次吹气时间为1~1.5秒，吹气量1000毫升左右，直到胸廓抬起，停止吹气，松开贴紧患者的嘴，并放松捏住鼻孔的手，将脸转向一旁，用耳听有否气流呼出，再深吸一口新鲜空气为第二次吹气做准备，当患者呼气完毕，即开始下一次同样的吹气。

如患者仍未恢复自主呼吸，则要进行持续吹气，成人吹气频率为12次/分钟，儿童15次/分钟，婴儿20次/分钟，但是要注意，吹气时吹气容量相对于吹气频率更为重要，开始的两次吹气，每次要持续1~2秒钟，让气体完全排出后再重新吹气，一分钟内检查颈动脉搏动及瞳孔、皮肤颜色，直至患者恢复复苏成功，或死亡，或准备好做气管插管。

2. 口对鼻呼吸

当患者有口腔外伤或其他原因致口腔不能打开时，可采用口对鼻吹气，其操作方法是：首先开放患者气道，头后仰，用手托住患者下颌使其口闭住。深吸一口气，用口包住患者鼻部，用力向患者鼻孔内吹气，直到胸部抬起，吹气后将患者口部张开，让气体呼出。如吹气有效，则可见到患者的胸部随吹气而起伏，并能感觉到气流呼出。

3. 举臂压胸法

（1）患者仰卧，头偏向一侧，肩下垫一枕头。术者立或跪在患者头前，双手握住患者的两臂近肘关节处，将上臂拉直过头，患者的胸廓被动扩大形成吸气。

（2）待2~3秒后，再屈其两臂，将其肘放回胸廓下半部，并压迫其前侧方两肋弓部约2秒，此时胸廓缩小，形成呼气。以此反复施行。每分钟14~16次为宜，节律应均匀。

4. 双手压胸法

（1）患者仰卧（或俯卧），将头偏向一侧，术者骑跪在患者大腿两侧，两手平放在患者的胸肋部（或背部），拇指向内靠近胸骨（或脊柱），使身体慢慢向前倾，借身体重力压挤胸部（或背部），将肺内空气驱出。

（2）放松压力，使患者胸廓自然恢复原状，空气随之吸入。如此反复进行，每分钟14~16次为宜。

（3）俯卧者两臂伸向头，将一前臂屈曲，使头侧枕于其上，以防口鼻着地。此法多用于弱水者。

5. 简易呼吸器法

（1）清除上呼吸道分泌物或呕吐物，使患者头向后仰，托起下颌，扣紧面罩，挤压呼吸囊，空气由气囊进入肺部。

（2）放松时，肺部气体经活瓣排出。一次挤压可有500~1000mL的空气入肺。每分钟14~16次。必要时接上氧气加压给氧。

6. 加压人工呼吸法

气管插管后,利用充满氧气成空气的呼吸囊,有节律的挤压(吸气)、放松(呼气),达到人工呼吸的目的。其操作如下。

(1)患者仰卧,使用咽喉镜为患者行气管插管术。

(2)气管导管的外端和呼吸气囊的前端出口处分别与活瓣相连,呼吸囊的尾端侧管与氧气管相接。

(3)放开氧气,充满呼吸气囊,然后用手捏之,将氧气挤入患者肺脏,每分钟捏16~20次。

(二)注意事项

1. 吹气应有足够的气量,以使胸廓抬起,但一般不超过1200mL。吹气过猛过大可造成咽部压超过食道开放压从而使气体吹入胃内引起胃胀气。

2. 吹气时间宜短,以约占1次呼吸周期的1/3为宜。

3. 若患者口腔及咽喉部有分泌物或堵塞物如痰液、血块、泥土等,应在操作前清除,以免影响人工呼吸效果或将分泌物吹入呼吸道深入。

4. 如有假牙者应取下假牙。遇舌后坠的患者,应用舌钳将舌拉出口腔外,或用通气管吹气。

5. 如遇牙关紧闭者,可行口对鼻人工呼吸。操作方法大体同上,只是对着鼻孔吹气。吹气时应将患者口唇闭紧。为克服鼻腔阻力,吹气时用劲要大,吹气时间要长。

6. 对婴幼儿,则对口鼻同时吹气更易施行。

7. 若患者尚有微弱呼吸,人工呼吸应与患者的自主呼吸同步进行,即与患者吸气时,术者用力吹气以辅助进气,患者呼气时,松开口鼻,便于排出气体。

8. 为防止交叉感染,操作时可取一块纱布单层覆盖在患者口或鼻上,有条件时用面罩及通气管则更理想。

9. 通气适当的指征是看到患者胸部起伏并于呼气听到及感到有气体逸出。

二、自动呼吸机的应用

呼吸机治疗是在呼吸系统解剖和生理不正常的情况下进行的,主要用于各种原因引起的急、慢性呼吸衰竭。呼吸机可有效地提高肺泡氧分压,满足机体供氧和排出二氧化碳的需要,起到治疗和预防多种疾病的目的。呼吸机对生理功能的影响有积极和消极的双重作用,合理选择通气方式和正确调整通气参数,可提高治疗效果,减少并发症的发生。呼吸机治疗期间,呼吸、循环功能的监测,对于判断机械通气的治疗效果,进行呼吸机的合理调节和预防并发症的发生具有重要的意义。

(一)操作步骤

自动呼吸器可以通过面罩、气管插管、气管切开等方法与患者相连接。气管插管连接囊可以缩小呼吸道无效腔,保证预期气量送入肺泡,但一般只维持72小时,时间太长易引起喉头水肿。呼吸频率一般成人每分钟16次,小儿例外,呼吸的比例以1:1.5为宜。潮气量一般500~700mL。

（二）注意事项

1. 使用自动呼吸器应随时观察器械的效果，随时调节，以期达到生理的气体交换，并保持呼吸道的清洁通畅，应定期测定二氧化碳分压。

2. 注意观察呼吸平稳，呼吸与呼吸器合拍则表明病情好转。如患者烦躁不安，挣扎抗拒呼吸器，则表明病情恶化，此时必须检查呼吸器通气量是否充足。有无分泌物堵塞呼吸道，肺内病变是否加重恶化。同时应注意肺部检查如两侧胸部活动一致，扩张良好，听诊时两侧呼吸音清晰，则表明病情好转。

3. 观察循环情况，如患者血压上升，脉搏减慢，心律不齐减少或消失，则为病情好转。相反，则病情恶化。如面部潮红、脉搏快、呼吸深而慢、血压偏高，则为呼吸性酸中毒表现，二氧化碳潴留。这时可以调节呼吸的比例，使呼气适当的延长，潮气量加大。有利于二氧化碳排除。如通气过度，则产生呼吸性碱中毒。

4. 观察患者意识，如从昏迷状态逐渐清醒，或表现出对周围事物感兴趣，则表示脑的供氧较前好转。

5. 注意不使人工呼吸中断，抢救呼吸骤停或呼吸衰竭的患者，在没有得到自动呼吸器之前，必须先做口对口人工呼吸或仰卧压胸人工呼吸。

6. 注意防止出现并发症，如吸入气体压力过高，会导致肺泡破裂，成为气胸、纵隔气肿，过度换气后，可能发生痉挛、呼吸性碱中毒、低血压，还可能并发肺部感染、肺不张、腹胀、消化道出血等，应注意防止。

（代婷婷）

第四节　改善呼吸功能的急救技术

呼吸是人的基本需要。无论是急性突发性呼吸困难，还是慢性持续性呼吸困难，都会导致机体缺氧而危及生命和健康。因此，护士应熟练掌握改善呼吸功能的护理技术，如吸痰、给氧、吸入疗法等，以解除患者的痛苦，满足患者的需要。

一、吸痰法

吸痰法用于清理呼吸道分泌物，保持呼吸道通畅。促进呼吸功能改善肺通，预防并发症发生。将呼吸道分泌物或误吸的呕吐物吸出，以保持呼吸道通畅，预防吸入性肺炎、呼吸困难、发绀，甚至窒息。

（一）操作步骤

1. 洗手、戴口罩。

2. 备齐用物，携至患者床旁，核对，向患者解释操作目的与合作方法。

3. 接上电源，打开开关，检查吸引器的性能是否良好，连接是否正确。

4. 根据患者情况及痰液黏稠度调节负压，吸引器负压压力一般调节为 40.0 ～ 53.3kPa，用生理盐水试吸，检查导管是否通畅。

5. 将患者头转向操作者一侧，昏迷患者可用压舌板或开口器帮助患者张口。一手将导管末端折叠（连接玻璃接管处），以免负压吸附黏膜，引起损伤。另一手用无菌持物钳持吸痰导管头端插入患者口腔咽部，脚踩吸引器开关，放松导管末端，先将口腔咽喉部分泌物吸净，然后更换吸痰管。在患者吸气时顺势将吸痰管经咽喉插入气管达一定深度（约15cm），将吸痰管自深部向上提拉，左右旋转，吸净痰液。每次吸痰时间不超过15s，以免患者缺氧。

6. 如从口腔吸痰有困难者，可从鼻腔抽吸；气管插管或气管切开者，可由气管插管或气管套管内吸痰，需严格执行无菌技术操作。

7. 在吸痰过程中，随时擦净喷出的分泌物，观察吸痰前后呼吸频率的改变，同时注意吸出物的性状、量及颜色等，做好记录。

8. 吸痰毕，关上吸引开关，将吸痰管浸泡消毒，并将吸痰玻璃接管插入盛有消毒液的试管内浸泡。

9. 观察患者呼吸是否改善，协助患者取舒适卧位，整理用物。

（二）注意事项

1. 气管内吸引在必要的时候进行即可，但最长不宜超过8小时。

2. 管径推荐使用不达到气管导管内径的一半，同时尽可能粗的吸引导管型号。

3. 使用80～120mmHg的吸引压力。

4. 吸引导管进入的深度为气管插管的深度，在深入到气管导管的底端时，回抽1～2cm后再进行吸引。

5. 不要在吸引之前向气管导管内注射生理盐水。

6. 推荐在气管内吸引前后30s常规使用100%氧气吸入。

7. 吸痰前检查负压吸引装置，性能是否良好，连接是否正确。

8. 严格无菌操作，按吸痰顺序操作，每吸痰一次更换吸痰管。

9. 动作轻柔，防止呼吸道黏膜损伤。

10. 痰液黏稠时可配合叩击，雾化吸入或遵医嘱予以盐水气道湿化，提高吸痰效果，储液瓶内洗出液及时倾倒或更换储液袋，储液瓶不能超过2/3满；每次吸痰小于15秒，以免造成缺氧。

二、氧气吸入疗法

氧气吸入疗法是一项改善呼吸功能的护理措施，更是一项重要的急救措施。通过给氧，可提高血氧含量及动脉血氧饱和度，纠正各种原因造成的缺氧状态，促进代谢，维持机体生命活力。

（一）缺氧原因

缺氧也可说是氧的供应与消耗间的不平衡，组织细胞处于缺氧状态，一般由三方面因素造成。

1. 动脉血氧合不全

原因有肺泡通气量下降、肺泡与肺毛细血管间氧的弥散不良、肺泡通气与血流灌注比值失常。

2. 血液带氧能力下降

原因有贫血或红细胞变性、心排血量下降或有右向左分流。

3. 组织细胞处氧释放障碍

包括微循环障碍、氧离解曲线左移、2，3 - DPG 降低等。

4. 组织细胞氧耗增加或组织细胞中毒

不能摄取和利用氧。

（二）缺氧的病理生理

1. 中枢神经系统的变化

中枢神经系统对缺氧最敏感。缺氧一开始，中枢神经系统活动立即增强，患者情绪兴奋，有欣快感，烦躁不安。它的耐受性很低，当缺氧加重或持续过久时，即特别容易受到损害，迅速出现精神活动障碍，表现为头痛、疲乏无力、判断力下降、思维能力减退等。严重缺氧时，引起抽搐、昏迷以至死亡。最易受损的是大脑皮质，其次是皮层下、脑干、呼吸和心血管中枢。正常的脑功能取决于足够的能量供应，葡萄糖是脑唯一的能量来源。脑所需能量的主要来源是糖的有氧氧化，所以用糖用氧量都很大。脑重量只占体重的 2%，但耗氧量却占全身耗氧量的 20%。同时脑内葡萄糖和氧的贮备少，必须通过血液循环不断补充才能满足脑的能量代谢。

脑的能量不足时，脑的功能活动立即受到影响，神经细胞膜上的钠泵因 ATP 不足而运转失灵，细胞内保钾排钠的功能障碍，使细胞内钠积聚，渗透压升高，将水吸引入细胞内，引起脑细胞水肿（细胞内水肿）。血管周围的星形胶质细胞和血管内皮细胞肿胀使脑的微循环受阻，加上缺氧和酸性产物堆积使脑血管通透性增高而引起脑组织间隙水肿（细胞外水肿）。脑水肿使颅内压升高，压迫血管；加上血管内皮细胞肿胀都可影响血液循环，加重脑缺氧。颅内压过高时可形成脑疝，使脑干受压发生呼吸麻痹而死亡。

2. 呼吸系统的变化

缺氧时呼吸运动增强，呼吸加深加快，深而快的呼吸可以增加每分钟通气量和气体交换面积，使机体在单位时间内能够摄取更多氧以提高动脉血氧分压。同时由于呼吸深快，胸腔的运动增强，胸腔负压增大，静脉回血量增多，单位时间内流经肺的血量也多，可以加快氧的运输。

呼吸加深加快是由于：①动脉血氧分压降低刺激了颈动脉体化学感受器，反射地引起呼吸中枢兴奋。急性缺氧时，这一反射需在动脉氧分压降到 8kPa 以下才明显发挥作用，因此乏氧性和呼吸性缺氧时呼吸深快比较明显。血液性缺氧时，因动脉血氧分压正常，所以呼吸增强不显著；②缺氧后酸性产物增多，血液氢离子浓度升高直接刺激中枢和外周（颈动脉体）化学感受器，反射性地引起呼吸中枢兴奋；③若缺氧还伴有血内 CO_2 增高，也能引起延髓表面的中枢化学感受器兴奋，使呼吸加深加快。

严重缺氧或抑制呼吸中枢，患者呼吸运动减弱，出现周期性呼吸，甚至呼吸停止。

3. 循环系统的变化

缺氧时交感 - 肾上腺髓质系统兴奋，去甲肾上腺素和肾上腺素作用于心肌细胞膜的 β 肾上腺素能受体，引起心肌细胞兴奋，使心率加快，心肌收缩力加强。加上呼吸运动增强和交感兴奋产生的静脉系统收缩所引起的回心血量增多，使每分钟心输出量增加。不过心肌收缩力加强往往只发生在缺氧初期，以后因缺氧和酸中毒对心肌的直接作用，使心肌收缩力减弱。所以缺氧时心输出量增多主要是心率加快的结果，每搏输出量到后来往往减少。

急性缺氧时，动脉血氧分压降低刺激颈动脉体和主动脉体化学感受器，反射性地使交感神经兴奋，肾上腺髓质分泌增强，血液重新分配。即皮肤和腹腔内脏的小血管收缩，放出贮血以增加循环血量，同时这些器官的血流量减少；而脑血管和冠状血管则舒张，血流量增多，缺氧使冠状动脉舒张的机理目前尚未完全阐明，较受重视的是腺苷学说。此学说认为心肌缺氧时细胞内的 ATP 分解为 ADP 与 AMP，AMP 经 5′-核苷酸酶作用脱去磷酸而形成腺苷。腺苷能透过心肌细胞膜，进入组织液而使心肌细胞周围的冠状动脉小支舒张，因此急性缺氧时冠脉血流量增加，心肌细胞摄取的氧量增加。动脉血氧分压降到 6.7kPa 时，脑血管扩张，脑血流量增多，可能与乳酸、腺苷等代谢产物的作用有关。缺氧合并 CO_2 增多时，冠脉血流量和脑血流量的增加更为显著。脑动脉血 CO_2 分压降低可使脑血管收缩而降低脑血流量。

慢性缺氧时，血液氧分压降低使毛细血管开放的数目增多，管腔扩张，从而使毛细血管的血液循环量增加，组织供氧量增多。

当吸入气中氧分压降低或有肺疾患者，肺泡气氧分压降低，可引起肺小动脉收缩。这本来具有代偿意义。因为一个肺叶或肺段的血管收缩可减少缺氧肺泡的血流量，使通气良好的其他肺泡的血流量增多而加强气体交换，但若肺血管广泛收缩，不仅失去代偿意义，反而使肺动脉压升高，增加右心负荷。慢性乏氧性或呼吸性缺氧引起肺小动脉持久收缩，使血管平滑肌肥大，管壁增厚，肺动脉压持久升高，发展为右心肥大甚至衰竭。称为肺原性心脏病。

4. 血液系统的变化

（1）红细胞增多：急性缺氧时可见血液中红细胞数增多，可能由于血液内水分渗出，血液浓缩所致。

慢性缺氧时，血液中红细胞数常明显增多，甚至发生红细胞增多症。到达高原地区当动脉血氧分压降到 8kPa 时，开始出现红细胞增多，这是由于动脉血氧分压降低刺激肾脏产生红细胞生成酶增多，它作用于血浆中的促红细胞生成素原，使转变为促红细胞生成素。促红细胞生成素促使骨髓内原始血细胞加速分化为原始红细胞，并且对骨髓中红细胞成熟过程和血红蛋白的合成也有促进作用。

红细胞增多能提高血氧容量和血氧含量，提高血液的带氧能力。但红细胞过多可增加血液黏度，血细胞比积超过 60% 以上将使血流变慢而加重缺氧。

（2）红细胞内 2，3-二磷酸甘油酸（2，3-DPG）含量增多：2，3-DPG 是由糖酵解的中间产物——1，3-二磷酸甘油酸通过 2，3-二磷酸甘油酸变位酶（2，3-DPGM）转化而产生的。2，3-DPG 也可经 2，3-二磷酸甘油酸磷酸酶（2，3-DPGP）的作用而分解。2，3-DPG 易与红细胞中的还原血红蛋白可逆地结合，并与氧有竞争作用。因此当 2，3-DPG 增加时，血红蛋白与它结合增多而对氧的亲和力降低，氧解离曲线右移，有利于氧的释放供组织利用。

（3）血量的变化：有人观察到，人从海平地区到达海拔 3000 多米处停留 10 日后，血浆量减少 15%，全血量减少 9%。上到海拔更高处停留更久，血浆量和全血量减少更多。原因尚未明了，可能是急性缺氧引起交感神经兴奋，使静脉系统收缩之故。静脉收缩引起毛细血管内压升高而促使液体渗至组织间隙，致使血浆量减少，这可能是一种适应性反应以减轻脑脊液压和脑水肿，从而减轻高山反应。

慢性缺氧时，由于红细胞增多而使血量增加。

（4）发绀：在有些类型的缺氧伴有血氧饱和度下降时，红细胞内还原血红蛋白增多，血液呈暗红色。当毛细血管血液中还原血红蛋白量达到 50g/L 以上，皮肤、黏膜呈青紫色，称为发绀（发绀）。

临床上出现发绀一般表示有缺氧。但发绀的出现还受血红蛋白总量、皮肤黏膜的血循环状况等因素的影响。例如严重贫血的患者，血红蛋白总量极度减少，此时若患肺炎，即使血中还原血红蛋白所占的比例大大增加，也仍达不到 50g/L，也不出现发绀。相反，红细胞增多症的患者由于血红蛋白总量增加，虽无缺氧毛细血管内还原血红蛋白含量也可超过 50g/L 而呈现发绀。血内还原血红蛋白量增多的患者，若皮肤黏膜血管收缩，毛细血管血流减少，虽有缺氧，发绀也可不明显。

5. 消化系统的变化

初到高原的人，常有恶心、呕吐、食欲不振等消化系统症状，多因缺氧对中枢神经系统的影响所引起。

6. 对细胞代谢的影响

严重缺氧抑制细胞能量代谢的中间过程。机体的能量是由营养物质在体内氧化分解释放出来补充的，如果能量得不到补充，则机体的生命活动终将停止。营养物质在机体内氧化分解的过程称生物氧化（或称组织呼吸）。生物氧化是在组织细胞的原生内进行的，而细胞内的线粒体是生物氧化的中心部位，也是生成 ATP 的重要场所。葡萄糖在有氧条件下经过一系列生物氧化过程，最终分解为二氧化碳和水，在此过程中，有大量能量释放出来，并生成大量 ATP，其中约 63% 来自三羧酸循环。在无氧条件下，糖代谢（糖酵解）与有氧代谢的差异是在丙酮酸以后。糖酵解过程中的丙酮酸接受 2H 成为乳酸，而有氧氧化是，丙酮酸在丙酮酸脱氢酶系的催化下，氧化脱羧生成乙酰 CoA，后者再经三羟酸循环氧化成二氧化碳和水。当机体存在严重缺氧，其能量供应主要靠无氧代谢维持时，就可产生大量乳酸，出现代谢性酸中毒。

7. 其他

长期缺氧可造成肝、肾损害，也可使骨骼肌张力发生改变，早期肌张力增加，随后肌肉松弛。

（三）缺氧症状及评估

氧是维持生命的必要物质，但人体氧的贮量极少，有赖于外界环境氧的供给和通过呼吸、血液、血液循环，不断完成氧的摄取和运输，以保证细胞生物氧化的需要。如果人体在氧的摄取、携带、运输、组织利用中的任何环节上发生障碍，就会出现缺氧。缺氧的主要临床症状有：发绀、呼吸困难、脉搏增快、神志改变等。评估缺氧症状，并结合血气分析的结果，可判断缺氧的程度。

1. 轻度缺氧

无明显的呼吸困难，仅有轻度发绀，神志清楚。血气分析为动脉血氧分压（PaO_2）6.6～9.3kPa，二氧化碳分压（$PaCO_2$）大于6.6kPa。

2. 中度缺氧

发绀明显，呼吸困难，神志正常或烦躁不安。动脉血氧分压为4.6～6.6kPa，二氧化碳分压大于9.3kpa。

3. 重度缺氧

显著发绀，极度呼吸困难，明显三凹征（即胸骨上、锁骨上和肋间隙凹陷），失去正常活动能力，呈昏迷或半昏迷状态。动脉血氧分压在4.6kPa以下，二氧化碳分压大于11.9kPa。

（四）氧治疗

任何原因所致的缺氧，均应尽快纠正低氧血症，而纠正低氧血症的有效措施之一就是氧治疗。

1. 适应证

从理论上言，凡存在动脉低氧血症，便有氧疗的指征，但实际上，PaO_2降低到什么水平临床上即需氧治疗，尚难作硬性规定。以下情况应给予氧治疗：

（1）呼吸系统：肺源性心脏病、哮喘、重症肺炎、肺水肿、气胸等。

（2）心血管系统：心源性休克、心力衰竭、心肌梗死、严重心律不齐等。

（3）中枢神经系统：颅脑外伤、各种原因引起的昏迷等。

（4）其他：严重的贫血、出血性休克、一氧化碳中毒、麻醉药物及氰化物中毒、大手术后、产程过长等。

2. 氧气疗法的分类

1）根据吸入氧流量分类

（1）低流量给氧：≤4L/min。

（2）高流量给氧：>4L/min。

2）根据吸入氧浓度分类

（1）低浓度给氧：<30%。

（2）中浓度给氧：30%～50%。

（3）高浓度给氧：>50%。

3）根据给氧时的压力情况分类

（1）常压氧疗：是在一个大气压下的氧疗。

（2）高压氧疗：是在超过一个大气压的高压情况下给氧。通常将患者送到高压氧舱内，在1.2～3.0个大气压下吸氧，使血中溶解的氧增加。

3. 给氧前的准备

氧治疗时所需要的氧气可来源于：①氧气筒供氧。②中心供氧站供氧。③氧气枕供氧，下面主要介绍氧气筒供氧前的准备。

1）氧气筒及氧气表的装置

（1）氧气筒：为柱形无缝钢筒，筒内可耐高压达15.1MPa（150个大气压），即

$150 \mathrm{kg/cm^2}$，容纳氧约 6000L。在筒的顶部，有一总开关，可控制氧气的放出。使用时，将总开关向逆时针方向旋转 1/4 周，即可放出足够的氧气，不用时可顺时针方向将总开关旋紧。在氧气筒颈部的侧面，有一气门可和氧气表相连，是氧气自筒中输出的途径。

（2）氧气表：由以下几部分组成。①压力表：可测知氧气筒内的压力，压力越大，说明筒内所贮气量越多。②减压器：位于氧气表内部，是一种弹簧自动减压装置，可使来自筒内的氧气由高压（$200 \mathrm{kg/cm^2}$）降至低压（$2 \sim 3 \mathrm{kg/cm^2}$），以保证气氧流出平稳、安全，便于患者使用。③流量表：可用于显示每分钟氧气的流出量。流量表下有一开关，可旋转调节氧流量的大小。④安全阀：当氧气流量过大，压力过高时，安全阀内部活塞即自行上推，使过多的氧气由四周小孔流出，以保证安全。

（3）氧气表的安装：使该装置时，需将氧气表装在氧气筒上，以保证安全有效吸氧。①将氧气筒置于架上，用扳手将总开关打开，使小量氧气从气门流出，随即关好总开关。以此方法吹去气门处灰尘，避免灰尘吹入氧气表内。②将氧气表的旋紧螺帽与氧气筒气门处的螺丝接头衔接，用手初步旋紧，然后将表稍向后倾，再用扳手旋紧，使氧气表直立，检查有无漏气。③关上流量表开关，打开总开关，再旋开流量表开关，检查氧气流出是否通畅，有无漏气，确认全套装置无故障时，再关上流量表开关，推至病房备用。

2）湿化瓶的安装：氧气是干燥气体，需经湿化瓶湿化后方可吸入，否则会刺激呼吸道黏膜并致呼吸道分泌物黏稠不易咳出。湿化瓶内约放 $1/3 \sim 1/2$ 蒸馏水，瓶内置有两管，长管上端接氧气表的流量表，下端插入水中 $1/3 \sim 1/2$ 深度；短管上端与患者吸氧装置相连，下端则不能接触水面。注意湿化瓶每周应消毒两次。

3）氧气管道装置：医院还可通过氧气管道装置实现管道化集中供氧。此装置设有专门的管道将氧气从供应站送至各病区、门诊、急诊等用氧单位。供应站有总开关进行管理，各用氧单位配有氧气表。使用时，将氧气表与墙壁上管道装置的氧气出口接通，旋开流量表开关，氧气便通过氧气表输出。安全、方便、省时省力。

（五）给氧方法及操作步骤

1. 鼻导管法

鼻导管为一橡胶管，插入的一端有多个小孔。将鼻导管从患者鼻孔经鼻腔底部插入一定深度给氧的方式为鼻导管法。

1）用物准备：治疗盘内放弯盘 1 只内盛鼻导管 1 根，治疗碗 1 只内盛生理盐水、别针、棉签、胶布。

2）操作方法

（1）向患者解释吸氧的目的：简要介绍插管步骤，告诉患者插管过程中可能稍有不适，望其配合。操作者洗手，备好胶膏，检查筒内是否有氧气和有无漏气，并挂上安全标记。

（2）安装氧气表：先打开总开关，使小量氧气流出，将气门处的灰尘吹净，随即关好，然后将表向后倾斜，接入气门上，再用扳手旋紧。

（3）湿化瓶内冷开水或蒸馏水 $1/3 \sim 1/2$ 瓶。

（4）掌握氧气开关方法（关流量表，开总开关，开流量表）。

（5）连接鼻导管，检查氧气流出是否通畅，全套装置是否漏气，关闭流量表，分开鼻导管。

（6）将备齐的用物和氧气筒推至床旁，向患者作解释。

（7）用湿棉签擦清鼻腔，将鼻导管连接于氧气导管上，然后调节氧流量表，检查氧气流出是否畅通。

（8）分离导管，鼻导管蘸水后从鼻孔轻轻插入至鼻咽部，其长度应是自鼻尖至耳垂的 2/3。

（9）观察患者有无呛咳等现象，然后用胶布将鼻导管固定于鼻翼两侧及面颊部。嘱患者不要张口呼吸，以免影响氧浓度。

（10）调节流量表，成人轻度缺氧者每分钟 1～2L。中度缺氧者每分钟 2～4L。严重缺氧者每分钟 4～6L。小儿每分钟 1～2L。接通导管给患者用氧。

3）鼻导管法的优、缺点

（1）优点：操作简便，固定较好不易脱出，适合于持续吸氧患者。并可通过吸入氧流量计算吸入氧浓度，公式为：吸入氧浓度（%）＝21＋吸入氧流量（L/min）×4。

（2）缺点：鼻导管长时间放置会刺激局部黏膜，且易被鼻腔分泌物堵塞，故每 8 小时需更换鼻导管一次，并更换鼻孔插管。另外，插管过深会引起上消化道胀气。

2. 面罩法

先检查面罩各部功能是否良好，然后将面罩边缘充气，连接呼吸囊及氧气，打开流量表，流速一般为每分钟 3～4L。

3. 鼻塞法

用鼻塞代替鼻导管，鼻塞大小以恰能塞入鼻孔为宜。连接鼻塞与长胶管，接通氧气，将鼻塞置于鼻孔。

4. 口罩法

以漏斗代替鼻导管，连接橡皮管，调节好流量。将漏斗置于口鼻处，其距离约 1～3cm，用绷带适当固定，以防移动。此法较简便，且无导管刺激呼吸道黏膜的缺点。但耗氧量大，一般每分钟 4～5L。多用于婴幼儿及气管切开术后的患者。

5. 氧帐法

氧气帐虽有能控制温度、湿度、氧浓度等优点，但帐内氧浓度不易维持恒定，需定时换气，否则有二氧化碳蓄积之虑。对于高浓度氧治疗的患者，此法常不理想，因为必须给予高流量（大约 20L/min）才能提高帐内氧浓度，且往往需要 30 分钟才能达到 60%。若氧帐漏气，氧浓度便会下降。同时护理不便，价格昂贵。目前已很少应用。改进式的氧头帐，节省了耗氧量（10～20L/min），在患者肩部及颈部用胶布固定，使不漏气，氧浓度可达 60%～70%。但清醒患者不能很好耐受，且有重复吸入、二氧化碳蓄积的缺点，临床上应用亦不广。

6. 氧枕法

以氧枕代替氧气筒，先将枕内充满氧，枕角的橡胶管连接于鼻导管，输给患者枕内的氧。适用于平时、战时短途转运中的重危患者。

7. 人工呼吸机给氧法

此法用于无自主呼吸的危重患者或极度衰竭的患者。控制潮气量及呼吸频率，或虽有自主呼吸，但通气不足需要机械辅助以增大潮气量的患者。使用时须熟悉人工呼吸机的性能与掌握使用方法。

8. 气管插管加压给氧

用于突然呼吸骤停或突然窒息的患者，行气管插管，连接呼吸囊或麻醉机加压给氧。此法用于紧急抢救的患者。

9. 氧气管道法

是一种用管道供氧的方法。医院设氧气总供应站，通过管道输送到各用氧单位（如急症室、病室、手术室等）。供应站设总开关、压力表和有关装置，负责供应管理。各用氧单位必须有一般用氧装置，如病室患者用氧，病床床头设一氧气开关，通过湿化瓶，供患者用氧。用时可先打开床头氧气开关，再打开氧气流量开关，调节流量，接上导管供患者用氧，其余方法同鼻导管法。

（六）氧气治疗中注意事项

1. 要有高度的责任心，严格执行操作规程，做好四防，即防火、防热、防震、防油。

2. 用氧过程中，需调节流量时，应先分离导管或移开面罩进行调节。防止大量氧气突然冲入呼吸道损伤肺部组织。

3. 给氧一般应从低浓度开始（1～2L/min），尤其肺部疾患所致的呼吸衰竭更为重要，因其常伴有二氧化碳潴留，故在吸氧开始阶段，易引起呼吸抑制。

4. 用氧过程中，要经常观察缺氧状况有无改善，氧气装置有无漏气，是否通畅。持续用氧应经常检查鼻导管管口有否被鼻腔分泌物堵塞，并每8～12小时更换导管一次，由另一鼻孔插入，以免固定一处局部黏膜因受氧的刺激而发生糜烂。

5. 氧气筒内的氧气是以150个大气压灌入的，筒内压力很高，因此在搬运时切勿震动、倾倒撞击，以免引起爆炸。氧气助燃，使用时周围应禁烟火，至少离火炉5m，离暖气1m；氧气表及螺旋口上勿涂油，也不可用带油的手拧螺旋，以免引起燃烧。

6. 氧气筒内氧气不可用尽，压力表上指针降至5kg/cm^{2}时，即不可再用，以防止灰尘进入筒内，于再次充气时引起爆炸危险。

7. 对未用或已用空的氧气筒，应分别悬挂"满"或"空"的标志，以便于及时调换氧气筒，并避免急用时搬错而影响抢救速度。

8. 给氧是抢救患者常用的技术操作，护理人员不但要熟练掌握给氧的方法，而且要了解氧对人体的重要性和缺氧对人体的危害性，还要善于发现缺氧的早期症状，严格掌握给氧的浓度、流量和时间，做到及时准确地给氧，主动积极配合治疗，才能使患者转危为安。

9. 给患者输氧，必须按医嘱执行，不可随意乱用，例如严重的肺源性心脏病合并肺性脑病有CO$_2$麻醉状态的患者，如大量给氧则会抑制呼吸中枢而导致死亡，因此必须慎重。

（张环）

第五节 导尿术

一、适应证

1. 各种下尿路梗阻所致尿潴留。
2. 危重患者抢救。
3. 膀胱疾病诊断与治疗。
4. 进行尿道或膀胱造影。
5. 留取未受污染的尿标本做细菌培养。
6. 产科手术前的常规导尿。
7. 膀胱内药物灌注或膀胱冲洗。
8. 探查尿道有无狭窄，了解少尿或无尿原因。

二、准备物品

1. 无菌导尿包

内有治疗碗1个，尿管2根，小药杯一个，血管钳2把，石蜡油棉球1个，标本瓶1个，洞巾1块，纱布数块，20mL注射器1个（内有生理盐水20mL）。

2. 外阴初步消毒用物

无菌治疗碗一个（内盛消毒液棉球10余个，血管钳1把），清洁手套1只。

3. 其他

无菌持物钳，无菌手套，消毒溶液（碘伏），中单，便盆。

三、操作流程

1. 携用物至床旁，向病员说明导尿目的，以取得合作。
2. 能自理者嘱病员清洗外阴，不能起床者，护士协助洗净。
3. 操作者站在病员右侧，病员取仰卧位，屈髋屈膝，双腿略向外展，脱去对侧裤腿，盖在近侧腿上，对侧大腿用盖被遮盖，露出会阴。
4. 将小橡胶单及治疗巾垫于患者臀下，弯盘置于近会阴处，换药碗与弯盘放于病员两腿之间，用一无菌纱布"8"字形缠绕左手拇指、食指，右手持止血钳夹0.1%新洁尔灭棉球擦洗外阴（阴阜及大阴唇），再以左手拇、食指分开大阴唇，擦洗小阴唇及尿道口，自外向内，由上而下，每个棉球限用一次，擦洗尿道口时，在尿道口轻轻旋转向下擦洗，共擦洗两次，第二次的棉球向下擦洗至肛门，将污棉球放于弯盘内，取下左手指纱布置于换药碗内，撤去换药碗，弯盘置于床尾。
5. 取下无菌导尿包置于病员两腿之间，打开导尿包，倒0.1%新洁尔灭于装干棉球小杯内戴无菌手套，铺孔巾，使孔巾与导尿包包布形成一无菌区。
6. 取一弯盘置于病员左侧孔巾口旁，用石蜡油棉球润滑导尿管前端后放于孔巾口旁的弯盘内，以左手分开并固定小阴唇，右手用止血钳夹新洁尔灭棉球自上而下，由内向外分别消毒尿道口（在尿道口轻轻旋转消毒后向下擦洗，共两次）及小阴唇，每个棉球限用一次。擦洗完毕将止血钳丢于污弯盘内。

7. 用另一止血钳持导尿管对准尿道口累累插入尿道约 4 ~ 6cm，见尿液流出，再插入 1cm 左右，松开左手，固定导尿管，将尿液引入无菌盘内。

8. 若需做尿培养，用无菌标本瓶接取，盖好瓶盖。

9. 导尿毕，拔出导尿管，脱去手套，放于弯盘内，撤下孔巾，擦洗外阴，协助病员穿裤。整理床铺，清理用物，做好记录后送验标本。

四、方法

1. 患者仰卧，两腿屈膝外展，臀下垫油布或中单。患者先用肥皂液清洗外阴；男患者翻开包皮清洗。

2. 以 2% 红汞或 0.1% 新洁尔灭或 0.1% 洗必泰溶液由内向外环形消毒尿道口及外阴部。外阴部盖无菌洞巾，男性则用消毒巾裹住阴茎，露出尿道口。

3. 术者戴无菌手套站于患者右侧，以左手拇、食二指挟持阴茎，女性则分开小阴唇露出尿道口，右手将涂有无菌润滑油之导尿管慢慢插入尿道，导尿管外端用止血钳夹闭，将其开口置于消毒弯盘中。男性约进入 15 ~ 20cm，女性约入 6 ~ 8cm，松开止血钳，尿液即可流出。

4. 需作细菌培养者，留取中段尿于无菌试管中送检。

5. 术后将导尿管夹闭合再徐徐拔出，以免管内尿液流出污染衣物。如需留置导尿时，则以胶布固定尿管，以防脱出，外端以止血钳夹闭，管口以无菌纱布包好，以防尿液逸出和污染；或接上留尿无菌塑料袋，挂于床侧。

五、注意事项

1. 严格无菌操作，预防尿路感染。

2. 插入尿管动作要轻柔，以免损伤尿道黏膜，若插入时有阻挡感（切忌蛮插）可更换方向（也可稍退 2 ~ 3cm，向导尿管中灌注石蜡油，润滑尿道），再插见有尿液流出时再插入 2cm，勿过深或过浅，尤忌反复抽动尿管。（有导丝的虽插入时候能够很快很有力，但最易损伤尿道黏膜，故可之前抽出；石蜡油一定要反复涂满导尿管两次）。

3. 选择导尿管的粗细要适宜，对小儿或疑有尿道狭窄者，尿管宜细。

4. 对膀胱过度充盈者，排尿宜缓慢以免骤然减压引起出血或晕厥。

对膀胱高度膨胀且又极度虚弱的患者，第一次导尿量不可超过 1000mL，以防大量放尿，导致腹腔内压突然降低，大量血液滞留于腹腔血管内，造成血压下降，产生虚脱，亦可因膀胱突然减压，导致膀胱黏膜急剧充血，引起尿血。

5. 测定残余尿时，嘱患者先自行排尿，然后导尿。残余尿量一般为 5 ~ 10mL，如超过 100mL，则应留置导尿管。

6. 留置导尿时，应经常检查尿管固定情况，有否脱出，必要时以无菌药液每日冲洗膀胱一次；每隔 5 ~ 7 日更换尿管一次，再次插入前应让尿道松弛数小时，再重新插入。

7. 膀胱过度充盈患者导尿时速度不能过快，否则可以产生休克或膀胱出血，此时应缓慢分次的放出尿液，每次约 150～200mL，反复多次，逐渐将膀胱放空。

（安慧）

第六节 鼻饲术

一、适应证

鼻饲术适用于通过胃管供给不能经口进食患者营养丰富的流质饮食，保证患者能摄入足够的蛋白质与热量、水分和药物。常见于昏迷，口腔及喉部手术后等患者。

二、用品及准备

鼻饲包（治疗碗、压舌板、镊子、胃管、30～50mL 注射器、纱布、治疗巾），治疗盘（液状石蜡、松节油、棉签、胶布、夹子、别针、听诊器），适量温开水（38～40℃），鼻饲饮料 200mL（38～40℃）。

三、方法及物品

1. 备齐用物携至患者床旁，解释，取得合作。

2. 视病情协助患者取坐位，斜坡卧位或仰卧位，将治疗巾铺于患者颌下，清洁鼻腔。

3. 用液状石蜡纱布润滑胃管前段，左手持纱布托住胃管，右手持镊子夹住胃管前段沿 1 侧鼻孔缓慢插入，到咽喉部时（14～16cm），清醒患者嘱做吞咽动作，昏迷患者，将头略向前倾，同时将胃管送下，插入长度为 45～55cm（相当于患者由鼻尖到耳垂到剑突的长度）。

4. 用注射器抽吸胃内容物，如有胃液抽出，即证明管已至胃中。如未抽出胃液可用以下方法检查：①将听诊器放剑突下，用注射器向胃管内注入 10～30mL 空气，如能听到气过水声，表示管在胃中；②将胃管外端浸入 1 碗水中，若有持续多量气泡溢出，则表示误入气管，应立即拔出。

5. 若插管过程中患者出现恶心，应暂停片刻，嘱患者做深呼吸或做吞咽动作，随后迅速将管插入，以减轻不适。插入不畅时应检查胃管是否盘在口中。插管过程中如发现呛咳、呼吸困难、发绀等情况，表示误入气管，应立即拔出，休息片刻后重插。

6. 用胶布将胃管固定于鼻梁部，胃管外端接注射器，先回抽，见有胃液抽出，即注入少量温开水，再慢慢注入温度适宜的流质饮食或药液。

7. 饲毕，用温开水少许冲洗胃管。然后将胃管开口端反折，用纱布包裹，夹子夹紧，用别针固定于患者枕旁或衣服上。需要时记录饮食量。

8. 将注射器用温开水洗净，放入治疗碗内，用纱布盖好备用。注射器每晨更换 1

次，所用物品应每日消毒 1 次。其他用物整理后归还原处。

9. 拔胃管法。①置弯盘于患者颌下，胃管开口端用夹子夹紧放入弯盘内，轻轻揭去固定的胶布；②用纱布包裹近鼻孔端的胃管，快速拔出胃管。将胃管盘起放在弯盘中；③清洁患者口、鼻、面部，必要时，用松节油擦拭胶布痕迹，协助患者取舒适卧位。

四、注意事项

1. 插胃管前应先检查鼻、口腔、食管有无阻塞，有假牙者应先取出，有食管静脉曲张或食管阻塞者，不宜插管。

2. 插管动作应轻缓，特别是在通过食管 3 个狭窄处时（环状软骨水平处、平气管分叉处、食管通过膈肌处），以免损伤食管黏膜。

3. 每次鼻饲前应判定胃管确在胃内及无胃液潴留时，方可注食。如患者同时吸氧，慎勿将氧气管与胃管混淆。

4. 鼻饲者须用药时，应将药片研碎，溶解后再灌入，注入饮食时应注意速度，温度、容量（每次不超过 200mL）和间隔时间（不少于 2 小时）。

5. 注食后尽量不搬动患者，以免引起呕吐，观察患者有无呕吐、窒息发生。

6. 每当放入、取出胃管，或每当取下注射器抽吸流食或药物时，均须夹闭管外口，以免胃内容物或空气进入胃内。

7. 长期鼻饲者应每周更换胃管 1 次（晚间拔出，次晨换另一鼻孔插入），每日进行口腔护理并给予蒸气吸入或雾化吸入。

（安慧）

第七节　洗胃术

一、适应证

负压吸引器洗胃术适用于清除毒物，为某些检查和手术前做准备，减轻胃黏膜水肿。

二、禁忌证

鼻腔阻塞，上消化道大出血，食管静脉曲张，食管和贲门狭窄或梗阻，腐蚀性胃炎。

三、准备

1. 常用洗胃溶液。

2. 负压吸引装置或电动吸引器、贮液瓶。

3. 治疗盘、胃管、开放式输液瓶 1 套、三通、夹子、纱布、液状石蜡、量杯、弯盘、橡皮裙（或橡皮单、治疗巾）。水壶内盛洗胃液，污水桶，必要时备压舌板、开口器、舌钳、清洁试管。

四、方法

1. 备齐用物携至床前，核对床号、姓名等，向患者解释以取得合作。
2. 灌洗液倒入输液瓶内，挂于输液架上，夹住输液管。
3. 插入胃管，确定胃管在胃内。
4. 开动吸引器，吸出胃内容物后关闭吸引器，夹住引流管。
5. 开放输液管，输入液体 300～500mL，关闭管道。
6. 开放引流管，开吸引器，吸出胃内液体。
7. 如此反复至吸出的液体澄清为止。
8. 洗毕，反折胃管拔出，整理床单位，清理用物。
9. 做好记录。

五、注意事项

1. 中毒物质不明时，应抽取胃内容物送检，洗胃溶液可暂用温开水或等渗盐水，待毒物性质明确后再采用对抗剂洗胃。急性中毒病例，患者能配合者，应迅速采用"口服催吐法"，必要时进行洗胃，以减少毒物吸收。

2. 在洗胃过程中，密切观察患者生命体征及有无异常情况，如患者出现腹痛、流出血性液体或有虚脱表现，应立即停止操作，并通知医生进行处理。幽门梗阻患者洗胃宜在饭后 4～6 小时或空腹时进行，需记录胃内潴留量，以了解梗阻情况，供补液参考（潴留量＝洗出量－灌洗量）。

3. 每次灌入量不得超过 500mL，注意记录灌注液名称、液量、洗出液的数量、颜色、气味等。

4. 吞服强酸强碱类腐蚀性药物患者切忌洗胃；消化道溃疡、食管梗阻、食管静脉曲张、胃癌等一般不做洗胃；急性心肌梗死、重症心力衰竭、严重心律失常和极度衰竭者不宜洗胃；昏迷者洗胃应谨慎。

5. 如用自动洗胃机洗胃，使用前应检查机器各管道衔接是否正确、紧密，运转是否正常。勿使水流至按键开关内，以免损坏机器，用毕要及时清洗，避免污物堵塞管道。

（刘舟）

第八节　胃肠减压术

一、适应证

1. 急性胃扩张。

2. 麻痹性肠梗阻，如急性原发性腹膜炎、出血性小肠炎、低血钾等引起，以解除或减轻梗阻。

3. 外科手术后、感染、外伤等所引起动力性肠梗阻。

4. 机械性肠梗阻，如蛔虫梗阻引起，必要时可为术前准备。

二、手术方法

1. 胃肠减压器

三瓶重力吸引装置。

安装吸引瓶甲、乙及收集瓶。吸引瓶甲灌满清水，用时开放排水管，水则由瓶甲内流瓶乙，吸出之胃肠液流入收集瓶内。瓶甲的水流 完后，可将瓶甲与瓶乙互换，重新安装排水管及吸引管，继续进行吸引。

2. 中心负压吸引或电动负压吸引器

一般在吸引器和胃肠减压管之间加装一调压瓶，可防止吸引力过大，损伤胃肠黏膜。瓶中盛水 1/2，以长管插入水面下的深度来调节吸引的压力，插得越浅，吸引力越小，插得越深，则吸引力越大，用于胃肠减压时，一般长管插入水面下 4~5cm 即可。

三、手术原理

胃肠减压术是利用负压吸引原理，将胃肠道积聚的气体和液体吸出，以降低胃肠道内压力，改善胃肠壁血液循环，有利于炎症的局限，促进伤口愈合和胃肠功能恢复的一种治疗方法。

四、操作方法

1. 取坐位或斜坡位，清洁鼻孔，将胃管前段涂以润滑油，用止血钳夹闭胃管末端，顺鼻腔下鼻道缓缓插入。

2. 胃管插至咽部时，嘱患者头稍向前倾并作吞咽动作，同时将胃管送下。若恶心严重，嘱患者深呼吸，待平稳后在继续插入已量好的长度。用注射器抽净胃内容物，接上胃肠减压器。如系双腔管，待管吞至75cm 时，由腔内抽出少量碱性液体，即表示管已进入幽门。此时用注射器向气囊内注入20mL 空气，夹闭管口，其管端即靠肠蠕动滑至肠梗阻近段。

3. 若抽不出胃液，应注意胃管是否盘曲鼻咽部，如没有盘曲，可注入少量盐水冲洗，观察是否通畅。或注入少量空气同时听诊上腹部，以证实管的位置是否已插入胃内。

4. 最后用胶布将管固定于上唇颊部，连接胃肠减压器，无减压器者，用注射器每半小时抽吸一次。

5. 操作时要经常检查胃管有无屈曲，是否畅通；若引起呛咳、呼吸不畅，应考虑是否误入气管，应拔出重插。

6. 留置胃管期间，要做口腔护理。

7. 保持负压吸引，直到腹胀消失。拔管时，应停止负压吸引后在拔出，以防损伤消化道黏膜。

8. 近期上消化道出血、食管阻塞及身体极度衰弱者慎用。

五、注意事项

1. 在进行胃肠减压前，应详细检查胃管是否通畅，减压装置是否密闭，吸引管与排水管连接是否准确等防止引起事故。如减压效果不好，应仔细检查发生故障的原因并及时排除。

2. 减压期间应禁止进食和饮水，如必须经口服药者，应在服药后停止减压 2h。为保持减压管的通畅，应定时用温开水冲洗胃管，以免堵塞。

3. 根据每日吸出液体量的多少，应适当补充液体，以维持患者水和电解质的平衡。

4. 电动吸引器的收集瓶内吸出的液体应及时倒掉，液面不可超过瓶子的 2/3，以免将水吸入抽气机内，损坏马达。

5. 病情好转，肠蠕动恢复或开始排气后，可停止胃肠减压。

据临床观察，传统法插入深度为 45~55cm，术后胃肠减压效果不佳，部分患者有腹胀不适感。针对这一问题，将 260 例胃肠减压术患者随机分为观察组和对照组各 130 例，在其他条件相同的情况下，观察组改胃肠减压管插入深度为 55~68cm，对照组按常规插管，观察两组患者腹胀及引流等情况。结果：两组腹胀及引流液量比较经统计学处理，均有显著性差异（P<0.01）。提示观察组能使胃液引流量增多，明显减轻腹胀。

（刘舟）

第九节　无菌操作技术

无菌操作是指在医疗、护理操作过程中，不使已灭菌的物品或区域受污染，避免病原微生物侵入或传播给患者的一项重要的基本操作。无菌技术及操作规程是根据科学原则制定的，每个医护人员必须遵守，以保证患者的安全。

一、基本概念

（一）无菌物品
经过物理或化学方法灭菌后，未被污染的物品。

（二）无菌区

经过物理或化学方法灭菌处理而未被污染的区域。

（三）非无菌区

未经灭菌处理或经灭菌处理后被污染的区域。

二、无菌技术操作原则

1. 环境要宽敞并定期消毒，操作前半小时须停止扫地、更换床单等工作，减少走动，避免不必要的人群流动，防止尘埃飞扬。

2. 无菌操作前，工作人员要衣帽整洁、洗手、戴口罩，口罩须盖住口鼻，最好用一次性口罩，一般情况下，口罩应每 4~8 小时更换 1 次，一经潮湿细菌易于穿透，应及时更换。

3. 在无菌技术操作时首先应明确无菌区和非无菌区。无菌物品与非无菌物品应分开放置，并定期检查。无菌物品不可暴露在空气中，必须存放于无菌包或无菌容器内。如果无菌物品被非无菌物品接触过，或放置在视觉看不到的地方，或在护士的腰部以下时，则成为非无菌物品。

4. 取无菌物品时，必须核对灭菌日期，使用无菌持物钳夹取，无菌物取出后虽未使用，亦不能再放回原处。进行无菌操作时，如疑有污染或已被污染，则不可使用。

5. 凡未经消毒的手和物品，不可触及或跨越无菌区。

6. 无菌容器及包外应注明物品名称、消毒灭菌日期，放在固定处，并保持清洁干燥。

7. 执行无菌操作的地方要宽阔、平坦、干燥，以防无菌物品被污染。

8. 一套无菌物品，只供一名患者或一处伤口使用，以免发生交叉感染。

9. 手术室内需保持窗户遮蔽或关闭，不要向无菌区打喷嚏或咳嗽，尽量少讲话。

10. 流动的空气能携带微生物，在进行无菌操作的过程中，要保证关好门尽量减少人员流动。

三、无菌操作的基本方法

（一）目的

保持无菌物品及无菌区域不被污染，防止病原微生物侵入或传播给他人。

（二）评估

1. 操作项目及目的

如进行护理操作及各种诊疗技术等。

2. 操作环境

操作区域是否整洁、宽敞、安全；操作台是否清洁、干燥、平坦。

3. 无菌物品

无菌物品存放是否合理，无菌包或容器外标签是否清楚、有无失效。

（三）计划

1. 目标/评价标准

（1）患者明确无菌操作重要性，有安全感，愿意配合。

（2）无菌物品和无菌区域未被污染。

（3）患者和工作人员得到保护，未见交叉感染。

2. 用物准备

（1）无菌持物钳：常用无菌持物钳有三叉钳、卵圆钳和长、短镊子4种。

无菌持物钳浸泡在大口有盖容器内，容器深度与钳长度比例适合，消毒液面浸没轴节以上2～3cm或镊子长度的1/2，每个容器只能放置一把无菌持物钳。另有干燥法保存，4～8小时更换一次。

（2）无菌容器：常用的无菌容器有无菌盒、罐、盘及储槽等。无菌容器内盛治疗碗、棉球、纱布等。

（3）无菌包：内包无菌治疗巾、敷料、器械等。

（4）无菌溶液、启瓶器、弯盆。

（5）无菌橡胶手套。

（6）治疗盘、小手巾、小纸条、签字笔。

（四）实施

1. 无菌持物钳的使用

无菌持物钳是用于夹取和传递无菌物品的器械。常用的无菌持物钳有卵圆钳、三叉钳、长短镊子等。

无菌持物钳的使用方法及注意事项：

（1）无菌持物钳应打开关节浸泡在盛器械有消毒液的大口容器内，容器的底部垫以无菌纱布，消毒液浸过钳的2/3（关节上1cm），每个容器只能放置一把无菌钳，容器应加盖。

（2）无菌持物钳只能夹取无菌物品，不能触碰未经消毒的物品，也不能用以消毒或换药。如有污染或疑有污染时，应重新消毒。

（3）放取持物钳时，应将钳端闭合，不可触碰容器口及边缘。

（4）使用无菌持物钳时，钳端向下，不能倒转向上，以免消毒液倒流，污染物钳的无菌部分。

（5）如到远处夹取物品，应将容器一同搬移，用完后立即放回容器中，不可在空气中暴露过久。

（6）无菌持物钳与浸泡容器每周清洁消毒一次，并更换消毒液。

（7）不可用持物钳夹取油纱布，以免油污其他无菌物品及消毒液。

2. 无菌容器使用法

无菌容器用于存放无菌物品，应保持其无菌。

（1）打开无菌容器盖时，盖的内面（无菌面）朝上，置于稳妥处，用后须随时将容器盖放回、盖严，避免无菌物品在空气中暴露过久。

（2）从容器中夹取物品时，无菌持物钳不可触碰容器边缘。手持无菌容器时，应托住底部，不可将手碰到容器的内面和口缘。

（3）浸泡消毒器械时，应在容器盖上注明器械名称和浸泡时间，达无菌时间后，方可使用。

（4）无菌容器应每周消毒 1 次。

3. 取用无菌溶液法

取用无菌溶液时，应注意下列事项。

（1）操作前洗手，戴帽子、口罩。

（2）取用无菌溶液时，先将瓶外擦净，核对标签，检查瓶盖有无松动，药液有无变质、沉淀及有效期。

（3）除去铝盖，用双手拇指将瓶塞边缘向上翻起，再用拇指和食指把瓶塞拉出，用食指和中指套住瓶塞，注意手不可触及瓶口和瓶塞内面。

（4）倒溶液时标签向上，先倒出少许溶液于弯盘内，以冲净瓶口，再由原处按所需量倒入容器内。如液瓶中尚余溶液，倒后即将橡胶塞对准塞紧。已打开的溶液瓶，保存 24 小时。

（5）如打开烧瓶装的无菌溶液时，先解开系带，手持杯口盖布外面，不可触及盖布内面及瓶口，倾倒溶液瓶方法同密封瓶。

（6）不可将敷料或器械直接放入无菌溶液瓶内蘸取，以免污染；已倒出溶液不可再倒回瓶中。

4. 无菌包的使用

无菌包应选用质厚、致密、未脱脂棉布制成的双层包布。包布内面为无菌面，外面为污染面。

1）包扎法：选用质厚、致密、未脱脂的棉布制成双层包布。将物品放置于双层包布中央，并把包布的一角盖在物品上并将角尖端反折；然后盖好左右两角，同法将角尖端反折；最后一角包好后扎紧。

2）打开方法

（1）取出无菌包时，先查看无菌包名称、消毒日期。

（2）将无菌包放在清洁、干燥、平坦处，解开系带卷放在包布下。

（3）用拇指和食指先揭开布外角，再揭开左右两角，最后用无菌持物钳揭开内角。

（4）用无菌持物钳取出所需物品，放在事先备好的无菌区域内，如包内物品一次用不完，则按原折痕包起扎好，注明开包时间，24 小时后仍未用完须重新消毒。

（5）如需要将小包内物品全部取出，可将包托在手上打开，另一手将包布四角抓住，稳妥地将包内物品放入无菌容器中或无菌区域内。

5. 无菌盘的铺法

将无菌治疗巾铺在清洁、干燥的治疗盘内，形成一个无菌区域，其中放置无菌物品，供短时间内存放无菌物品，以便无菌操作。

（1）一般用半铺半盖双折治疗巾铺法。先打开无菌治疗巾包，用无菌钳取出治疗巾，放在治疗盘内。

（2）双手握住治疗巾上层两角的外面，轻轻抖开，双折铺于治疗盘上（内面为无菌面，注意勿污染）。

（3）双手捏住上层两角的外面，四折到对边，使无菌面朝上。

（4）放置无菌物品后，边缘对齐盖好。将开口处向上翻折两次，两侧边缘向下翻折1次。

（5）无菌盘不宜放置过久，有效期不超过4小时。

6. 戴无菌手套法

（1）洗净擦干双手，核对无菌手套袋外的手套号码及灭菌日期。

（2）打开手套袋，取滑石粉擦干双手。

（3）以一手掀起手套袋处，另一手捏住手套反折部分（手套内面），取出手套，对准戴好；同法掀起手套袋另一侧开口处，已戴好手套的手指，插入另一只手套反折内，取手套以同法戴上。

（4）戴好手套后可用无菌纱布擦去滑石粉，并使手套和手贴合，不可强力拉扯，以免撕破，如有破损立即更换。

（5）再将手套翻转处套在工作衣袖外即可。

（6）脱手套前应将其上脓、血等冲净，再自手套口端向下翻转脱下，不可强拉手套边缘或手指部分，以免损坏。

（刘冉）